Pendo

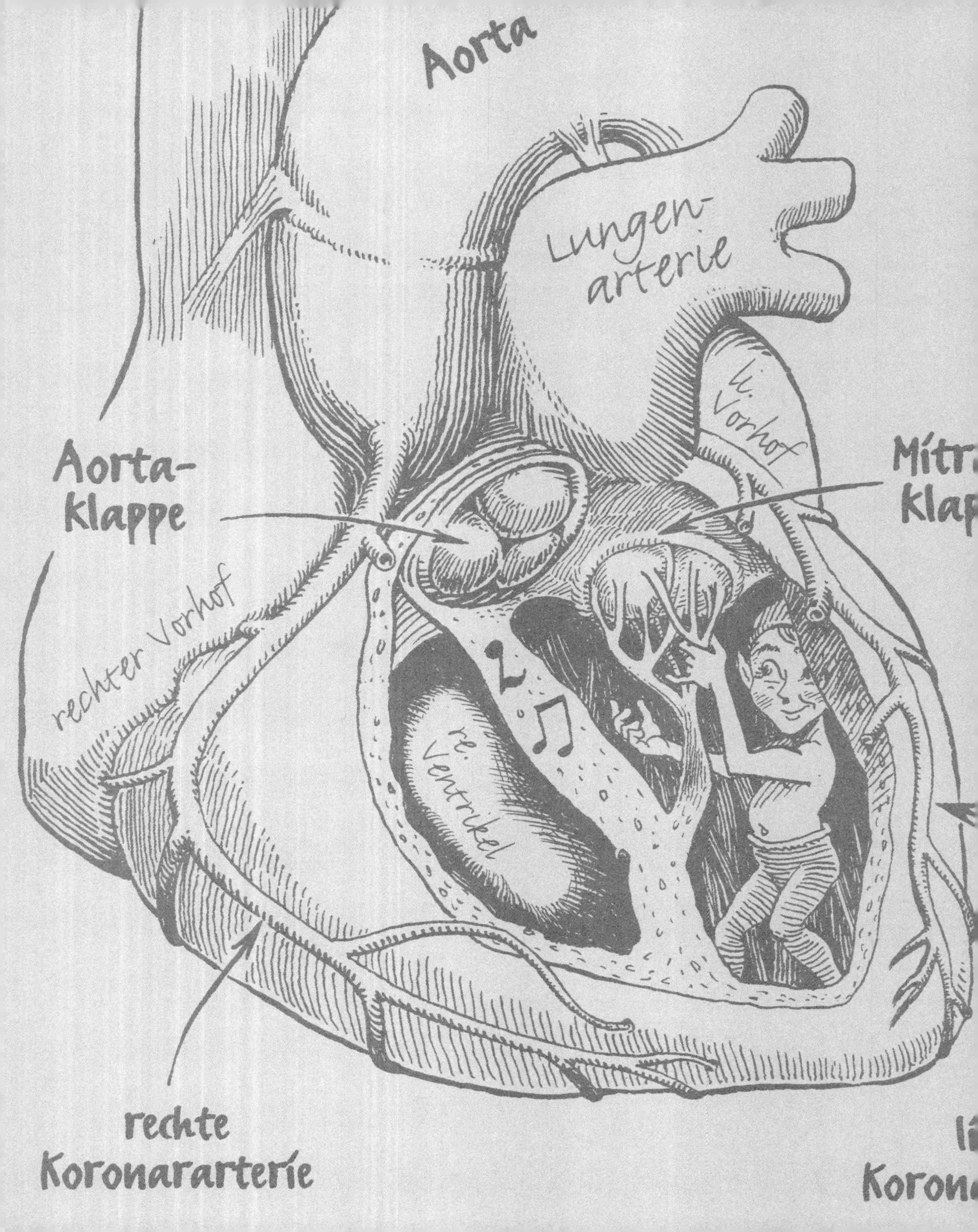

Aorta
Lungen-
arterie
li.
Vorhof
Aorta-
Klappe
rechter Vorhof
re.
Ventrikel
rechte
Koronararterie

Du

Eine Bedienungsanleitung

Alles, was Sie wissen müssen, damit Ihr Körper jung und gesund bleibt

DR. MICHAEL F. ROIZEN
UND DR. MEHMET C. OZ
MIT LISA OZ UND TED SPIKER

ILLUSTRATIONEN VON GARY HALLGREN

AUS DEM AMERIKANISCHEN VON
ULRIKE MEISER UND DORIS MENDLEWITSCH

Pendo München und Zürich

Für unsere Kinder: Alex, Arabella, Daphne,
Jeffrey, Jennifer, Oliver, Thad und Zoe

Inhalt

Kapitel 1

Ihr Körper, Ihr Zuhause: die Super-Gesundheit

Auf den Titelseiten der Zeitschriften sorgen schöne Körper für guten Umsatz. Durchtrainierte Körper gewinnen Meisterschaften – und werden ebenfalls mit lukrativen Werbeverträgen belohnt. Manche Körper werden so kunstvoll mit Tattoos geschmückt, als wären sie Leinwände. Homeshopping-Sender versprechen schönere Körper durch Wundercremes: „Bringen Sie Ihren Körper in Form – ganz schnell und für immer! Einfach auftragen und einwirken lassen!" Und denjenigen, die eine größere Menge Fett verlieren wollen, verhilft die plastische Chirurgie mit einem breiten Angebot zu einem neuen Ich.

Es besteht kein Zweifel: Schöne Körper fördern die Wirtschaft – ähnlich, wie auch Hormone die Körperfunktionen in Gang bringen. Um den Körper wird viel Kult getrieben, nicht nur um die nackte Haut. Doch die eher oberflächliche Sicht verstellt oft den Blick auf das wirklich Wichtige, das sich unter unserer Haut abspielt. Weil viele bei dieser Außenansicht stecken bleiben, wollen wir hier innehalten, um uns in tiefere Regionen vorzutasten – in Bereiche, in die normalerweise nur Chirurgen, Computertomografien oder Bandwürmer eindringen: in das Innere Ihres Körpers.

Sie fragen sich, was das soll? Nun, der Grund besteht einfach darin, dass Ihnen die Vorgänge in Ihrem Körper erst ermöglichen, zu sehen, zu rennen, zu riechen, wilden Sex am Strand zu erleben, Dinosaurier aus Legos zu bauen, Babys zu füttern, zu surfen, Probleme der Algebra zu lösen, Schnürsenkel zu binden, „Alle meine Entchen" zu summen sowie all die anderen Dinge des täglichen Lebens zu vollführen. In Ihrem Körper spielt sich das Leben ab. Ihr Körper ist das Leben.

Selbst wenn Sie schon viele Funktionen Ihres Körpers kennen, verstehen Sie vielleicht immer noch nicht, was dort genau abläuft – oder anders ausgedrückt: Sie wissen vielleicht nicht, was Ihren Körper stärker, gesünder, jünger werden lässt.

Es ist nämlich nicht leicht, die Sprache der Mediziner zu verstehen und den Kern aus ihren Erklärungen für sich herauszuschälen. Häufig sprechen sie in kompliziertem Fachchinesisch. Und obwohl Sie all Ihre grauen Zellen in Anspruch nehmen, kann es leicht passieren, dass die vielen Informationen auf Ihrer Neuronenautobahn einen riesigen Datenstau verursachen. Das bedeutet, dass das wirklich wichtige Wissen über Ihre Gesundheit ähnlich gut zu finden ist wie die berühmte Nadel im Heuhaufen. Viel Zeit, Geduld und Durchhaltevermögen sind nötig, um das Informationsgestrüpp zu überwinden und den Unrat zu entsorgen. Dafür können ein paar Stelzen nicht schaden. Für Ihre Gesundheit, ja für Ihr Leben sind solche Hilfsmittel ganz wichtig. Mit dem vorliegenden Buch stellen wir Ihnen die passenden Stelzen zur Verfügung und haben für Sie die Kerninformationen herausgefiltert.

★ So können Sie ein gesünderes Leben führen.

★ So werden Sie der weltbeste Experte für Ihren Körper.

Um dies zu erreichen, laden wir Sie ein, Ihren Körper als ein Haus zu betrachten – als Ihr Haus. Wir meinen nämlich, dass Ihr Körper und ein Haus mehr gemein haben als die Kessler-Zwillinge. Sowohl Ihr Haus als auch Ihr Körper sind wertvolle Besitztümer. Beide bieten sicheren Schutz. Dieser Vergleich – Haus und Körper – begleitet uns durch das ganze Buch. Und am Ende werden Sie genau verstehen, warum er so treffend ist. Ihre Knochen sind das Gerüst, das Ihren Körper stützt und schützt; Ihre Augen sind die Fenster; die Lungen die Klimaanlage; das Gehirn ist der Sicherungskasten; die Gedärme sind die Sanitäreinrichtungen; der Mund ist der Lieferanteneingang; das Herz der Hauptwasserhahn; das Haar der Rasen vorm Haus (richtig, einige haben mehr davon auf dem Kopf als andere);

und das Fett ist das unnötige Gerümpel auf dem Dachboden, und Ihr Schatz drängt Sie schon lange, es loszuwerden. Wenn Sie also davon absehen, dass auf Ihrer Stirn keine Hausnummer klebt und ein zweistöckiger Ziegelbau auch sicher niemals gut in einem Zweireiher aussehen würde, sind die Ähnlichkeiten bemerkenswert – sogar eklatant, oder? Wir meinen, sie sind so augenfällig, dass Sie mithilfe dieses Vergleichs eine ganze Menge über die Funktionsweise Ihres Körpers lernen können.

Nun kommen wir sozusagen zum Fundament dieses Buchs, zum Aufbau. Am Anfang eines jeden Kapitels werden die wichtigsten Organe des Körpers vorgestellt. Es wird gezeigt, wie sie funktionieren und miteinander in Beziehung stehen. Dabei werden wir uns bemühen, weder in einen Ärztejargon zu verfallen, noch Sie wie einen Viertklässler zu behandeln. Unser Ziel ist keine Simplifizierung, sondern die klare, verständliche Darstellung von wissenschaftlichen Zusammenhängen. Sie werden sehen: Indem Sie Ihren Körper kennen lernen, erlangen Sie die Macht, ihn zu beeinflussen, ihn zu erhalten und stark zu machen. Wir werden auch zeigen, wie Sie es schaffen, Ihre Organe in Schwung zu bringen, wie Sie sich vor Krankheiten schützen und wie Sie den Alterungsprozess verlangsamen können. Wir werden erklären, wie Krankheiten entstehen und wie sie den Körper beeinträchtigen, und Ihnen zeigen, wie Sie sich dagegen schützen können – ein Leben lang.

Um es in unserer Hausanalogie zu sagen: Wir möchten, dass Sie Ihren Körper warten wie Ihr Zuhause auch und kleinere Reparaturen selbst durchführen. Sie rufen doch auch nicht für jeden verstopften Abfluss sofort den Klempner, oder? Vermutlich nehmen Sie erst einmal die Saugglocke und versuchen, die Sache selbst wieder in Ordnung zu bringen. Sicher rufen Sie auch nicht sofort den Kammerjäger, wenn es gilt, eine Fliege in der Küche zu erledigen, und holen ebenso wenig einen Elektriker ins Haus, nur weil eine Glühbirne den Geist aufgibt. Sie verlassen sich zunächst einmal auf sich selbst. So behalten Sie die Kontrolle und haben es selbst in der Hand, wie und in welchem Zustand Ihr Haus in die Jahre kommt. Denn Sie wissen genau, dass es günstiger ist, Problemen vorzubeugen und kleinere Schäden selbst zu beheben, als alles bis zu dem Punkt verkommen zu lassen, an dem eine Generalsanierung notwendig wird, um Ihr Haus überhaupt wieder bewohnbar zu machen.

Wir möchten Sie mit Ihrem eigenen Körper so weit vertraut machen, dass Sie selbst in der Lage sind, die grundlegenden Wartungsarbeiten durchzuführen. Lernen Sie, die Dinge zu vermeiden, die die größten Beeinträchtigungen oder gar Schmerzen verursachen. Beherzigen Sie die Regeln, die Ihrem Körper helfen, lange zu leben.

Um dieses Ziel zu erreichen, wird hier alles von Grund auf erklärt. Wie es zur Verstopfung der Arterien kommt, warum Sie vergessen, wo Sie Ihren Schlüssel hingelegt haben, wie Sie ein erfüllteres Sexualleben genießen können, wie Sie Ihr Herz trainieren und wie Ihre Knochen am besten mit Nährstoffen versorgt werden, warum Ihre Immunzellen manche Krankheiten bekämpfen, andere hingegen nicht, und vieles mehr. Wir werden Sie durch die Kanalisation Ihrer Gedärme führen (seien Sie unbesorgt, Sie wissen ja, dass wir Stelzen haben).

Wir hoffen, dass Sie bei der Lektüre dieses Buchs viel lernen, ein wenig lachen und die Schalter entdecken, die Ihnen die volle Kontrolle über Ihre Gesundheit ermöglichen. Bevor wir jedoch beginnen, sollten Sie noch ein bisschen mehr über die Prinzipien und Ziele von „Du. Eine Bedienungsanleitung" wissen. Wir möchten an dieser Stelle zeigen, welche Möglichkeiten es für Sie gibt, absolut gesund zu sein – daran orientieren wir uns auf der Reise durch Ihren Körper.

SIE bestimmen über Ihre Gesundheit

Wäre der Beruf des Arztes noch nicht erfunden, gäbe es vermutlich keine vierfachen Bypassoperationen, Augen-Laser-OPs oder unleserliche Rezepte. Doch von Wunderdingen, die sich die medizinische Wissenschaft schon ausgedacht hat oder die sie sich demnächst noch ausdenken wird, handelt dieses Buch nicht. Es ist weder ein Ärzteführer noch ein Nachschlagewerk für die besten Kurkliniken. Unser Buch versteht sich als Selbsthilfebuch zur Prävention. Es will Ihr Benutzerhandbuch sein, Ihre Anti-Aging-Bibel. Wenn Sie unsere Vorschläge beherzigen, werden Sie nicht nur jünger aussehen und sich jünger fühlen, sondern auch tatsächlich jünger sein, als Ihr Geburtsdatum behauptet. Wenn Sie zum Arzt gehen, hören Sie normalerweise als Erstes eine Hiobsbotschaft. Beispielsweise, dass Sie niemand vor Herzerkrankungen bewahren kann. Oder dass selbst der zarteste Frühlingssonnenschein auf Ihrer Nase ohne Sunblocker-Creme hochgefährlich ist. Und schon bei milden Herbsttemperaturen rät man Ihnen, Ihrer Familie sowie der ganzen Verwandtschaft im ernsten Tonfall zu einer Grippeimpfung.

Doch in erster Linie entscheiden Sie über Ihre Gesundheit. Jeder weiß, was Lance Armstrong geschafft hat. 1996 zeigten Untersuchungen, dass er an Hodenkrebs im fortgeschrittenen Stadium litt, der bereits so genannte Metastasen bis in die Lungen und ins Gehirn gestreut hatte. Mit einer Überlebenschance von weniger als 50 Prozent unterzog er sich mehreren Operationen und einer aggressiven Chemotherapie. Armstrongs Körper war zwar geschwächt – aber nicht sein Wille, den Krebs zu besiegen. Die Kombination aus bester medizinischer Behandlung, Armstrongs Willensstärke sowie der Unterstützung der Menschen aus seinem Umfeld gaben ihm damals die Kraft, gegen den Krebs zu kämpfen und zu gewinnen. Mit genau jener Stärke gewann er siebenmal die Tour de France und – was noch wichtiger ist – er wurde ein Vorbild für Millionen von Menschen (denken Sie nur an die gelben Armbänder mit der Aufschrift LIVE**STRONG**). Was lernen wir daraus? Wir können zwar nicht immer vermeiden, dass uns etwas zustößt – egal wie fit wir sind – aber die entscheidenden Dinge können wir sehr wohl kontrollieren: mit der richtigen Einstellung, mit Entschlossenheit und mit der Bereitschaft, unser Gesundheitsmanagement selbst in die Hand zu nehmen und dabei so viel wie möglich über unseren Körper zu lernen.

Natürlich sollen Sie durch die Lektüre dieses Buchs nicht dazu gebracht werden, sich eine chirurgische Praxis im Wohnzimmer einzurichten. Ebenso wenig fordern wir Sie dazu auf, eine Magenspiegelung an sich selbst durchzuführen, sobald die Kinder im Bett liegen (nicht einmal wir machen so etwas!). Wir brauchen alle den Arzt unseres Vertrauens. Der entscheidende Punkt aber ist, dass Sie es sind, der über seine Gesundheit bestimmt – niemand sonst!

In diesem Buch geben wir eine ganze Menge guter Ratschläge, die Ihnen helfen sollen, sich selbst gesünder zu machen. Das Einzige, was Sie brauchen, um sie umzusetzen, ist ein bisschen Selbstkontrolle. Denn nur fünf Zugeständnisse an das Leben (wirklich nur fünf!) sind nötig. Das allein wird enorme Auswirkungen auf Ihre Lebenserwartung und -qualität haben.

★ Kontrollieren Sie Ihren Blutdruck.

★ Hören Sie mit dem Rauchen auf.

★ Treiben Sie täglich eine halbe Stunde Sport.

★ Halten Sie Ihren Stress im Zaum.

★ Ernähren Sie sich gesund.

Was wir mit „enormen Auswirkungen" meinen, sei hier kurz mit einigen Zahlen erläutert. Wenn Sie unsere fünf Regeln befolgen, wird Ihr Sterblichkeitsrisiko im Vergleich zu einer durchschnittlichen Person Ihres Alters gerade einmal 10 Prozent betragen. Darauf gehen wir jede Wette ein!

SIE können Ihr Alter wählen

Die Zeit lässt sich nicht anhalten, sie vergeht, egal ob Sie nun auf einen Wecker oder eine Sanduhr schauen. Sie verstreicht Minute für Minute, Stunde für Stunde, Tag für Tag. Unmittelbar nach der Geburt beginnen wir alle zu altern – doch die Geschwindigkeit dieses Prozesses lässt sich beeinflussen. Durch die Wahl des Lebensstils läuft die biologische Uhr schneller oder langsamer. Ein Beispiel: Ein 50-Jähriger, der seine Lungen mit Nikotin räuchert und seine Ernährungspyramide auf ein Fundament aus Gänseleber und Würstchen stellt, schädigt sich auf Dauer beträchtlich und hat bald den Körper eines 65-Jährigen. Hingegen wird ein 50-Jähriger, der sich ausgewogen ernährt, mäßig Sport treibt, seine körperliche Verfassung im Auge behält und Gifte wie Nikotin und Alkohol meidet, mit einem 36-Jährigen konkurrieren können. In unserem Buch werden wir immer wieder auf diesen Effekt des gefühlten Alters hinweisen. Für diejenigen, die sich darunter noch wenig vorstellen können, hier eine kurze Erklärung: Der Effekt des gefühlten Alters zeigt systematisch auf, wie stark die Wahl bestimmter Lebensweisen sich auf unseren tatsächlichen Alterungsprozess auswirkt. Diesen Prozess können wir beschleunigen oder verlangsamen – obwohl natürlich die Zeit für jeden gleich schnell vergeht. Das ist der Unterschied. Viele sprechen auch vom Anti-Aging-Effekt, wir nennen ihn Real-Age.

Um Ihnen die Macht, über die Sie verfügen, zu verdeutlichen, wollen wir hier nur zwei Zahlen nennen: Wie alt Sie werden und wie wohl Sie sich fühlen, kontrollieren Sie selbst zu mehr als 70 Prozent. Etwa ab dem 50. Lebensjahr bestimmen Sie mit Ihrem Lebensstil sogar zu 80 Prozent den Alterungsprozess, der Rest ist Sache der Gene.

Natürlich können wir die Zeit nicht anhalten. Unser Körper altert beständig durch Oxidation sowie aufgrund zahlreicher anderer Prozesse. Die Oxidation kommt dem Verrosten von Schrauben und Nägeln gleich, ein natürlicher Vorgang, der zum ordentlichen Funktionieren des Körpers gehört. Nimmt sie jedoch überdurchschnittlich zu, erhöht dies Ihr Risiko des Alterns oder Rostens. Glücklicherweise gibt es Nahrungsmittel, die den Oxidationsprozess verlangsamen. Bis heute weiß man übrigens noch nicht ganz genau, wie sich bestimmte Nahrungsmittel mit ihren oxidationshemmenden Eigenschaften um Ihre Gesundheit verdient machen. Doch wir wissen immerhin, dass es verschiedene Möglichkeiten gibt, die alterungsbedingten Erkrankungen über lange Zeit zu verhindern.

Aus rein wissenschaftlicher Sicht wissen wir noch immer nicht, was den Alterungsprozess verursacht. Aber wir wissen aus Erfahrung, dass die altersbedingten Beschwerden dazu beitragen, dass wir uns manchmal wie 100 fühlen, obwohl wir noch Jahre von diesem Alter entfernt sind. Dieses Wissen hilft uns, Ihnen zu zeigen, wie Sie den Alterungsprozess verlangsamen können. Dazu müssen Sie in erster Linie drei Faktoren im Auge behalten:

★ Die Alterung Ihres Herzens sowie Ihrer Blutgefäße (verantwortlich für Herzinfarkte, Schlaganfälle, Vergesslichkeit und Impotenz). Wenn der Durchfluss durch die Arterien nicht mehr funktioniert, können die Organe auch nicht mehr mit nährstoffreichem Blut versorgt werden.

★ Die Alterung Ihres Immunsystems, die zu Autoimmunerkrankungen wie Rheuma, Infektionen und Krebs führt.

★ Die Alterung, die von umweltbedingten Einflüssen abhängt (soziale Faktoren wie Stress üben einen nicht unerheblichen Einfluss aus).

Denken Sie stets daran, dass Sie diese drei Größen beeinflussen können. Sie sind Ihr Einsatz für das Anti-Aging.

Um seinen Körper zu verstehen, ist es gut, sich mit der Anatomie zu beschäftigen. Damit das einfacher wird, haben wir den Erklärungen Illustrationen beigefügt. Unser kleiner Kobold führt Sie sicher durch alle Details. Die Abbildungen geben alles korrekt wieder, aber wir erlauben uns ab und zu eine Prise Humor. Denn es macht wirklich Spaß, sich mit seiner Anatomie zu beschäftigen. Und um die allerletzten Details für die Prüfung zum Facharzt geht es uns ja hier nicht. Damit es noch einfacher und praktischer wird, finden Sie zwischendurch unsere „Spickzettel“, die zusammenfassen, was wichtig ist.

SIE sind auf dem richtigen Weg zu einem kraftvolleren Leben

Wer die Zeitung überfliegt, wird mit allen möglichen Nachrichten konfrontiert: Konflikte, Verhandlungserfolge oder auch persönliche Bestleistungen sind die Themen. Und natürlich Krankheiten. Jedes Mal, wenn man eine Zeitungsseite aufschlägt, findet man wieder eine neue deprimierende Meldung: Ein Promi an Alzheimer erkrankt, Diabetes auch bei jungen Menschen auf dem Vormarsch, jeder Dritte zu dick usw. Und was bewirken solche Meldungen? Wahrscheinlich, dass das Interesse am Thema Gesundheit sinkt und solche Nachrichten gemieden werden wie die Südsee vom Eisbären. Natürlich müssen auch wir uns einigen ernsten Gesundheitsproblemen zuwenden, aber das ist nur die eine Seite der Medaille.

Sehen Sie sich zum Beispiel die durchschnittliche Lebenserwartung an: Wer um 1900 in Deutschland geboren wurde, hatte ca. 46 Lebensjahre vor sich; in der Europäischen Union werden Jungen, die im Jahr 2002 geboren wurden, durchschnittlich 74,8 und Mädchen 81,1 Jahre alt. Ein Großteil der hinzugewonnenen Jahre geht auf das Konto der besseren Hygiene und des medizinischen Fortschritts. Die Statistik zeigt deutlich, dass der Trend weiter anhält und wir immer länger leben. Zahlen wie die folgenden bringen uns zum Staunen: Während jedermann denkt, die Menschen in den Industrieländern wären Weltmeister in Sachen Übergewicht, deutet einiges auch auf einen Wandel hin. In der Zeit von 1966 bis 1996 nahm die Zahl derer, die sich regelmäßig sportlich betätigten, jährlich um 1 Prozent ab. Und im Zeitraum von 1996 bis 2002 stieg die Ausübung sportlicher Aktivitäten wieder um 1 Prozent. Die Zahl der erwachsenen Raucher sank seit 1970 von 50 Prozent auf 27 Prozent im Jahr 2000. Man schätzt, dass in Deutschland ca. 16 Millionen Menschen unter Bluthochdruck leiden, wobei angenommen wird, dass ungefähr die Hälfte der Betroffenen nicht über ihren Zustand Bescheid weiß und nicht ärztlich behandelt wird.

Was schließen wir daraus? Obwohl wir noch nicht perfekt sind, haben wir doch einiges kapiert und Fortschritte erzielt – einfach, indem wir mehr Sport treiben, das Rauchen unterlassen und unsere Ernährung umstellen. Denn wir selbst, nicht die Ärzte, haben den entscheidenden Einfluss darauf, wie wir gut ins Alter kommen.

Medizin ist nur die halbe Miete

Manche Leute glauben, dass Mediziner aus Symptomen auf Erkrankungen schließen, wie Kinder in ihren Malbüchern nummerierte Punkte zu Figuren verbinden. Symptom A plus Symptom B ergibt Keuchhusten. In mancher Hinsicht ist der Körper tatsächlich eine berechenbare Fabrik, die denselben Vorgang wieder und wieder durchführt. Die Wissenschaftler kennen schon viele solcher Vorgänge in allen Einzelheiten. Aber manchmal, um im Bild zu bleiben, entschließen sich die Arbeiter im Körper dazu, sich eine Pause zu gönnen, mal etwas grundlegend anders oder gar nicht zu machen – und dann ist plötzlich nichts mehr wie vorher. Wir wissen nicht immer, warum solche Probleme entstehen oder was sie bedeuten. Daher sind bis heute Tausende von Wissenschaftlern mit der Zellforschung beschäftigt und die Arbeit wird ihnen auf absehbare Zeit nicht ausgehen.

Was den menschlichen Körper angeht, so hat die Wissenschaft bereits beeindruckend viel herausgefunden. Wir hoffen, Ihnen einige der bedeutendsten Einsichten vermitteln zu können. In der Medizin gibt es ausgeklügelte Prüfverfahren, die uns behilflich sind, Irrtümer zu erkennen und dementsprechend unser Verhalten zu ändern, sowohl in therapeutischer als auch in präventiver Hinsicht. Es gibt Bereiche, in denen die Wissenschaft noch keine wirklich zuverlässigen Ergebnisse vorweisen kann. Aber das, was als gesichert gelten kann, das geben wir an Sie weiter.

Bei unserer Darstellung konzentrieren wir uns auf die Organe und die Alterungsprozesse, die durch Prävention verlangsamt werden können. Erwarten Sie also nicht von uns, dass wir alle Erkrankungen genauestens abklopfen, wir wollen uns vielmehr auf die Aspekte konzentrieren, die erwiesenermaßen zur erfolgreichen Vorbeugung beitragen.

Testen Sie Ihren KQ: das Körperintelligenz-Quotient-Quiz

Jeder weiß, dass der IQ (Intelligenzquotient) Ihren Grips misst. Es gibt auch so etwas wie einen EQ (Emotionale-Intelligenz-Quotient), der Größen wie die soziale Kompetenz und den Charakter erfasst. Solche Buchstabenkürzel kommen uns überall entgegen, nicht immer sind sie glücklich gewählt. Bei AD

Nahrung ist Treibstoff: die Du-Diät

Wir wissen alle, was passiert, wenn der Strom ausfällt. Der Fernsehschirm wird schwarz, der Föhn bleibt stumm und das Toastbrot weiß. Ähnlich wie der Strom die Geräte antreibt, gibt uns die Nahrung Energie zum Leben. Doch nicht jedes Nahrungsmittel bewirkt dasselbe.

Auf die Art der Ernährung kommt es an. Sprich: Ob Sie sich gut oder schlecht fühlen, hängt unmittelbar damit zusammen, was Sie zu sich nehmen. Wir nehmen nicht nur Nahrung zu uns, wenn wir Hunger haben; manchmal essen wir auch aus ganz anderen Gründen: Wir sind gelangweilt, wir sind auf einer Party, unser Kind hat wieder einmal den Teller nicht selbst leer gegessen. Der eigentliche Grund jedoch ist, dass die Organe nach Nahrung verlangen, damit Ihre gesamte innere Infrastruktur reibungslos funktioniert. Solange Sie also nicht verstehen, wie Ihr Körper Nahrung verwertet, werden Sie nicht begreifen, weshalb sie so wichtig ist. Sobald Sie aber wissen, welche Wirkungen bestimmte Nahrungsmittel haben, wird Ihnen klar, wie Sie durch die richtige Ernährung gesünder werden und nebenbei auch noch Gewicht verlieren können.

In unserer Du-Diät, die in Kapitel 12 beschrieben wird, finden Sie einen Zehn-Tage-Plan mit vielen Rezepten, der auf eine optimale Ernährung ausgerichtet ist. Dabei handelt es sich nicht primär um eine Diät zur Gewichtreduktion, sondern der Gesundheitsaspekt steht im Vordergrund. Praktischerweise verlieren Sie damit aber überflüssige Pfunde ganz von selbst. In unserem Buch werden wir die Nährstoffe benennen, die für bestimmte Organe lebensnotwendig sind, und zeigen, in welchen Nahrungsmitteln Sie diese finden. Das versetzt Sie in die Lage, sich eine ganz auf Ihre gesundheitlichen Bedürfnisse abgestimmte Kost zusammenzustellen. Es gibt zwei Hauptunterschiede zwischen unserer und vielen anderen Diäten: 1. Unsere schmeckt hervorragend, macht satt und ist alltagstauglich.
2. Es gibt keine Eingewöhnungsphase, kein Zählen und Wiegen, keinen Zwang, sich auf nur wenige Lebensmittel zu beschränken. Unsere Diät basiert auf Nahrungsmitteln wie gesunden Fetten, guten

Kohlenhydraten aus Vollkornprodukten, Obst und Gemüse, Proteinen sowie allen anderen Nährstoffen, die Ihr Körper täglich braucht.

Um zu verstehen, wie wichtig die richtige Ernährung ist, müssen Sie etwas über den Stoffwechsel wissen, also darüber, wie Ihr Körper Nährstoffe in Energie umwandelt. Bei den meisten Diäten essen die Leute nicht genug und verlangsamen so ihren Stoffwechsel. In einem solchen Mangelzustand denkt sich der Körper: „Besser, ich spare bei der Kalorienverbrennung, es kommt ja so wenig nach."

Aus diesem Grund ist Bewegung wichtig: Sportliche Betätigung fördert den Stoffwechsel, durch Sport verbrennt Ihr Körper Kalorien. Das ist essenziell, damit er sich nicht zu einer Kurzschlusshandlung hinreißen lässt und auf Sparflamme schaltet. Sport in Kombination mit der richtigen Ernährung machen die Du-Diät zu einer Art Lebenskonzept.

zum Beispiel weiß dann keiner mehr Bescheid: Abschleppdienst, Arzt vom Dienst ... ? Unser Kürzel lautet klar KQ: Körperintelligenz-Quotient. Wie viel wissen Sie über Ihren Körper? Sicher, Sie wissen, dass Sie mithilfe Ihrer Beine rennen können, dass Ihre Leber die Entsorgung des letzten feuchtfröhlichen Karaokeabends übernimmt und und und. Doch wir möchten Ihnen auf den Zahn fühlen. Mit einem Ziel: Entdecken Sie, zu welchen Leistungen Ihr Körper fähig ist, und werden Sie sich bewusst, wie Ihr Körper arbeitet und altert.

Obwohl Sie schon 30, 40, 50, 60, vielleicht sogar 70 oder 80 Jahre in Ihrem Körper leben, wetten wir, dass Sie Ihren Körper nicht so gut kennen, wie Sie meinen. Machen Sie sich nichts draus, wenn Sie Fehler in unserem Körperintelligenz-Quotient-Quiz machen. Wir werden alle Fragen in den folgenden Kapiteln beantworten und Irrtümer aufklären. Und außerdem haben Sie ja auch noch Ihren Hausarzt. Der sollte mehr tun, als nur Rezepte auszustellen. Nutzen Sie die Kompetenz Ihres Arztes. Er ist der Doktor, der Experte, der es wissen muss. Die meisten Ärzte freuen sich über ein Gespräch – bereiten Sie ihnen dieses Vergnügen. Es motiviert sie. Stellen Sie also Ihrem Arzt Fragen und nutzen Sie sein Fachwissen.

Nehmen Sie sich nun einen Stift und schauen Sie sich die Fragen an. Wenn Sie alles beantwortet haben, schlagen Sie am Ende dieses Kapitels ab Seite 24 nach und prüfen, wie gut Sie Ihren Körper tatsächlich kennen. Tipp: Es gibt jeweils nur eine richtige Antwort.

Das KQ-Quiz: Wie körperbewusst sind Sie?

1. *Was lässt Sie am wenigsten altern?*
   a. Eine Packung Zigaretten täglich.
   b. Ein (guter) HDL (High-Density-Lipoprotein)-Cholesterinwert von 29 mg/dl.
   c. Unangenehme Aufgaben ständig aufzuschieben.
   d. Zweimal täglich ein Steak zu essen.

2. *Was ist der ideale Blutdruck?*
   a. 115/76.
   b. Alles, was weniger ist als 140/90.
   c. Der, der Lieschen Müller 100 Jahre alt werden lässt.
   d. Das hängt von der Familiengeschichte ab.

3. *Welcher ist der beste Rat zum Thema „Diät"?*
   a. Je weniger man isst, desto mehr Gewicht verliert man.
   b. Die beste Diät ist diejenige, die man leicht befolgen kann.
   c. Eine gute Diät zur dauerhaften Gewichtsreduzierung enthält keine oder kaum Fette.
   d. Kann mal jemand den Speck rüberschieben?

4. *Was stellt die größte Bedrohung für Ihre Arterien dar?*
   a. Ein erhöhter Blutdruck von 160/90.
   b. Ein erhöhter Cholesterinwert von 200 mg/dl.
   c. Ein erhöhter Konsum von gegrillten Zucchinistreifen.
   d. Seine Freizeit auf der Couch zu verbringen.

5. *Welche der folgenden Erkrankungen wird nicht vorrangig durch den schlechten Zustand der Arterien verursacht?*
   a. Schlaganfall.
   b. Falten.
   c. Diabetes.
   d. Impotenz.

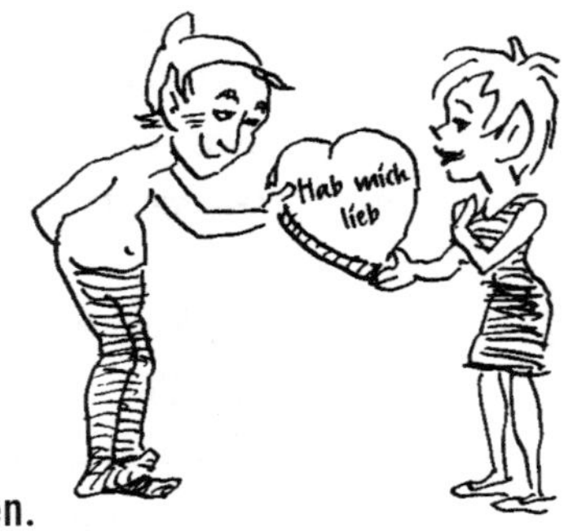

6. *Was ist das beste Geburtstagsgeschenk, das Sie Ihrem Partner für ein gesünderes Leben machen können?*
   a. Ein Riegel dunkler Schokolade, wegen der Nährstoffe, die darin enthalten sind.
   b. Eine schöne Massage, um die Muskulatur zu lockern.
   c. Blumen, weil sie so schön duften und das Herz erfreuen.
   d. Ein Versandhauskatalog mit einem Riesenangebot an Fitnessprodukten.

7. *Wie viel Acetylsalicylsäure (das ist der Wirkstoff, aus dem Aspirin besteht und der oft mit ASS abgekürzt wird) sollten Sie idealerweise pro Tag einnehmen, um die Arterienalterung zu verringern?*
   a. Die Menge, die zum Verscheuchen eines Katers erforderlich ist.
   b. Zweimal 100 mg oder einmal 250 mg.
   c. 100 mg.
   d. Kein ASS, Ibuprofen ist besser.

8. *Welches Anzeichen deutet am ehesten auf eine mögliche Alzheimererkrankung hin?*
   a. Sie vergessen ständig, wo Sie Ihren Schlüssel abgelegt haben.
   b. Sie können sich nichts von dem merken, was Ihnen jemand fünf Minuten zuvor gesagt hat.
   c. Sie vergessen, dass Sie dieselbe Geschichte Ihren Kollegen bereits letzte Woche erzählt haben.
   d. Wie war noch mal die Frage?

9. *Welches Nahrungsmittel ist am wenigsten suchtgefährdend?*
   a. Das Menü Nr. 2 mit einer großen Cola und einem Schokomilchshake.
   b. Erdnüsse.
   c. Kartoffeln.
   d. Gesüßte Getreideflocken.

10. *Was trifft zu, wenn es um gehirnspezifische Geschlechterunterschiede geht?*
   a. Männer sind in der Lage, Probleme schneller zu lösen, während Frauen komplexe Sachverhalte besser analysieren.
   b. Frauen verfügen über höhere emotionale Intelligenz als Männer.
   c. Männerhirne haben eine neuronale Außenstelle in ihrer Calvin-Klein-Unterwäsche.
   d. Es gibt keinen Unterschied zwischen dem Gehirn von Männern und Frauen.

11. *Was ist das beste Gehirnjogging?*
   a. Das ausführliche Studium von Klosprüchen.
   b. Ein Kreuzworträtsel, das Sie vollständig lösen können.
   c. Ein Kreuzworträtsel, das Sie nicht vollständig lösen können.
   d. Ich weiß es nicht, aber ich suche gerade ein insulinabsonderndes Organ, ein Wort mit acht Buchstaben, das mit P anfängt und mit S endet.

12. *Welche Partikel sind für Ihre Lunge am gefährlichsten?*
   a. Partikel von Erdnussgröße, da sie die Luftröhre verstopfen können.
   b. Partikel von der Größe kleiner Tabakkrümel.
   c. Partikel von der Größe, wie sie sich im Smog finden.
   d. Partikel, die so winzig sind, dass Sie ein außergewöhnlich leistungsfähiges Mikroskop benötigen, um sie zu sehen.

13. *Füllen Sie die Lücke mit dem besten Vergleich. Schlaf ist wie ...*
   a. Sex, weil man nie genug davon bekommen kann.
   b. ein Sicherheitsgurt, weil er Ihrem Körper hilft, innezuhalten.
   c. mein Chef, weil es mit ihm am angenehmsten ist, wenn er nicht unterbrochen wird.
   d. eine Kirche, weil es dort immer so ruhig und friedvoll ist.

14. *Worauf deutet exzessives Schnarchen hin?*
   a. Dass Sie aufgehört haben zu atmen.
   b. Dass es irgendeine Art von Blockade in Ihrem Rachen gibt.
   c. Dass Sie zu wenig geschlafen haben.
   d. Auf eine bevorstehende Scheidung.

15. *Was entspricht dem Risiko, sich eine Stunde dem Passivrauchen auszusetzen?*
   a. Selbst vier Zigaretten zu rauchen.
   b. Autofahren ohne Sicherheitsgurt.
   c. Eine Stunde in der Sonne zu brutzeln ohne Sonnencreme.
   d. Ein Cholesterinwert von 240 mg/dl.

16. *Welche der folgenden Geschmacksempfindungen oder Vorlieben sind nicht genetisch vererbt?*
   a. Süß.
   b. Sauer.
   c. Für Hugh Grant dahinzuschmelzen.
   d. Hunger auf Fettes.

17. *Welchem anderen Organ ähneln Ihre Därme am meisten?*
   a. Ihrem Herzen, weil es Nährstoffe durch den Körper pumpt.
   b. Ihrem Gehirn, weil es dieselben chemischen Substanzen freisetzt.
   c. Ihren Stimmbändern, weil sie sich melden, wenn es ihnen nicht gut geht.
   d. Ihrer Nase, weil daraus auch manchmal beeindruckende Geräusche entweichen.

18. *Was verursacht mit hoher Wahrscheinlichkeit ein Magengeschwür?*
   a. Ihr Chef (durch den Stress, den er verbreitet).
   b. Der Restaurantkoch (durch sein miserables Essen).
   c. Ihre bessere Hälfte (durch ihre bzw. seine Langzeitküsse).
   d. Sie selbst (durch Ihre Völlerei).

19. *Was ist die Hauptfunktion des Grimmdarms oder Kolons?*
   a. Ihrem Gehirn mitzuteilen, dass er voll ist.
   b. Ihren Körper mit Flüssigkeit zu versorgen.
   c. Nahrung zu verdauen und Gase auszuscheiden.
   d. Einen unabhängigen von einem abhängigen Satz zu trennen.

20. *Welcher Trick hilft erwiesenermaßen, um bei Mahlzeiten weniger zu essen?*
   a. Möglichst viel von dem zu essen, was man nicht mag.
   b. Zu Beginn einer Mahlzeit möglichst viel Fettes zu sich zu nehmen.
   c. Die Speiseröhre zuzustopfen.
   d. Vor dem Essen reichlich Wasser zu trinken.

21. *Was ist der Grund dafür, dass Männer mehr Alkohol vertragen als Frauen?*
   a. Männerkörper sind Kraftmaschinen.
   b. Männer verfügen über mehr Testosteron.
   c. Männer haben mehr Körpervolumen.
   d. In ihr Blut gelangt weniger von dem, was sie konsumieren.

22. *Wo kommt es zur Empfängnis?*
   a. Im Uterus.
   b. Im Eileiter.
   c. Im Gebärmutterhals.
   d. Im Holiday Inn.

23. *Vervollständigen Sie den folgenden Satz. Die Größe des männlichen Geschlechtsorgans …*
  a. hängt davon ab, wie früh man mit dem Onanieren begonnen hat.
  b. ist dazu da, das schöne Geschlecht zu beeindrucken.
  c. ist für das ordentliche Funktionieren der Prostata wichtig sowie für ein erfülltes Sexleben.
  d. spielt keine Rolle.

24. *Was ist sowohl bei Männern als auch bei Frauen am stärksten für den Sexualtrieb verantwortlich?*
  a. Tequila.
  b. Östrogen.
  c. Testosteron.
  d. Nikotin.

25. *Wie können Sie am besten testen, ob Ihr Kreislauf beim Sex durchhält?*
  a. Durch zehn Liegestütze ohne Pause.
  b. Indem Sie beim Treppensteigen immer zwei Stufen gleichzeitig nehmen.
  c. Indem Sie zehn Minuten auf einem Heimtrainer rackern.
  d. Mit dem Leitsatz: Probieren geht über Studieren.

26. *Was passiert in den Wechseljahren?*
  a. Die Eierstöcke melden, dass sie nur noch wenige Eier bilden.
  b. Eine Frau verliert ihre Fähigkeit, ausreichende Mengen Wachstumshormon und Östrogen zu produzieren.
  c. Das sexuelle Verlangen der Frauen schwindet.
  d. Ehemänner suchen Schutz vor Bratpfannen, die durch die Küche geschleudert werden.

27. *Was zeigt ein Abstrich (Pap-Test) an?*
  a. Herpes.
  b. Gebärmutterkrebs.
  c. Fruchtbarkeit.
  d. Er bringt die schlüpfrigen Geschichten über meine beste Freundin endlich zutage.

28. *Welche Nahrungsmittel erhöhen die Empfängnisbereitschaft?*
   a. Walnüsse.
   b. Austern.
   c. Kalziumhaltige Kost.
   d. Alle, solange nur Blumen, einige Flaschen Wein und eine durchtanzte Nacht dazukommen.

29. *Welche Muskeln sind im Körper am aktivsten?*
   a. Unsere Rückenmuskulatur.
   b. Unsere Kiefermuskulatur.
   c. Unsere Augenmuskulatur.
   d. Die Muskeln, die bei Schäferstündchen gebraucht werden.

30. *Warum sollten Sie Ihre Ohren nicht mit Wattestäbchen säubern?*
   a. Weil Sie damit sämtliche Knigge-Benimmregeln verletzen.
   b. Sie könnten Ihr Trommelfell durchlöchern.
   c. Das Ohrenschmalz kann in Ecken geschoben werden, an denen es die Schallwellen blockiert.
   d. Je mehr Ohrenschmalz man entfernt, desto mehr produziert daraufhin das Ohr.

31. *Was deutet darauf hin, dass Sie blind wie ein Maulwurf sind?*
   a. Sie tragen rosa Hosen und rote Hemden.
   b. Ihre engsten Angehörigen geben Ihnen zu verstehen, dass Ihnen der Durchblick fehlt.
   c. Sie können die großen Buchstaben an der Abflugtafel aus einer Entfernung von fünf Metern nicht erkennen.
   d. SIE KÖNNEN DAS HIER NICHT LESEN.

32. *Welcher Körperteil hält am wenigsten Sonne aus?*
   a. Ihre Augen, weil sie keine Epidermis haben.
   b. Ihre Kopfhaut, weil sie mit Haaren bedeckt ist.
   c. Ihr Gesäß, weil es in einer Hose steckt.
   d. Die Rückseite der Ohrmuscheln, weil diese Fläche nur sehr klein ist.

33. *Was ist die Hauptaufgabe der Haut?*
   a. Dafür zu sorgen, dass der Herausgeber des *Playboy* sich noch eine Yacht kaufen kann.
   b. Ihr Innenleben vor der Außenwelt zu schützen.
   c. Sicherzustellen, dass Salz und Kalium in Ihren Zellen bleiben.
   d. Die Haarbüschel zu halten.

34. *Was passiert, wenn man für einen Marathon trainiert und ihn dann auch läuft?*
   a. Sie entwickeln das Herz-Kreislauf-System eines Spitzensportlers.
   b. Sie handeln sich Langzeitschäden an Knochen und Gelenken ein.
   c. Falls Sie an einem Lauf in einer Großstadt teilnehmen, atmen Sie tödliche Mengen an Umweltgiften ein.
   d. Man bietet Ihnen die Rolle des Bondgirls an.

35. *Welche der folgenden Aussagen über Gelenke trifft zu?*
   a. Fast alle bestehen aus nur zwei Knochen und etwas Knorpel dazwischen.
   b. Die meisten Gelenkscharniere werden besser geschmiert, wenn Sie viel Fischöl oder Nüsse verzehren.
   c. Sie setzen sich zusammen aus Muskeln, Sehnen, Bändern, Knorpel, Nerven und Knochen.
   d. Am besten benutzt man sie nicht, dann halten sie am längsten.

36. *Welche Aussagen treffen auf Osteoporose zu?*
   a. Sie ist der häufigste Grund für Hüftbrüche bei Frauen, aber nicht bei Männern.
   b. Das Erkrankungsrisiko kann sowohl bei Frauen als auch Männern durch viel Bewegung, Idealgewicht, Vitamin D und Kalzium reduziert werden.
   c. Die befallenen Knochen verursachen bei jedem Schritt Schmerzen.
   d. Sie tritt häufiger bei größeren Menschen auf, da ihre Knochen stärker belastet sind.

37. *Welche der folgenden Aussagen trifft auf Arthritis zu?*
   a. Sie tritt zu 85 Prozent bei Menschen über 85 Jahren auf.
   b. Sie ist ein Leiden, um das man sich nicht zu kümmern braucht, bevor man 85 wird.

c. Sie wird durch das Knacken der Fingerknöchel verschlimmert.
d. Schwimmen tut gut.

38. *Welche der folgenden Aussagen trifft auf Knochen allgemein zu?*
a. Sie sind im Alter von 23 Jahren vollständig ausgeformt.
b. Ihr Bauplan gleicht der Struktur des Eiffelturms.
c. Bei Frauen werden sie mit der Zeit schwächer, nicht aber bei Männern.
d. Sie sind die härtesten Bestandteile Ihres Körpers.

39. *Welche Hauptfunktion erfüllen die Muskeln?*
a. Sie sorgen dafür, dass bei der Jeanswerbung auch der Oberkörper gut aussieht.
b. Sie ermöglichen uns Fortbewegung, Denken, Atmen und Wasserlassen.
c. Sie bringen uns in den richtigen Sportverein.
d. Sie speichern den Milchzucker und die Kohlenhydrate, die der Körper unbedingt braucht.

40. *Welche der folgenden Aussagen trifft auf Rückenschmerzen zu?*
a. Die Ursache liegt in der Beckenmuskulatur.
b. Mit dem Alter nehmen sie zu.
c. Sie lassen sich durch ein Stützkorsett reduzieren, wie es oft von Arbeitern, die Schweres schleppen müssen, getragen wird.
d. Man kann ihnen meistens mit Übungen zur Kräftigung der Becken- und Rumpfmuskulatur vorbeugen.

41. *Welche Arten körperlicher Betätigung sind am besten?*
a. Übungen, die das Herz-Kreislauf-System anregen, das heißt jede Art von Ausdauertraining oder Krafttraining.
b. Wandern, Joggen, Schwimmen.
c. Sex am Morgen, Sex am Nachmittag, Sex am Abend.
d. Gilt Duschen auch als körperliche Betätigung?

42. *Was ist beim Training mit Gewichten zu beachten?*
   a. Dass man genügend Wiederholungen schafft, um die Muskeln bis zum Gehtnichtmehr zu beanspruchen.
   b. Dass man die richtigen Geräte in Fitnessstudios benutzt.
   c. Dass man sich immer gut im Spiegel beobachten kann.
   d. Dass man die Figur und die Tricks der anderen immer im Auge behält.

43. *Mit „kleinen" Drei-Pfund-Hanteln in der Hand zu wandern ist ...*
   a. Ein hervorragender Weg, Muskeln aufzubauen und das Herz-Kreislauf-System zu trainieren.
   b. Eine einfache Methode, den Kalorienverbrauch zu erhöhen.
   c. Ein Risiko für Schulterverletzungen.
   d. Tausendmal besser, als mit Drei-Pfund-Gewichten an den Knöcheln herumzulaufen.

44. *Was ist in erster Linie dazu geeignet, vor Infektionen zu schützen?*
   a. Hin und wieder mal eine Erkältung durchzustehen.
   b. Die Antikörper in Ihrem Mund und Ihrer Nase.
   c. Waschen mit antibakterieller Seife.
   d. Nichts Besonderes, die Haut hält Infektionen schon ab.

45. *Was ist das Schlimmste an schwächeren Infektionen, die keine ausgeprägten Symptome zeigen?*
   a. Sie können Arbeitsplatzverlust verursachen.
   b. Sie können zu Bauchspeicheldrüsenkrebs führen.
   c. Sie können chronische Entzündungen in den Arterien auslösen.
   d. Sie können bei Ihnen eine Resistenz gegen Antibiotika hervorrufen.

46. *Welcher ist der sicherste Weg, um eine gewöhnliche Erkältung abzukürzen?*
   a. Die Hühnersuppe Ihrer Mutter.
   b. Zinktabletten.
   c. Vitamin C und Bettruhe.
   d. Antibiotika.

47. *Was ist das Beste, um Infektionen vorzubeugen?*
   a. Einen Wasserfilter zu gebrauchen.
   b. Kondome zu benutzen.
   c. Ihre Hände zu waschen.
   d. Die Einnahme von Antibiotika zu beenden, sobald die Infektion verschwunden ist.

48. *Welches ist das häufigste hormonelle Problem bei Leuten jenseits der 60?*
   a. Unterfunktion der Schilddrüse.
   b. Diabetes.
   c. Testosteronmangel.
   d. Verlust des Sexualtriebs.

49. *Welche der folgenden Aussagen trifft auf Hormone zu?*
   a. Mehr ist besser.
   b. Wachstumshormone sind die natürlichste Sache der Welt.
   c. Mit zunehmendem Alter verschwinden alle.
   d. Die meisten der „Jenseits von Gut und Böse"-Hormonergänzungspräparate sind eine Mogelpackung.

50. *Was trifft auf Krebs zu?*
   a. Vorbeugung ist so gut wie unmöglich.
   b. Eine friedliche Koexistenz mit Krebs ist unmöglich.
   c. Es gibt keine Krebsform, die nicht tödlich verläuft.
   d. Die meisten Krebsformen sind ansteckend.

Die Antworten zum KQ-Quiz: Wie körperbewusst sind Sie?

1. d. Zweimal täglich ein Steak zu essen lässt Sie weniger schnell altern, als wenn Sie täglich eine Schachtel Zigaretten rauchen (macht biologisch acht Jahre älter) oder wenn Sie einen überhöhten HDL-Cholesterinwert von 29 mg/dl haben (macht ungefähr vier Jahre älter). Wenn Sie unter Dauerstrom stehen, weil Sie permanent unangenehme Aufgaben, die übermenschliche Kräfte erfordern, zu erledigen haben, macht Sie das rund acht Jahre älter.

2. a. Der ideale Blutdruck beträgt 115/76, nachgewiesen in 56 Studien und 20 Ländern bei mehr als 20 Millionen Menschen. So verhält es sich in New York, Neu-Delhi oder Neuruppin. Während ein niedrigerer Blutdruck Ihr Real-Age-Konto nicht sonderlich beeinträchtigt, ist ein hoher Blutdruck gar nicht gut. Mehr als 50 Prozent der Herzinfarkte treffen Leute, die Blutdruckwerte zwischen 125/80 und 140/90 aufweisen.

3. b. Der Schlüssel zu einer erfolgreichen Diät: Lieben Sie Ihren neuen Lebensstil, seien Sie überzeugt von dem, was er Ihnen bringt. Behalten Sie ihn konsequent bei. Zu wenig zu essen verlangsamt den Stoffwechsel, also essen Sie viel, aber das Richtige: reichlich Gesundes mit viel Volumen, das den Magen füllt.

4. a. Ein Blutdruck von 160/90 bedeutet eine mehr als dreimal so große Bedrohung wie das, was die drei anderen Antwortmöglichkeiten an Schädlichem vorschlagen. Das heißt nicht, dass Sie körperliche Betätigung meiden sollen. Im Gegenteil: Es bedeutet nur, dass Ihr Blutdruck das Wichtigste ist, das Sie neben Ihrer besseren Hälfte im Auge behalten sollten.

5. c. Diabetes verschlimmert die Arterienerkrankungen. Viele Menschen, die davon betroffen sind, haben eine familiäre Vorbelastung, doch die Fettleibigkeit im Erwachsenenalter trägt stark dazu bei. Mit der Impotenz und dem Schlaganfall ist es genauso wie mit dem Herzinfarkt: Sind die Arterien in schlechtem Zustand, trifft der Ernstfall ein.

6. a. Die Flavonoide, ein gelblicher Pflanzenfarbstoff, und gesunde, sprich mehrfach ungesättigte

Fette, machen Schokolade zum gesunden Snack. Wichtig ist, dass die Schokolade zu mehr als 70 Prozent aus Kakao besteht. Eine Massage ist nett, reicht aber nicht.

7. b. Forschungsergebnisse belegen, dass man mit zwei Tabletten à 100 mg ASS denselben Nutzen in der Prävention von Krebs und Arterienerkrankungen erzielen kann wie mit 500 mg ASS. Und zwei Tabletten à 100 mg ASS, bekannt unter dem Namen Aspirin, sind mehr als doppelt so gut für die Prophylaxe von Arterienerkrankungen geeignet wie eine.

8. b. Wer an Alzheimer erkrankt, vergisst alles so rasch, dass er gar nicht bemerkt, dass er immer mehr vergisst.

9. b. Nur mit Erdnüssen allein kann man es nicht schaffen, genug vom Glücksbotenstoff Dopamin auszuschütten. Sie haben zu viele Kalorien und sind daher nur in Maßen zu genießen. Aber sie enthalten viel gesundes Fett und Proteine und sind damit echte Gesundheitsbringer.

10. a. Das ist die Datenlage und der ist nichts hinzuzufügen.

11. c. Indem Sie sich beständig fordern, regen Sie das Wachstum Ihrer Gehirnzellenvernetzung und Ihrer Gehirnfunktionen an.

12. d. Kleinere Partikel durchdringen die natürliche Abwehrschranke der feinen Härchen in der Luftröhre und gelangen tief in Ihre Lunge, wo sie neben vielen anderen Übeln Entzündungen auslösen können.

13. c. Je öfter man durchschläft, desto besser. Denn dann erwischt man viele Tiefschlaf- und REM-Phasen (REM = Rapid Eye Movement), die für die Wiederherstellung der Leistungsfähigkeit entscheidend sind.

14. b. Schnarchen wird durch eine verengte Stelle in der Luftröhre oder durch ein Zurückfallen der Zunge verursacht, so dass das Atmen nicht ungehindert vor sich geht. Schnarchen – das Geräusch kennt man nur zu gut – ist schlicht eine Blockade der Luftzirkulation.

15. a. Passivrauchen kommt in seiner krank machenden Wirkung dem Aktivrauchen bemerkenswert nahe. Es verursacht Arterienerkrankungen, Impotenz, Haarprobleme, Lungenkrebs und vieles mehr.

16. d. Eine bestimmte Fettart zu mögen ist reine Gewohnheitssache. Sie können innerhalb von acht Wochen lernen, sich umzustellen, und neue Geschmacksrichtungen entdecken – wenn Sie nur wollen.

17. b. Die Darmwindungen ähneln Ihren Hirnwindungen – erstaunlich, aber wahr. Sowohl hinsichtlich der chemischen Zusammensetzung des Grundbaustoffs als auch der neuronalen Ausstattung nach.

18. c. Für die meisten Magengeschwüre sind Bakterien (Helicobacter) verantwortlich, die auch beim Küssen übertragen werden können.

19. b. Der Darm bereitet mit Flüssigkeit einerseits den Kotbrei auf. Andererseits sorgt er dafür, ein ausreichend hohes Flüssigkeitsniveau im Körper aufrechtzuhalten.

20. b. und d. Ausnahmsweise gibt es diesmal zwei richtige Antworten: Vor Beginn einer Mahlzeit sollte man Fettes essen oder ein großes Glas Wasser trinken, das verlangsamt die Entleerung des Magens und füllt ihn bereits zu einem bestimmten Teil. Dadurch tritt das Sättigungsgefühl früher ein.

21. d. Männer können über die Dehydrogenase den Alkohol besser abbauen. Die Hälfte ist schon weg, bevor er ins Blut gelangt.

22. b. Das befruchtete Ei nistet sich im Uterus (der Gebärmutter) ein. Die Befruchtung passiert allerdings häufig schon in den Eileitern, auf dem Weg zur Gebärmutter.

23. b. Tja, das ist die Wahrheit – zumindest wenn man die Erkenntnisse der Evolution für bare Münze nimmt.

24. c. Testosteron ist bei beiden Geschlechtern für den Sexualtrieb verantwortlich.

25. b. Falls Sie beim Treppensteigen gleich schwer keuchen müssen, sobald Sie zwei Stufen auf einmal nehmen, ist Sex für Sie zu riskant. Sie sollten mehr trainieren – sonst wird's nichts mehr.

26. a. Die Eierstöcke schaffen es eher, den Startschuss für die Wechseljahre abzugeben, als dass das Gehirn den Sexualtrieb verständigt.

27. b. Es ist wichtig, dass sexuell aktive Frauen diesen Test zumindest einmal im Jahr machen.

28. a. Walnüsse haben von allen Nüssen den höchsten Gehalt an Omega-3-Fettsäuren. Diese erhöhen die Fruchtbarkeit sowohl bei Männern als auch bei Frauen. Bei Männern wird die Beweglichkeit des Spermas verbessert, bei Frauen die Empfängnisfähigkeit. Es mag aber auch noch andere Möglichkeiten geben, wie man seine Fruchtbarkeit steigern kann.

29. c. Die Augenmuskulatur bewegt sich immer.

30. b. Das Kleinste, was Sie in Ihre Ohren stecken sollten, ist so groß wie Ihr Ellbogen.

31. c. Wenn Sie das nicht lesen können, sollten Sie sich das Buch vielleicht vorlesen lassen.

32. c. Haben Sie schon mal einen faltigen Hintern gesehen?

33. b. Die Haut ist Ihr Schutzmantel.

34. b. Man kann tatsächlich auch zu viel trainieren.

35. b. Fischöl und Nüsse sind geeignet, um Schmerzen ein wenig zu reduzieren und die Gelenke länger beweglich zu halten.

36. b. Sie können Ihre Knochen durch Übungen, die den Muskelaufbau und die Gelenke fördern, stärken. Vitamin D und Kalzium sind sowohl für Männer als auch für Frauen wichtig.

37. a. Aus diesem Grund ist es wichtig, Ihre Knochen nicht älter als 85 werden zu lassen – Real-Age natürlich.

38. b. Jawohl, die Konstruktion des Eiffelturms wurde dem menschlichen Skelett abgeschaut. Das Resultat ist doch überzeugend, oder?

39. b. Das hätten Sie nicht gedacht, dass Ihre Muskeln das alles schaffen, oder? Man braucht Muskeln zum Bewegen, um Luft zu holen und um aufs Klo zu gehen. Sie unterstützen sogar Ihr Denken. Training fürs Gehirn ist also angesagt.

40. d. Wie viele Erkrankungen, so können auch Rückenschmerzen mit mäßigem, aber sinnvollem Training reduziert oder gar beseitigt werden. Vorbeugung tut also Not. Bewegung ist ganz wichtig, auch wenn es wehtut.

41. a. Die drei Säulen körperlicher Ertüchtigung sind 1. körperliche Aktivitäten im Alltag, 2. Krafttraining, 3. alle Ausdauerübungen, die einen ein bisschen zum Schwitzen bringen. Devise: Alles mit Maß und Ziel.

42. a. Nur wenn Sie Ihre Muskeln systematisch fordern, stärken Sie diese. Darüber hinaus lassen sie sich mit Ausdauertraining aktivieren.

43. c. Wenn Sie dauernd mit den kleinen Drei-Pfund-Hanteln spazieren gehen, werden Sie demnächst einen Chirurgen konsultieren müssen, der sich auf Schulteroperationen spezialisiert hat.

44. d. Ihre Haut schützt Sie tatsächlich auf wunderbare Weise.

45. c. Schwache Infektionen schädigen Ihre Arterien schlimmer als hohe Cholesterinwerte.

46. a. Uns sind keine Nebenwirkungen von Mutters Hühnersuppe bekannt. Sie verkürzt die Zeit einer Erkältung genauso wie Zinktabletten oder Vitamin C.

47. c. Ihre Mutter hatte Recht.

48. a. Eine Schilddrüsenunterfunktion tritt bei 10 Prozent der über 60-Jährigen auf. Aus diesem Grund raten wir, ab diesem Alter alle fünf Jahre einen Schilddrüsentest machen zu lassen.

49. d. Zum Glück ist das Schlimmste, was passieren kann, lediglich, dass Sie Geld verschwenden. Krank werden Sie von den Tabletten nicht.

50. c. Das ist in der Tat richtig. Aber es gibt auch in den schlimmsten Fällen Hoffnung und manchmal setzt sich Ihr Immunsystem erfolgreich zur Wehr.

So zählen Sie Ihre Treffer

Geben Sie sich für jede richtige Antwort einen Punkt. Die Gesamtpunktzahl ergibt Ihren Körperintelligenz-Quotienten.

45–50: EXZELLENT. Sie sind entweder gerade an der Uni zum Medizinstudium angenommen worden oder Sie sehen zu viele Gesundheitssendungen. Was Ihr Arzt Ihnen rät, wissen wir nicht, wir weisen darauf hin: Die dicken blauen Medizinschinken befinden sich im nächsten Regal.

30–44: GUT. Sie wissen mehr über den menschlichen Körper als die meisten anderen Menschen. Mit Ihrer durchaus ordentlichen Grundlage an anatomischen Kenntnissen werden Sie die Informationen und die Ratschläge dieses Buchs zu schätzen wissen. Verordnung: Lesen Sie die nächsten zwei Wochen ein Kapitel pro Nacht.

16–29: GUTER DURCHSCHNITT. Obwohl Sie bei einer Quizshow nicht spielend die 500.000-Euro-Hürde nehmen würden, wissen Sie einiges über Ihren Körper, kennen die Komplexität der Körperorgane und den kunstvollen Gesamtaufbau. Verordnung: Nehmen Sie sich die nächsten 100 Seiten vor und rufen Sie uns morgen früh an.

0–15: WAS? SIE WURM, SIE? Die schlechte Nachricht ist, dass man Ihnen noch etliches über den menschlichen Körper erklären muss. Die gute Nachricht ist, dass selbst Sie mit der entsprechenden Ladung Wissen noch ein Experte werden können. Fehlt nur noch ein bisschen praktisches Know-how. Verordnung: Schlagen Sie die nächste Seite auf und legen Sie los.

1.1 Spickzettelliste

Kapitel 2

Schlag auf Schlag: Ihr Herz und Ihre Arterien

Die populärsten Irrtümer über Ihr Herz

Herzmythos Nr. 1:	Sie merken, wenn Sie einen Herzinfarkt haben.
Herzmythos Nr. 2:	Die größte Bedrohung für Ihre Arterien ist das Cholesterin.
Herzmythos Nr. 3:	Eine zu 90 Prozent verstopfte Arterie ist schlimmer als eine zu 50 Prozent verstopfte.

Herzen fliegen einem überall auf dieser Welt zu. Kein anderes Organ Ihres Körpers steht so im Mittelpunkt wie dieses rote Etwas. Kein Schulmädchen kritzelt kleine Gedärme aufs Papier, wenn es wegen eines niedlichen Jungen den Kopf verliert. Kein Süßigkeitenhersteller verpackt seine Karamellbonbons in Kartons, die der Form einer hübschen Blase nachempfunden sind. Wann haben Sie das letzte Mal eine Skatrunde mit einem Milz-König gewonnen? Als Symbol der Liebe und des Muts ist das Herz nicht nur Deko-Element auf allem möglichen Kitsch, das Herz steht für das Leben. Es ist das Leben.

Sie können das Herz-Kreislauf-System mit einem Wasserkanal vergleichen, der sich in Ihrem Körper in mehrere kleinere Kanäle verästelt. Dabei beliefern die Kanäle alle Körperteile mit Nährstoffen. In Ihrem Haus ist das Wasser dafür da, den Durst zu stillen und alles zu reinigen. In Ihrem Körper pumpt das Herz Blut in jeden Körperraum – in Ihr Gehirn, damit Sie denken können, in Ihre Geschlechtsorgane, damit Sie sich fortpflanzen können, in Ihren Verdauungstrakt, damit Sie Nahrung verwerten können, und in Ihre Muskeln, damit Sie Ihrem Nachbarn beim Klavierhochtragen behilflich sein können.

Wahrscheinlich steht Ihnen Ihr Herz so nah wie kein anderes Organ (abgesehen vielleicht von den Organen, mit denen wir uns in Kapitel 7 beschäftigen). Der Grund für diese Sonderstellung ist seit langem klar, denn das Herz hat gegenüber vielen anderen Organen einen entscheidenden Vorteil: Wir spüren es in jedem Moment. Wir brauchen nur einige Sekunden lang die Hand auf unsere Brust zu legen oder unser Handgelenk zu umfassen. Wie ein inneres Metronom gibt es uns den Rhythmus für unser Leben (und natürlich für unsere Gesundheit) vor. Es hält uns damit am Leben. Ob wir gerade eine Rede halten oder an der Bushaltestelle warten – nichts erschreckt uns mehr als das Gefühl, dass unser Herz nicht so gut drauf ist, wie es sein sollte. Denn wenn unser Herz seinen Job aufgibt, ist das unser sicheres Ende.

Fritz Sternfelder ereilte vor genau siebzehn Jahren ein solcher Schrecken. Er hatte einen Herzinfarkt – einen Herzinfarkt, von dem er erst gar nicht annahm, dass es einer war. Er hätte aber damit rechnen müssen. Denn auf ihn trafen alle klassischen Risikomerkmale zu – sein Vater starb mit 43 an einem Herzinfarkt und er rauchte täglich drei Packungen Zigaretten. Sechs Jahre zuvor wurden bei ihm Erkrankungen der Herzkranzgefäße festgestellt und er schlemmte mit

Hingabe, am liebsten Herzkranz-Katastrophenkost: wenig Gemüse, viel rotes Fleisch, viele Nahrungsmittel mit gesättigten Fettsäuren. Mit jeder fetten Mahlzeit vergrößerte er das Risiko eines Herzinfarkts. Als er dann eines Nachts ein Gefühl starker Erschöpfung und Schmerzen in der rechten Schulter spürte – also nicht den klassischen Brustschmerz –, dachte er nicht im Traum an einen Herzinfarkt. Er rauchte sogar noch eine Zigarette, während ihn ein Freund ins Krankenhaus fuhr. Als der Schmerz dort wieder abflaute, wäre er beinah aus dem Wartezimmer der Notaufnahme spaziert, um wieder nach Hause zu gehen. Das hätte sein letzter Spaziergang sein können, denn zu diesem Zeitpunkt hatte er bereits einen dicken Herzinfarkt hinter sich.

Erstaunlicherweise kümmern sich auch die klugen Leute mehr um ihr Auto als um den eigenen Körper. (Das ist der Grund, warum wir dieses Buch schreiben. Wenn Sie es aufmerksam lesen, wird niemand mehr sagen, Sie wären beim Trivial Pursuit unschlagbar, hätten aber keine Ahnung, was in Ihrem Körper los ist.)

Glücklicherweise blieb Fritz Sternfelder die Nacht über im Krankenhaus und alles Nötige wurde für ihn getan. Dank medizinischer Technik und seines starken Willens ist sein Infarkt heute nur noch ein Anekdötchen, das er gern seinen Enkeln erzählt. Seine Bypässe und sein neuer Lebenswandel halfen ihm, den Herzinfarkt zu bewältigen und das Risiko eines zweiten extrem zu verringern.

Bei vielen läuft die Geschichte genauso ab wie bei ihm. Der Herzinfarkt kommt über Nacht. Viele Menschen versuchen, warnende Symptome wie Sodbrennen, ein Ziehen in den Muskeln oder Ähnliches zu verdrängen und andere Gründe dafür zu finden. Für ungefähr ein Drittel der Herzinfarktopfer ist das erste Symptom, das sie spüren, auch das letzte – und die Hälfte der Herzinfarkttode ereignet sich, bevor die betroffene Person überhaupt das Krankenhaus erreicht. Wahrscheinlich möchten Sie nicht, dass Ihnen so etwas passiert? Nun, wenn Sie wirklich jünger alt werden wollen, befolgen Sie die Ratschläge dieses Kapitels.

In den Industrieländern sind Erkrankungen der Herzkranzgefäße die Haupttodesursache. Alle Europäer, Amerikaner und Asiaten tragen ein 40-Prozent-Risiko, an Herzerkrankungen zu sterben. Und jeder Wohlstandsbürger hat die Wahl, seine Lebensqualität durch vorzeitige Alterung der Arterien zu senken. Schnell beträgt das Risiko dann 50 Prozent. Diese Aussicht ist für viele ein echter Schocker und sie wird gern beiseite geschoben. Insbesondere jüngere Leute sorgen sich eher um eingewachsene Zehennägel als um ihren Tod. Sobald Sie aber erst mal kapiert haben, dass es von der Funktionstüchtigkeit Ihrer Arterien, die alles Wesentliche übers Blut zu Ihrem Herzen führen, abhängt, wie gut es Ihnen geht, wird Ihnen auch die Bedeutung einer konsequenten Gesundheitsvorsorge einleuchten. Und damit sollte man so früh wie möglich loslegen. Wenn Sie das nicht machen, werden die Folgen sehr unangenehm sein. Geschädigte Arterien verschlechtern Ihr Gedächtnis, schränken die Funktion aller Organe ein und bringen auch Ihr Sexualleben zum Erliegen. Mit anderen Worten: Es wird katastrophal.

Denken Sie nur einmal daran, was für eine erstaunliche Maschine Ihr Herz ist. Die Blutgefäße, die Ihre Muskeln beliefern, sind aufnahmefähig und geschmeidig wie Gummischläuche. Diese Leitungen dehnen sich ganz nach Bedarf. Die Blutgefäße, die von Ihrem Herzen weggehen, transportieren Blut durch Ihren Körper – von einer Stelle zur anderen, so viel wie benötigt wird. Ihr Herz ist so kraftvoll, dass es seine Pumpleistung jeder Situation anpassen kann – egal ob Sie auf einem Heimtrainer joggen oder vor einer Horde wütender Gänse flüchten. Wenn Sie sich vorstellen, Ihre Faust sechzig- bis siebzigmal pro Minute zu ballen – und das Ihr ganzes Leben hindurch –, ohne zu ermüden, haben Sie eine ziemlich gute Vorstellung von der Leistung, die Ihr Herz liefert. Im Ruhezustand pumpt es fünf Liter Blut pro Minute durch Ihren Körper. Wenn Sie zu fetziger Workout-Musik ordentlich hüpfen, kommt es sogar schnell auf 20 Liter pro Minute. Ihr Herz ist von der Natur dafür ausgestattet, solche dramatischen Wechsel zu bewerkstelligen. Allerdings kann Ihr Herz das auf Dauer nicht ohne Ihre Hilfe schaffen. Vorsorge treffen ist also unbedingt erforderlich, damit Ihr Herz leistungsstark bleibt.

Das Wichtigste: Ihr Herz muss ständig Blut pumpen können. Es muss ungehindert fließen können, damit alles zu Ihrem Herzen transportiert werden kann. Bei allen Erkrankungen der Herzkranzgefäße sind die Arterien verengt oder gar blockiert. Wenn dies passiert, wird Ihre Herzmuskulatur durch Blutmangel geschwächt. Glücklicherweise ist nicht irgendein verschlafener städtischer Beamter für die Durchblutung Ihres Körpers verantwortlich, sondern Sie selbst. Sie selbst liefern sozusagen die Zutaten, die bestimmen, welche Flüssigkeiten durch Ihre Körperleitungen rinnen, ob der Kraftstoff Ihren Körper schädigt oder schützt. Und das geschieht ganz einfach durch die Qualität Ihrer

Wahr oder falsch?
Sie merken, wenn Sie einen Infarkt haben.

Wahrheit oder Mythos Nr. 1

Die Hälfte aller Herzinfarktopfer nahm vor dem Infarkt kein Symptom wahr – oder zumindest keines, das sie mit einem Herzinfarkt assoziierten. Das Problem besteht darin, dass Herzinfarkte auf unterschiedlichste Art und Weise passieren. Und begleitende Beschwerden wie Verdauungsprobleme, die man damit in Verbindung bringen könnte, kommen und gehen. Die häufigsten Warnsignale sind:

★ Brustschmerz oder Unwohlsein
(was sich wie Druck-, Völle- oder Engegefühl äußern kann),
★ Beschwerden in der oberen Körperhälfte
(in einem der beiden Arme, im Rücken, im Nacken, im Kiefer oder Magen),
★ Kurzatmigkeit,
★ kalter Schweiß,
★ Brechreiz,
★ plötzlich auftretende extreme Müdigkeit (ohne dass Schlafmangel vorliegt).

Die Schmerzen oder das Unwohlsein sind so schwer zu fassen (zum Beispiel bei Fritz Sternfelder, der starke Schmerzen im rechten Arm fühlte, auf der für Herzerkrankungen eher untypischen Seite), weil das Herz selbst ein schmerzunempfindliches Organ ist. Es verfügt nicht über so etwas wie Schmerzdetektoren. Wenn aber etwas mit dem Herzen schief läuft, können die Herznerven elektrochemisch instabil werden. Und falls sie die Wirbelsäule kreuzen, verursachen sie einen Kurzschluss in anderen Nerven, zum Beispiel in Nerven, die mit einem Ihrer Arme oder Ihrer Brust verbunden sind. Es sind dann diese Nerven, die Schmerzempfindungen übermitteln.

Ernährung, das Pensum Ihrer Körperbewegung und die Art, wie Sie mit Stress in Ihrem persönlichen und beruflichen Umfeld umgehen. Sie verfügen über die Macht, Ihr Herz sowohl stärker als auch jünger zu machen. Und wenn dieser Satz es nicht verdient, als Erlösungsbotschaft auf T-Shirts gedruckt zu werden, wissen wir auch nicht, welcher es sonst wert wäre.

Ihr Herz: die Anatomie

Sie können sich das Herz und das System der Blutgefäße auch als U-Bahn-System vorstellen. Das Herz ist der Hauptbahnhof, der Verkehrsknotenpunkt, durch den alle Züge fahren. Die Arterien und Venen sind U-Bahn-Schächte, Gleise und auch U-Bahn-Linien, die durch den ganzen Körper verlaufen und sich

FAKTEN, FAKTEN, FAKTEN!

Das Herz eines ungeborenen Kindes weist im Laufe der Entwicklung verschiedene Formen auf. Jede ähnelt der eines Tiers auf einer bestimmten Evolutionsstufe. Zunächst ist es wie das schlauchartige Herz eines Fischs. Wenn es sich in zwei Kammern teilt, ähnelt es einem Froschherzen. Später, mit seinen drei Kammern, kommt es dann einem Schlangen- oder Schildkrötenherzen gleich. Schließlich aber, mit vier Kammern, ist es das vollendet entwickelte Herz eines Säugetiers. Dieses Vier-Kammern-Herz hat einen entscheidenden Vorteil gegenüber einfacheren Herztypen: Es erlaubt uns, „schmutziges" Blut zur Reinigung in den Körper zu pumpen – zum Beispiel in unsere Lungen – und dann das saubere Blut in unseren Körper zurückzuführen. Der Vorteil oder die Effizienz besteht darin, dass die zwei Blutsorten nicht vermischt werden. Das von der linken Seite kommende Blut ist rein, sauerstoffgesättigt und bereit, die Muskulatur zu versorgen. So ist beispielsweise das schlauchförmige Fischherz nicht in der Lage, reines Blut durch den Körper zu pumpen; dazu fehlen ihm die separaten Kammern, die es ermöglichen, im einen Zyklus das unreine Blut zu säubern, um es dann im nächsten Zyklus in den Körper zurückzuführen. Unser hochentwickeltes Rhythmusorgan dagegen erlaubt uns eine optimale Energieversorgung und gestattet uns so größtmögliche Bewegungsfreiheit. Wir Menschen können zwischen zwei Mahlzeiten eine ganze Reihe von Arbeiten erledigen, während ein Fisch gezwungen ist, sich immer in seinem Nahrungsrevier aufzuhalten und fressen zu müssen. Unglücklicherweise ist es genau diese Effizienz, die uns dazu befähigt, Energien zu speichern – vor allem die gefürchteten Fette.

um den Transport der Passagiere (Blut) zu allen Stationen Ihres Körpers (Organe) kümmern. Samstagabends herrscht immer besonders viel Betrieb. Kommt es zu Behinderungen des Fahrbetriebs, zum Beispiel wenn ein Gleis blockiert ist, können die U-Bahnen nicht mehr fahren. Hält so eine Blockade länger an, können einige Organe ihre Aufgaben nicht mehr erledigen, so dass es zur Sperrung der U-Bahn-Station kommen kann. Im schlimmsten Fall zieht das weitere Schließungen von U-Bahn-Stationen nach sich. Möglicherweise kommt die samstägliche U-Bahn nicht an ihr Ziel, als Folge davon könnte zum Beispiel Impotenz auftreten. Um die Zusammenhänge noch etwas verständlicher zu machen, wollen wir einen Trip mit der U-Bahn machen. Die Fahrkarten, bitte!

Ihr Herz

Wir haben oft die Vorstellung, dass unser Herz mit jedem Schlag Blut ausstößt. Doch bei jedem Herzschlag geschieht mehr als ein bloßer Pumpvorgang. Folgendes spielt sich ab: Die Impulse von speziellen Zellen, die so genannten Schrittmacherzellen, stimulieren den Herzmuskel – von der Herzoberseite abwärts –, damit Blut durch die Aorta herausgepresst wird. Dieser Vorgang ähnelt dem Auswringen eines nassen Handtuchs. Das „ausgewrungene" Blut wird in die Aorta gepumpt, die größte Arterie des Körpers, die den gesamten Organismus mit sauerstoffreichem Blut versorgt. Nach diesem Pumpvorgang entspannen sich das Herz und die Blutgefäße um das Herz. Dann öffnet sich der Raum zwischen den engen Muskelzellen und das frische, mit Sauerstoff angereicherte Blut, das gerade vom Herzen her gepumpt wurde, füllt die Arterien der Herzoberfläche, dringt in die Zellen ein und versorgt sie. Das meiste Blut wird vom Herzen an den restlichen Körper verteilt – jedoch erst, nachdem es sich selbst mit seiner entsprechenden Ration lebensspendender Flüssigkeit eingedeckt hat.

Ihr Herz hat eine ausgefeilte Strategie, sein Überleben sicherzustellen – und so natürlich auch Ihr Überleben. Wie gesagt: Zunächst einmal sorgt es sich um sich selbst, bevor es sich um irgendein anderes Organ kümmert. Nicht wie eine Mutter, die erst ihrem Baby Milch gibt, bevor sie sich selbst versorgt. Je besser die zu Ihrem Herzen führenden Arterien Ihr Herz mit Blut versorgen, desto besser kann es sich selbst versorgen und somit auch Sie. Also noch mal zusammengefasst: Nach dem Prozess des „Handtuchauswringens" – dem Pumpen von Blut in die Aorta – folgt eine Phase der Muskelentspannung, in der sich das Herz zunächst selbst ernährt. Danach senden die Schrittmacherzellen wieder ihr Signal aus und der ganze Vorgang beginnt von vorne – so etwa sechzigmal in der Minute oder sogar etwas öfter.

Ihre Arterien

Ihre Arterien bestehen aus drei Lagen. Jede von diesen bewältigt eine einzigartige Aufgabe. Durch die innerste Lage, die Tunica intima, fließt das Blut. Sie ist mit Zellen ausgekleidet, die so glatt wie Teflon sind, damit das Blut leicht darüber gleiten kann. Dadurch wird im Idealfall ein reibungsloses und effizientes Zirkulieren des Bluts gewährleistet. Kommt es hier jedoch zu Störungen, können Herzinfarkte in der Tunica intima ihren Anfang nehmen. Dies werden wir uns gleich noch intensiver anschauen. Die innere Verkleidung schützt eine mittlere Lage, die so genannte Tunica media. Diese stützt die Struktur der Arterie. Sie ist muskulös, daher kann sie auf Impulse vom Gehirn oder von sonst wo in Ihrem Körper reagieren. Sie zieht sich zusammen, wenn Sie deprimiert oder ängstlich sind, und weitet sich, wenn Sie im Fitnessstudio trainieren, damit mehr Blut die beanspruchten Muskeln versorgen kann. Die äußere Lage ist die Tunica adventitia oder Tunica externa. Sie gleicht einer Wurstpelle, die Ihre Arterien zusammenhält und von der Umgebung abschirmt. Natürlich können verschiedene Vorkommnisse die Aufgaben Ihrer Arterien stören. Wie so etwas verläuft, verdeutlicht Abbildung 2.1. Dazu gehören:

RISSE

Die glatte Auskleidung der Arterieninnenwände wird durch feine Zellen unversehrt gehalten. Diese Zellen können durch winzige Störungen wie zum Beispiel durch zu viel Zucker im Blut oder zu hohen Blutdruck verletzt werden, ebenso durch toxische Stoffe wie Nikotin oder Homocystein. Wenn sie verletzt sind, streben sie auseinander und hinterlassen eine Lücke oder einen Riss. Dieser Riss muss schnell wieder geschlossen werden, um das Blutgefäß, also die Arterie, zu schützen. Risse werden durch eine Reihe von Faktoren verursacht, wie beispielsweise hoher Blutdruck, Rauchen, Stress, Ärger, zu hohe Blutzuckerwerte oder hohe Werte von einigen Blutkomponenten wie

Abbildung 2.1 **Wenn Arterien altern** Hoher Blutdruck, zu hohe Zuckerwerte, zu viel Nikotin und eine Reihe von weiteren Faktoren sorgen dafür, dass die glatte innere Schicht Ihrer Arterien aufgeraut wird, ja sogar Risse bekommen kann. Ihr Körper versucht ständig, diese Entwicklung zu korrigieren, und benutzt dazu das Cholesterin, um an den notwendigen Stellen eine Art Pflaster anzubringen. Die Unebenheiten müssen ausgeglichen werden. Greifen die Eiweiße dabei auf das „lebensgefährliche" Cholesterin (LDL) zurück, entsteht eine entzündliche Reaktion – das Signal für die weißen Blutkörperchen, sich an dieser Stelle einzufinden. Es kommt zur Plaquebildung, das heißt konkret: Es bildet sich ein Klumpen – mit weit reichenden Folgen. Dieser Klumpen kann die Arterie blockieren. Es kann zu Herzinfarkt, Hirnschlag, Impotenz und Beeinträchtigungen der Gedächtnisleistung kommen.

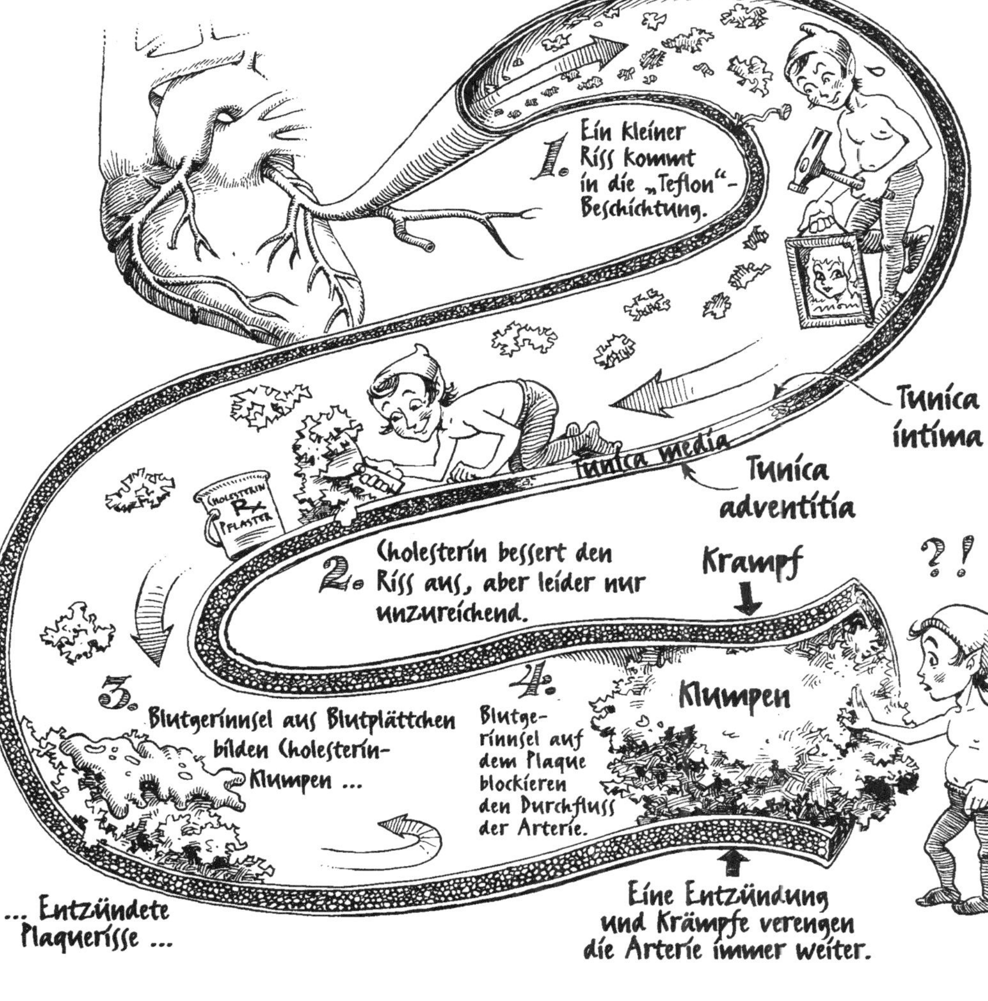

Homocystein[1]. Aber auch chronische Entzündungen – ausgelöst etwa durch Zahnfleischerkrankungen (Parodontose) oder sexuell übertragbare Krankheiten – können zu solchen Rissen führen. Die meisten dieser Faktoren können Sie kontrollieren, sogar dann, wenn Ihre Mutter und alle Ihre Onkel Probleme damit hatten.

Hoher Blutdruck lässt sich durch körperliche Betätigung oder gesunde Ernährung (dazu später mehr) senken, falls erforderlich auch durch Tabletten. Die übermäßige Bildung von Homocysteinen kann genetisch bedingt sein, durch zu viel Proteinzufuhr auftreten oder durch zu wenig Folsäure (ein Vitamin) in der Nahrung. Vor sexuell übertragbaren Krankheiten können Sie sich mit Kondomen schützen; vor Zahnfleischerkrankungen durch den Einsatz von Zahnseide und durch Zähneputzen. Genauso können Sie sich vor allem schützen, was Risse in den Arterien verursacht (schauen Sie sich die Werd-jünger-alt-Strategie auf Seite 47 an). Der Riss selbst ist immer nur der Anfang. Als Nächstes wird er von einem Cholesterinflicken überdeckt, der Entzündungen verursacht und noch mehr Gerinnung nach sich zieht.

VERSTOPFUNGEN

Ihr Körper reagiert sofort, wenn in der Arterieninnenwand ein Riss auftritt, denn dann kommt die mittlere Arterienwand mit Blut in Kontakt. Das darf nicht sein, Ihr Körper leitet daher sofort die Reparatur ein. Die aber verschlimmert das Problem letztlich nur, wie wir gleich zeigen werden. Eine Art von Füllmittel – das Cholesterin – ist ziemlich in Verruf geraten, nicht ganz zu Recht. Denn Cholesterin ist zum ordentlichen Funktionieren des Körpers unbedingt nötig. Während das lebensgefährliche LDL-Cholesterin die negativen Schlagzeilen verdient, wird die hilfreiche oder gesunde Cholesterinvariante vom so genannten High-Density-Lipoprotein (HDL) durch den Körper befördert. Da

[1] Anmerkung der Übersetzerinnen: Die negativen Folgen eines erhöhten Homocysteinspiegels und dessen Einfluss auf Herzkranzgefäßerkrankungen sind nicht bewiesen. Laut einem Artikel in *MMW – Fortschritte der Medizin* Nr. 44/2005 senkt ein niedriger Homocysteinspiegel das Herzinfarktrisiko nicht.

es sich als eine Art Spachtel des Arteriensystems betätigt, verdient diese Art des Cholesterins höchstes Lob. Kraftvoll dringt es in die Arterien, saust durch sie hindurch und versucht, die Extrapflaster zu entfernen. Das schlechte Cholesterin, das vom Low-Density-Lipoprotein (LDL) befördert wird, ist wie ein unpassendes Geburtstagsgeschenk. Groß, protzig, instabil und dazu neigend, Cholesterinbrocken abzubrechen und zu verstreuen, wenn es gegen die Arterienwände kommt.

Fangen wir mit dem LDL an. Wenn Sie hohe LDL-Werte haben (sei es, weil Sie ungünstige Erbanlagen haben oder sich schlecht ernähren) und die Arterieninnenwände sehr geschädigt sind, kümmert sich Ihr Körper ganz automatisch darum, alle Schäden sofort auszubessern. Im Übereifer nimmt er dafür aber schlechtes Cholesterin und außerdem viel zu viel davon. Doch das ist nur der Anfang dieser Fehlentwicklung. Zusätzlich wird nämlich Ihr Immunsystem dazu stimuliert, schützende weiße Zellen herbeizurufen, um das schlechte Cholesterin so glatt wie möglich zu streichen. Dabei werden Stoffe frei, die normalerweise dazu da sind, Infektionen zu bekämpfen. Jetzt verursachen sie aber Entzündungen im Körper. Diese Entzündungen und das Cholesterin formen bläschengroße Gebilde in den Arterienwänden, so genannte Schaumzellen, die den Umfang des Belags weiter vergrößern. Gleichzeitig wird die Oberfläche der Arterieninnenwände rauer, was die Entzündungsgefahr noch weiter vergrößert. Es bilden sich Ausbuchtungen und tiefe Löcher in der Arterienwand. In Ihren Arterien geht es dann zu wie auf einer wilden Fete von Jugendlichen, deren Eltern übers Wochenende verreist sind. Die Kids verursachen eine Menge Schaden und laden immer mehr Gäste ein, doch niemand gebietet ihnen Einhalt.

Diese großen schaumartigen Zellen wachsen so rapide, dass sie die Blutversorgung stark behindern. Ab einem bestimmten Punkt sterben einige von ihnen sogar wegen Blutmangels selbst ab. Durch die Entzündung kommt es zu elektrischen Spannungen, so wie beim Kämmen, wenn sich die Haare aufladen. Dadurch werden noch mehr von diesen Störenfrieden angezogen: Klebrige Blutplättchen, die bevorzugt in ganzen Horden herumschwirren und Verstopfungen in Ihren Arterien verursachen, tauchen in großen Mengen auf. Zusammengefasst: Das Problem fängt also mit den Rissen an. Durch zu viel Füllmaterial (das schlechte Cholesterin) oder zu geringe Spachtelaktivität (durch das gesunde Cholesterin) wird die Situation verschärft. Alsbald folgen Entzündungen, schließlich entstehen an den Flickenstellen enge bis unpassierbare Stellen.

KLUMPEN

Blutplättchen, eine Sorte von Blutzellen, die aussehen wie die zerknüllten Laken eines nicht gemachten Bettes, leisten gute Arbeit. Um ein Beispiel zu nennen: Das sind die Jungs, die Sie vor dem Verbluten bewahren, wenn Sie sich schneiden. Sie sind nett und benehmen sich normal, bis sie an etwas Hartes kommen wie die Flickenstelle an der Arterieninnenwand, die mit Cholesterin zugekleistert wurde. Wenn sie auf diese rauen Flicken treffen, wirken sie verklumpend.

Wahrheit oder Mythos Nr. 2

FAKTEN, FAKTEN, FAKTEN!

Genauso wie die Herzarterien können auch die Beinarterien verstopfen. Was ist in so einem Fall los? Die Beine schmerzen beim Gehen. Jeder denkt sofort: Typisch Raucher! Aber es kann auch ganz andere Gründe dafür geben. Solche, die zu Herzerkrankungen, Schlaganfällen oder Impotenz führen. Wenn die Durchblutung eingeschränkt ist, kann das lebensgefährlich sein. Die Therapie besteht in der konsequenten Anwendung der Werd-jünger-alt-Strategie. Gehen Sie, so viel Sie können, da jede Anstrengung den Körper stimuliert, Wege für die Durchblutung zu öffnen. So kann neues Gewebe gebildet werden. Diese Tatsache zeigt, dass sich Ihr Körper selbst helfen kann, wenn Sie ihm nur die Gelegenheit dazu geben.

Zudem schnappen sie nach der Innenwandauskleidung der Arterie, als ob es ein Lebensretter wäre. (Wenn es sich um einen Schnitt in die Haut handelte, wären Sie froh, wenn die Jungs mit ihrer gerinnungsfördernden Wirkung die Bühne beträten. Sie sind dazu da, Klumpen zu bilden. Das wiederum dient dazu, Verkrustungen bzw. Gerinnungen zu produzieren, um eine Blutung zu stoppen und die Heilung einzuleiten.) Die Rauheit an solchen Flickenstellen motiviert die Blutplättchen, alles zu verkleben, besonders wenn die Plaque mit toten Zellen elektrisch aufgeladen ist. Schließlich formen die Blutplättchen einen großen Klumpen auf der gereizten, entzündeten Plaque, was noch mehr Gerinnungsproteine zu dieser Stelle führt.

FAKTEN, FAKTEN, FAKTEN!

Wenn Sie viel fliegen, sollten Sie alle zwei Stunden aufstehen, auf und ab gehen oder im Sitzen Übungen mit den Beinen machen. Durch solche Maßnahmen beugen Sie Thrombosen vor, also Verstopfungen der Beinvenen. Denn wenn man sich nicht bewegt, bilden sich Klumpen. Solche Klumpen können in die Lunge gelangen und dort die Blutzufuhr verhindern (was sehr ungünstig ist). Gehen oder Gymnastik bringt Ihre Venen dazu, Blut in den Körper zurückzupumpen, und hilft so, Verklumpungen zu vermeiden. Zudem sollten Sie vor langen Flügen 250 mg ASS einnehmen (das entspricht ungefähr zwei Aspirin Protect oder einer halben normalen Aspirintablette). Damit lässt sich das Risiko von Beinvenenthrombosen deutlich verringern.

Manche Dinge sind wirklich seltsam: Einer Person mit sehr schlechten Arterien – mit Arterienwänden, die zu 90 Prozent verstopft sind – kann es unter Umständen besser gehen als einer Person, deren Arterien nur zu 50 Prozent verstopft sind. Warum? Wenn eine Arterie 20 Jahre Ablagerungen gebildet hat, wird sie zunehmend enger. Da der Körper die Fähigkeit hat, für die Blutversorgung Umgehungsstraßen zu bauen, kann er trotzdem relativ gut funktionieren. Diese Fähigkeit nennt man kollaterale Blutversorgung. Der Trick sieht so aus: Stellen Sie sich eine Brücke vor, über die Ihr täglicher Arbeitsweg führt. Sie muss geschlossen werden und dadurch werden enorme Verkehrsstaus ausgelöst. Sie schimpfen, aber in den nächsten Wochen finden Sie neue Wege ins Büro. So reagiert auch Ihr Körper, er richtet zusätzli-

Wahrheit oder Mythos Nr. 3

che Versorgungsmöglichkeiten ein. Das ist eine großartige Anpassungsarbeit Ihres Körpers, um Fehlleistungen auszugleichen. Wenn also die Venen verstopfen, entsendet das unterversorgte Gewebe Proteine. Diese signalisieren Ihrem Körper, dass sich neue Blutbahnen bilden müssen. Unterstützen können Sie das durch Bewegung, die regt das Gewebe an, noch mehr Blut zu verlangen und so die kollaterale Blutversorgung zu erhöhen. Bei Arterien, die nur zu 50 Prozent verstopft sind, kann Ihr Blut noch frei genug fließen, so dass Ihr Körper es nicht für nötig hält, Umgehungsstraßen einzurichten und eine Ausweichbrücke auszuschildern. Hier droht Gefahr: Wenn sich nun ein Klumpen in kurzer Zeit so weit ausdehnt, dass er die Blutbahn verstopft, ist die Brücke besetzt und Ihr Herz bekommt nicht genug sauerstoffhaltiges Blut – dann ist Schluss mit lustig. Das Ergebnis ist dasselbe wie beim oben beschriebenen Entzündungsprozess: Ihr Herzgewebe wird über die Blutgefäße nicht mehr ausreichend mit lebensnotwendigen Nährstoffen versorgt. Ohne alternative Versorgungsmöglichkeiten durch andere Blutbahnen verschließt der Klumpen die Arterie, und der Herzmuskel, der durch diese Arterie versorgt wurde, ist auf Dauer so nicht lebensfähig.

Die Elektrik

Machen Sie sich klar, was Ihr Herz Schlag für Schlag auf Trab hält. (Die Antwort ist nicht George Clooney!) Na klar, es ist eine ausreichende Blutversorgung (das ist der Grund, warum die kleinen, feinen Arterieninnenwände so wichtig sind). Darüber hinaus muss aber auch der entscheidende Impuls kommen, der Ihr Herz beständig schlagen lässt – ungefähr 3,3 Milliarden Mal in Ihrem Leben. Die Arterien, die zur Beförderung Ihres Bluts dienen, können zwar auch die Regelmäßigkeit Ihres Herzschlags beeinflussen, doch ohne den elektrischen Impuls gäbe es keinen Herzschlag. Tatsächlich ist es so, dass etwa die Hälfte der Menschen mit Herzkranzgefäßerkrankungen auch Probleme mit der elektrochemischen Aktivität Ihres Herzens hat, die sich auf den Herzrhythmus auswirken.

Das Problem besteht in der Instabilität des Herzens – man kann auch von einer regelrechten Verwirrung sprechen. Wenn Teile Ihres Herzmuskels wegen mangelhafter Blutversorgung abgestorben sind (weil Ihre Arterien blockiert sind), werden die Muskelzellen, die sich an diesen toten Gebieten ansiedeln, instabil und konfus und sie erledigen ihre Aufgabe nicht mehr richtig. Sie fangen an, miteinander zu streiten wie die Gäste mancher Talkshows. Sie sind so sehr mit ihrem Disput beschäftigt, dass sie die Aussendung des elektrischen Impulses einstellen, der Ihr Herz schlagen lässt (sehen Sie sich dazu die Abbildung 2.2 an).

Die Zankerei steigert sich zu einer verrückten Art von Tanz, die Kammerflimmern genannt wird. Statt dass wie in einem gut koordinierten Ballett alle demselben Rhythmus folgen, sieht es eher aus wie in einer Disko, in der alle wild durcheinander tanzen, jeder zu einem unterschiedlichen Rhythmus herumhampelt, ohne Rücksicht auf den Rest der Truppe – der Muskel kann sich also nicht gleichmäßig bewegen. Das Ganze verläuft tödlich, weil keiner der Zappler allein stark genug ist, Blut durch Ihren Körper zu pumpen. Es bedarf eines großen elektrischen Impulses, um das Herz in einen regelmäßigen Rhythmus zurückzuzwingen. Es gehört zu den Wundern der modernen Medizin, dass man Menschen, die zu Herzrhythmusproblemen neigen, ein Instrument einpflanzen kann, das hier Abhilfe schafft. Dieses Implantat nennt man automatischer interner kardiologischer Defibrillator, AIKD, oder kurz Herzschrittmacher.

Genauso wie Ihr Haus verfügt auch Ihr Herz über ein Entree, den Vorhof. Dieser lenkt das Blut in Ihr Herz. Wenn es dort zu Kammerflimmern kommt, spürt man das als Herzklopfen. Anstelle eines Herzschrittmachers hilft Menschen mit diesem Problem manchmal schon die Vermehrung oder Verminderung von Schrittmacherzellen. Oder Medikamente, die das Blut verdünnen und damit verhindern, dass sich Blutgerinnsel vergrößern und die Arterieninnenwände verkrampfen lassen, was dann zum Schlaganfall führen kann.

FAKTEN, FAKTEN, FAKTEN!

Ihre Arterien werden durch ein flüchtiges Gas namens Stickstoffoxid gedehnt. Ihr Körper produziert dieses Gas genauso schnell, wie es sich wieder auflöst – sofern nicht die Arterienverkalkung diesen Vorgang verlangsamt. (Sehen Sie sich zur Schädigung der Arterieninnenwände die Abbildung 2.1 an.) Ohne genügend Stickstoffoxid sind Ihre Arterien nicht in der Lage, sich zu dehnen. Wenn Sie sich dann bewegen oder ordentlich Sport treiben, leidet die Energieversorgung von Herz und Beinen. Auch ohne eine eigentliche Blockade einer Arterie, allein durch einen Schaden an der Arterieninnenwand, reicht die Blutversorgung Ihres Herzens oder Ihrer Beine somit nicht aus.

Abbildung 2.2 Herzflimmern Der Sinusknoten ist für die Steuerung des Herzrhythmus zuständig und übermittelt alle Reize an den AV-Knoten. Defekte Zellen, die durch elektrische Impulse weitergetragen werden, können in diesem System zu einem Kurzschluss führen. Die Folge sind Herzrhythmusstörungen – so etwas Ähnliches wie das Kammerflimmern.

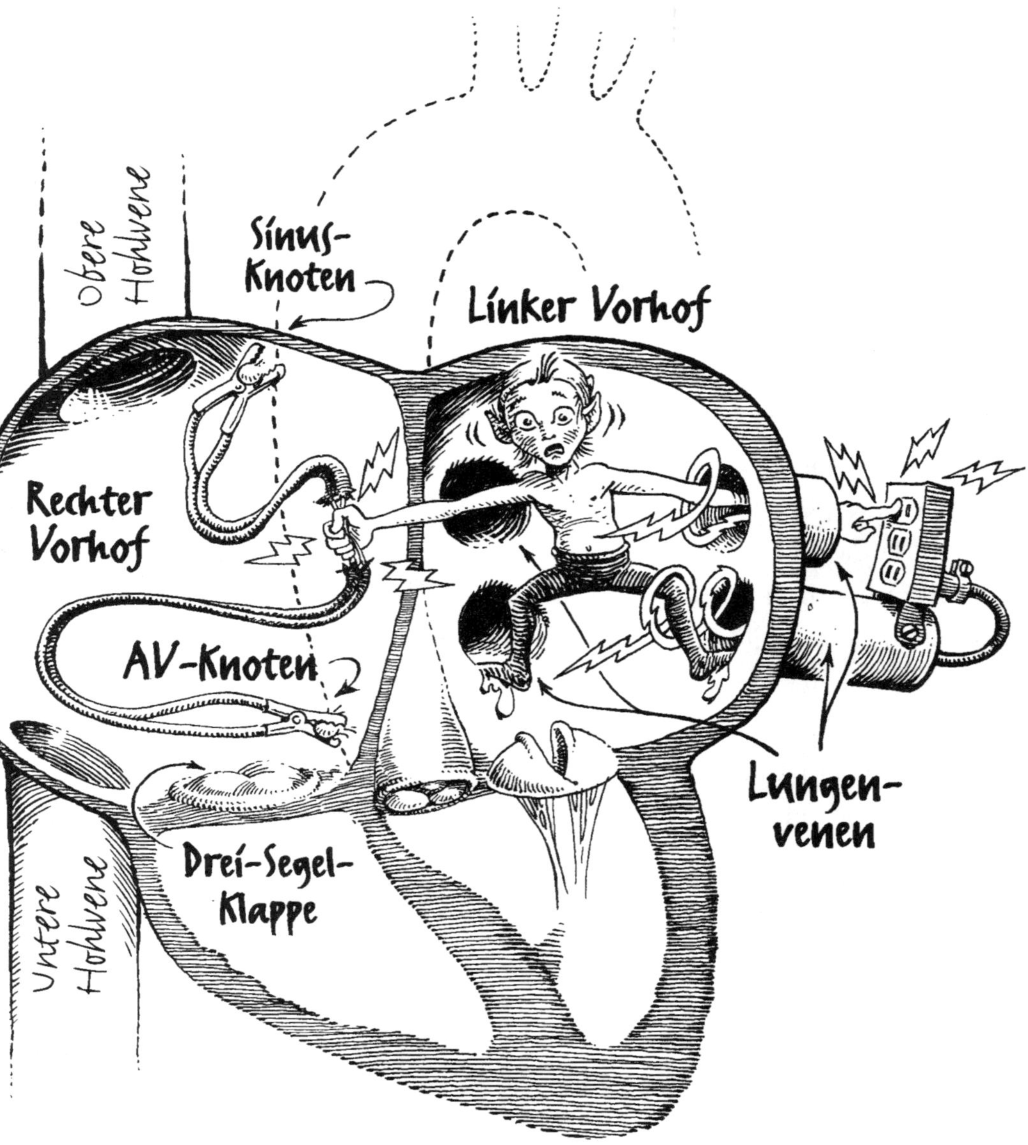

Die Klappen

In dem nie endenden Blutkreislauf üben die Herzklappen eine Schlüsselfunktion aus: Sie sind Portiers, die das Blut davon abhalten, den einmal gewählten Weg wieder zurückzugehen, sprich: in jene Kammer zurückzuströmen, die es gerade verlassen hat. Dafür gibt es Klappen zwischen Vorhöfen und Herzkammern und zwischen dem Herzausgang und den Blutgefäßen. Wenn das Blut durchsaust, knallen die Kammertüren zu und produzieren das Geräusch, das man als Herzschlag kennt. Untersucht ein Arzt Sie mit dem Stethoskop, so versucht er zu hören, ob Ihre Herzkammern reibungslos funktionieren – die Art des Tons sagt aus, wie harmonisch die Herzkammern zusammenarbeiten. Unregelmäßigkeiten oder Nebengeräusche können über die Größe der Kammeröffnungen oder über den Schließvorgang der Kammern Aufschluss geben.

Das häufigste Problem stellt hier ein Vorfall der Mitralklappe dar („Mitral" hat übrigens mit der Mitra, der von Bischöfen getragenen Kopfbedeckung, zu tun; diese Kopfbedeckung ist in der Mitte geteilt, hat also zwei Spitzen). Bei einem Mitralklappenvorfall wird die Kammer zwischen dem linken Vorhof und der linken Klappe nicht komplett geschlossen, wie es in der Abbildung 2.3 zu sehen ist. Stellen Sie sich die Klappe wie ein Segelschiff vor: Normalerweise sollte das Segel vom Wind gebläht und so das Schiff vorangetrieben werden. Doch bei einem Mitralklappenvorfall ist das Segel ein bisschen zu groß geraten oder die Taue sind zu lang. Das Segel ist nicht gespannt, sondern schlackert herum, so dass es Wind (was nichts anderes heißt als Ihr Blut) vorbeilässt. Diese Fehlfunktion irritiert die Nerven im Vorhof, die wiederum Herzklopfen und Schweißausbrüche auslösen. Bei 15 Prozent der Frauen werden solche Mitralklappenprobleme diagnostiziert. Auch bei Männern kommen anormale Klappen vor, doch weit häufiger wird diese Diagnose bei jungen Frauen festgestellt. Befunde wie Herzklopfen, Schweißausbrüche und Panikattacken hängen oft mit zu schlaffen Klappen zusammen. In solchen Fällen lassen sich Medikamente einsetzen, die Betablocker genannt werden, aber bei den meisten Menschen löst sich ein solches Problem ganz von selbst.

Ihr Herz: die Werd-jünger-alt-Strategie

Sie erben eine Menge von Ihrer Familie – Ihr Aussehen, ein Grundstück, politische Ansich-

Abbildung 2.3 **Undichte Klappen** Die Koronararterien, die auf der Herzoberfläche liegen, befördern Blut in den Herzmuskel. Die mit Bändern am Herzmuskel befestigten Mitralklappen schleusen Blut in den linken Ventrikel. Wenn diese Bänder zu lang sind, verrutschen die Blätter der Klappen so sehr, dass das Blut wieder in den linken Vorhof fließen kann. Das nennt man Mitralklappenvorfall. Die Blätter der Aortaklappen können sich zusammenziehen und infolge von Verschleiß und Beanspruchung reißen, was undichte Stellen verursachen kann oder auch die Verengung einer Öffnung.

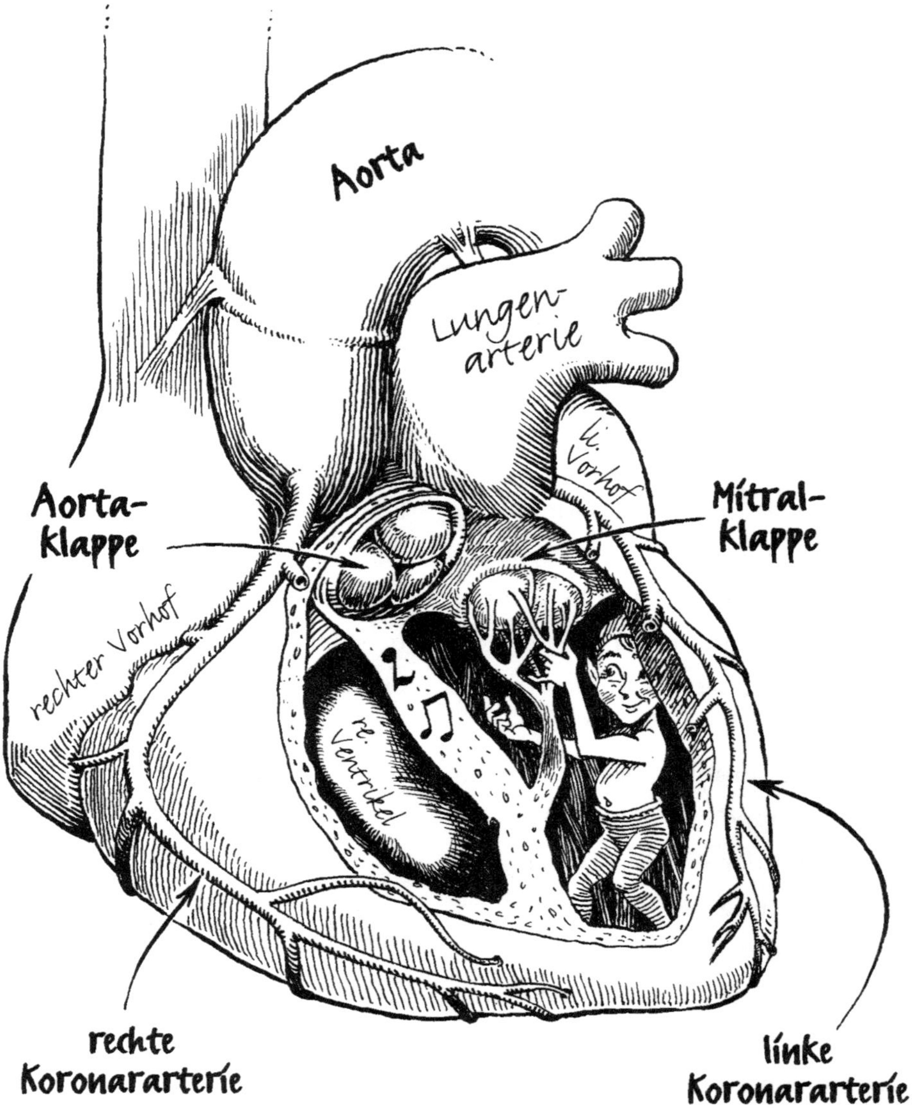

ten, Kochrezepte. Dieser Liste können Sie auch das Stichwort „Herzprobleme" hinzufügen. Wenn ein Elternteil oder enge Verwandte vor dem 60. Lebensjahr Herzkranzgefäßerkrankungen entwickelten, ist im Vergleich mit dem Bevölkerungsdurchschnitt Ihr Risiko wesentlich höher, dass Sie selbst auch Probleme kriegen. Auch die Neigung zu höheren LDL- oder niedrigeren HDL-Werten oder zu Risikofaktoren wie hohem Blutdruck wird Ihnen in die Wiege gelegt. Ebenso kann Suchtverhalten vererbt sein: Wenn Ihr Vater rauchte oder trank, rauchen oder trinken Sie vielleicht auch. Falsche Verhaltensweisen können ebenfalls vererbt werden: Ihre Mutter stand ständig unter Stress wegen ihres Jobs und bei Ihnen wiederholt sich die Situation. Welche Gründe auch immer vorliegen: Jeder, bei dem Herzkrankheiten in der Familie vorkamen, sollte aufpassen und nichts tun, was sein Herz unnötig belastet oder gefährdet. Prädisposition – darum handelt es sich bei solchen Vorgeschichten – heißt aber nicht, dass Onkel Hans allein an allem schuld ist. Eine viel größere Gefahr geht von Ihrer Lebensweise aus. Werden Sie sich nur einmal all der Gifte bewusst, die Ihr Herz schädigen können: Zigaretten, Leberwurst und das Sofa zählen dazu. Aber gut, wenn Sie Ihre Feinde kennen, können Sie auch lernen, sich gegen sie zu wehren.

Maßnahme 1: Bringen Sie Ihr Herz auf Trab

Ihr Körper ist ein hervorragender Fettverbrenner. Sie verbrauchen die ganze Zeit Kalorien – ob Sie bei der Gartenarbeit sind, lesen oder auch nur ins Bad gehen. Für Ihre Gesundheit sollten Sie sich so viel bewegen, dass Sie wöchentlich zwischen 3.500 und 6.500 Kilokalorien verbrennen, also 500 bis 930 Kilokalorien am Tag. Einen Großteil davon schaffen Sie allein mithilfe von ganz normalen Alltagsaktivitäten, ohne dass Sie dafür auch nur irgendetwas an Sport zu tun brauchen Wissenschaftliche Untersuchungen zeigen allerdings, dass Sie zusätzlich ein Ausdauertraining von etwa einer Stunde pro Woche einplanen sollten, um eine Herz-Kreislauf-Aktivität zu erreichen, die Ihren Herzschlag um 80 Prozent oder mehr beschleunigt. Die Ihrem Alter angemessene maximale Pulsfrequenzsteigerung – jedenfalls über einen gewissen Zeitraum hinweg – lässt sich nach der Formel 220 minus Ihr Alter angeben. Um richtig gesund zu sein, genügt es, dreimal pro Woche den Puls für 20 Minuten auf diese Frequenz zu bringen (wer zu Hochform auflaufen möchte, muss natürlich mehr tun). Nur zur Orientierung: Bei dieser Pulsfrequenz fängt man in kalten Räumen an zu schwitzen.

Im Hinblick auf ein längeres Leben bringt ein Training von mehr als 60 Minuten nicht mehr ein. Im Gegenteil: Wenn Sie mehr als 6.500 Kalorien pro Woche verbrennen, vermindern Sie sogar Ihre Lebenserwartung. Das dauernde Kalorienverbrennen macht Ihrem Körper nämlich zu schaffen. (Faustregel: Ein 55-Jähriger, der 6.500 Kalorien in der Woche verbrennt, hat den Körper eines 47-Jährigen. Dagegen hat ein 55-Jähriger, der mehr als 6.500 Kalorien in der Woche verbrennt, den Körper eines 52-Jährigen. Weitere Informationen dazu lesen Sie in Kapitel 4.) Lediglich drei 20-Minuten-Trainingseinheiten pro Woche sind natürlich nicht für den ausreichend, der 50 Kilogramm abnehmen muss oder einen Marathon gewinnen will. Aber um gesünder zu leben und jünger alt zu werden, ist dieses Programm absolut ausreichend.

Sport ist aus einer ganzen Reihe von Gründen sehr wichtig. Jede Art von körperlicher Betätigung senkt den Blutdruck – sowohl den systolischen als auch den diastolischen. Beim systolischen Blutdruck zieht sich Ihr Herz zusammen. Der diastolische Druck ist der Druck in den Arterien, wenn sich Ihr Herz im Ruhezustand befindet. Diese beiden Blutdruckarten beeinflussen Ihre Arterienalterung. Selbst wenige Minuten Spazierengehen täglich reduziert Ihr LDL–Cholesterin und erhöht Ihr gutes HDL–Cholesterin, außerdem verringert es die Gefahr, Entzündungen zu bekommen, um nur einige positive Effekte zu nennen.

Wenn man einen Muskel bis zu seiner Leistungsgrenze beansprucht, kräftigt man ihn, daher ist klar, dass der Herzmuskel gestärkt wird, wenn man sein Herz regelmäßig belastet. Sport stärkt auch die Blutgefäße, indem sie gezwungen werden, sich auszudehnen und so auch elastischer zu werden. Falls Sie schon längere Zeit keinen Sport mehr getrieben haben sollten, fangen Sie mit flottem Spazierengehen an. Wenn Sie sich daran gewöhnt haben, gehen Sie zum Krafttraining über. Wenn auch das klappt, fügen Sie noch eine andere Sportart hinzu, die Ihren Puls nach oben treibt – zum Beispiel Radfahren oder Schwimmen. Sie können sich auch auf einem Heimtrainer abrackern. Joggen ist für viele nicht so gut geeignet, da es die Gelenke stark belastet. Durch das Krafttraining, das wir in Kapitel 4 vorstellen werden, sowie das Ausdauertraining wird ein 55-jähriger Mann ein Real-Age von 47 Jahren haben, eine 55-jährige Frau sogar von 44.

Einer der wichtigsten Gründe für ein moderates Sportprogramm ist der, nicht den Umfang einer Dampfwalze anzunehmen. Das hat einen ästhetischen Aspekt, entscheidend ist aber, dass Fettleibigkeit die beste Methode

Nehmen Sie sich Zeit

Gerade mal 20 Minuten Sport reichen vollkommen, um eine Wirkung zu erzielen – und zwar auf Herz, Arterien, Knochen, Gelenke, Haltung –, sprich um die Gesundheit des ganzen Körpers zu verbessern. 20 Minuten sind ideal, wenn Sie dabei anfangen, aus der Puste zu geraten oder zu schwitzen. Wir wissen natürlich, dass Sie beruflich eingespannt sind, dass Sie Verpflichtungen gegenüber Ihrer Familie haben. Aber in Bezug auf Sport darf man auch mal egoistisch sein, schließlich werden Sie dadurch fit – was letztlich sowohl Ihrem Chef als auch Ihren Kindern zu Gute kommt. Falls Ihre Zeit knapp bemessen ist, schaffen Sie sich gezielt Freiräume. Je eher Sie anfangen, sich sportlich zu betätigen, desto besser.

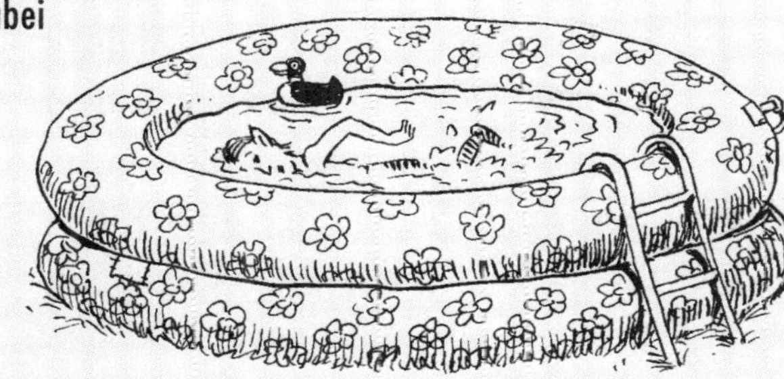

ist, Herzerkrankungen zu züchten. Wenn Sie also einen Body-Mass-Index (BMI = Gewicht : Größe^2) von über 35 haben (beispielsweise bei einer Größe von 1,72 Meter ein Gewicht von 104 Kilogramm) und Ihr Taillenumfang darüber hinaus mehr als 102 Zentimeter (bei Männern) bzw. 89 Zentimeter (bei Frauen) erreicht – gemessen in Nabelhöhe – dann ist Ihr Herzinfarktrisiko beträchtlich. Manch einer mag sich über solche Body-Indizes lustig machen und versuchen, seinen Bierbauch einzuziehen. Doch es ist ernst. Übergewicht hat schwerwiegende Folgen: Zu hoher Blutdruck, erhöhte Zuckerwerte, schlechte LDL-Werte und eine zu hohe Belastung der Gelenke verbinden sich zu einer explosiven Mischung. Ihr Risiko steigt nochmals, wenn die überflüssigen Pfunde sich auf der Hüfte konzentrieren. Die Fettzellen in der Bauchgegend scheiden nämlich ein Hormon aus, das Entzündungen in Ihren Venen vermehrt. Eine Gewichtsreduktion von nur fünf Prozent Ihres Körpergewichts wird sowohl Ihre Gesundheit allgemein als auch speziell die Ihres Herz-Kreislauf-Systems entscheidend fördern. Noch eins: Sport hilft Ihnen auch, Stress abzubauen. Und nichts macht so alt wie Hektik, Druck und Unausgeglichenheit.

Maßnahme 2: Behalten Sie Ihre Werte im Auge

Für viele Leute ist der Tag, an dem sie zum Studium zugelassen werden, der letzte, an dem sie sich mit Mathematik beschäftigen. Doch nur weil Sie vielleicht Angst vor Zahlen haben, sollten Sie die entscheidenden Werte nicht aus den Augen verlieren: nämlich die, die über Ihren Gesundheitszustand Auskunft geben. Je besser Sie Ihre Körperwerte kennen und interpretieren können, desto besser können Sie auch Ihr Risiko abschätzen, an Herzproblemen zu erkranken, und die entsprechenden Vorsichtsmaßnahmen in Gang setzen. Betrachten Sie die folgenden Tests und Werte als wichtig für die Gesundheit Ihres Herzens.

BLUTDRUCK Ihre Blutdruckwerte geben an, welchen Druck Ihr Blut auf Ihre Arterienwände ausübt. Ideal ist ein Blutdruck von 115/76. Ein durchschnittlicher Deutscher, Engländer, Finne, Italiener, Schwede und Spanier bringt schon 136/83 zustande. Und Sie? Was passiert, wenn Sie hohen Blutdruck haben? Die Kraft Ihres hohen Blutdrucks treibt buchstäblich Löcher in Ihre Arterien, jene Risse, über die wir schon gesprochen haben. Dummerweise zeigt hoher Blutdruck erst mal keine Symptome. Sie können ihn leichter ignorieren als jeden schmutzigen Fettfilter in der Abzugshaube Ihrer Küche. Aber glücklicherweise kann hoher Blutdruck auch ohne großen Aufwand gesenkt werden, sei es durch Medikamente, durch eine Änderung der Lebensgewohnheiten oder durch mehrere Maßnahmen zusammen, sprich durch Tabletten, Sport und Ernährung. Daraus folgt, dass jeder seinen Blutdruck regelmäßig kontrollieren sollte und sofort entsprechende Schritte unternehmen muss, wenn er zu hoch ist. Denken Sie immer daran, dass Ihr Ziel ein niedrigerer Blutdruck ist. Kontrollieren Sie Ihren Blutdruck morgens, mittags und auch nachts, wenn Sie zufällig aufwachen. Prüfen Sie ihn also bei ganz normalen unterschiedlichen Aktivitäten (außer vielleicht bei der einen). Sollte Ihr Blutdruck zu irgendeiner Tageszeit erhöht sein, unternehmen Sie etwas. So können Sie Ihr Real-Age senken. Sollten Sie 55 sein, zählt Ihr Real-Age für jede 5 mmHg („Millimeter Quecksilbersäule", die traditionelle Blutdruck-Messeinheit) des oberen Werts und jede 7 mmHg des unteren Werts ein Jahr mehr. Wenn es Ihnen aber gelingt, einen Wert von zum Beispiel 160/90 auf den Idealwert zu senken, erhalten Sie eine Gutschrift von neun Jahren auf Ihrem Real-Age-Konto. (Natürlich können Sie sich auch an Ihren Hausarzt wenden und eine Blutdruckbestimmung nach dem Knöchel-Arm-Index machen lassen. Dabei wird der Quotient aus Blutdruck am Unterschenkel zu Blutdruck am Oberarm ermittelt. Wenn der Wert unter 0,9 liegt, ist das ein Hinweis auf eine periphere arterielle Verschlusskrankheit.)

BLUTUNTERSUCHUNG Verständlich, dass Sie zehnmal lieber etwas anderes täten, als sich piksen zu lassen. Aber es muss sein: Der jährliche Bluttest sagt viel über Ihre Gesundheit aus. Wir erklären Ihnen, worauf Sie achten müssen.

CHOLESTERIN

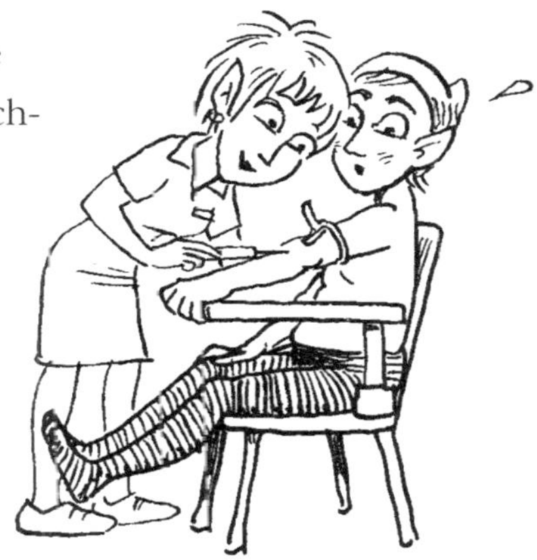

Mittlerweile weiß man, dass der allgemeine Cholesterinwert nicht so bedeutend ist. Wichtiger ist es hingegen, zwischen den beiden Cholesterinvarianten LDL und HDL zu unterscheiden, weil sie etwas ganz Unterschiedliches aussagen. Die grundsätzliche Wirkungsweise können Sie sich gut anhand der ersten Buchstaben der beiden Cholesterinformen merken: L für lebensgefährlich, H für hilfreich.

Das so genannte LDL-Cholesterin wird von Low-Density-Lipoproteinen befördert. Das ist die schlechte Cholesterinvariante, die sich in Ihren Arterien an den Rissstellen ansammelt – mit schwerwiegenden Folgen. Hohe LDL-Werte können das Ergebnis einer falschen Ernährung sein: zu viele Big Macs, zu viele Croissants, zu viele Pommes frites. Das sind alles Nahrungsmittel mit zu viel Cholesterin, zu vielen Kohlenhydraten und viel zu vielen gesättigten Fetten. Zum Teil kann das Problem aber auch genetisch bedingt sein: Die Neigung zu hohen LDL-Werten vererbt sich. Doch sie lassen sich senken: mit Bewegung, Fünf-Kilo-Abnehmen oder indem man schlechte Kohlenhydrate vom Speiseplan streicht. Machen Sie einfach einen Bogen um Nahrungsmittel wie weißes Mehl, weißen Zucker, weiße Pasta. Zudem sollten Sie die gesättigten Fette auf weniger als 20 Gramm pro Tag reduzieren. Diese Maßnahmen werden Ihren LDL-Wert nachhaltig senken.

Um das zu schaffen, müssen Sie nicht zu einem kalorienzählenden Gesundheitsapostel werden. Lesen Sie einfach beim Einkaufen die Etiketten auf den Lebensmitteln und ziehen Sie die richtigen Schlüsse daraus. Es dürfte einleuchten, dass vier Gramm an gesättigten Fetten in einem gebratenen Schweinefilet entschieden weniger sind als ein Berg Pommes frites mit Majonäse. Da kommen schnell 90 oder noch mehr Gramm an gesättigten und gehärteten Fetten zusammen. Vier Tage schlimmster Prasserei bringen dann rund zwölf Tage mehr Alterung auf Ihrem Real-Age-Konto. Sie können sich also bis zu fünfmal pro Woche ein mageres Schweinefilet gönnen. Sie führen sich damit weniger als 20 Gramm an gesättigten Fetten pro Tag zu. Dennoch raten wir Ihnen, auch die Fette aus tierischen Lebensmitteln so weit wie möglich zu reduzieren. Denken Sie immer daran: Allein schon durch den richtigen Speisezettel können Sie beachtliche Erfolge für Ihre Gesundheit erzielen: Gelingt es einem 55-Jährigen, seinen LDL-Wert von 180 mg/dl auf 100 mg/dl zu reduzieren, darf er drei Jahre auf seinem Real-Age-Konto streichen.

Darüber hinaus hat die Reduktion von gesättigten und gehärteten Fetten um 20 Gramm pro Tag noch einen anderen Vorteil: Ihre Arterien behalten dadurch die Fähigkeit, sich zu dehnen. Auf diese Weise wird Ihr Körper besser mit Nährstoffen versorgt. Eine Ernährung, die viele gesättigte und gehärtete Fette beinhaltet, erzeugt unweigerlich ein Blut, das von gesättigten und gehärteten Fetten trieft. Die mittlere muskuläre Arterienwand kann sich nicht mehr so gut dehnen. Die Folge: Das Gewebe wird nicht zu jeder Zeit optimal und bis in die feinsten Verästelungen versorgt.

Um eine Änderung hinzukriegen, müssen Sie Ihrem Körper aber nicht nur etwas wegnehmen, sondern auch etwas geben. Der HDL-

Wert sollte nämlich mindestens 40 mg/dl betragen. Wie erhöht man aber seinen HDL-Wert? Das kann man auf verschiedene Weise erreichen:

★ Nehmen Sie gesunde Fette zu sich, zum Beispiel Olivenöl, Fisch und Walnüsse (ein Esslöffel, 110 g bis 340 g pro Tag – je nach Bedarf).
★ Treiben Sie täglich 30 Minuten Sport.
★ Nehmen Sie Niacin (Nikotinsäure) zu sich. In der Regel kann der Körper aber genug davon aus dem Eiweißbaustein Tryptophan bilden. Hähnchenbrust, Kalbfleisch, Mais und Austernpilze sind gute Lieferanten.
★ Gönnen Sie sich, wenn Sie wollen, jeden Abend ein Gläschen Rotwein. Regelmäßig wenig – so lautet hier die Devise. Sieben Gläser am Samstagabend haben ganz andere Folgen. Jedenfalls keine, die für Ihre Gesundheit nützlich wären.

Das mit dem Alkohol ist natürlich ein zweischneidiges Schwert. Zu seinen Vorzügen zählt, dass er aus bislang ungeklärten Gründen Entzündungen hemmt und dass Rotwein – in Maßen genossen – nachgewiesenermaßen dem Herzen wohl tut. Doch zu viel Alkohol schwächt das Immunsystem. Vielleicht weil er die Zellen, die Ihren Organismus schützen, in ihrer Aktivität einschränkt. Alles, was bei Männern über zweieinhalb Gläser, bei Frauen über eineinhalb Gläser täglich hinausgeht, erhöht die Gesundheitsrisiken überproportional.

HOMOCYSTEIN

Homocystein entsteht bei der Verdauung von Protein. Es verursacht die schon erwähnten Risse und Entzündungen in den Arterienwänden. Das erklärt sich aus der simplen Tatsache, dass Homocystein aus kleinen Kristallen besteht, die auf Ihre empfindlichen Arterienwände treffen, die dann einreißen. Hohe Homocysteinwerte lassen sich durch Folsäure, ein Vitamin der B-Gruppe, auf Normalwerte reduzieren. 700 µg haben wir selbst ausprobiert. Ihr Ziel sollte ein Homocysteinwert von 9 mg/dl oder weniger sein.[2]

C-REAKTIVES PROTEIN

Mit der Bestimmung des hsCRP-Werts (hochsensitives C-reaktives Protein) kann man Entzündungen in Ihrem Körper messen – angefangen von einer Entzündung der Nasennebenhöhle bis hin zur Infektion der Harnwege, aber auch unspezifische Entzündungen in den Gefäßwänden. Wenn der Wert hoch ist, ist auch Ihr Risiko für einen Herzinfarkt höher, weil jede deutliche Entzündung in Ihrem Körper die Entzündung Ihrer Blutgefäße vermehrt. Eine Studie mit über 20.000 Frauen zeigte, dass Frauen mit einem erhöhten hsCRP-Wert 3,1 Mal so oft an Herz-Kreislauf-Erkrankungen starben wie Frauen, die niedrige hsCRP-Werte haben. Wenn Sie Ihre hsCRP-Werte reduzieren, können Sie von Ihrem Real-Age-Konto vier bis sieben Jahre streichen. Antibiotika, ASS oder nichtsteriodale Antiphlogistika, also Medikamente wie zum Beispiel Ibuprofen oder Statin, helfen dabei. (Nehmen Sie niemals ASS und Ibuprofen zur selben Zeit ein, bleiben Sie bei einem der Medikamente. Mehr dazu finden Sie in Kapitel 9.) Aber auch Bewegung trägt zur Reduktion Ihres hsCRP-Werts bei.

BLUTZUCKER

Halten Sie den Blutzuckerwert unter 100 mg/dl. Zu viel Zucker schädigt Ihre Arterien, weil dann die Phosphokinase unterbunden wird, ein Enzym, das an der Regulation der Zellvermehrung beteiligt ist. Diese aber ist wichtig, damit sich Ihre Arterien unablässig dehnen und wieder zusammenziehen. Passiert das nicht, kommt es zu weiteren Rissen oder gar Löchern in den Arterieninnenwänden.

---

[2] Anmerkung der Übersetzerinnen: Es gibt wissenschaftliche Studien, die den hier dargestellten engen Zusammenhang in Frage stellen. Sie gehen vielmehr davon aus, dass ein Cocktail aus Folsäure, Vitamin B_6 und B_{12} das Risiko, einen Herzinfarkt oder einen Schlaganfall zu erleiden, erhöhen kann. Sie sollten vor der regelmäßigen Einnahme von Vitaminpräparaten mit Ihrem Arzt sprechen.

Ein Grund mehr, warum nicht nur Diabetiker Nahrungsmittel mit viel Einfachzucker, gesättigten und gehärteten Fetten meiden sollten.

ZWEI HERZTESTS Zwei einfache Tests können Ihnen Auskunft geben, wie es um die Gesundheit Ihres Herzens bestellt ist. Danach wissen Sie, wie Ihr Herz auf bestimmte Beanspruchungen reagiert, wie intensiv Sie sich sportlich betätigen können und wie schnell Sie sich wieder erholen. Die Tests können Ihnen auch vollkommen unabhängig voneinander zeigen, wie es mit Ihrer Lebenserwartung oder sonstigen Gesundheitsrisiken in den nächsten zehn Jahren bestellt ist – nicht nur in Bezug auf Ihr Herz und die Arterienalterung, sondern ganz allgemein. Besorgen Sie sich ein Gerät, das Ihren Pulsschlag misst, und dann geht's los mit Ihrem persönlichen Belastungstest. (Ganz wichtig: Trainieren Sie dafür nicht intensiver als sonst – es sei denn, Ihr Arzt rät Ihnen dazu.)

1. TEST: DIE MAXIMALE PULSFREQUENZ

Trainieren Sie drei Minuten, so intensiv Sie können. Dann kontrollieren Sie Ihren Pulsschlag. Wie nah erreicht er das Altersmaximum? Zu 80 Prozent? Zu 90 Prozent? Ihr Altersmaximum können Sie nach folgender Formel berechnen: Von der Zahl 220 ziehen Sie Ihr Kalenderalter ab. Wenn Sie 40 sind, liegt Ihr Altersmaximum bei 180 Schlägen pro Minute; 90 Prozent davon sind 162 Schläge, 80 Prozent davon 144.

2. TEST: ERHOLUNGSZEIT

Kontrollieren Sie am Ende eines sehr intensiven Trainings Ihren Pulsschlag. Dann hören Sie abrupt mit jeglicher sportlichen Betätigung auf (nur dieses eine Mal sollen Sie auf eine langsame Trainingsbeendigung verzichten!). Messen Sie Ihren Pulsschlag nach zwei Minuten noch einmal.

Wenn Sie einen Pulsschlag von mindestens 80 Prozent Ihres Altersmaximums erreichen bzw. wenn Ihre Pulsschlagfrequenz in den zwei Minuten nach dem Ende Ihres Trainings um 66 oder mehr Schläge abnimmt, ist Ihr Real-Age um mindestens fünf Jahre niedriger als Ihr Kalenderalter.

Maßnahme 3: Halten Sie sich geistig fit und pflegen Sie soziale Kontakte

Sicher erinnern Sie sich noch an Ihre erste Liebe. Vielleicht haben Sie dabei zum ersten Mal entdeckt, dass Körper und Geist ganz eng miteinander verquickt sind. Deshalb haben Sie nicht nur bessere Laune, wenn Sie glücklich sind, Sie sind auch gesünder, wenn Sie die Dinge optimistisch sehen. Denn Gefühle haben einen enormen Einfluss auf Ihre Gesundheit. Es ist eben nicht leicht, im Körper alles zu kontrollieren und zu steuern. Die Psyche sorgt oft für den entscheidenden Ausschlag in die eine oder andere Richtung. Gesund und froh – das wäre ideal. Aber wer schafft das schon immer?

MEIDEN SIE ÄRGER UND STREIT Starke negative Gefühle sind schlecht für Ihr Herz. Pessimisten bringen leicht acht Jahre zusammen, die sie zu ihrem Real-Age-Konto addieren müssen. Keine Frage: Negative Gefühle können hohen Blutdruck erzeugen, die Abwehrkräfte Ihres Körpers schwächen oder die Blutgefäße verengen, so dass die Blutversorgung erschwert wird. Es gibt aber Möglichkeiten, Psyche und Körper in ein harmonisches Gleichgewicht zu bringen. Entspannungstechniken oder Tricks, wie man es schafft, das halb leere als halb volles Glas anzusehen, gehören dazu. Ebenso ein gutes Zeitmanagement sowie eine Haltung, mit der man sich nicht immer wieder über dieselben Vorkommnisse ärgert.

TUN SIE ETWAS GEGEN DEPRESSIONEN

Wenn wir von Depressionen reden, meinen wir nicht Ihren Gemütszustand, nachdem Sie beim Pferderennen 20 Euro verloren haben. Wir reden hier von der Niedergeschlagenheit und Antriebslosigkeit, aus der Sie allein nicht mehr herausfinden. Herzerkrankungen und Depressionen stehen in einem deutlichen Zusammenhang. Tatsächlich erkranken depressive Menschen viermal so häufig an Herzleiden wie nicht depressive Menschen. Es sieht so aus, als ob durch die Depression das Immunsystem geschwächt wird. Es gibt aber für die Wissenschaftler noch eine Menge Arbeit zu bewältigen, bis sie genau wissen, wie sich der Gemütszustand auf den Körper auswirkt. Die Hirnforschung macht gerade große Fortschritte und wird sicher noch wertvolle Erkenntnisse liefern. Bisher wissen wir nur, dass die Auswirkungen auf den Körper beträchtlich sind. Um nur ein Beispiel zu nennen: Eine Studie hat gezeigt, dass bei Depressionen die Zahl der Blutplättchen erhöht ist. Das bedeutet, dass depressive Menschen mehr zu Arterienverkalkung sprich -alterung neigen. Damit aber professionelle Hilfe gesucht und genutzt werden kann, müssen Depressionen erst einmal als solche erkannt werden – vielleicht sind Sie selbst dazu in der Lage und wollen mit einem Arzt darüber sprechen. Vielleicht helfen Ihnen auch Freunde oder Familienangehörige dabei, fachlichen Rat einzuholen. Bei mehr als 90 Prozent verschwinden die Symptome nach Beginn der Therapie innerhalb von drei Monaten. Die Behandlung besteht meist aus einer Verhaltenstherapie, ergänzt durch Medikamente. Für Ihr Herz ist es sehr wichtig, dass auch Ihre Seele gesund ist.

NEGATIVER STRESS Ganz allgemein gilt, dass Stress der Faktor ist, der Ihren Körper am meisten altern lässt. Besonders gravierend wirkt sich der dauernde Ärger über unerledigte Aufgaben aus sowie der Druck in Situationen, in denen man nicht alles unter Kontrolle hat. Vielleicht ist Ihnen das auch schon mal passiert: Sie standen ausgerechnet an jenem Morgen in einem dicken Verkehrsstau, an dem Sie auch schon verschlafen hatten. Und natürlich wartete gerade an diesem Tag ein wichtiger Gesprächspartner im Büro auf Sie. Spürten Sie die Wut in Ihnen hochsteigen?

Bis jetzt ist noch nicht ganz erforscht, wie emotionaler Stress körperlichen Stress erzeugt, doch der Einfluss ist auf jeden Fall enorm. Wenn man die 30 Tage vor dem 11. September 2001 und die 30 Tage danach miteinander vergleicht, stellt man fest, dass sich die Anzahl der Herzanfälle in Washington, New York und Chicago um das Dreifache erhöht hatte. Sogar Herzschrittmacher versagten in den 30 Tagen nach dem 11. September zweimal so häufig wie in der vergleichbaren Zeit davor. Bis zu 32 Jahren können Sie aufgrund von Dauerstress voraltern.

Chronischer Stress schädigt Ihr Herz, und umgekehrt wirkt sich der Abbau von Stress gesundheitsfördernd auf Ihr Herz aus. Meditation, Entspannungstechniken und manchmal auch Medikamente helfen Ihnen, mit Stressfaktoren in Ihrem Leben besser umzugehen – egal ob es sich dabei um Ihren unausstehlichen Chef, Ihre pubertierende rebellische Tochter oder Hundehaare auf Ihrem Anzug handelt. Sie können lernen, die Reaktionen Ihres Körpers, beispielsweise Herzrasen oder die Ausschüttung von Adrenalin, zu beeinflussen. Alle Menschen sind verschieden, die Art und Weise, wie wir Stress abbauen, muss deshalb auch ganz unterschiedlich sein. Dem einen gelingt es durch Gespräche wieder zur Ruhe zu kommen, dem anderen durch religiöse Rituale, dem Dritten dadurch, dass er mit Hund oder Katze spielt. Finden Sie heraus, wie Sie sich am besten erholen können, und gönnen Sie sich regelmäßig Ihre Auszeit. Zu den effektivsten Stresskillern gehören: sportliche Betätigung, Meditation und soziale Kontakte. Wie man aus Sport und Meditation den größten Nutzen für die Gesundheit zieht, erklären wir in Kapitel 4 und 5.

Maßnahme 4: Ernähren Sie Ihr Herz

Immer mehr wissenschaftliche Untersuchungen belegen, welch enorme Auswirkungen die Ernährung auf den Körper hat – besonders auf Ihr Herz. Mit einer bewussten und gezielten Ernährung haben Sie ein wirksames Instrument in der Hand, um Ihren Körper in Bestform zu bringen. Wir geben gerne zu, dass die Empfehlungen für die richtige Ernährung oft verwirrend, manchmal sogar geradezu widersprüchlich sind. Sie erinnern sich vermutlich auch noch an die Margarine-Butter-Diskussion. Erst erzählte man uns, dass wir Margarine statt Butter aufs Brot schmieren sollten. Dann aber entdeckte man, dass die gehärteten Fette in der Margarine mindestens ebenso schädlich sind wie die gesättigten Fette in der Butter. Doch es gibt Nahrungsempfehlungen, die so klar sind wie das Wasser eines Bergsees.

GENUSS MIT NUSS Essen Sie zumindest eine Hand voll Nüsse pro Tag. Nüsse sind nun mal ausgezeichnete Nährstofflieferanten. Sie enthalten sowohl gesunde Fette als auch gesunde Proteine. Manche Nussarten enthalten auch Flavonoide, ein Nährstoff, der antioxidierend wirkt (Näheres dazu unten). Mehrere Studien haben ergeben, dass etwa 30 g Nüsse pro Tag das Auftreten von Herzerkrankungen um 20 bis 60 Prozent verringert. Die beste Nuss ist die Walnuss, und zwar wegen des hohen Gehalts an Omega-3-Fettsäuren, doch auch alle anderen Nüsse sind gut für Ihre Gesundheit. Auch Erdnüsse, allerdings sollten sie ungeröstet sein.

IHR TÄGLICHES FETT Olivenöl enthält einfach ungesättigte Fettsäuren, die Ihr HDL-Cholesterin erhöhen – das „hilfreiche" Cholesterin, das von High-Density-Lipoproteinen durch Ihren Körper transportiert wird. Dieses Cholesterin hilft bei der Reinigung Ihrer Arterien, einfach indem es sie passiert. Weil es so enorm wichtig ist, kann man es gar nicht oft genug sagen: Je höher Ihr HDL-Wert, desto besser. Ein HDL-Wert von 60 mg/dl bei einer 55-Jährigen reduziert ihr Real-Age-Konto um vier Jahre. Gleichaltrige mit einem HDL-Wert von 39 mg/dl haben massive Nachteile, was ihre Lebenserwartung angeht. Sie sollten sicherstellen, dass 25 Prozent Ihrer täglichen Kalorien von gesunden Fetten kommen. Auch Gemüse und Flavonoide erhöhen den HDL-Wert.

FIT MIT FISCH Pro Woche sollten Sie drei Portionen Fisch essen. Fisch, besonders fetter Fisch wie Lachs und weißer Fisch wie Barsch und Kabeljau, enthält Omega-3-Fettsäuren in hoher Konzentration, die gleich mehrere Vorteile aufweisen. Sie reduzieren die Triglyceridwerte im Blut, das heißt, es bildet sich weniger Plaque in Ihren Arterien. Zudem stabilisieren sie den Herzschlag (bzw. reduzieren Unregelmäßigkeiten im Rhythmus), vermindern den Klebeeffekt der Blutplättchen (und verringern damit Verstopfungen) und können auch den Blutdruck senken. (Falls Sie Fisch oder Fischöl nicht mögen: Das Öl der Gattung Echium, einem Raublattgewächs, hat ganz ähnliche Wirkungen.) Als Fazit etlicher Studien kann festgehalten werden, dass schon eine Fischmahlzeit pro Woche Ihr Herzinfarktrisiko um die Hälfte senkt. Die besten Fischarten – die mit der geringsten Belastung durch Quecksilber und PCB (polychlorierte Biphenyle) – sind keine gezüchteten Fische wie Wildlachs, Makrele, Wels, Seezunge, Tilapia und sonstiger weißer Fisch.

GÖNNEN SIE SICH TÄGLICH FLAVONOIDE Nehmen Sie täglich 31 mg Flavonoide zu sich. Flavonoide sind fantastische Wirkstoffe, Antioxidanzien und Entzündungshemmer zugleich. Sie sind in verschiedenen pflanzlichen Nahrungsmitteln enthalten. Außer in den bereits erwähnten Nüssen finden sie sich in Tee, Rotwein, Weintrauben, Preiselbeeren, frisch gepresstem Orangensaft, Zwiebeln, Tomaten und Tomatensaft. Ihren Tagesbedarf können Sie durch zweieinhalb Gläser Preiselbeersaft oder mehrere Tassen Tee decken.

BEHALTEN SIE IHRE FEINDE IM AUGE Wie bereits erwähnt, sollten Sie gesättigte und gehärtete Fette auf weniger als 20 Gramm pro Tag reduzieren. Keine anderen Lebensmittel wirken sich so stark auf die Arterienalterung aus. Vollfette Milchprodukte, Backwaren, frittierte Fastfoodkost, Palm- und Kokosnussöl sollten ab heute Ausnahmen auf Ihrem Speiseplan sein. Diese Fette erhöhen die Entzündungsgefahr in den Arterien, was wiederum die Plaquebildung anregt. Zudem vermehren sie das LDL-Cholesterin im Blut. Für Ihr Herz ist das wirklich verheerend. Genauso müssen Sie Einfachzucker meiden, auch eine bestimmte Kombination von Glukosesirup aus Trauben- und Fruchtzucker. Dasselbe gilt für alle weißen Nahrungsmittel: Machen Sie einen großen Bogen darum. Wenn Sie einen hohen Blutzuckerwert haben (über 106 mg/dl), kann es zu Schädigungen Ihrer Blutgefäße kommen, Entzündungen und Plaquebildung nicht ausgeschlossen. Einfachzucker kann auch zu gesundheitsschädlichem Übergewicht führen, zu Insulinresistenz und letztlich zu Diabetes. Von den Folgen für die Gefäße haben Sie sicher schon gehört.

Maßnahme 5: Erkundigen Sie sich nach Erkrankungen in Ihrer Familie

Bei jedem Familienfest trifft man Verwandte, die man lieber nicht sehen würde. Zum Beispiel Onkel Gerd mit seinen unerschöpflichen Geschichten über Herzprobleme oder Tante Inge, die auch von nichts anderem als ihren Krankheiten spricht. Vielleicht sehen Sie Onkel Gerd oder Tante Inge am liebsten von hinten, doch wir raten Ihnen, Ihre Verwandten als Informationsquelle zu nutzen (und sich erst zu verdrücken, wenn Sie Bescheid wissen). Wenn ein Elternteil oder ein naher Angehöriger schon früh Herz- oder Arterienprobleme hatte, besteht auch bei Ihnen ein überdurchschnittliches Risiko, solche Erkrankungen zu bekommen. Vererblich ist ebenso die Veranlagung zu hohen LDL- oder niedrigen HDL-Werten. Genauso verhält es sich mit einem hohen Blutdruck. Schlechte Angewohnheiten haben oft auch eine lange Familiengeschichte. Darin liegt Ihre Chance, Ihre persönlichen Risiken zu erkennen und mit regelmäßigen Untersuchungen früh genug anzufangen. Wenn Sie sich daran halten, haben Sie gute Aussichten, Ihre familiäre Vorbelastung auszugleichen.

Maßnahme 6: Besser, Sie nehmen die Pille?

Wie Sie durch die bisherige Lektüre feststellen konnten, befürworten wir die gezielte Einnahme von bestimmten Nährstoffen, die gegebenenfalls durch Zusatzstoffe oder Medikamente ergänzt werden können, damit sie sich günstig auf Ihre Gesundheit auswirken und Krankheiten vorbeugen. Unsere Top-Tipps für Ihr Herz sind:

ASS/ASPIRIN Hätten Sie gedacht, dass so eine kleine weiße Pille eine so große Wirkung auf Ihr Herz hat? Wir wissen mittlerweile relativ genau, wie Aspirin bzw. sein Wirkstoff Acetylsalicylsäure (ASS) vor Herzkranzgefäßerkrankungen schützt. Umfangreiche Studien konnten zeigen, dass die regelmäßige Einnahme von ASS das Risiko, einen Herzanfall zu erleiden, um 44 Prozent senkt. Man nimmt an, dass diese Wirkung auf verschiedene Weise erreicht wird. Unter anderem wird verhindert, dass die Blutplättchen zusammenkleben, Entzündungen treten seltener auf. Der Hauptnachteil von ASS ist die Nebenwirkung auf die Magenschleimhäute. Sie können gereizt und schließlich sogar nachhaltig geschädigt werden. Und: Wegen ihrer blutverdünnenden Wirkung hemmt ASS die Blutgerinnung. Das ist ein Problem bei Magengeschwüren und natürlich auch bei Operationen, wenn das Mittel nicht früh genug abgesetzt wird. Die magenschädigende Nebenwirkung lässt sich jedoch mildern, indem Sie je ein halbes Glas warmes Wasser vor und nach der Einnahme der Tablette trinken. Wenn Sie Vor- und Nachteile gegeneinander abwägen, überwiegen auf jeden Fall die Vorteile, zumindest was den Schutz vor Herzerkrankungen angeht. Für Männer über 35 und Frauen über 40 ist es durchaus sinnvoll, täglich 100 mg ASS einzunehmen. Um den vollständigen Schutzeffekt zu erreichen, ist eine Einnahme über mindestens drei Jahre erforderlich. Für einen durchschnittlich gesunden 55-Jährigen ein Plus von 2,3 Jahren.

MULTIVITAMINE UND SPURENELEMENTE Multivitamine sind echte Nährstoffbomben. Einige spielen eine Schlüsselrolle für die Gesundheit Ihres Herzens: Magnesium (400 mg täglich) hilft, den Herzrhythmus im Takt zu halten; zusammen mit Kalzium (zweimal täglich 600 mg) senkt es auch den Blutdruck. Damit Ihr Körper Kalzium gut aufnehmen kann, benötigt er Vitamin D. 400 Internationale Einheiten (1 I. E. = 0,0125 mg) täglich für alle, die noch keine 60 sind. Ab 60 sollten es 600 I. E. sein. Kalzium wirkt sich zudem in Blutgefäßen entzündungshemmend aus. Vitamin C (zweimal täglich 600 mg) und Vitamin E (400 I. E. täglich) zeigen ihre volle Wirkungskraft als Antioxidanzien. Diese Vitamine entfalten übrigens erst ihre volle Wirkungskraft, wenn sie miteinander kombiniert werden. (Falls Sie Statine einnehmen, sollten Sie die Einnahme von Vitamin C und E auf zweimal täglich 100 mg beschränken bzw. je nach Rat des Arztes 100 I. E. täglich einnehmen. Allerdings verringern Vitamin C und E nachweislich ein wenig die entzündungshemmende Wirkung von Statinen.)

KALIUM HÄLT IHRE ARTERIEN FIT Vor allem Früchte wie Bananen, Avocados und Melonen enthalten Kalium. Vier Früchte pro Tag decken den Bedarf vollständig ab. Sie sollten mindestens 1.500, aber nicht mehr als 2.500

I. E. zu sich nehmen. Indem Sie zweimal täglich die optimale Menge an Vitaminen und Spurenelementen zu sich nehmen, machen Sie sich biologisch um mehr als sechs Jahre jünger.

FOLSÄURE Die Folsäure bringt's. Ohne eine genügende Zufuhr an Folsäure ist eine ausreichende Blutbildung nicht gewährleistet. Gott sei Dank kommt Folsäure in fast allen tierischen und pflanzlichen Nahrungsmitteln vor. Auch die Darmbakterien sind in der Lage, über die Darmflora Folsäure herzustellen. Trotzdem sollten Sie ganz besonders darauf achten, genügend Folsäure zu sich zu nehmen. Eine gute Übersicht bietet Kapitel 12. Dort finden Sie neben allgemeinen Hinweisen auch eine Reihe von Rezepten. Achtung! Die in Nahrungsmitteln enthaltene Folsäure wird vom Körper nicht vollständig aufgenommen. Daher empfiehlt es sich manchmal, durch Nahrungsmittelergänzungspräparate sicherzustellen, dass Ihr Körper genügend Folate erhält. Achten Sie aber darauf, dass Sie zusätzlich Vitamin B_6 und B_{12} aufnehmen. Dann haben Sie ein richtiges Kraftpaket, das Sie optimal versorgt. Neben der Aufgabe der Blutbildung ermöglicht die Folsäure auch das Wachstum und die Vermehrung von Zellen.[3]

Maßnahme 7: Schlafen Sie gut

Wir wissen nicht, warum das so ist, aber wenn Sie sich weniger Schlaf gönnen, als Sie brauchen, beschleunigen Sie Ihre Arterienalterung und erhöhen Ihr Herzinfarktrisiko. Verschiedene Studien haben gezeigt, dass die optimale Schlafdauer für Männer sieben bis acht, für Frauen sechs bis sieben Stunden beträgt, und zwar am Stück, damit die Tiefschlafphase erreicht wird. Denn zu wenig Schlaf oder zu kurze Schlafphasen führen dazu, dass weniger von dem Glückshormon Serotonin im Gehirn ausgeschüttet wird. Man ist niedergeschlagen, oft schlecht gelaunt, kurzum: einfach nicht leistungsfähig. Viele versuchen, den Mangel an Serotonin durch Schokolade auszugleichen, oder rauchen mehr, um die Nervosität zu dämpfen. Doch das macht alles nur schlimmer: Sein Schlafbedürfnis zu ignorieren ist für den Menschen genauso schlimm, als wenn er das undichte Dach seines Hauses missachtet. Auf die Dauer geht alles den Bach runter. Falls Sie Probleme mit Schlafmenge und -rhythmus haben, sehen Sie sich die Tipps in Kapitel 5 an, damit Sie ab sofort Herz und Arterien jung halten.

[3] Anmerkung der Übersetzerinnen: In Deutschland sind die Empfehlungen bezüglich der Einnahme von B-Vitaminen zum Teil anders als in den USA. Sie sollten auf jeden Fall mit Ihrem Arzt darüber sprechen.

Kapitel 3

Film ab: Ihr Gehirn und Ihr Nervensystem

Die populärsten Irrtümer übers Gehirn

Gehirnmythos Nr. 1:	Ein schlechtes Gedächtnis gehört zum Alter.
Gehirnmythos Nr. 2:	Die ideale Methode, um Ihren Grips zu messen, ist ein Intelligenztest.
Gehirnmythos Nr. 3:	Gehirntraumata sind für Sie kein Thema, außer Sie gehen schon in der ersten Runde K.O.
Gehirnmythos Nr. 4:	Mit etwas Disziplin werden Sie Ihre Depressionen los.

Wir leben in einer verdrahteten Welt. In jedem Computer ist der Prozessor selbstverständlich mit weiteren Geräten, wie zum Beispiel dem Monitor oder dem Drucker, verbunden. Bei jeder Zahnspange sind die Drähte dazu da, die Zähne zu richten. Jeder Fensterputzer, der an einem Wolkenkratzer arbeitet, wird an langen Drahtseilen am Gebäude heruntergelassen und kann sicher sein, dass er nicht in die Tiefe stürzt. Die Aufgabe eines BHs ist ähnlich. Dank seiner Drähte gelingt das überzeugend. Auch im Zeitalter von Mobiltelefonen und Internet werden Drähte noch immer für alles Mögliche benötigt – besonders im Haus. Wenn Sie von den Wänden die Verkleidung und Isolierung abnehmen, finden Sie ein Labyrinth von Leitungen und Drähten, die sich durch das ganze Haus schlängeln, um alle Räume zu versorgen. Hier fließt alle Energie durch, ausgehend von einem zentralen Punkt: dem Sicherungskasten. Sie müssen nur einen Schalter anknipsen oder an einem Rädchen drehen, und schon wird es hell, der Fernseher geht an oder ihre Lieblings-CD ist zu hören. Ohne die Elektrik wäre Ihr Haus trotz Küche und Bad nur eine Steinzeithöhle.

Ihr Sicherungskasten im Kopf – Ihr Gehirn – ist im Grunde genommen für dieselben Aufgaben verantwortlich. Es hat die Macht, alles zu kontrollieren, was Ihr Körper tut. In Ihrem Gehirn werden die Schalter betätigt und Ihr Körper reagiert ohne Wenn und Aber darauf. Und die wichtigste Nachricht ist: Ihr Gehirn macht Sie erst zu einem Menschen. Es verleiht Ihnen die Gabe zu träumen, sich etwas vorzustellen, zu argumentieren, Matheaufgaben mit Wurzeln zu lösen, sich zu verlieben, Lust zu empfinden, aus Passion Autos zu erfinden, aber auch zu bereuen, den Chef mit dem berühmten Wort mit den fünf Buchstaben beschimpft zu haben, zu scherzen, zu beten sowie die Millionen anderen Dinge, die andere Lebewesen nicht können, zu tun. Wunderbar!

Ähnlich wie ein in den fünfziger Jahren erbautes Haus anders ausgestattet ist als ein modernes Haus, hat auch Ihr Gehirn altersentsprechend seine Leistungskapazität. In einem älteren Haus lässt es sich gut leben, solange man nicht mehr will als einen Kühlschrank, eine Kaffeemaschine und einen Eierkocher und auf hypermoderne Technik verzichtet. Wenn Sie aber in so ein Haus einziehen und alle möglichen Computer sowie eine Super-Hifi-Anlage anschließen wollen, bricht das System zusammen. Es kommt zum Kurzschluss und schlimmstenfalls fängt es an zu brennen. Ein neues Haus dagegen ist so konzipiert, dass es allen Anforderungen, die der moderne Mensch daran stellt, genügt. Mit der Zeit jedoch verändern sich die Bedürfnisse und das System muss neu angepasst werden. Genauso ist es mit Ihrem Gehirn. Halten Sie es jung, dann kann es zu kleineren Überlastungen oder Defekten kommen und nichts passiert. Auch ein Gehirn braucht immer wieder eine Modernisierung. Nur so können neuronale Kurzschlüsse und wiederkehrende Ausfälle verhindert werden. Glücklicherweise braucht man für die optimale Pflege des Kopfs keine Handwerker. Mit dem Do-it-yourself-Verfahren ist alles machbar. Und schon sind Sie jeder Situation gewachsen: Ihr Gehirn arbeitet ein Leben lang schnell und problemlos, seine Leistung wird im Laufe der Zeit kaum schlechter. Ihre Gehirnzellen erneuern sich so zuverlässig, dass Ihr Verstand so scharf wie ein Rasiermesser bleibt.

Das glauben Sie nicht? Dann werfen Sie doch einen Blick auf eine überzeugende Studie. Seit den fünfziger Jahren hat man an der Harvard-Universität in Amerika den IQ von Physikern untersucht und überprüft, wie ihre Gehirne alterten. Obwohl IQ-Tests eigentlich zu simpel sind, um Intelligenz wirklich zu messen, gewannen die Wissenschaftler im Rahmen dieser Studie eine ausreichende Vorstellung davon, was sich beim Alterungsprozess in unseren Gehirnen abspielt. Die Studie läuft bis heute und beweist, dass der IQ der Wissenschaftler durchschnittlich alle zehn Jahre um fünf Prozent abnahm. Was heißt aber „durchschnittlich“? Wie sahen die Werte bei den einzelnen Personen aus? Man sehe und staune: Während einige dieser Gelehrten kontinuierlich IQ-Punkte verloren, konnten andere ihren IQ-Wert sogar verbessern. Auch Sie können zu einer Ausnahme werden, die die Regel bestätigt. Sie müssen sich nur richtig verhalten. Eine Abnahme von Gehirnfunktionen geschieht nicht unvermeidlich und unfreiwillig. Sie können tatsächlich beeinflussen, ob Sie mit Ihren Gehirnfunktionen die Rolltreppe in den Keller nehmen oder die nach oben zur Dachterrasse.

Wahrheit oder Mythos Nr. 1

Die gute Nachricht ist: Sie müssen nicht als Professor an einer Universität Karriere machen, um geistig fit zu bleiben. Schon ganz einfache Übungen können viel bewirken. Sehen wir uns dazu noch eine Studie an – eine Studie, die die Gehirnfunktionen von Rentnern untersuchte, die sich regelmäßig in einem Café trafen. Eine willkürliche Auswahl also. Die Werte von denjenigen, die immer nur dort saßen, ihren Kaffee tranken, sich unterhielten und sonst kaum etwas

Wahr oder falsch? Sie brauchen immer nur einen Teil Ihres Gehirns.

Tatsächlich kommen sämtliche Regionen Ihres Gehirns zum Einsatz – allerdings zu unterschiedlichen Zeiten. Sie brauchen nie alle Teile gleichzeitig. Aber wenn wir nicht unsere gesamte Hirnmasse benötigen würden, hätte die Evolution dafür gesorgt, dass das Hirn immer kleiner geworden wäre. Seien Sie also sicher, dass Sie jedes einzelne der 100 Milliarden Neuronen, die wir unser Eigen nennen können und die durch die neuronale Galaxis schwirren, tatsächlich brauchen.

unternahmen, blieben gleich. Dahingegen konnten die Personen, die nicht nur ihren Kaffee tranken, sondern auch mindestens dreimal in der Woche lange Spaziergänge machten, Museen oder Ausstellungen besuchten und am täglichen Geschehen interessiert waren, tatsächlich ihren IQ steigern. Was ist die Erklärung dafür? Sie ist ganz einfach: Bewegung und Anregung verbessern die Arterienfunktion. Und bessere Versorgung über die Arterien verbessert auch die Gehirnfunktionen.

Ihr Gehirn ist mit seinen gerade mal drei Pfund Gewicht das komplexeste Organ Ihres Körpers und gleichzeitig das bis jetzt am wenigsten erforschte. Erst in den letzten Jahrzehnten hat die Hirnforschung entscheidende Fortschritte machen können. Manche Wege des Irrgartens unter Ihrem Schädeldach werden allmählich erkennbar. Die Vorgänge im Gehirn sind überaus kompliziert, was uns dazu bringt, die Leistungen unseres Gehirns zu bewundern. Es leistet einfach Bemerkenswertes in Wissenschaft, Technologie, Kunst, Musik und in vielen anderen Bereichen. Es macht uns erst zu dem besonderen Lebewesen, das wir sind.

Diese faszinierende Komplexität, die uns zu so bemerkenswerten Leistungen befähigt, führt gleichzeitig dazu, dass wir so erschüttert sind, wenn wir Menschen mit neurologischen Schäden begegnen. Wir sind voller Mitgefühl, wenn wir von Menschen wie Ronald Reagan, der an Alzheimer litt, oder Muhammad Ali, der Parkinson hat, hören. Die allmähliche Zerstörung der Persönlichkeit ist grausam. Ein Drama erlebte auch der Musiker Quincy Jones. Er bekam urplötzlich unglaublich schlimme Kopfschmerzen, als ob ihm jemand eine Kugel mitten in den Kopf geschossen hätte. Er verlor sogar sein Bewusstsein und registrierte seine Umwelt über mehrere Stunden nicht mehr! Im Krankenhaus stellte sich heraus, dass in seinem Kopf ein Aneurysma geplatzt war, die Erweiterung einer Arterie im Kopf. Quincy Jones überlebte. Er musste jedoch alles, was er schon gekonnt hatte, ganz langsam wieder neu lernen. Dabei halfen ihm Yoga und Meditation. Auch bei seinem Nervenzusammenbruch, den er als weitere Folge erlitt, wirkten diese Mentaltechniken wohltuend.

Quincy Jones' Geschichte ist auch ein wunderbarer Beweis für den enorm starken Einfluss, den Ihr Geist auf Ihren Körper ausüben kann (mehr zu diesem Aspekt finden Sie weiter unten). Das ist sehr wichtig und Sie müssen diese Tatsache nutzen. Die Anatomie Ihres Gehirns mag Ihnen unergründlich erscheinen, aber es gibt Tricks, die Ihnen helfen, bestimmte Prozesse zu steuern. Ihr Vorteil: Sie werden in die Lage versetzt, Verantwortung zu übernehmen und durch präventive Maßnahmen der altersbedingten Verschlechterung von Gehirnfunktionen entgegenzuwirken. Durch die Lektüre dieses Buchs schaffen Sie es, Ihre intellektuellen Leistungen langfristig zu erhalten. Bleiben Sie geistig frisch!

Wahr oder falsch? Je größer das Hirn, desto höher der IQ.

Einige Frauen behaupten, dass Männer mit ihrem Penis denken. Darüber gibt es keine zuverlässigen Studien, aber eines ist sicher: Gehirne und Penisse haben in mindestens einer Hinsicht etwas gemeinsam: Größe ist nicht alles. Was Ihr Gehirn angeht: Die Größe wird schlicht und ergreifend vererbt und das hat mit Ihrer Intelligenz überhaupt nichts zu tun. So wog zum Beispiel Albert Einsteins Gehirn gerade mal 2,7 Pfund – brachte also knapp zehn Prozent weniger als das Durchschnittsgewicht auf die Waage.

Ihr Gehirn: die Anatomie

Viele Menschen vergleichen Gehirne mit Computern. Beide verarbeiten eine Menge Informationen und sind zu Höchstleistungen fähig. Natürlich gibt es fundamentale Unterschiede zwischen Computern und Gehirnen. Der bedeutendste dürfte erst einmal der sein, dass Ihr Gehirn nichts wirklich zuverlässig speichern kann – das Leben geht weiter und die Erinnerungen wandeln sich genauso wie die Zeiten. Manches geht auch einfach so – schwupp – spontan verloren.

Abbildung 3.1 **„Ich komm gleich drauf …"** Bei der Großhirnrinde werden folgende Bestandteile unterschieden: Frontallappen (trifft Entscheidungen), Parietallappen (zuständig für Schmerzwahrnehmung und Sprache), Temporallappen (Gedächtnis), Okzipitallappen (Sehvermögen), Kleinhirn (Gleichgewichtssinn) und Thalamus (die Verbindungsstation zwischen allen anderen Regionen). Wenn man die Gehirnwindungen zu einem Teig stampfen und platt rollen würde, hätte man eine große Pizza von der Stärke einer Orangenschale.

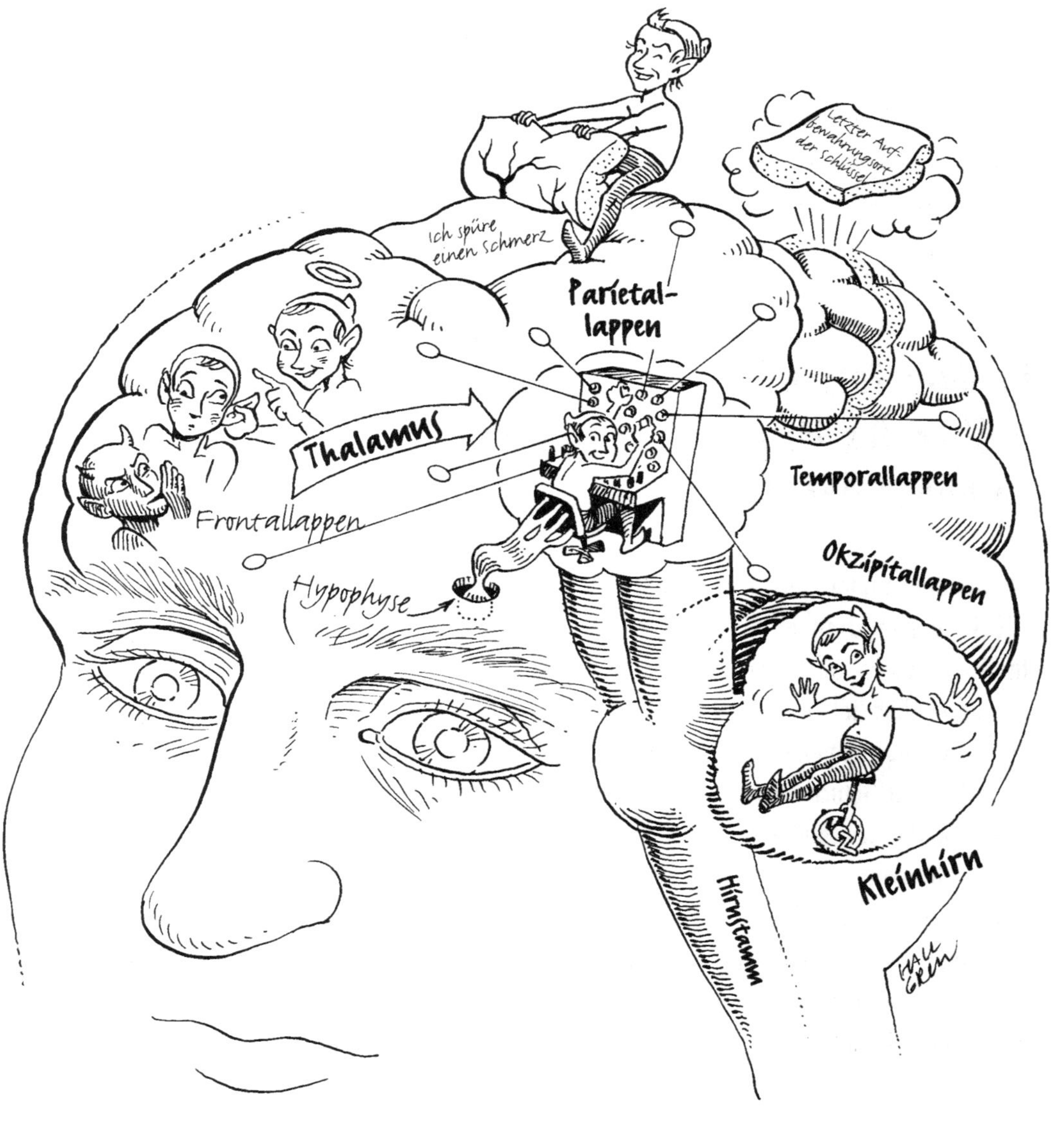

Es gehört zu Ihren Aufgaben, sich um den technischen Support für Ihr Gehirn zu kümmern, damit sowohl bei Ihrer Hard- als auch Software alles optimal läuft. Wir werden Ihnen darum sämtliche relevanten Informationen über Ihr Gehirn zur Verfügung stellen, damit Sie verstehen lernen, was es schädigen kann und wie man es davor bewahrt. Bevor wir uns einige der häufigsten altersbedingten neurologischen Probleme ansehen, lassen Sie uns einen Blick in das Innere Ihres Gehirns werfen, damit Sie wissen, wie in Ihrem Kopf alles miteinander verdrahtet ist.

80 Prozent Ihres Gehirns sind schlicht und ergreifend Wasser, der Rest besteht aus Substanzen, die für die Bildung der Hirnstrukturen unerlässlich sind. Gehirne sind nicht besonders groß, egal bei wem. Bei Genies ebenso wie bei Idioten macht es gerade zwei Prozent des Körpergewichts aus (wir unterstellen hier einfach mal ein Körpergewicht von 75 Kilogramm). Das Gehirn verbraucht aber ungefähr 25 Prozent des Sauerstoffs und des Zuckers, die Ihr Blut als lebenswichtige Nährstoffe auf seiner Runde durch den Körper mitführt. Geht es um die Anatomie, so kann man das Gehirn in zwei Hälften teilen. Die eine wird vom Verstand, die andere von den Gefühlen dominiert. Zwischen beiden herrscht reger Austausch. Schauen Sie sich die einzelnen Teile und Regionen Ihres Gehirns an. Vielleicht ist Ihnen dazu die Abb. 3.1 nützlich.

DER SCHÄDEL Weil Ihr Gehirn die Konsistenz eines hartgekochten Eis hat, braucht es den sicheren Schutz des Schädels – schon bei der Geburt. Die Platten des Babyschädels sind noch nicht fest miteinander verwachsen, nur so kann das Kind überhaupt durch den engen Geburtskanal kommen. Ist das gelungen, verwachsen die Platten fest miteinander.

DER HIRNSTAMM Der Hirnstamm ist mit dem Rückenmark verbunden und für viele unwillkürliche Abläufe im Körper zuständig – wie zum Beispiel die Atmung, die Verdauung und den Herzschlag.

LINKE GEHIRNHÄLFTE Ihre linke Gehirnhälfte ist für solche Dinge wie Sprechen, Schreiben und Rechnen zuständig.

RECHTE GEHIRNHÄLFTE Ihre rechte Gehirnhälfte fördert die Intuition, kreiert Musik und ermöglicht die räumliche Vorstellung. Kurzum: Hier ist die Kreativität zu Hause.

DAS KLEINHIRN Das Kleinhirn ist verantwortlich für die Koordination von Muskeln und Reflexen, es hält uns auch im Gleichgewicht.

Abbildung 3.2 **Lückenlose Übertragung garantiert** Neuronen kommunizieren mittels chemischer Substanzen miteinander, das sind die Neurotransmitter. Im Falle von Depressionen wird Serotonin von einer Zelle zu einer anderen Zelle gesendet (präsynaptisch), die diese Information verwerten kann (postsynaptisch). Wenn bei der Übermittlung dieser Botschaften etwas nicht klappt, das Serotonin nicht an den Zielort gelangt, verstärkt das den Zustand der Niedergeschlagenheit noch. Wird dagegen die Serotoninmenge erhöht – zum Beispiel, indem Sie Schokolade essen oder Johanniskraut einnehmen –, werden mehr Zellen postsynaptisch erregt und Sie nehmen die Welt gleich mit ganz anderen Augen wahr. Meditation und Verhaltenstherapien können diese Vorgänge gleichermaßen unterstützen.

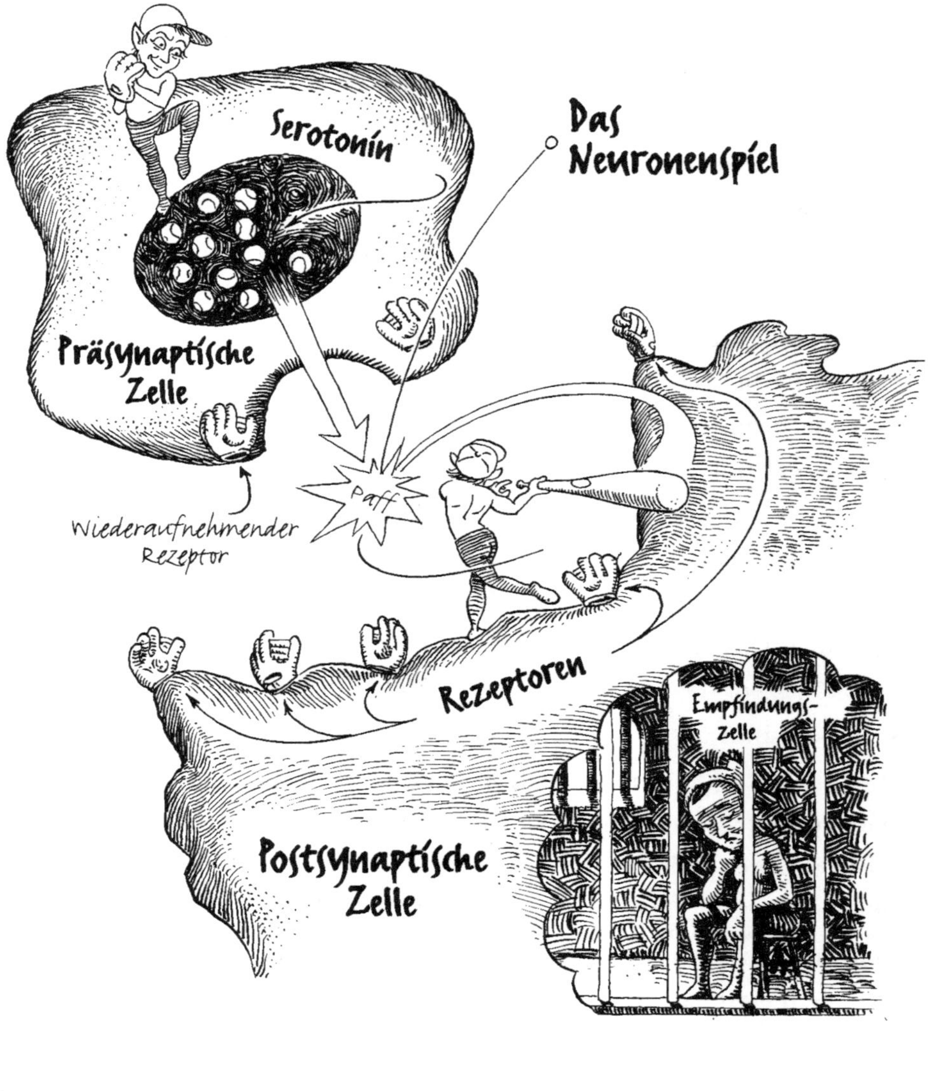

DAS GROSSHIRN Viele Aufgaben, die Ihr Gehirn hat, werden von der Großhirnrinde, also der äußeren Schicht des Großhirns, wahrgenommen. In der Großhirnrinde wohnen unsere Gedanken, überhaupt ist sie die Schaltstelle für jede geistige Arbeit.

HINTERHAUPT- ODER OKZIPITALLAPPEN Hier liegt das Sehzentrum.

STIRN- ODER FRONTALLAPPEN Unsere Fähigkeit, strategisch zu denken, aber auch unsere Gefühle, unsere Verhaltensmerkmale und unsere Persönlichkeit sind größtenteils im Stirn- oder Frontallappen zu Hause. Dieses Areal ermöglicht uns zum Beispiel die Unterscheidung zwischen „wahr“ und „falsch“ und hilft uns beim Abstrahieren.

PARIETAL- ODER SCHEITELLAPPEN Diese Sektion bewegt unsere Gliedmaßen und lässt uns Berührungen spüren. Zusammen mit dem Hinterhauptlappen ist er auch für die Sprache und das Verstehen von Zusammenhängen zuständig.

TEMPORAL- ODER SCHLÄFENLAPPEN Die Schläfenlappen befinden sich auf beiden Seiten des Gehirns in Höhe der Ohren. Sie sind für die Verarbeitung von akustischen Signalen zuständig, aber auch für das Kurzzeitgedächtnis von Bedeutung.

NEURONEN In Ihrem Gehirn befinden sich rund 100 Milliarden Neuronen. Wenn man die fein säuberlich nebeneinander reihen würde, hätte man einen Neuronenstrang von rund 48.000 Kilometern, also mehr als genug, um einmal die Erde zu umkreisen. Jede dieser Nervenzellen verfügt über Informationen, die anderen Neuronen ständig mitgeteilt werden müssen, damit der Körper optimal funktioniert. Solange die Informationen nicht ausgetauscht werden, sind sie wertlos. Das nennen wir auch gern „virtueller Nachrichtenfundus“. Für die Informationsübermittlung werden die Enden der Neuronen wichtig, die so genannten Dendriten: kurze Fortsätze der Nervenzellen. Ein Neuron hat ein bis zwölf Dendriten. Wie in Abbildung 3.2 dargestellt, kann man einen Dendriten mit dem Catcher beim Baseball vergleichen, der die Informationen der anderen Neuronen wie einen Ball fängt. Dabei können die Neuronen durch die Art, wie die Informationen gesendet, empfangen oder weitergegeben werden, stetig Einfluss auf die Nachrichten nehmen und diese modifizieren.

NEUROTRANSMITTER Das sind die chemischen Botenstoffe in Ihrem Gehirn. Wie ein Base-

Abbildung 3.3 **Informationsfluss** Normalerweise verarbeiten wir die Reize von außen, indem wir sie direkt vom Sinnesorgan zum Kortex leiten, wo sie unter Berücksichtigung der bereits gespeicherten Informationen verarbeitet werden. Die Augen senden Bilder zum Okzipitallappen, die Ohren Schallwellen und Gleichgewichtsinformationen zum Parietallappen. Riechen verläuft ganz anders. Man darf sagen: einzigartig. Die Gerüche gelangen durch die Siebbeinplatte oben in der Nase zum Riechnerv, um ihn zu reizen. Dieser Nerv umgeht den Kortex, der normalerweise die Reize filtert, und sendet stattdessen die Informationen direkt zur Amygdala, dem ältesten Teil Ihres Gehirns. Dort finden alle intuitiven, unbewussten Gefühlsreaktionen statt.

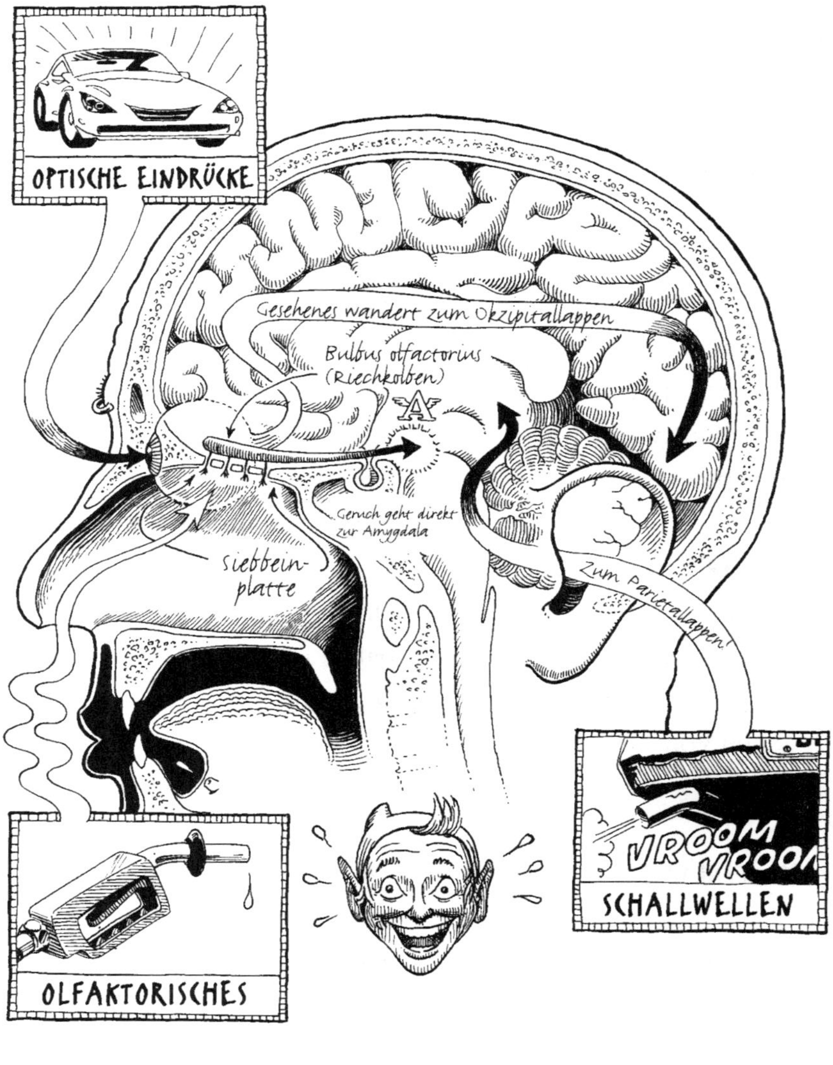

ball sausen sie bald hierhin, bald dorthin. Sobald die Neuronen in Aktion treten, sorgen die Neurotransmitter für den Empfang und die Weitergabe der Informationen zwischen ihnen. Neurologische Störungen haben oft mit Fehlern zu tun, die sich die Neurotransmitter geleistet haben. Wenn zum Beispiel Informationen oder Teile davon nicht von einem Neuron zu einem anderen befördert werden konnten, fällt Ihnen zum Beispiel einfach nicht ein, wie die Lösung für eine bestimmte Aufgabe lautet. Man darf annehmen, dass ein gewisser Schwund an Neurotransmittern ganz normal ist, aber eben nur ein gewisser. Fehlen zu viele, kommt es zu Demenz und Depressionen.

DER THALAMUS Stellen Sie sich den Thalamus – zu sehen in Abbildung 3.1 – wie eine Schalttafel in einem großen Bahnhof vor, der als Verkehrsknotenpunkt inmitten von vielen kleineren Orten liegt, die verbunden werden müssen. Viele Sektionen des Gehirns stehen mit dem Thalamus in Verbindung. Auf diese Weise kann er zum Beispiel Bewegungsimpulse von der Wirbelsäule aufnehmen und sie einer Feinbearbeitung unterziehen, bevor Sie sich in Gang setzen. Laufen Bewegungen nicht rund ab, kann es also auch an Störungen im Thalamus liegen. Diese äußern sich als Zittern oder aber dadurch, dass Sie Ihre Bewegungen nur abgehackt ausführen können.

DAS LIMBISCHE SYSTEM Das limbische System ist keine abgeschlossene Einheit, vielmehr setzt es sich aus mehreren Bestandteilen wie zum Beispiel dem Hippocampus und der Amygdala zusammen. Alles, was Sie über Ihre Augen oder Ohren wahrnehmen, wandert direkt zur Großhirnrinde. Dort werden die Reize als Informationen erkannt und verarbeitet. Gerüche hingegen gelangen nicht zur Großhirnrinde, sondern direkt zur Amygdala. Dort werden die Informationen so bewertet, dass wir ein ausgewogenes Urteil fällen können. Die Amygdala ist zuständig für Gefühle, Stimmungen und alle Arten von Regungen, die im Zusammenhang mit Depressionen und Ängsten auftreten. Der Hippocampus gleich nebenan ist für die Verwaltung der Infos aus dem Gedächtnis verantwortlich. Er ist auch daran schuld, dass die Parfümerien so viele Duftwässerchen verkaufen.

Das Gehirn hat natürlich noch viel mehr Bestandteile und noch so viele Funktionen, dass wir den Rest des Buchs damit verbringen könnten, seine Anatomie zu sezieren. Aus Platz- und Zeitgründen beschränken wir uns hier auf die wichtigsten Aspekte. Bevor wir fortfahren, wollen wir einen kleinen Exkurs wagen und einen Blick auf die Entwicklung unseres Gehirns werfen. Denn erst dann werden Sie verstehen, warum Sie so denken, wie Sie denken.

Wenn wir auf die Welt kommen, ist unser Gehirn auf engstem Raum zusammengepresst: als wären Masse, Verzweigungen und Verästelungen in einem Knäuel zusammengerollt. Dieser Zustand macht eine einfache Sache, beispielsweise die „Entscheidung" zu treffen, ob man weinen möchte oder nicht, überaus schwierig. In diesem Alter überkreuzt sich im Gehirn alles, nichts läuft in geregelten Bahnen und es ist dem kleinen Menschen nahezu unmöglich, sich auf nur eine einzige Sache zu konzentrieren. Ein paar Jahre später, im Alter von drei, vier, fünf Jahren, beginnt sich unser Gehirn zu entscheiden, welche Verzweigungen es entwickeln will und welche verkümmern sollen. So wird schon bei Kleinkindern durch den Gebrauch bzw. die Vernachlässigung bestimmter Teile des Gehirns festgelegt, welche Neuronensysteme sich ausbilden und welche verkümmern: Alle Weichen werden tatsächlich im Kleinkindalter gestellt.

An Untersuchungen von autistischen Kindern haben Forscher festgestellt, dass die nur wenig benutzten Neuronensysteme nicht gänzlich ausfallen, es den Kindern allerdings schwer fällt, sich auf bestimmte Sachen zu konzentrieren. Ein Minimum an Reizen führt bei ihnen schon zur Überreizung. Anders verhält es sich beim Aufmerksamkeits-Defizit-Syndrom (ADS): Kinder mit ADS sprechen auf jeden Reiz an und können sich aus diesem Grund auf keine Sache richtig konzentrieren. Dieses Problem ist heutzutage weit verbreitet – aber auch früher waren viele Kinder davon betroffen, ohne dass man einen richtigen Namen dafür hatte. Das Krankheitsbild war noch unbekannt. Mittlerweile weiß man, dass das Unvermögen, sich auf nur eine Sache zu konzentrieren, es auch vielen Erwachsenen unmöglich macht, ihr Leben und ihre Arbeit in sinnvolle Bahnen zu lenken.

Diese Erklärungen zu unseren neurologischen Besonderheiten helfen sicher auch weiter, um zu verstehen, wie unser Gehirn funktioniert, wenn wir älter werden. Wir müssen akzeptieren, dass die Grundlagen schon früh gelegt worden sind. Wenn wir als Kinder nicht gelernt haben, Musik zu hören, Ski zu fahren, Französisch zu sprechen, dann werden wir das auch im Alter nicht mehr richtig aufholen können, da die Neuronenverbindungen nicht genug entwickelt wurden, um den notwendigen reibungslosen Informationsfluss zu gewährleisten.

Wenn es um die Fehlfunktionen des Gehirns geht, wird traditionell zwischen zwei Arten unterschieden. Zur ersten zählt man jene, denen eine offenkundig physiologische, neurologische oder medizinische Ursache zugrunde liegt. Dazu gehören Schlaganfälle, Gedächtnisverlust und die Parkinson'sche Krankheit. Zur zweiten Art zählt man alle Fehlfunktionen, die nicht durch körperliche Erkrankung entstanden. Depressionen, Angstzustände und Persönlichkeitsstörungen zählen dazu. Seit Jahren schon bemüht man sich, die genauen Ursachen zu erkennen, um zuverlässige Diagnosen stellen zu können. Bei den physischen Krankheiten macht die Medizin kontinuierlich Fortschritte und man ist auch den „seelischen" Krankheiten allmählich auf der Spur, aber der Weg ist noch weit. In vielen Fällen jedoch kann man den Kranken durch Medikamente und seelischen Beistand, eventuell eine geeignete Therapie, helfen. Wir werden es in diesem Kapitel bei dieser groben Unterscheidung belassen. Wir wollen uns in erster Linie mit denjenigen Erkrankungen beschäftigen, die man durch gezielte Prävention weitgehend vermeiden kann. Bei den psychischen Erkrankungen ist die Lage komplizierter. Hier kann man nur raten, stets auf die innere Harmonie zu achten. Wenn überhaupt etwas vor solchen Krankheiten schützt, dann das.

Auch Ihr Gehirn wird alt: Seien Sie auf der Hut

Wenn Sie mit Ihrem Fahrrad über einen Nagel fahren, lässt sich die Folge leicht ausmachen (platter Reifen) – und auch beheben (Loch flicken und den Schlauch wieder aufpumpen). Wenn Ihr Rechner zusammenbricht und Sie nicht gerade ein Computerfreak sind, dann sind Sie erst mal aufgeschmissen, weil Sie einfach nicht dahinterkommen, warum er sich immer wieder aufhängt oder etwas von der Festplatte gelöscht wurde. Solange man das Problem nicht erkennt, kann man es auch nicht lösen. Und weil auch unser Gehirn ein äußerst komplexes und mysteriöses Gebilde ist, ist es sehr schwierig, Ursache und Wirkung genau zu definieren. Ist es ein ganz normaler kleiner Aussetzer, wenn Sie sich fragen müssen: Wo zum Teufel habe ich nur meine Schlüssel wieder hingelegt? Oder handelt es sich etwa um erste Anzeichen einer ernsten Erkrankung?

Es gibt eine ganze Menge neurologischer Schädigungen, die wir hier natürlich nicht alle nennen und erklären können. Parkinson zum Beispiel ist eine sehr häufig vorkommende, sich stetig verschlimmernde Erkrankung. Vor allem Menschen über 55 Jahre werden von ihr heimgesucht. Sie äußert sich einerseits in Muskelsteife, andererseits in Zittern sowie Problemen beim Gehen. Aber leider gibt es bis heute keine effektiven Präventionsmaßnahmen – außer der Empfehlung, sich grundsätzlich gesund und fit zu halten. Wodurch, erfahren Sie noch. Wir werden zum Beispiel etwas später in diesem Kapitel kurz eine viel versprechende Maßnahme mit dem Koenzym Q10 vorstellen.

Parkinson kann auch durch ein Gehirntrauma infolge einer massiven äußeren Einwirkung entstehen. Vor solchen Ereignissen, etwa folgenreichen Unfällen, ist natürlich niemand gefeit. Sicher tragen Sie einen Helm, wenn Sie Fahrrad fahren oder inlineskaten – aber das ist ja klar, oder? Sie sind zweifelsohne nicht so ignorant, dass Sie auf die schützende Kopfbedeckung verzichten. Das wäre genauso, als würden Sie im Umgang mit Ihrem Computer keine Vorsicht walten lassen, sondern ihn hochheben und mal eben gegen die Wand schleudern, so dass er richtig schön demoliert ist. Falls Sie noch immer nicht überzeugt sein sollten, denken Sie vielleicht einmal über die Tatsache nach, dass Sie auf Ihrem Gehirn-Laufwerk weit mehr wertvolle Informationen gespeichert haben als auf der Festplatte Ihres Computers. Zudem: Für Ihren Computer gibt es jederzeit alle Ersatzteile, die Schäden Ihres Rechners im Kopf sind quasi nicht zu reparieren. Also hüten Sie das wertvolle Gut.

Bevor wir uns jedoch weiter mit der Anatomie beschäftigen, müssen wir noch den Unterschied zwischen Gehirnfunktionen und Intelligenz klären. Gehirnfunktionen – die man beim Älterwerden verstärkt im Auge hat – haben erst mal nichts mit Klugheit zu tun, damit sind eher die geistigen Fähigkeiten gemeint wie Erinnerungsvermögen und Konzentration. Sicher, das optimale Funktionieren des Gehirns ist unabdingbar für die Intelligenz. Was noch zur Intelligenz gehört, erfahren Sie im Kasten unten.

Wahrheit oder Mythos Nr. 2

Auch wenn Sie intelligent sind, garantiert das nicht, dass Ihre Gehirnfunktionen länger jung bleiben. Die Aussage ist allgemein gültig und hängt nicht von den verschiedenen Definitionen oder Maßstäben ab, mit denen man Intelligenz misst. Überdies gibt es unter den Geschlechtern Unterschiede hinsichtlich der Art und des Einsatzes von Intelligenz. Männer lassen ihr Hirn gezielt arbeiten, um Probleme zu lösen und Strategien zu entwickeln (das können sie noch aus der Zeit, als sie die Mammuts jagten). Frauen hingegen besitzen die Fähigkeit, sofort Querverbindungen zwischen den beiden Hirnhälften herzustellen. Sie bewerten komplexe Sachverhalte also ganz anders. Gehen an Probleme anders heran. Hierin liegt ohne Zweifel auch das unterschiedliche Einkaufsverhalten von Frauen und Männern begründet: Wenn ein Mann Rasierschaum braucht, steuert er auf einen Drogeriemarkt zu, betritt den Laden, ortet das Regal mit dem gewünschten Produkt, zahlt und verlässt das Geschäft. Der Einkaufsvorgang bei einer Frau läuft ganz anders ab: Frauen beziehen eine Vielzahl von Faktoren in ihre Kaufentscheidungen mit ein, wägen ab und denken ebenso daran, ob das Deo, das sie gerade kaufen wollen, auch für die Tochter geeignet ist. Für sie ist es nichts Ungewöhnliches, dass sie außer den Dingen, die auf ihrem ursprünglichen Einkaufszettel standen, noch etliche andere Artikel erworben haben. Eine Geburtstagskarte für Tante Moni – auch wenn der Geburtstag erst in sechs Monaten ist – oder ein passendes Weihnachtsgeschenk für den Neffen – auch wenn gerade erst Ostern vorbei ist. Das hat aber nichts damit zu tun, dass eins der Geschlechter intelligenter wäre als das andere: Es besagt nur, dass sie Informationen in unterschiedlicher Weise verwerten. Mit Vor- und Nachteilen ihrer Besonderheiten haben beide zu kämpfen – oder sie können sie geschickt einsetzen.

Für gewöhnlich wird das Potenzial Ihrer Gehirnwindungen mit einem IQ-Test ermittelt, der unter anderem Fertigkeiten wie logische Verknüpfungen, mathematische Fähigkeiten und sprachliches Vermögen misst. Darüber hinaus gibt es aber auch so etwas wie die emotionale Intelligenz. Mehr und mehr Forscher sind zu der Überzeugung gekommen, dass die emotionale Intelligenz – also Ihre sozialen Fähigkeiten, das heißt, wie Sie mit anderen umgehen, sich ihnen gegenüber verhalten – für die Gesundheit Ihres Gehirns von überaus großer Bedeutung ist. Wenn wir hier über Strategien sprechen, wie Sie Ihre Gehirnleistungen verbessern können, sollten Sie immer einbeziehen, dass Ihr Gehirn einzigartig ist – es existiert in dieser speziellen Ausprägung nur einmal. Niemand sollte den Fehler begehen zu glauben, dass seine Fähigkeiten allein durch die vorgegebenen Standards eines IQ-Tests erfasst werden. Der allein reicht nicht und ist nicht aussagekräftig genug. Auch die Menschen, die in entlegenen Dörfern am Amazonas leben – nach den Maßstäben unserer Zivilisation also in rückständigen Verhältnissen –, sind zu bemerkenswerten geistigen Leistungen fähig. Das sollten Sie stets im Hinterkopf behalten – egal was die Hirnforscher uns in den nächsten Jahren an Erkenntnissen noch bieten werden. Eines gilt dann sicher immer noch: Bewahren Sie sich Ihre geistige Vitalität und ein waches Interesse. Auch Ihr Kopf braucht Training, will benutzt werden, nicht nur Ihre Muskeln. Doch nicht alles lässt sich steuern. Aber je mehr Sie über mögliche Fehlfunktionen wissen, umso besser.

Es sind mal wieder die Arterien

Wenn ein Hurrikan wütet, bläst der Wind oft so stark, dass Strommasten umgeworfen werden und die elektrische Versorgung der Häuser und Wohnungen zusammenbricht. Die Ereignisse in Amerika im Herbst 2005 haben nur zu deutlich gezeigt, welche verheerenden Schäden entstehen können. Ein Schlaganfall ist ein ebenso gravierendes Ereignis für Ihren Körper. Das System in Ihrem Kopf bricht zusammen und streikt, um seine Leistung plötzlich drastisch herunterfahren zu können. Die Folgen für Ihren Körper sind dramatisch: Wenn die Versorgungsleitungen des Kopfs, also die Arterien, nicht optimal funktionieren, wird auch die Blutzufuhr zu Ihrem Gehirn beeinträchtigt. Ein Schlaganfall wirkt sich bei jedem anders aus und kann auch an verschiedenen Stellen zum Ausbruch kommen. Beim klassischen Schlaganfall tritt auf jeden Fall in den Blutgefäßen, die zum Gehirn führen, der Supergau ein. Es kann sein, dass ein Blutgefäß verstopft oder sogar platzt. Die Folge: Die Versorgung bricht zusammen. Die Partien des Gehirns, die ohne Blutversorgung sind, arbeiten nur noch eingeschränkt weiter oder sterben sogar ab. Das ist der Grund, warum es bei vielen Schlaganfallpatienten auch zu Sprachstörungen kommt oder sie bestimmte Teile ihres Körpers nicht mehr bewegen können. Die Risikofaktoren, die die Wahrscheinlichkeit eines Schlaganfalls erhöhen, sind genau dieselben wie bei Arterienerkrankungen generell: hoher Blutdruck, Diabetes, Entzündungen in den Arterien, fettreiche Nahrung. Gesättigte und gehärtete Fette sind Gift, gesundheitsfördernde Fette wie aus Olivenöl, Nüssen, Fischöl und Avocados ein Segen. Achten Sie also auf den niedrigen „hilfreichen" HDL-Cholesterinwert und tun Sie was, wenn ein hoher „lebensgefährlicher" LDL-Cholesterinwert bei Ihnen festgestellt wird. Fatal wird es, wenn alles zusammenkommt: zu wenig Bewegung, Rauchen und Übergewicht.

Genauso wie ein Sturm die Strom- und Wasserversorgung Ihres Hauses von der allgemeinen Versorgung abschneiden kann, werden bei einem Schlaganfall Leitungen gekappt. Die Folgen eines Schlaganfalls können wie bei einem Sturm je nach Ausmaß

Wahr oder falsch? Oma hat Alzheimer.

Ein schlechtes Gedächtnis ist nicht immer gleich ein Zeichen von Alzheimer. Manchmal gibt es einfach kleinere Gefäßproblemchen im Kopf oder es liegen bestimmte neuronale Fehlfunktionen vor. Aber man muss auch solche Erscheinungen ernst nehmen. Wir wollen jetzt mit Ihnen einen kleinen Test machen, um zu prüfen, ob bei Ihnen schon erste Anzeichen von Alzheimer zu entdecken sind. Nein, Spaß beiseite. Wir wollen Ihnen nur einen Test vorstellen, den Sie machen können, damit Sie den Unterschied zwischen allgemeinen Fehlfunktionen des Gedächtnisses und Alzheimer erkennen. Oder fragen Sie doch mal Ihre Großeltern. Bitten Sie sie, sich eine siebenstellige Telefonnummer zu merken. Menschen mit neuronalen Problemen – egal welcher Art – kommen ins Schwitzen, wenn sie sich die Nummer auf Anhieb merken sollen. Natürlich auch ein Alzheimerkranker. In beiden Fällen werden die Testpersonen nach fünf Minuten keine oder höchstens vier Ziffern nennen können. Der eigentliche Test setzt aber erst jetzt ein: Bieten Sie danach beiden drei siebenstellige Telefonnummern an, darunter auch die erste, die schon bekannt ist. Der Alzheimerkranke wird die Nummer in keinem Fall wieder erkennen, derjenige aber, der nur unter einer altersbedingten Vergesslichkeit leidet, sehr wohl.

sehr unterschiedlich ausfallen. Eine transitorische ischämische Attacke (TIA) zum Beispiel ist „nur" ein Minischlaganfall, bei dem die Arterien lediglich für kurze Zeit blockiert werden. So eine TIA ist aber eine Warnung. Sie kündigt in vielen Fällen den richtigen Schlaganfall im Vorfeld an. So ein leichter Schlaganfall lässt sich zwar meist gut behandeln, jedoch können auch viele kleine Schlaganfälle schwere Langzeitfolgen nach sich ziehen. Eine Langzeitfolge heißt zum Beispiel Demenz. Die Chance zur Regeneration nach einem Schlaganfall hängt immer davon ab, wie stark die Gehirnverletzungen sind, die sich infolge der Durchblutungsunterversorgung eingestellt haben. Deshalb ist schnelles Handeln nach einem Schlaganfall das oberste Gebot. Jeder weiß, dass man bei Brustschmerzen so schnell wie möglich ins Krankenhaus muss. Dasselbe trifft auch bei den Anzeichen für einen Schlaganfall zu: Wenn Lähmungserscheinungen auftreten oder wenn Sie Sprachstörungen haben, dürfen Sie keine Zeit verlieren. Jede Minute zählt jetzt. Der größte Unterschied zwischen gekappten Leitungen nach einem Sturm und der unterbrochenen Versorgung nach einem Schlaganfall besteht darin, dass Sie Vorsichtsmaßnahmen treffen, die bis zu einem gewissen Grade wirksam sind.

Vergessen Sie auch alles?

Im Alter haben wir alle mit Vergesslichkeit zu kämpfen. Möglicherweise entfallen Ihnen sogar richtig wichtige Sachen. Aber oft sind es die kleinen Dinge des Alltags, die vergessen werden. Zum Beispiel die Namen von Freunden, Geburtstage, der Name Ihrer Lieblingsband („Die kennst du auch, die Jungs mit der komischen Frisur, die aus England ..."). Wie gesagt, bis zu einem bestimmten Grad ist es vollkommen normal, dass Ihnen das passiert. Aber wir werden im Laufe des Kapitels noch erklären, warum wir das bei Ihnen nicht einfach hinnehmen wollen. Denn: Präventive Maßnahmen sind dazu da, ergriffen zu werden. Übrigens, die Band heißt „The Beatles". Als kleine Übung merken Sie sich doch erst mal Folgendes:

★ Gefäßprobleme. Sie treten auf, wenn das Gehirn nur unzureichend mit Blut versorgt wird. Eine solche mangelhafte Blutzufuhr kann zu leichten Schlaganfällen führen und die Gedächtnisleistung beeinträchtigen.

★ Alzheimer. Bei Alzheimer gerät das Nervensystem vollkommen durcheinander. Im Kopf stimmt gar nichts mehr und die Krankheit schreitet kontinuierlich fort.

★ Neuronenschwund. Viele Gedächtnisprobleme, die im Alter entstehen, kommen dadurch zustande, dass wir über weniger Neuronen verfügen können oder die Neuronen nur noch eingeschränkt funktionieren. Auch das bedeutet geistige Einschränkungen. Die Vergesslichkeit gehört dazu.

★ Traumata: Durch einen Verkehrsunfall oder auch durch Sportarten, die eine gewisse Verletzungsgefahr mit sich bringen, wie etwa Boxen, kann Ihr Erinnerungsvermögen leiden. Gerade wenn es zu wiederholten Verletzungen des Kopfes kommt. Jeder heftige Schlag auf Ihren Schädel – egal aus welchem Grund – drückt auch Ihr Gehirn zusammen. Das führt nicht nur zu blauen Flecken und Wunden, sondern auch zu inneren Verletzungen wie einer Gehirnerschütterung oder auch zu Folgen, die Sie so schnell nicht mehr loswerden. Das Erinnerungsvermögen, die Gehirntätigkeit, setzt für Bruchteile von Sekunden aus, es entstehen möglicherweise winzige Blutgerinnsel, die bestimmte Bereiche Ihres Gehirns nachhaltig schädigen.

Auch wenn von außen alles noch heil aussieht, heißt das gar nichts. Der äußere Eindruck kann täuschen.

Wahrheit oder Mythos Nr. 3

Was wie ein kleines Hirntrauma wirkt, kann durchaus etwas Schwerwiegendes sein, weil es das Erinnerungsvermögen nachhaltig beeinträchtigt. Gewöhnlich denken wir bei Gehirntrauma an die Menschen, die durch ein einschneidendes schreckliches Ereignis, einen Unfall oder eine Gewalttat bei einem Verbrechen, ihr Erinnerungsvermögen vollkommen verloren haben. Aber es gibt viele Ausprägungen. Es muss nicht gleich der Totalverlust sein. Die Abstufungen dazwischen sind auch schlimm, weil sie schleichend wirken und oft lange Zeit unbemerkt bleiben. Machen Sie sich einmal klar, dass Ihr Gehirn in einer Flüssigkeit schwimmt. Sobald Ihr Kopf bei einem Aufprall plötzlich aufschlägt (zum Beispiel indem er bei einem Unfall auf das Lenkrad aufknallt), kann die äußere Schicht des Gehirns, die Ihre Nerven und Gehirnwindungen schützt, verletzt werden. Ein stärkerer Ruck reicht schon aus, um die Gehirnmasse in Bewegung zu bringen. Der heftige Kontakt mit dem Schädel tut dann sein Übriges. Solch kleinste Verletzungen der Nervenbahnen können dafür verantwortlich sein, dass Ihr Gehirn danach nicht mehr so gut funktioniert wie vorher. Sie vergessen ab jetzt einfach noch ein paar Kleinigkeiten mehr, den zweiten Vornamen Ihrer Verlobten oder den Anfang von einem Gedicht, das Sie schon oft zum Besten gegeben haben. Wiederholte geringfügige Traumata – egal wie harmlos sie auch zum Zeitpunkt des Ereignisses wirken – können sich zu schlimmen Folgen summieren. Auf diese Weise ist es möglich, dass Sie erst 20 bis 40 Jahre später ernsthafte Gedächtnisprobleme bekommen, ohne dass Sie vorher etwas von einer Verschlechterung bemerkt haben.

Die Wissenschaft kann viele Fragen in Bezug auf die Gehirnfunktion noch nicht beantworten; man weiß noch nicht genau, was passiert, wenn die Gedächtnisleistung nachlässt. Natürlich ist klar, dass es Veränderungen der chemischen Prozesse, die im Gehirn ablaufen, sein müssen. Sie sind schuld daran, dass die Gehirnfunktionen nicht mehr optimal ablaufen, wir weniger behalten und nicht mehr alle Informationen verarbeiten können. Viele Menschen gehen davon aus, dass die Gedächtnisleistung ungefähr in dem Alter schlechter wird, in dem sie den Rentenbescheid in Händen halten, aber bei den meisten fängt der Abbau schon viel früher an – so mit Mitte 20 etwa. In den Dreißigern lassen sich schon ein paar Indizien für die Verschlechterung der Situation ausmachen – aber kaum jemand schert sich darum. Über 40 muss man dann aber wirklich der Wahrheit ins Gesicht sehen und sich seine Schwächen eingestehen. Was ist passiert? Ganz einfach: Sie werden älter und alles geht immer langsamer. Das ist ein ganz natürlicher Prozess, der erwiesenermaßen bei Mäusen, Ratten, Primaten und auch Menschen abläuft. Besonders im Kurzzeitgedächtnis macht sich der Niedergang bemerkbar. Informationen können einfach nicht mehr so gut gespeichert werden. Der Name, den Sie gerade gehört haben, fällt Ihnen fünf Minuten später nicht mehr ein. Eine Theorie sieht als Verursacher für dieses Phänomen ein Gift, das die Oberfläche von den gesunden Fetten annagt, die Ihre Nerven schützen. Andere sprechen davon, dass das schlechte Cholesterin diese Gifte erst entstehen lässt. Aber auch viele weitere Faktoren – Stress, Schilddrüsenfehlfunktionen, Diabetes, Ängste, Depressionen und Traumata aller Art – kommen als Übeltäter in Frage. Sie alle spielen ihre Rolle in diesem Spielchen, das fast immer schlecht ausgeht. Aber trotzdem: Sie können etwas tun, um auf die Bremse zu treten und diesen Prozess zu verlangsamen (vgl. Sie dazu die Tipps der Werdjünger-alt-Strategie).

Alzheimer ist aber eine ganz andere Kategorie. Natürlich fängt Alzheimer auch mit Vergesslichkeit an. Dann kann man sich gerade einfach nicht erinnern, wie man nach Hause kommt, obwohl man den Weg genommen hat, den man kennt und schon oft gegangen ist. Das Kurzzeitgedächtnis muss zuerst dran glauben. Das äußert sich beispielsweise so, dass Sie sich innerhalb von 15-Minuten-Redezeit mehrmals wiederholen, Dinge erneut erwähnen, die schon gesagt wurden. Später werden Verabredungen vergessen oder entscheidende Sachen einfach nicht erledigt, obwohl sie für einen wichtig sind. Letztlich endet alles in vollkommener Desorientierung und Verwirrung beherrscht das Geschehen. Erstaunlicherweise kann sich der Alzheimerpatient aber noch genau an Zusammenhänge aus früheren Zeiten erinnern. Das Langzeitgedächtnis wird nämlich erst zu einem verhältnismäßig späten Zeitpunkt in Mitleidenschaft gezogen.

In Wirklichkeit ist es mit dem nachlassenden Gedächtnis wie mit einer Gemüsesuppe. In Ihrem Kopf befinden sich tatsächlich viele Dinge – ein paar neuronale Verschaltungen, ein bisschen Nervengewirr, ein paar Gefäße. Das und noch viel mehr ist für das Speichern und das Abrufen von Informationen verantwortlich. Darauf können wir alle zurückgreifen – mehr oder weniger erfolgreich. Und ein paar Probleme werden wir alle beim Älterwerden mit unserem Kopf haben. Die Anzahl der Gehirnzellen nimmt schließlich ab, die neuronale Regeneration findet nicht mehr ganz so effizient statt. Lauter Vorgänge, die wichtig sind, um die Gedächtnisleistung zu erhalten. Ob die auch bei Alzheimer eine große Rolle spielen, lässt sich nicht mit Bestimmtheit sagen. Das Erinnerungsvermögen hat aber ganz sicher mit den Blockaden zu tun, die gerade in den kleinen Blutgefäßen schnell entstehen. Wieder einmal liegt also der Schlüssel zur Gesundheit darin, dafür zu sorgen, dass das Blut die Arterien reibungslos durchströmen kann.

Das Gehirn ist ein komplexes Gebilde und es gibt kein Patentrezept gegen Gedächtnisverlust, deshalb sollten Sie die Sache so angehen, wie wir es im Folgenden beschreiben. Die Wissenschaftler können mittlerweile etliche Faktoren aufzählen, die mit großer

Wahr oder falsch? Jede Maßnahme gegen Vergesslichkeit ist sinnlos.

Vielleicht stellen Sie sich vor, dass das Nachlassen Ihrer Gedächtnisleistung mit einem zerfetzten Verbindungskabel irgendwo in Ihrem Kopf zu tun hat – eine Reparatur ist da nicht mehr möglich, es bleibt nur noch, das ganze Kabel auszutauschen. Es gibt jedoch Möglichkeiten, die Verbindung wiederherzustellen, und zwar ganz ohne Materialersatz. Zum einen mit den Maßnahmen der Werd-jünger-alt-Strategie, zum anderen mit bestimmten Stoffen, wie etwa Amphetaminen, mit denen man zum Ziel kommen kann. Stellen Sie sich vor, in einem elektrischen System ist ein Kabel verschmort: Sobald Sie alles ausgeschaltet und alle Funktionen überprüft haben, wissen Sie, woran es liegt. Sie können Ihre gesamte Energie darauf verwenden, an der richtigen Stelle das Richtige zu tun. Vertrauen Sie also ganz unseren Ratschlägen und folgen Sie unseren Tipps, mit denen Sie die verschmorten Stellen Ihres Gehirns wieder funktionsfähig machen können. Auch beim Fahrrad- oder Motorradfahren einen Helm zu tragen hilft schon ungemein. Oder lassen Sie das doch einfach mit den gefährlicheren Sportarten, wenn es Ihnen mit Helm nicht cool genug aussieht.

Wahrscheinlichkeit Einfluss auf die Gehirnfunktionen haben. Selbst wenn Sie nur den Namen des Nachbarhundes immer vergessen, gibt es eine Menge Möglichkeiten, gegenzusteuern. Mal sind die Fortschritte und Mittel der Medizin hilfreich, mal kommt es auf Sie an.

Fehlfunktionen, die sich aus Veränderungen bei den chemischen Prozessen ergeben

Sucht ist hier an erster Stelle zu nennen. Das heißt, wir werden abhängig von bestimmten Substanzen, die die Produktion bestimmter Chemikalien in unserem Gehirn fördern oder vermindern. Stoffe wie Nikotin setzen die Herstellung der Dopamine in Gang. Sie sind für die Glücksgefühle zuständig. So verlangt der Körper immer mehr davon. Dadurch gewöhnen wir uns ein bestimmtes Verhalten an. Wir rauchen im Grunde, um mehr Dopamine zu produzieren. Nicht alle Süchte haben mit dem Dopamin zu tun, aber anhand dieses Beispiels wird deutlich, dass auch Stoffe wie Kohlenhydrate eine gewisse Sucht entstehen lassen können. Alles, was glücklich macht, ist gut für den Körper. Eine einfache Folgerung. Er will mehr davon. Und noch mehr. Schlafmangel senkt die Ausschüttung dieser Wohlfühlstoffe (und ebenso der Hormone). Wenn man nicht genug schläft, kann das ein Grund dafür sein, dass man abhängig von den Kohlenhydraten und Einfachzuckern wird, ebenso wie von den schlechten Fetten.

Nikotin hat eine hohe toxische Kraft – besonders weil es Auswirkungen auf den gesamten Körper und seine Abläufe hat. Die Sucht besteht hier also nicht nur in einer psychischen Abhängigkeit, sondern durchaus auch in einer körperlichen. Es ist also anders, als man lange Zeit annahm. Der Körper macht bei einer Minderversorgung sofort dem Kopf klar, dass er Nachschub braucht, um den Entzugserscheinungen zu begegnen. Die sind nicht mit denen von Alkoholikern zu vergleichen. Es gibt sie aber durchaus. Glücksbotenstoffe ans Gehirn senden, das ist die vorrangige Aufgabe der Suchtmittel. Dadurch fühlt man sich entspannter und wohler. Mit der Zeit reicht aber eine kleine Dosis nicht mehr, um das Gehirn anzuregen, es braucht immer mehr davon. Mit dem Alkohol ist es in dieser Beziehung ganz ähnlich, aber mit noch viel, viel schlimmeren Folgen. Exzessiver Alkoholgenuss führt zum körperlichen und seelischen Zusammenbruch, inklusive Angstzuständen und Depressionen.

All die genannten chemischen Botenstoffe kontrollieren die Vorgänge in bestimmten Hirnsektionen. Einige sorgen für glückliche Momente, andere ziehen Sie runter. Manche bringen Sie dazu, die Speisekarte in alphabetischer Reihenfolge einmal rauf und runter zu essen. Natürlich sind es chemische Reaktionen, die im Kopf ablaufen, aber das heißt nicht, dass Sie keinerlei Einfluss darauf nehmen könnten – das ist nämlich möglich: Durch das, was Sie essen, durch die Art, wie Sie denken und in welcher Weise Sie handeln.

Wahrheit oder Mythos Nr. 4

Dies führt uns zu einem Problem, das auch mit chemischen Vorgängen zu tun hat, der Depression. Hier gilt die einfache Medizinerweisheit: Wenn dein Bein gebrochen ist, kannst du nicht laufen. Sosehr du dich auch anstrengen magst. Mit reiner Willenskraft ist das nicht zu bewerkstelligen. So was passiert manchmal. Eine Funktion fällt aus und schon kann man seine Aufgaben nicht mehr oder nur noch eingeschränkt erledigen. Es mag vielleicht für manche seltsam klingen, aber mit einer Depression verhält es sich nicht viel anders. Depressive funktionieren nur eingeschränkt – und zwar weil chemische Reaktionen in ihrem Kopf nicht richtig ablaufen. Das führt dazu, dass sie ihren Alltag nicht so bewältigen können, wie sie eigentlich wollen. Egal wie sehr sie versuchen, wieder aus dem Tief zu krabbeln, sie kommen einfach nicht hoch. Aktivität ist ihnen unmöglich.

Mittlerweile ist die Depression in der Gesellschaft genauso wie jedes körperliche Gebrechen anerkannt. In Deutschland nehmen mehr als acht Millionen Menschen Medikamente gegen Depressionen. Die Weltgesundheitsorganisation führt Depression als häufigste Krankheit weltweit auf. Natürlich gibt es sehr viele verschiedene Ausprägungen von Depressionen – angefangen von der Frühjahrsniedergeschlagenheit, die durch einen Mangel an Sonnenlicht während des langen Winters ausgelöst wird, bis hin zur reaktiven Depression, die durch den Schock aufgrund einer schweren Krankheit oder eines harten Schicksalsschlags ausgelöst wird. Egal um welche Form es nun konkret geht, die Depression hat immer mit Gefühlen von Traurig- oder Sinnlosigkeit sowie Desinteresse an seiner Umgebung und dem täglichen Leben zu tun.

Es gibt milde und schwere Formen. Eine „echte“ Depression, also eine Depression im eigentlichen Sinne, ist daran zu erkennen, dass sie über eine längere Zeit anhält und es nicht möglich ist, dem Betroffenen durch Zuspruch und Unterstützung aus dieser Situation herauszuhelfen. Was die körperlichen Vorgänge angeht, so darf man davon ausgehen, dass sie durch ein Ungleichgewicht der chemischen Prozesse im Gehirn entstehen. Sind also bestimmte Stoffe im Übermaß vorhanden oder besteht ein Mangel daran, werden sofort Signale an das Nervensystem und das Gehirn gesandt. Die Menschen, die unter Depressionen leiden, haben generell einen zu niedrigen Serotoninspiegel. Serotonin ist ein wichtiger Glücksbotenstoff. Besonders die Nervenbahnen haben Schwierigkeiten, sich damit zu versorgen. Einerseits kann man Medikamente einnehmen, um den Serotoninspiegel anzuheben; sie drängen die Produktion entsprechender Neurotransmitter zurück oder stoppen sie sogar ganz (vgl. Abbildung 3.2). Andererseits kann man aber auch mit ganz natürlichen Methoden gute Erfolge erzielen. Jedoch nur in leichten Fällen oder als Ergänzung zur medikamentösen Behandlung. An dieser Stelle sind die bewährten Entspannungstechniken genauso zu nennen wie die so genannten Happy-Foods, zu denen Putenfleisch und selbstverständlich Schokolade, mit mehr als 70 Prozent Kakaoanteil, gehören. Schokolade hilft entscheidend dabei, Dopamine freizusetzen. Diesen Glücksbotenstoff müssen Sie sich unbedingt merken. Aus diesem Grund sind manche Leute ganz wild auf Schokolade. Haben Sie auch schon mal Heißhunger darauf? Auch eine Sucht! Nicht ganz mit Alkohol zu vergleichen, aber wenn Sie merken, dass Sie mehr davon essen, als Ihnen gut tut, ist die positive Wirkung zunichte.

Depressionen können einen natürlich in jedem Alter treffen, aber in jedem Fall wird diese Krankheit Sie so mitnehmen, dass Sie sich alt fühlen, nur noch verlangsamt agieren können und vielleicht auch älter aussehen. Nachgewiesenermaßen geht jede Depression mit einer Beschleunigung der kardiovaskulären Alterung einher. Eine amerikanische Studie zeigte das auf. Frauen und Männer, die Herzprobleme hatten und gleichzeitig unter Depressionen litten, wiesen eine um 69 Prozent höhere Sterberate als die Vergleichsgruppe auf, das heißt als Herzpatienten, bei denen keine Depression vorlag. Eine andere Studie zeigte, dass depressive Frauen eine weniger hohe Knochendichte aufwiesen als gesunde Frauen. Wahrscheinlich ist der stets erhöhte Kortisolspiegel, der durch Stress verursacht wird, schuld daran. Das Hormon Kortisol kann leicht im Blut nachgewiesen werden. Depressionen erzeugen im Laufe der Zeit eine Lebenseinstellung, die die vorzeitige Alterung begünstigt. Bestimmte Verhaltensweisen fallen Depressiven sehr schwer oder sind ihnen sogar unmöglich. Sie sind weniger gewillt, sich gesund zu ernähren, sich regelmäßig zu bewegen oder andere Verhaltensmaßregeln zu beachten, die für ihre Gesundheit von Vorteil sind.

Psychische Krankheiten – egal ob durch körperliche Vorgänge oder durch persönliche Erfahrungen ausgelöst – sind mehr als eine Störung der chemischen Körperabläufe. Auch die Psychohygiene spielt eine große Rolle. Aufnahmen vom Gehirn zeigen, dass die Depression in den Hirnsektionen festzumachen ist, die für die Emotionalität, die Gefühlswelt, verantwortlich sind. Die Forscher ebenso wie die Ärzte stellen sich immer wieder die Frage, wie viel an einer Depression durch Störungen im Stoffwechsel und wie viel durch psychische Faktoren bedingt ist. Viele Ärzte sagen: „Jeweils 100 Prozent!" Darin liegt das Problem. Die Depression ist eine Krankheit mit vielen Ursachen (multifaktoriell), die viele verschiedene Bereiche des Gehirns betreffen.

Fehlfunktionen, die in der Persönlichkeit begründet liegen

Ein kurzer Blick auf Leute wie Joan Rivers oder Eminem vermittelt uns einen guten Eindruck von der Schönheit des menschlichen Charakters. Wir sind alle schon ein bisschen seltsam, wir, die Spezies „Mensch". Denn es gibt uns in allen Ausführungen: den vollkommen entspannten Surfer von nebenan, das kleine Genie oder den Gehirnjongleur, die nörgelnde Schwiegermutter, den rastlosen Manager, den Witzbold, der sich aus Verzweiflung immer selbst auf die Schippe nimmt. Und wissen Sie was? Sie kommen auf dieser Liste auch irgendwo vor. Und das ist auch gut so. Die Welt wäre reichlich langweilig, hätten wir nicht alle ganz unterschiedliche Persönlichkeiten.

Natürlich halten wir sehr viel von der Vielfalt. Aber man muss doch zwischen gesundem und ungesundem Verhalten unterscheiden. Wenn sich Ihr Verhalten gegen Ihre innere Harmonie richtet, sie stört, wenn Sie dadurch mit sich und mit anderen Schwierigkeiten bekommen, haben Sie ein seelisches Problem. Sie sollten Ihr Haus stets sauber halten. Die Becken in Bad und Küche so oft zu putzen, dass Ihre Kinder sich anmelden müssen, wenn sie sie auch mal benutzen wollen, ist allerdings übertrieben. Beim Autofahren größte Vorsicht walten zu lassen ist ohne Zweifel sinnvoll. Aber jedes Mal mit quälenden Ängsten in ein Auto einzusteigen, weil man glaubt, gleich würde man in einen Un-

Wahr oder falsch? Krafttraining hilft auch dem Kopf.

Machen Sie einen Selbstversuch: Stellen Sie sich auf ein Bein und schließen Sie Ihre Augen. Je länger Sie so stehen bleiben können, ohne zu schwanken, desto jünger ist Ihr Gehirn (15 Sekunden sind schon eine prima Leistung, wenn Sie 45 oder älter sind). Die Balance halten zu können ist nur ein Hinweis auf die Leistungsfähigkeit Ihres Gehirns. Um Ihren Gleichgewichtssinn zu trainieren, sollten Sie die Hanteln aus dem Keller holen. Ein Thera-Band tut's aber auch. Damit lässt sich Ihr Gleichgewichtsgefühl innerhalb kurzer Zeit verbessern. Kraftmaschinen sind dafür nicht so geeignet. Entscheidend ist, dass Sie zum Ausbalancieren gezwungen werden, wenn Sie die Gewichte anheben und halten.

fall verwickelt, oder aus Angst überhaupt nicht mehr das Haus zu verlassen – das ist krankhaftes Verhalten. Sind Sie nur eigenwillig und pflegen Ihre schrulligen, liebenswerten Eigenheiten? Oder stehen Ihnen Ihre Verhaltensweisen im Weg, müssen Sie sich zwanghaft in einer bestimmten Weise verhalten, obwohl Sie darunter leiden? Sie und Ihre Mitmenschen?

Manche meinen doch tatsächlich, dass man seine Persönlichkeit ändern kann, so wie man einen Schalter aus- oder einschaltet. Dabei ist es sehr schwer, sich zu verändern. Wir wissen heute, dass unsere Gehirne wie kleine Kinder sind – manchmal machen sie einfach, was sie wollen, egal was man ihnen sagt. Ängste können zum Beispiel als Reaktion auf sehr stressige Situationen entstehen. Sie äußern sich in Anspannungs-, Druck- oder Bedrohungsgefühlen. Sie können sich moderat zeigen oder so extrem, dass es zu Panikattacken kommt. Alkohol, Koffein und Substanzen in bestimmten Medikamenten fördern diese Zustände noch. Die Angst vor Unreinheiten oder Krankheitserregern etwa kann sich so steigern, dass der Betroffene sich bis zu vierzigmal täglich die Hände wäscht. Gut, um die Bazillen im Zaum zu halten, aber schlecht fürs Zeitmanagement. Es ist allerdings schon viel gewonnen, wenn man um seine Zwänge weiß, dann kann man auch etwas dagegen unternehmen. Es gibt Hilfe. Man kann die Kontrolle wieder erlangen. Es ist wie bei einer Mauer, deren Putz abzublättern beginnt. Es ist nicht wie bei einem Brand, der Ihr Haus bis auf die Grundmauern zerstört.

Ihr Gehirn: die Werd-jünger-alt-Strategie

Wenn Sie regelmäßig Sport treiben, können Sie sehen, wie Ihr Bauch flacher wird. Sobald Sie damit aufhören, frittierte Tintenfischringe zu verspeisen, können Sie förmlich zusehen, wie das schlechte LDL sinkt. Sobald Sie das Rauchen sein lassen, werden Sie merken, wie Ihre Lunge wieder frei wird und sich die Schleimbildung reduziert. Der typische Raucherhusten hört auf. Das heißt: Jede Verhaltensänderung zieht auch eine Veränderung in Ihrem Körper nach sich – zum Vorteil für Ihre Gesundheit. Es ist gar nicht nötig, dass Sie durchs Fitnesscenter stolzieren, vor jedem posieren und Ihre Muskeln spielen lassen. Auch nicht Ihre Hirnwindungen: „He, dein präfrontaler Kortex ist phänomenal, du bist ein echt cooler Typ!" Wer braucht solche Sätze schon? Aber das heißt noch lange nicht, dass Sie das Organ, das Sie befähigt, alle guten Vorsätze auch auszuführen, vollkommen vernachlässigen sollten. Tun Sie alles, damit Ihr Gehirn zu einem stabileren Haus wird, das Ihnen viel bieten kann – jetzt und auch in Zukunft.

Maßnahme 1: Sorgen Sie für freie Leitungen

Um Störungen in den lebenswichtigen Adern zu vermeiden – besonders dort, wo leicht Hirnschläge ausgelöst werden können –, nehmen Sie täglich zweimal 100 mg Acetylsalicylsäure (ASS), die sind zum Beispiel in zwei Aspirin Protect enthalten. Fangen Sie damit an, wenn Sie die 40 erreicht haben, damit in Ihren Arterien keine Entzündungen entstehen und es nicht zu Verklumpungen kommt. Das Blut und der Sauerstoff müssen ungehindert in den Kopf fließen können. ASS regt den Körper auch dazu an, mehr Blutgefäße zu bilden, so dass sich im Falle von Verklumpungen gleich Alternativstrecken bilden, um die Gefahrenstelle zu umgehen. Aktuelle Studien zeigen, dass die regelmäßige Einnahme von ASS hilft, Schlaganfälle zu vermeiden. Die kontinuierliche Gabe von Aspirin (oder anderen nicht-steroidalen, entzündungshemmenden Medikamenten wie zum Beispiel Ibuprofen) redu-

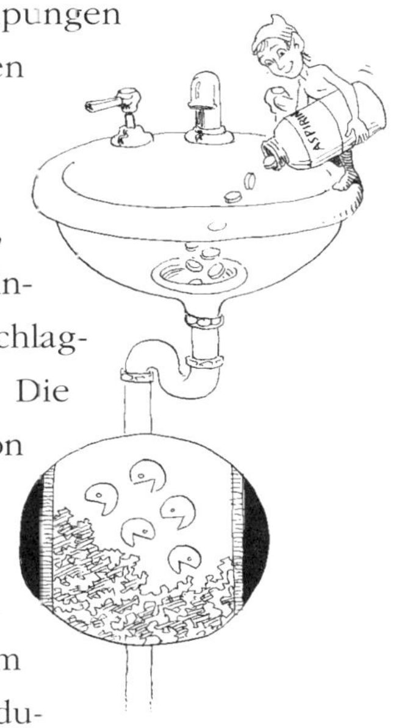

ziert die Wahrscheinlichkeit von Demenz und Alzheimer. Der Grund: Die Arterien funktionieren störungsfrei. Nehmen Sie aber niemals gleichzeitig Ibuprofen und ASS ein. Nie zwei verschiedene Mittel an einem Tag. Die Folge: Das nicht-steroidale, entzündungshemmende Mittel braucht viel Platz in den Blutgefäßen und die Acetylsalicylsäure kann dann nicht wirken. Beide schließen sich in ihrer Wirkung gegenseitig aus. Der Effekt ist gleich null. 100 mg ASS pro Tag bewirken auf Dauer, dass Sie als 55-Jähriger biologisch um 2,3 Jahre jünger sind. Erreichen Sie die 70, können Sie sogar 2,9 Jahre auf Ihrem Real-Age-Konto streichen.

Maßnahme 2: Lassen Sie Ihre Gehirnmuskeln spielen

Egal um welchen Teil des Körpers es hier geht, alle folgen demselben Mantra: Benutz ihn oder du verlierst ihn. Wenn Sie Ihre Muskeln immer schön in Ruhe lassen, wird nichts anderes als Kartoffelbrei daraus. Wenn Sie Ihr Herz nicht fordern, schadet das auch Ihren Arterien. Sie verstopfen schlimmer als das Abflussrohr, nachdem Sie einen Topf Frittierfett hineingegossen haben. Jeder Urologe wird Ihnen denselben Rat geben, sollten Sie ihn wegen Erektionsproblemen aufsuchen. Wenn Sie wollen, dass ein Bleistift ordentlich schreibt, sollten Sie in jedem Fall zum Spitzer greifen. Nicht anders geht es bei Ihrem Gehirn: Sie müssen mit derselben Regelmäßigkeit Ihren Kopf trainieren wie Sie auch sonst Übungen machen, die Ihre Gesundheit fördern. Wenn Ihre Gefühlswelt in Ordnung ist und Sie mental fit sind, dann sind das die besten Voraussetzungen, um Ihr Gedächtnis jung zu halten.

Schalten Sie niemals den Autopiloten für Ihr Leben an – das heißt nichts als jeden Tag dieselbe Suppe, Routine und Alltagstrott. Suchen Sie sich Herausforderungen. Sie sind das beste Gehirnstretching. So verhindern Sie, dass Ihre Gehirnleistung schrumpft. Die klassische Methode: Lernen Sie etwas Neues. Egal ob Sie Spanisch büffeln, Salsarhythmen trommeln oder einen Oldtimer reparieren und in neuem Glanz erstrahlen lassen. Wichtig ist, dass Sie immer wieder alle Teile des Gehirns in Bewegung versetzen. Besonders die Bereiche, die Sie sonst nicht benutzen. Wie beim Muskeltraining auch entwickelt sich Ihr Gehirn, wenn Sie es ordentlich fordern.

Eine andere Möglichkeit, Ihre Gehirnleistung zu verbessern, besteht in der Regel: „Immer so nah wie möglich an die Grenzen heran und wenn möglich, alle Potenziale ausschöpfen." In einer groß angelegten Studie konnten Forscher beweisen, dass man seine

Grenzen systematisch erweitern kann. Dadurch wird die Bildung von Nervenzellen und Dendriten (das sind die Teile der Neuronen, die die Informationen von den Neurotransmittern weitertragen) gefördert. In dieser hielt man mittels Computer fest, was im Kopf passiert, wenn zum Beispiel eine Matheaufgabe gelöst wurde. Die Anforderungen an die Testpersonen wurden permanent gesteigert, so dass die Aufnahme- und Verarbeitungsfähigkeitsgrenze eines jeden erreicht wurde. Jetzt konnte man beobachten, wie die Anzahl der Nervenzellen wuchs und auch die Zahl der Dendriten anstieg (exakte Abbildungen des Vorgangs im Gehirn belegten dies). Es war gar nicht entscheidend, dass die Menschen zu einem richtigen Ergebnis kamen. Die Vorteile aus dieser Anstrengung konnten sie in jedem Fall einstreichen. Auch wenn die Probanden noch etwas unter der eigenen Leistungsfähigkeit blieben (80 Prozent der Antworten waren richtig, 20 Prozent falsch), reichte das aus, um die Regeneration bzw. die Neubildung von Gehirnzellen anzuregen. Was bedeutet das nun für Sie? Sie können ruhig an den schwierigsten Rätseln herumknobeln – ob Sie die Lösung finden, ist erst mal egal. Für Ihr Ego und den Spaß an der Freude wäre es natürlich schön, wenn Sie „Heureka!" rufen könnten. Das steigert die Motivation. Genau wie ein Athlet, der hart trainiert, immer besser wird und für den die höchsten Ziele gerade gut genug sind. Gewinnen wollen ist nämlich die halbe Miete.

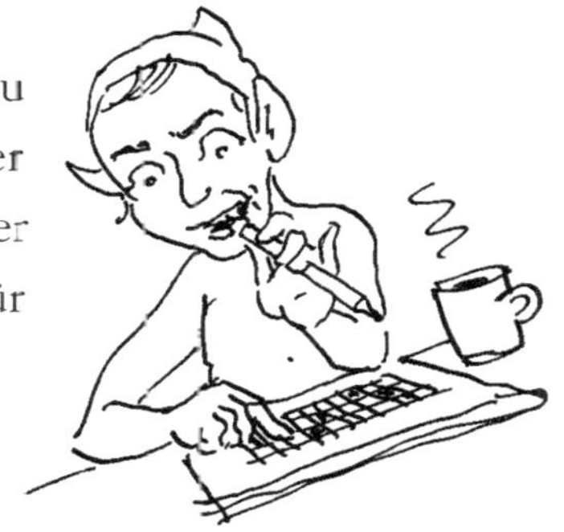

Bildung ist etwas Wertvolles. Ihr Gehirn dankt es Ihnen. Denn je mehr Sie wissen, je mehr Sie Ihre grauen Zellen anstrengen, desto größere Lernkapazitäten eröffnen Sie sich. Man hat zum Beispiel eine Studie mit Nonnen in einem Kloster durchgeführt. Die Wissenschaftler analysierten die Satzstruktur der Schwestern zu dem Zeitpunkt, an dem sie ins Kloster eintraten. Rund 65 Jahre später untersuchten sie ihr Sprachniveau erneut und stellten fest, dass diejenigen, die schon in jungen Jahren komplexere Strukturen verwendeten, auch im Alter die höheren kognitiven Fähigkeiten hatten. Es trat noch eine weitere Besonderheit zutage: Diejenigen, die mit besonders viel Optimismus ihre Zeit im Kloster begonnen hatten, hatten durchweg höhere kognitive Fähigkeiten.

Grundsätzlich: Jeder, der vielfältige Interessen hat, wächst über sich hinaus. Finden Sie etwas, das Ihnen Spaß macht. Sie müssen deshalb nicht in muffigen Bibliotheken ver-

Wahr oder falsch? Sie können noch klüger werden, als Sie sowieso schon sind.

Um Ihnen zu beweisen, wie erfolgreich Sie Ihr Gehirn trainieren können, erzählen wir Ihnen von einer Studie, die man mit Taxifahrern in London gemacht hat. Deren Gehirn hat man vermessen. Warum aber gerade Taxifahrer? Auch wenn Sie denken, das sei kein besonderer Job, und Ihnen dazu nur auf den Zebrastreifen flüchtende Fußgänger einfallen, so ist doch bei dieser Arbeit einiges an Findigkeit gefordert. Sie müssen viel im Kopf behalten, den Stadtplan mit jedem kleinsten Seitenweg, und sie müssen sofort die schnellste Route unter vielen verschiedenen Möglichkeiten parat haben. Von den Einbahnstraßen gar nicht zu reden. Ergebnis der Studie: Die Taxifahrer mit der meisten Erfahrung – und genau die, die sich so klug anstellten, dass sie die meisten Fuhren hatten – forderten laufend ihr Gehirn. Sie wollten in einer immer härter werdenden Wettbewerbssituation überleben. Ihre rechte Gehirnhälfte war durchweg besser ausgeprägt. Sie hatten mehr Gehirnmasse, weil sie ihr Gehirn oft forderten – und zwar jeden Tag mit den unterschiedlichsten Aufträgen.

stauben oder akademische Ehren erwerben, es reicht, wenn Sie sich für die Welt um Sie herum interessieren. Man kann sein Gehirn in jeder Minute des Alltags trainieren. Routine ist tödlich! Vielen Leuten fällt sie gar nicht mehr auf: Kaffee holen, sich an den Schreibtisch setzen, mal bei ebay gucken, noch mehr Kaffee holen, E-Mails beantworten, sich für eine Weile aufs Klo verdrücken, Papierkram erledigen, einen Kunden anrufen, mittagessen gehen, den Chef umgarnen und so weiter und so fort. Tagein, tagaus. Natürlich weiß nur Ihr Chef, was Sie wirklich bei Ihrer Arbeit leisten, aber wir würden Ihnen raten: Halten Sie doch an jedem Tag bewusst mal die Augen auf und prüfen Sie, ob Sie etwas besser machen könnten. Immer nur dasselbe – damit tun Sie Ihrem Ammonshorn keinen Gefallen (das ist der Bereich im Kopf, der für das Erinnerungsvermögen und die Speicherung von Informationen zuständig ist). Bleiben Sie auch im Kopf aktiv, unterbrechen Sie regelmäßig Ihre Routine. Fangen Sie damit an, morgen einen neuen potenziellen Kunden anzurufen, oder schreiben Sie Ihr Protokoll zu Beginn Ihrer Arbeitszeit, nämlich dann, wenn Sie noch frisch sind. Machen Sie das, was Sie immer machen, mal anders.

An dieser Stelle möchten wir Ihnen die schönste Form des Gehirnjoggings vorstellen:

das Reisen. Reisen ist gut gegen Stress und gut für den Sex. Aber es stellt auch intellektuelle Anforderungen an Sie. Wie? Kartenlesen zum Beispiel. Ob Sie fahren, gehen oder die U-Bahn nehmen, Sie müssen sich auf einer Karte orientieren. Sie müssen sich eine neue Stadt erobern. Dabei sind alle Bereiche Ihres Gehirns gefordert, und zwar gleichzeitig. Sie müssen sich visuell und räumlich orientieren und müssen die Information verbal umsetzen, wenn Sie dem Fahrer Anweisungen geben wollen. „Schatz, nun fahr doch endlich links." Sie müssen während der Fahrt Ihre Entscheidungen schnell treffen und Ihre Schlüsse ziehen. Außerdem wird auch noch das Langzeitgedächtnis angesprochen. Sie wollen ja schließlich behalten, was Sie gerade besichtigt haben. Sie haben sich verlaufen. Umso besser! Um herauszufinden, wie Sie wieder auf den rechten Weg finden, müssen alle Gehirnzellen eingesetzt werden. Natürlich bringt das auch Probleme mit sich. Sie sind in Rom aus Zufall in eine abgelegene Gasse geraten und entdecken ein sagenhaftes Antiquitätengeschäft mit den herrlichsten Dingen. Sie haben Glück, Sie sind nur Tourist, für einen Soldaten, der sich während eines Gefechts verirrt, kann dieser Fehler tödliche Konsequenzen haben.

Alles läuft also auf den einzig richtigen Rat hinaus: Lernen Sie ohne Unterlass! Es hilft in jeder Beziehung. Leute, die gebildet sind und ihre Antennen dauernd auf Empfang gestellt haben, tun das Beste für ihr Gehirn. Sie bleiben jung im Kopf. Schule ist wertvoll, aber jede Aktivität nutzt auch, die Sie fordert. Zwischen 1,3 und 2,5 Jahre können Sie von Ihrem Real-Age-Konto streichen. Am Ende des Kapitels finden Sie noch zwei Tests, mit denen Sie überprüfen können, was Sie leisten.

Maßnahme 3: gutes Futter für Ihren Kopf

Eine einfache Wahrheit: Was gut für Ihr Herz ist, ist auch gut für Ihren Kopf. Machen Sie keine Fehler -- knusprige Hüllen von Pommes frites verkleben Ihre Leistungen, aber es gibt eine ganze Reihe von Köstlichkeiten, die Ihre Arterien frei halten. Gesättigte Fette zum Beispiel verstopfen die Arterien, die zum Gehirn führen. Sie müssen mit dem erhöhten Risiko leben, einen Schlaganfall zu bekommen. Omega-3-Fettsäuren – besonders die, die in Fisch vorkommen – sind gut für Ihre Hirnfunktion. Sie halten die Arterien sauber. Sie sind auch günstig für die Arbeit der Neurotransmitter und helfen, Depressionen zu verhindern. Das alles ist gut für Ihr Gehirn:

Speisen	Warum?	Empfohlene Menge	Real-Age-Vorteil
Nüsse	Sie enthalten einfach-ungesättigte Fette, die Ihre Arterien frei halten, und dienen auch als Wegbereiter für Serotonin, das Ihre Stimmung aufhellt.	Rund 30 g am Tag sind perfekt. Mehr ist auch in Ordnung, aber seien Sie vorsichtig wegen der enthaltenen Kalorien! 30 g entsprechen in etwa 20 Walnüssen oder 24 Mandeln.	Männer: 3,3 Jahre jünger Frauen: 4,4 Jahre jünger
Fisch (besonders Wildlachs, weißer Fisch, Tilapia, Wels, Flunder, Mahi Mahi)	Enthält Omega-3-Fettsäuren, die die Arterien durchlässig halten.	400 g in der Woche (oder drei Mahlzeiten mit einer faustgroßen Portion)	2,8 Jahre jünger
Sojabohnen	Sie enthalten herz- und arterienschützendes Eiweiß, Ballaststoffe und Fette.	1 Tasse pro Tag	0,4 Jahre jünger
Tomatensaft und Spaghettisauce	Sie enthalten Folate, Lycopene und andere Nährstoffe, die die Arterien jung halten.	240 g Saft pro Tag; 2 Esslöffel Spaghettisauce	mind. 1 Jahr jünger
Olivenöl, Nussöle, Fischöle, Leinsaat, Avocados	Sie enthalten einfach-ungesättigte Fette, die das Herz gesund halten.	25 Prozent der täglichen Kalorien sollten gesunde Fette sein.	3,4 Jahre jünger
Dunkle Schokolade (mind. 70 % Kakaoanteil)	Sie fördert die Abgabe von Dopamin und liefert Flavonoide, die die Arterien jung halten.	30 g pro Tag (um die Milchschokolade zu ersetzen)	1,2 Jahre jünger

Maßnahme 4: weniger Stress

In vielerlei Hinsicht ist Stress gut. Durch Stress funktioniert unser Leben. Er hilft uns, Abgabetermine einzuhalten und rechtzeitig vor dem Löwen wegzulaufen. Im Angesicht des Feindes entscheiden wir uns, ob wir kämpfen (mit hängender Zunge alles fertig stellen) oder weglaufen wollen (vor dem Löwen ausbüxen). Das ist ein Mechanismus, den man „Fight or Flight"-Reflex nennt. Wenn solche Stressoren ein sehr hohes Niveau erreichen, wird Stress gefährlich. Dann wird ein Hormon im Übermaß produziert, das man Kortisol nennt. Sollten Sie permanent unter Strom stehen, ist Ihr Kortisolspiegel zu hoch. Wenn die produzierenden Drüsen so überlastet sind, ist der gefährliche Punkt erreicht.

Wenn wir an Stress denken, fallen uns als Erstes die tägliche Hetze und der Termindruck ein – doch das ist es nicht, was an unserem Hirn nagt. Es ist der große Druck, die Dinge nie in den Griff zu bekommen, oder die große Summe der vielen kleinen Anforderungen, die unsere Kräfte übersteigen. Viele Jahre lang glaubten Wissenschaftler, dass es so etwas wie einen Stresstypen A gibt. Er ist durch ein hohes Maß an Anspannung gekennzeichnet, die sich in stressbe-

Wahr oder falsch? Kaffee ist gut für Ihr Gehirn.

Sie kennen sicher schon all die Studien, die belegen, dass es ungesund ist, sich täglich zwölf Tassen Kaffee reinzuschütten. Das Risiko, an Parkinson zu erkranken, steigt um 40 Prozent, Alzheimer zu bekommen, um 20 Prozent. Warum jetzt von den Vorteilen von Kaffee reden? Wir sind uns nicht ganz sicher, aber wir können mit aller Vorsicht behaupten, dass Koffein auch durchaus günstige Auswirkungen auf den Körper hat. Und zwar insbesondere auf die Neurotransmitter. Der Effekt von Koffein ist hier nachweisbar, egal ob er aus Kaffee, Tee oder Cola stammt – möglichst die Light-Version wählen! Drei bis sechs Monate verringert die kleine Dosis Koffein zwischendurch die Zahl auf Ihrem Real-Age-Konto. Warnung: Koffein kann man nicht für jeden uneingeschränkt empfehlen. Manche Menschen bekommen Herzrasen, Magenprobleme, Angstgefühle oder Migräneattacken davon. Bei Männern, die an einer vergrößerten Prostata leiden, benigne Prostatahypertrophie genannt, kann es den Zustand verschlechtern, weil es zu Spasmen (Krämpfen) in der Urethra, in der Harnröhre, kommen kann.

FAKTEN, FAKTEN, FAKTEN!

Essenzielle Fettsäuren – wie die Omega-3-Fettsäuren im Fisch – können dazu beitragen, die Wochenbettdepressionen zu lindern. Wenn zum Beispiel eine Mutter nicht über genügend essenzielle Fettsäuren verfügt, ist das sehr ungünstig. Das Baby verbraucht schon eine Menge davon und nimmt sie sich über die Muttermilch. Bei der Mutter treten Mangelerscheinungen auf. Untersuchungen haben gezeigt, dass Omega-3-Fettsäuren vorhanden sein müssen, um Stimmungsschwankungen auszugleichen. Isst man viel Fisch, steigt die Laune. Gerade bei einer Wochenbettdepression ist das wichtig!

dingten Krankheiten äußert. Aber Ihr Gehirn altert nicht übermäßig schnell, weil Sie sich zu viele Aufgaben zumuten. Weil Sie hart arbeiten und sich hohe Ziele gesteckt haben. Auch einmal auftretende Stressoren wie eine Reifenpanne mitten in der Nacht oder eine zu enge Parklücke sind nicht der Punkt. Das sind alles zu bewältigende Sachen (wir nennen sie ZBS). Krank machender Stress resultiert aus hoher Dauerbelastung – die muss für andere nicht immer so gravierend erscheinen, wie Sie sie empfinden. Darunter fällt die wichtige Stresskategorie „Nervende unerledigte Aufgaben". Selbst solche Kleinigkeiten wie die Tatsache, dass Sie sich immer wieder auf Ihre wackelnde Toilettenbrille setzen müssen. Sie kriegen es einfach nicht geregelt, sich darum zu kümmern. So etwas verursacht mehr Stress, als Sie denken. Eine andere Stresskategorie bilden die „Großereignisse": Umzug, finanzielle Sorgen oder einen Todesfall im engen Familienkreis verarbeiten. Permanenter Stress macht Sie unleidig, schlechter Dauerstress aus schweren oder unlösbaren Problemen macht Sie richtig krank. Das sind Ihre Feinde.

Sie können es schaffen, jünger zu werden und Ihren Stress zu mindern. Die Mittel der Wahl sind: Freundschaft, Bewegung, Meditation oder Entspannungsübungen und auch die Mitgliedschaft in einem Verein. Das alles verleiht Ihnen neuen Schwung und gibt Zuversicht. Zwei der wichtigsten Stresskiller sind Lachen und Entspannungsübungen. Lachen löst die Angst, lockert die Anspannung und verhilft zu einer positiven Einstellung. Das bringt 1,7 bis 8 Jahre weniger auf Ihrem Real-Age-Konto. Entspannungsübungen sind in vielerlei Hinsicht vorteilhaft. Ihre Gehirnzellen können so erhalten werden, das Gedächtnis wird durch Konzentrationsübungen verbessert. Entspannungsübungen sind günstig für alle Körperfunktionen. Sie mildern die Niedergeschlagenheit und lösen Ängste. Um zu meditieren, brauchen Sie einen ruhigen Raum, in dem Sie allein sein können. Schließen Sie Ihre Augen, konzentrieren Sie sich auf Ihre Atmung und wiederholen Sie immer wieder denselben Satz oder dasselbe Wort. Wieder und wieder. „Om!" „Eins!" Oder etwas anders, das Ihnen angenehm ist. Der Kardiologe Dean Ornish empfiehlt, vor den Übungen immer ein Stückchen Schokolade zu essen. Ganz bewusst. Das sollte zur Zeremonie gehören. Nehmen Sie wegen des Serotonins nur solche, die mehr als 70 Prozent Kakao enthält. Dann lassen Sie alles von sich abfallen. Seien Sie nur noch für sich selbst da. Diese Methode ist ein Segen für Ihre Gesundheit, es sei denn, Sie benutzen als Meditationsformel den Satz: „Ich brauche Nachos!"

Maßnahme 5: Greifen Sie in die Schatzkiste der Natur

An dieser Stelle wollen wir Ihnen alle Vitamine und Nahrungsergänzungsmittel vorstellen, die Ihre Gehirnfunktionen stärken. Die Stimmung hebt sich, das Gedächtnis funktioniert besser und vieles mehr. Und nicht zuletzt bleiben Sie länger jung.

Wahr oder falsch? Ginkgo biloba wirkt wie eine Energiespritze fürs Gehirn.

Viele Leute glauben, dass Ginkgo biloba als Nahrungsergänzungsmittel die Hirnfunktion verbessert, indem es die Blutzirkulation erhöht und blutverdünnend wirkt. Theoretisch ist das sowohl für Leute günstig, deren Gehirnfunktion ein bisschen beeinträchtigt ist, als auch für Alzheimerpatienten. Allerdings zeigen die relevanten Untersuchungen, dass Ginkgo biloba keine bessere Wirkung erreicht als ein Placebo.

FOLSÄUREN: VITAMIN B_6 UND B_{12} Schlechte Homocysteinwerte verdoppeln das Risiko, einen Schlaganfall zu bekommen. Wir glauben, dass die Homocysteine kleine Öffnungen zwischen den Endothelzellen verursachen, wodurch sich die innere Auskleidung der Arterien verändert. Die Arterienwände werden schlechter, es bildet sich Plaque und es kommt zu Entzündungen. 800 µg Folsäure pro Tag – über Nahrungsergänzungsmittel eingenommen – oder 1.400 µg über die normale Ernährung sorgen dafür, dass der Homocysteinlevel deutlich sinkt. Schaffen Sie es, das Homocystein weitgehend aus Ihrem

Blutkreislauf herauszuhalten, ist das eine hervorragende Anti-Aging-Maßnahme. Denn im Laufe der Jahre ist Ihr Körper nicht mehr in der Lage, ausreichend Folsäure aus Ihrer Nahrung aufzunehmen. Folsäuremangel ist somit bei älteren Menschen sehr häufig anzutreffen. Nahrungsmittel wie Spargel, Artischocken, Rosenkohl, Zuckerschoten, Erbsen und Sonnenblumenkerne enthalten Folsäure. Darüber hinaus kommt es oft zu Mangel an Vitamin B_6 und B_{12}. (Vitamin B_6 ist in Hühnchenfleisch, Bananen und Tomatenmark enthalten, Vitamin B_{12} in Lachs, Thunfisch, Hamburgern, Lammfleisch, Weizenkleie und Haferflocken.) Wenn Sie Ihrem Körper regelmäßig 800 µg Folsäure pro Tag, 6 mg Vitamin B_6 und 800 µg B_{12} über die Nahrung oder 25 µg über Nahrungsergänzungsmittel zuführen (Vitamin B_{12} ist in dieser Form vom Körper leichter zu absorbieren), dann können Sie Ihr biologisches Alter um 1,2 Jahre drücken – und zwar in nur drei Monaten. Über einen Zeitraum von drei Jahren schaffen Sie vielleicht sogar 3,7 Jahre.

KOENZYM Q10 Das Koenzym Q10 war in der Presse der letzten Jahre öfter in den Schlagzeilen als jede Hochzeit des Hochadels. Denn Koenzym Q10 soll die kardiovaskuläre Alterung deutlich verlangsamen können. Gute Erfolge konnte man auch bei Patienten erzielen, die sich in einer kritischen Situation befanden, weil sie kurz vor einer Herztransplantation standen. Das Koenzym Q10 unterstützt die Arbeit Ihres Herzens und bremst den Alterungsprozess. Es kommt in allen Organen im Körper vor. Es steigert den Stoffwechsel im Zellgewebe, besonders in den Muskeln und im Gehirn bzw. in den Nervenzellen. Unser Körper produziert also Q10 selbst – aber nur, wenn wir uns ausreichend mit Vitamin C versorgen. Auch die B-Komplex-Vitamine sind wichtig. Dazu gehören B_6 und B_{12} und die Folsäuren. Forscher, die Parkinson und Bluthochdruck untersuchten, fanden heraus, dass das Koenzym Q10 die Symptome deutlich milderte. Eine Gabe von bis zu 1.200 mg war dafür nötig. Hoher Blutdruck ließ sich ebenfalls auf diese Weise senken. Das bedeutet konkret, dass eine große Gruppe von Menschen von Q10 profitiert: Alle, die Statine zur Blutzuckerregulierung nehmen, sowie Patienten, die an Parkinson, Diabetes und Bluthochdruck leiden.

ALPHA-FETTSÄUREN UND L-CARNITIN Diese beiden Substanzen wurden an Mäusen getestet. Sobald man sie älteren Mäusen gab, fanden sich diese wesentlich schneller in einem Irrgarten zurecht als die anderen Mäuse ihrer

Altersgruppe. L-Carnitin ist eine Aminosäure, die für den Energieaustausch zwischen den Zellen sorgt. Gedächtnisschwäche und arterielle Probleme kommen damit seltener vor. 1.500 mg täglich sind optimal. Die Alpha-Fettsäure (ALA) ist auch ein wahrer Energiespender. Dadurch werden die Zellen jung gehalten. Glukose und Sauerstoff werden damit viel effizienter dorthin transportiert, wo sie gebraucht werden. Es gibt für die Wirkung der Alpha-Fettsäuren noch nicht genügend Datenmaterial, das die Wirkung eindeutig nachweist. Wir veröffentlichen aktuelle Ergebnisse zu Studien unter: www.youtheownersmanual.com. Bleiben Sie also dran! Wir informieren Sie.

RESVERATROL Das ist ein Flavonoid, das in Rotwein vorkommt. Rotwein steht in Verdacht, den Alterungsprozess der DNA in den Mitochondrien zu verlangsamen. Das sind die „Energiegewächse" der Zelle. Solche Flavonoide wirken wie Antioxidanzien, die dabei helfen, die Arterien und das Immunsystem jung zu halten. Rotwein ist deshalb so günstig, weil er mit den Traubenschalen gekeltert wird. Die Maische bleibt beim Rotwein länger mit der Flüssigkeit in Kontakt. Darum bekommt er eine so schöne rote Farbe und das Resveratrol bleibt am Ende im Wein. 1,9 Jahre weniger kann das regelmäßige, aber mäßige Rotweintrinken auf Ihrem Real-Age-Konto bringen. Ideal sind ein bis zwei Gläser täglich, falls Sie dem männlichen Geschlecht angehören, ein halbes bis ein Glas ist genau das richtige Maß für Frauen.

SAM S-Adenosylmethionin (kurz SAM) ist eine natürliche Aminosäure. Man behandelt damit auch Depressionen, denn mit SAM kann die chemische Reaktion von Neurotransmittern beeinflusst werden, die eine Depression mit verursacht. Immer wieder sind die Nebenwirkungen von Antidepressiva ins Gerede gekommen. Richtig dosiert und unter ärztlicher Beobachtung eingenommen, können sie ein Segen sein. Lassen Sie sich vom Fachmann helfen, wenn Sie den Eindruck haben, dass Sie allein nicht mehr mit Ihren Problemen zurechtkommen. SAM sollten Sie in einer Dosierung von 800 bis 1.200 mg täglich zu sich nehmen, und zwar auf nüchternen Magen.[4] In Fällen von leichter Niedergeschlagenheit kann man aber durchaus mit natürlichen Mitteln wie zum Beispiel Johanniskraut auskommen, um weniger Nebenwirkungen in Kauf nehmen zu müssen. Viele Studien – wenn auch nicht alle – bewei-

[4] Anmerkung der Übersetzerinnen: Sie sollten auf jeden Fall mit Ihrem Arzt sprechen, bevor Sie SAM einnehmen.

sen die Wirkkraft von Johanniskraut. Allerdings: Man muss auf die Wechselwirkung mit anderen Medikamenten achten. Zum Beispiel ist die Sicherheit der Antibabypille nicht mehr garantiert. Bei 25 Prozent der Frauen kam es zu Problemen. SAM dagegen ist genauso hilfreich, um die Symptome einer Depression zu mildern, aber man braucht eine Wechselwirkung mit anderen Medikamenten, die man einnimmt, nicht zu fürchten.

Maßnahme 6: Denken Sie einfach an Hawaii

Sie liegen am Strand, halten ein eisgekühltes Getränk in der einen Hand und den neuesten Grisham in der anderen. Eine sanfte Brise streichelt Ihr Gesicht. Der Ozean kitzelt Ihre Füße. Ihre Ohren vernehmen die Schreie der Möwen, die Wellen brechen sich am Strand und die Musik einer Steelband klingt aus der Ferne herüber. Sie riechen das Salzwasser, der Sonnenschirm aus Kokospalmen spendet Schatten. Klingt das nach Paradies? Es ist mehr als das. Es ist ein wunderbares Traumbild, das in Ihrer Fantasie entstanden ist und Ihre Gehirnfunktion aktiviert. Außerhalb Ihrer normalen Welt können Sie Ihre Gedanken schweifen lassen und sich mit Ihrem Kopf auf die Reise begeben. Tagträumen ist gesund. Planen Sie täglich Zeit dafür ein. Wir möchten Sie dazu bewegen, Ihre Gehirnzellen mal zu ganz anderen Zwecken zu aktivieren. Vielleicht ist Ihnen Hawaii angenehm, vielleicht aber auch der Bayerische Wald. Vielleicht träumen Sie sich in die Siegerpose hinein, die Sie immer schon mal einnehmen wollten. Hauptsache, es geht Ihnen gut dabei!

An dieser Stelle möchten wir Ihnen den in Deutschland am häufigsten benutzten Alzheimertest vorstellen, den Mini-Mental-Status-Test (MMST) von Kessler, Denzler und Markowitsch, modifiziert nach Folstein 1975. Sollten Sie Ihren Arzt aufsuchen, so wird er wahrscheinlich diesen Test mit Ihnen machen.

Mini-Mental-Status-Test

A. Orientierung		Punkte
Zeit	1. Jahr	1
(z. B. Welchen Tag haben wir heute?)	2. Jahreszeit	1
	3. Datum	1
	4. Wochentag	1
	5. Monat	1
Ort	6. Land/Staat	1
(z. B. Wo sind wir?)	7. Bundesland	1
	8. Stadt/Ortschaft	1
	9. Klinik/Praxis/Altersheim	1
	10. Stockwerk	1
	Summe (max. 10):	____

B. Merkfähigkeit

Der Untersucher nennt folgende drei Gegenstände und fordert den Patienten auf, die Begriffe zu wiederholen (1 Punkt für jede richtige Antwort). Der Untersucher wiederholt die Wörter so lange, bis der Patient alle 3 gelernt hat (höchstens 6 Wiederholungen).

1. Auto	1
2. Blume	1
3. Kerze	1
Summe (max. 3):	____

C. Aufmerksamkeit und Rechenfähigkeit

Von 100 an sind jeweils 7 abzuziehen. Falls ein Rechenfehler gemacht wird und die darauf folgenden Ergebnisse „verschoben" sind, so wird nur ein Fehler gegeben.

1. = 93	1
2. = 86	1
3. = 79	1
4. = 72	1
5. = 65	1

ODER		
Falls der Patient die Aufgabe nicht lösen kann oder will, „RADIO“ rückwärts buchstabieren lassen: O-I-D-A-R.	1. O	1
	2. I	1
	3. D	1
	4. A	1
	5. R	1
	Summe (max. 5)	____

D. Erinnerungsfähigkeit		
Der Untersucher fragt nach den drei zuvor genannten Wörtern.	1. Auto	1
	2. Blume	1
	3. Kerze	1
	Summe (max. 3)	____

E. Sprache		
Der Untersucher zeigt zwei Gegenstände und fordert den Patienten auf, sie zu benennen.	1. Armbanduhr	1
	2. Bleistift	1
Der Untersucher fordert den Patienten auf, nachzusprechen.	3. „Sie leiht ihm kein Geld mehr.“	1
Der Untersucher lässt den Patienten folgende Kommandos befolgen.	4. „Nehmen Sie dieses Blatt in die rechte Hand.“	1
	5. „Falten Sie es in der Mitte.“	1
	6. „Legen Sie es auf den Boden.“	1
Der Untersucher bittet den Patienten,	7. die Anweisung auf der Rückseite zu befolgen.	1
Der Untersucher dreht das Blatt um und fordert den Patienten auf,	8. einen vollständigen Satz zu schreiben (Rückseite).	1

Der Untersucher lässt den Patienten die auf der Rückseite vorgegebene Figur malen (1 Punkt, wenn alle Seiten und Winkel stimmen und die sich überschneidenden Linien ein Viereck bilden).

9. Nachzeichnen (Rückseite) 1

Summe (max. 9) ____

Bitte schließen Sie die Augen!

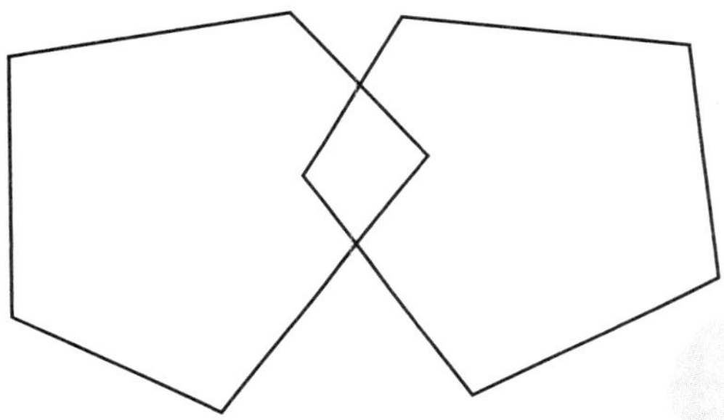

Gesamtpunktzahl ____

Ergebnisinterpretation

25 bis 18 Punkte	am ehesten Hinweis auf eine leichte Demenz
17 bis 10 Punkte	am ehesten Hinweis auf eine mittelschwere Demenz
< 10 Punkte	am ehesten Hinweis auf eine schwere Demenz

Bezugsquelle des Mini-Mental-Status-Test (MMST): Testzentrale Göttingen, Robert-Bosch-Breite 25, 37079 Göttingen, Tel. (0551) 50-688-0, Fax: (0551) 50-688-24.

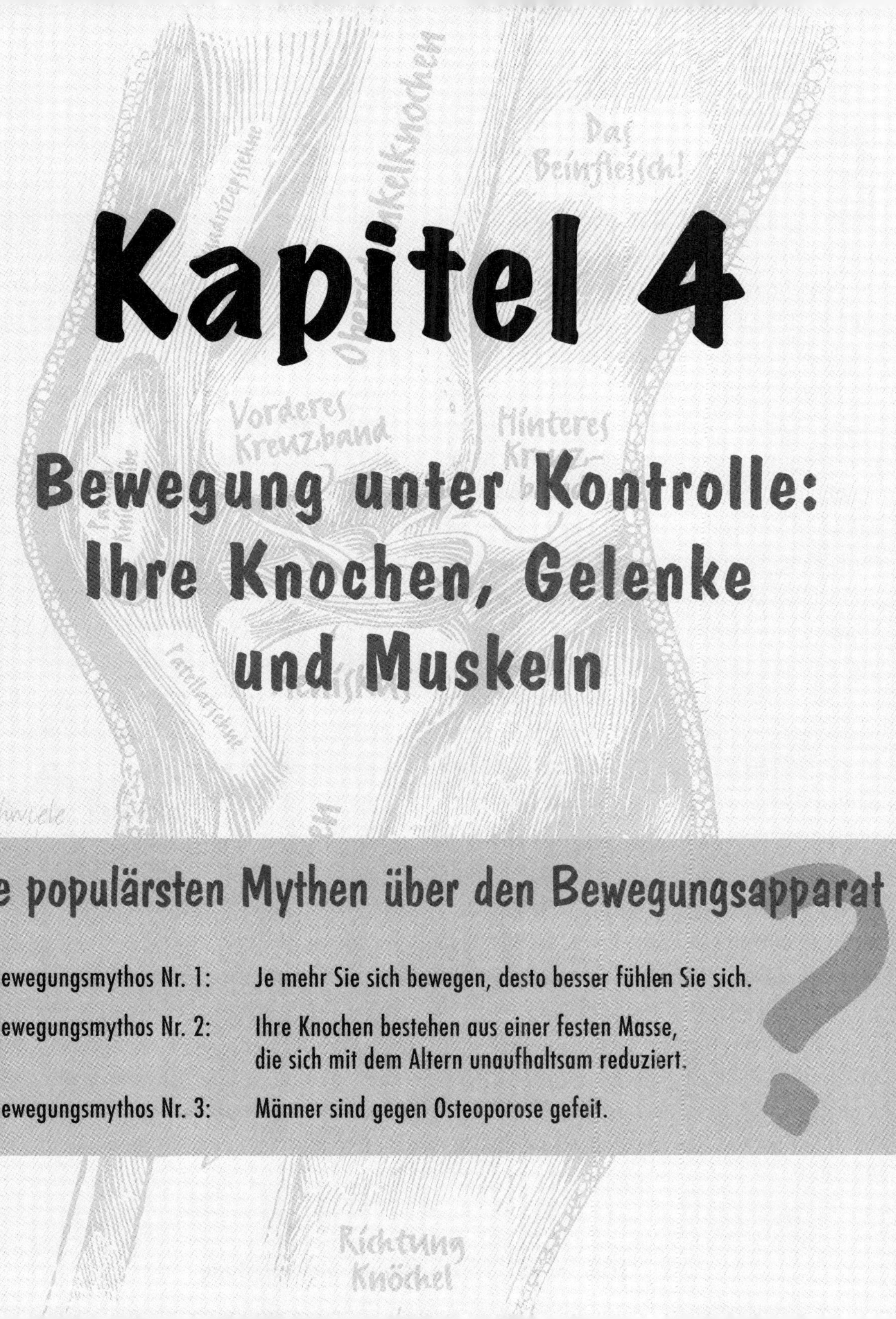

Kapitel 4

Bewegung unter Kontrolle: Ihre Knochen, Gelenke und Muskeln

Die populärsten Mythen über den Bewegungsapparat

Bewegungsmythos Nr. 1:	Je mehr Sie sich bewegen, desto besser fühlen Sie sich.
Bewegungsmythos Nr. 2:	Ihre Knochen bestehen aus einer festen Masse, die sich mit dem Altern unaufhaltsam reduziert.
Bewegungsmythos Nr. 3:	Männer sind gegen Osteoporose gefeit.

Erst die Balken geben einer Blockhütte ihre Form. Eine dicke Wandverkleidung schirmt das Innere gegen Wind und Wetter ab. Wenn die Balken verfaulen und die Nägel rosten, ist die Konstruktion der gesamten Hütte aber nichts mehr wert. Ohne das solide Holzgerüst fällt die Hütte zusammen. Und damit sind ihre Bewohner in der kanadischen Wildnis Wettereinflüssen, Plünderern und hungrigen Bären ausgeliefert. Einen ähnlichen Zweck erfüllen in Ihrem Körper die 206 Knochen samt den dazugehörigen Gelenken. Ihr Skelett erlaubt es Ihnen, aufrecht zu gehen, und schützt die inneren Organe bei gefährlichen Stürzen, vor Messer werfenden Zirkusartisten und anderen unerwarteten Zusammenstößen.

Man könnte meinen, die Knochen ähnelten in ihren Eigenschaften den Balken einer Blockhütte, sie seien solide und nahezu unveränderlich. Denn wenn wir heranwachsen, wachsen sie mit, aber sonst verändern sie sich nicht. Glauben Sie das auch? Dann liegen Sie leider falsch. Die Molekülstruktur Ihrer Knochen ist in diesem Moment nicht mehr dieselbe wie zehn Jahre zuvor. Die Moleküle verändern sich – je nach Beanspruchung der Knochen und je nach Nährstoffzufuhr. Genauso wie Sie die Effizienz Ihres Herzschlags und Ihren Hüftumfang in den Griff kriegen können, können Sie auch die Knochenalterung beeinflussen.

Knochen, Gelenke und Muskeln sind die Bestandteile des menschlichen Bewegungsapparats. Sie sind Ihnen dabei behilflich, den Hund Gassi zu führen, Golf zu spielen und den lästigen Paparazzi davonzurennen. Auch wenn sich Ihre Knochen eher wie Stahlträger als wie Zahnstocher anfühlen, macht Ihr Beweungsapparat im Laufe der Zeit einige überraschende Entwicklungen durch. Auch wenn Sie sich jetzt noch keine großen Gedanken über den Zustand Ihrer Knochen, Gelenke und Muskeln machen: Diese haben entscheidenden Einfluss auf den Alterungsprozess. Denn was nützt Ihnen das Herz von Lance Armstrong oder das Gehirn von Albert Einstein, wenn Sie sich kaum aus dem Bett erheben können?

Wahrheit oder Mythos Nr. 1

Obwohl wir im Allgemeinen wissen, welche Dinge in großen Mengen gut für uns sind (Gemüse; 100-Euro-Scheine) und welche Dinge nicht (Fastfood; überfällige Rechnungen), ist das in Bezug auf die körperliche Aktivität nicht ganz so eindeutig. Sicherlich ist Bewegung gut für den Körper – für das Herz, das Gehirn und die Knochen –, aber übertriebenes Training kann gerade auf die Knochen, die Gelenke und die Muskeln eine schädigende Wirkung haben. Klar, das Leben birgt viele Risiken für

Ihr Skelett – einen Sturz vom Fahrrad beispielsweise oder einen Ausrutscher auf Glatteis. Aber tatsächlich liegt das größte Gefahrenpotenzial in exzessiver sportlicher Aktivität.

Sehen wir uns an, was der sportlichste Mann in der amerikanischen Politik dazu sagt: In seinen besten Jahren war Arnold Schwarzenegger die Fitnessikone, ein Muskelpaket mit weniger Körperfett als ein Salat knabberndes Topmodel. Aber nach mittlerweile mehreren nötig gewordenen Operationen muss auch der ehrwürdige Terminator zugeben, dass sein Körper mit dem Alter und gerade wegen seiner Sportlervergangenheit schwer abbaut. Ohne jemals eine Medizinvorlesung besucht zu haben, trifft Schwarzenegger mit seiner Diagnose ins Schwarze: Er sagt, dass sich die meisten 40- oder 50-jährigen Superathleten, die er kennt, erschöpft und wie durchgeprügelt fühlten. Grund dafür sind jahrelange Trainingseinheiten und zahllose Wettbewerbe. Auch wenn diese Elitesportler zeitweise reaktionsschnell, spurtstark und kräftig sind und außerdem über eine Superkondition verfügen, zahlen sie dafür einen hohen Preis. Ihr Körper verkraftet es nicht unbeschadet, dass er ständig zu Höchstleistungen getrieben wird. Gut, heutige Profisportler wirken immer wie aus Marmor gemeißelt, aber in Wirklichkeit tun sie ihrem Körper jeden Tag aufs Neue Furchtbares an – eigentlich ist Training wie eine Naturkatastrophe für den Körper: Die ununterbrochene Beanspruchung kann das Körpergerüst zum Einsturz bringen – wie der Wirbelsturm ein Haus platt macht.

Im Folgenden werden wir darlegen, wie das richtige Maß an sportlicher Betätigung Ihre Knochen, Gelenke und Muskeln jung und beweglich hält. Zuerst werfen wir aber einen Blick auf die faszinierende Anatomie Ihres Bewegungsapparats.

Ihre Knochen, Gelenke und Muskeln: anatomisch gesehen

Dieses Trio ist vergleichbar mit den Detektiven von den „drei ???“. Sie haben ganz unterschiedliche Funktionen und sind als Solisten so gut wie handlungsunfähig. Erst die Symbiose macht's. Gelenke und Muskeln gehören zusammen, aber ihre Stärke ist die Verschiedenheit.

Die Knochen

Oberflächlich betrachtet sind Knochen ganz simple Gebilde: Sie sind weiß und hart. Sie werden gern geworfen, um Waldis Kondition zu verbessern, oder tragen auf Halloweenpartys zur Dekoration bei. Tatsächlich aber ist ihre Funktionsweise schwerer zu verstehen als Giovanni Trappatonis kryptische Äußerungen auf seinen berühmten Pressekonferenzen. Die Hauptfunktionen der Knochen bestehen darin,

★ wie ein Kettenhemd Ihre inneren Organe zu schützen,
★ Mineralstoffe wie Kalzium und Magnesium zu speichern,
★ wie Hebel die Bewegungen der Gliedmaßen zu steuern,
★ die Produktion von Blut und anderem zu unterstützen.

Ihre Knochen weisen aber noch andere einzigartige Eigenschaften auf. Sie sind aktive Organe, die sich ständig da regenerieren, wo es nötig ist. Dies können nur sehr wenige Organe. Genauer gesagt, ist Knochenmasse das einzige Material im Körper, das sich komplett erneuert (schneidet man sich in den Finger, wächst die Haut nicht vollständig nach, die Wunde heilt mit einer Narbe ab, und an dieser Stelle wachsen nie wieder Haare, die Haut kann dort keinen Schweiß abgeben und ist nicht mehr dehnbar). Bei Knochen ist das völlig anders – sie heilen sich selbst und ein wiederhergestellter Knochen ist genauso kräftig wie das Original. Alle, die schon einmal einen Gips hatten, wissen, was an der gründlichen Regeneration der Schwachpunkt ist: Es dauert bis zu sechs Monaten, bis ein Knochenbruch vollständig verheilt ist. Außerdem werden während dieses Vorgangs andere Bereiche, wie z.B. die Muskeln rund um den Knochen, geschwächt.

Wahrheit oder Mythos Nr. 2

Ein weiterer verblüffender Punkt ist der physikalische Aufbau des Knochens. Viele glauben, dass Knochen wie Zement sind – durch und durch massiv. Knochen sind zwar die zweithärteste Substanz im Körper (Zahnschmelz steht auf Platz eins), aber sie sehen aus wie Honigwaben – eine feste Materie, durchsetzt mit kleinen Löchern.

Normalerweise recycelt der Körper alte Knochenbestandteile und lagert aufs Neue Kalzium und andere Mineralstoffe zur Härtung und zur Erreichung einer höheren Dichte der Knochen ein. Aber ab 35 hört das auf und die Knochendichte nimmt langsam ab, das heißt, die Löcher werden größer, während gleichzeitig der feste Anteil im Knochen abnimmt. Dabei werden Ihre Knochen immer poröser, schwächer und anfälliger für Verletzungen und Frakturen. Stellen Sie sich diese altersbedingten Schäden vor wie die, die eine Kolonne Holzwürmer im Gebälk Ihres Hauses verursacht. Tut man nichts dagegen, werden die Löcher durch die Holzwürmer so groß, dass die Gesamtkonstruktion einzustürzen droht. Damit dies nicht mit Ihren Knochen passiert, müssen Sie lernen, als Ihr eigener Kammerjäger zu fungieren.

OSTEOPOROSE Bei kontinuierlichem Rückgang der Knochendichte kommt es zu Osteoporose – ein Zustand, bei dem die Knochen so dünn und schwach werden, dass sie schnell brechen können. Bei Patienten mit diesem Krankheitsbild sind die beiden Prozesse der Wiederherstellung von Knochenmasse und der Einlagerung von Kalzium aus dem Gleichgewicht geraten, der Knochenabbau geht schneller vor sich als die Bildung neuer Knochenzellen.

Wenn Sie das Wort Osteoporose hören, denken Sie sicher an Knochenbrüche. Darin besteht auch die Gefahr, aber nicht der Bruch selbst macht Osteoporose zu einer so schlimmen Krankheit. Die Fraktur löst vielmehr eine Kettenreaktion aus, die im Laufe des Älterwerdens immer dramatischer verläuft. Wenn Sie ein Knochenbruch an das Bett fesselt, wird Ihr Körper schwächer und anfälliger für Infektionen. Durch die geringe Bewegung nimmt die Elastizität Ihrer Arterien ab und sie werden anfälliger für Erkrankungen. Und zu guter Letzt wird Ihr Immunsystem empfänglicher für Krankheiten und Infektionen. Osteoporose betrifft viele Menschen in Deutschland, ca. 20 bis 40 Prozent der Frauen in den Wechseljahren erkranken daran, bundesweit ist jeder zehnte Mensch davon betroffen. Viele glauben, dass Osteoporose eine reine Frauenkrankheit ist, doch das stimmt nicht. In Deutschland sind auch 20 Prozent der Männer betroffen. Allerdings tritt bei ihnen die Krankheit erst im höheren Lebensalter auf, ca. ab dem 70. Lebensjahr. Frauen erkranken früher daran, weil ihre Knochenmasse und -dichte von vornherein geringer ist. Nach der Menopause nimmt die Knochendichte ab und der Körper baut weniger Östrogen auf, das für die Einlagerung von Kalzium zuständig ist.

Wahrheit oder Mythos Nr. 3

Das größte Problem besteht darin, dass die Leute oft keine Ahnung haben, dass sie an Osteoporose erkrankt sind. Meistens sind keine Symptome erkennbar, bis man sich wirklich einen Knochen bricht. Rutscht man auf einem vereisten Bürgersteig aus und bricht sich einen Arm, ist die Sache klar, so einen Aufprall übersteht kein Knochen. Wenn Sie aber gegen die Haustür stoßen und eine Stunde später mit Gipsarm aus der Ambulanz kommen, ist dies ein deutlicher Wink, dass

Ihre Knochen schwächer sind als normal und Sie Osteoporose haben könnten. (Ihr Arzt kann Osteoporose durch Röntgen feststellen, indem er zum Beispiel die Knochendichte misst.) Genau deshalb ist Prävention das A und O – wenn es zur Verletzung gekommen ist, ist es meist schon zu spät. Es gibt keine Therapie, die zur vollständigen Heilung führt, sie kann nur den Abbauprozess verlangsamen und den Wiederaufbau von Knochen fördern.

Aber Ihre Zukunft ist nicht so düster, wie sie jetzt scheint, da Sie selbst die Dinge in die Hand nehmen und sich verjüngen können. Sie können der Krankheit mit genügend körperlicher Bewegung, einer ständigen Blutdruckkontrolle und dem Verzicht auf Zigaretten begegnen. Ein anderer Grund zu Optimismus sind die Zahlen: In den Vereinigten Staaten hat sich von 1998 bis 2003 die Zahl der Fälle, bei denen die Diagnose rechtzeitig gestellt wurde, versiebenfacht. Aber wiegen Sie sich nicht zu sehr in Sicherheit. Die Hälfte aller amerikanischen Risikopatienten hat sich 2003 nicht untersuchen lassen und über drei Viertel aller Patienten, bei denen die Krankheit diagnostiziert wurde, wurde nicht einmal Kalzium, geschweige denn Vitamin D verschrieben. Später werden wir Ihnen Schritte aufzeigen, die Sie unternehmen können, um Ihren Knochenaufbau optimal zu unterstützen.

Ihre Gelenke

Schaut man sich ein Baby an, das seine Füße problemlos hinter den Kopf klemmen kann, wird einem die gesamte Leistungspalette der Gelenke bewusst. Die Evolution hat uns gut darauf vorbereitet, dass wir später einmal ins oberste Supermarktregal greifen, beim Fußball dem Gegenspieler geschmeidig ausweichen und auf der Hochzeit den ersten Walzer mit der Braut tanzen können. Dafür sind wir mit unendlich beweglichen Gelenken ausgestattet. Erstaunlich, aber wahr: Alle Gelenke haben denselben physiologischen Aufbau. Was sie einzigartig macht, ist ihre jeweilige Funktionsweise.

Kurz gesagt, verbinden Gelenke einen Knochen mit dem anderen und ermöglichen die Bewegung und Koordination beider – genauso wie ein Türscharnier. Knorpel und Bänder halten die Gelenke zusammen und machen sie beweglich. Im Vergleich zum „Türgelenk“ können sie einiges mehr, da sie sich nämlich nach vorne und hinten in zweidimensionaler Weise bewegen lassen. So müssen sie zwei gegensätzliche Faktoren ausbalancieren: Stabilität und Mobilität. Knie-, Hüft- und Schultergelenk arbeiten dabei ganz unterschiedlich. Die Schulter hat das flexibelste aller Gelenke (probieren Sie ruhig mal, in wie viele Richtun-

Abbildung 4.1 **Beugen und strecken** Das Knie hängt an Muskeln, Bändern und dem Meniskus (Knorpelscheibe) und hält starken Belastungen stand, ist gleichzeitig aber auch sehr flexibel. Genau deshalb kann man sich das Knie auch leicht verdrehen, was sehr schmerzhaft sein kann. Aber der größte Feind des gesunden Knies ist Fettleibigkeit: Die Belastung durch Übergewicht führt dazu, dass der Knorpel mit der Zeit quasi zu Brei zerdrückt wird.

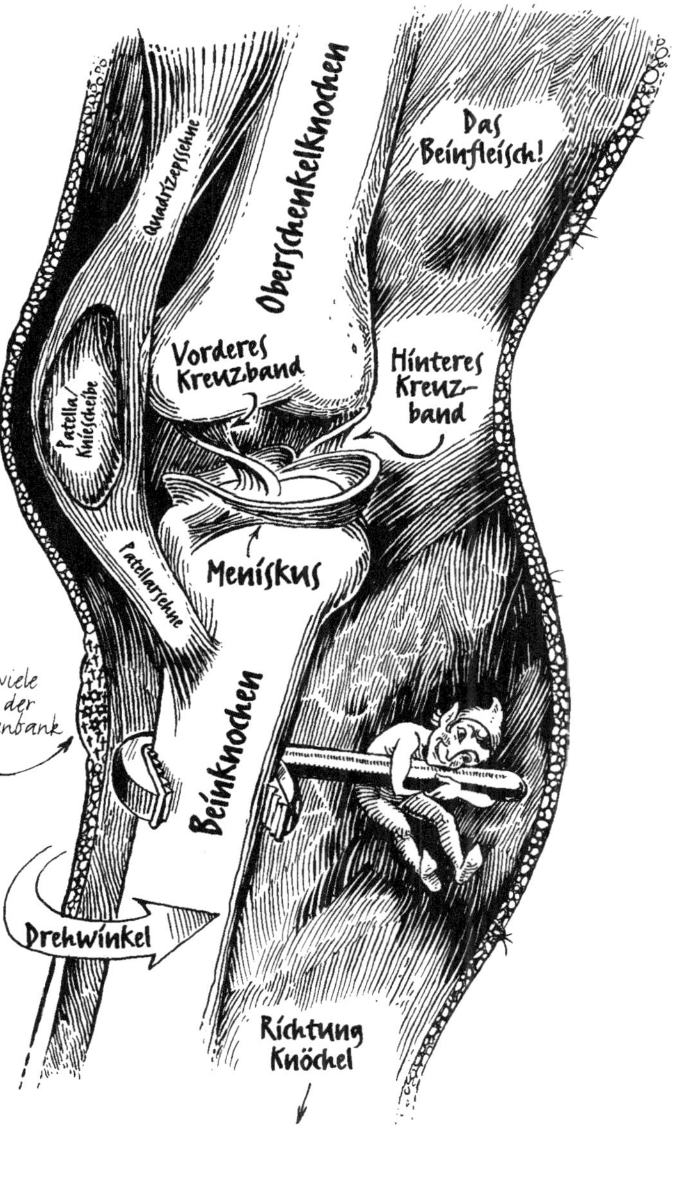

gen Sie Ihre Arme strecken können) und das Hüftgelenk ist das stabilste – aus gutem Grund, es muss Sie ja überall hintragen.

IHR KNIE Zwischen den beiden längsten Knochen im Körper positioniert – dem Schien- und dem Wadenbein – kann sich das Kniescharnier nur in eine Richtung bewegen, weder nach vorne noch zur Seite, sondern nur nach hinten (vgl. Abbildung 4.1). Wegen dieser Bewegungseinschränkung, der schweren Last, die es zu tragen hat, und dem Drehmoment besteht auch eine größere Verletzungsgefahr. Die häufigste Verletzungsstelle am Knie ist der Meniskus. Dieses Knorpelgebilde sitzt in der Kniemitte und fungiert nicht nur als Stoßfänger, sondern macht zum Beispiel den Gelenkablauf geschmeidig, weil es die Oberfläche des schützenden Knorpels vergrößert. Er hält wie ein Saugnapf den runden Oberschenkelknochen stabil auf dem Schienbein und produziert Gelenkflüssigkeit. Wenn ein Fußballspieler mit den Stollen im Rasen hängen bleibt und sich sein Knie verdreht, kann es zu unangenehmen Meniskusverletzungen kommen. Aber auch durch zu große Beanspruchung oder wenn man ganz einfach in die Hocke geht, kann es zum Meniskusriss kommen. In der Folge entzündet sich das Gewebe, was höllisch schmerzt. Ihr Arzt kann durch eine Kernspintomographie die Verletzung genauer bestimmen und wird Ihnen ein entzündungshemmendes Medikament, Kühlung und intensive Physiotherapie verschreiben – wenn das nicht reicht, hilft nur eine Arthroskopie.

IHRE SCHULTER Wie Sie in Abbildung 4.2 sehen können, besteht Ihre Schulter aus drei Knochen: dem Schlüsselbein, dem Schulterblatt und dem Oberarmknochen. Mithilfe die-

Wahr oder falsch? Fußballspieler bekommen am ehesten Kreuzbandrisse.

Jede kleine Verletzung eines Fußballers ist eine Zeitungsmeldung wert, aber tatsächlich sind Frauen viel anfälliger für Kreuzbandrisse als Männer – darüber schreibt nur niemand. Das weibliche Knie ist lockerer aufgehängt, was der Stabilität abträglich ist und Bänderrisse begünstigt. Auch hormonelle Veränderungen während der Menstruation beeinflussen das Verletzungsrisiko, das heißt, Sportlerinnen, egal ob Hobby- oder Profiathletinnen, leiden viel häufiger unter Kreuzbandrissen als Männer.

Abbildung 4.2 **Nichts auf die leichte Schulter nehmen** Ihre Schulter ist sehr beweglich, weil sie durch Bänder und Muskeln locker zusammengehalten wird. Diese Flexibilität macht sie aber auch anfällig für Verletzungen. Die Rotatorenmanschetten können sich leicht überdehnen.

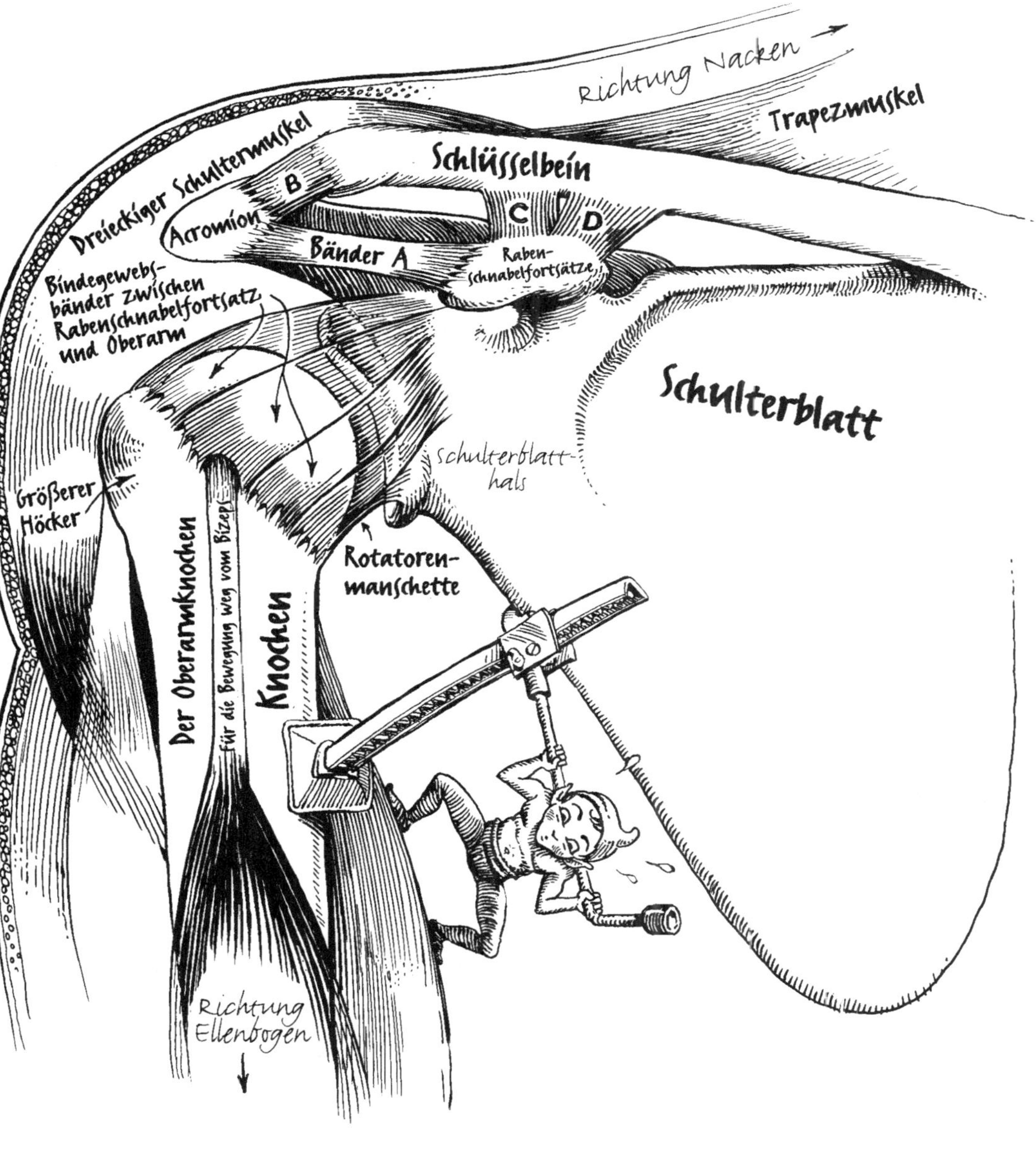

ses Trios können Sie Ihre Arme in fast alle Richtungen drehen. Der Oberarmknochen sitzt in der Schulter wie ein Golfball auf dem Tee. Ist das Tee schon etwas beschädigt, kann die Schulter leicht auskugeln. Durch dieses Gelenk schaffen Sie beim Golf einen kräftigen Abschlag, aber es kann sich auch leicht ausrenken. Betreiben Sie Sportarten, bei denen Abschläge gefragt sind, wie bei Golf, Tennis oder Ähnlichem, ist das Risiko dafür groß. Bei einer Verletzung der Rotatorenmanschette handelt es sich meistens um eine Muskel- oder eine Sehnenzerrung rund um die Schulterknochen. Die Diagnose und die Behandlung sind ähnlich denen einer Meniskusverletzung.

Schulterproblemen können Sie vorbeugen, indem Sie weit ausholende Bewegungen vermeiden. Wenn Ihre Arme beim Abschlag aus Ihrem Blickfeld verschwinden, schießt der Golfball sowieso übers Ziel hinaus.

IHRE HÜFTE Das Hüftgelenk (vgl. Abbildung 4.3) bietet Ihnen Halt und trägt Ihr Körpergewicht. Seine Gelenkpfanne ermöglicht Ihnen die Vorwärtsbewegung. Hier, wo viele Muskeln und Sehnen zusammenlaufen, kann durch Überbeanspruchung einiges zerstört werden. Weil es sich um ein nicht so flexibles Gelenk handelt, kommt es seltener zu Ausrenkungen als zu Brüchen (gerade im Alter, wenn Sie öfter mal das Gleichgewicht verlieren, über den Bettvorleger stolpern und auf der Seite landen).

Grundsätzlich sind alle Gelenke sehr verletzungsanfällig. Aber die hochkomplexen Gelenke sind am anfälligsten gegenüber Stößen. Wenn Sie älter werden, müssen Sie mit

Weshalb kühlen wichtig ist

Kühlen Sie eine Verletzung 48 Stunden lang, das mindert die Schwellung und die Schmerzen. Zu einer Schwellung, die den Heilungsprozess verzögert, kommt es aufgrund einer Flüssigkeitsansammlung oder einer Blutablagerung. Durch die Flüssigkeit werden die Gelenke steifer und schmerzen. Nachdem Sie 48 Stunden gekühlt haben, wärmen Sie die verletzte Stelle, so dass Gelenk und Muskeln wieder gelockert werden und vorsichtige Bewegung möglich ist.

Abbildung 4.3 **Schwing die Hüfte, Baby** Unsere Hüfte besteht aus einem Kugelgelenk, dem stärksten Gelenk unseres Körpers. Es gibt dem Körper Halt und Stabilität, man kann dieses Gelenk jedoch nur schlecht strecken und außerdem ist es anfällig für Arthritis. Kommt es zum Äußersten, wird es sogar steif. Patienten, die diese Krankheit haben, leiden unter einem Gefühl, als hätte ihnen jemand Sand ins Gelenk gestreut.

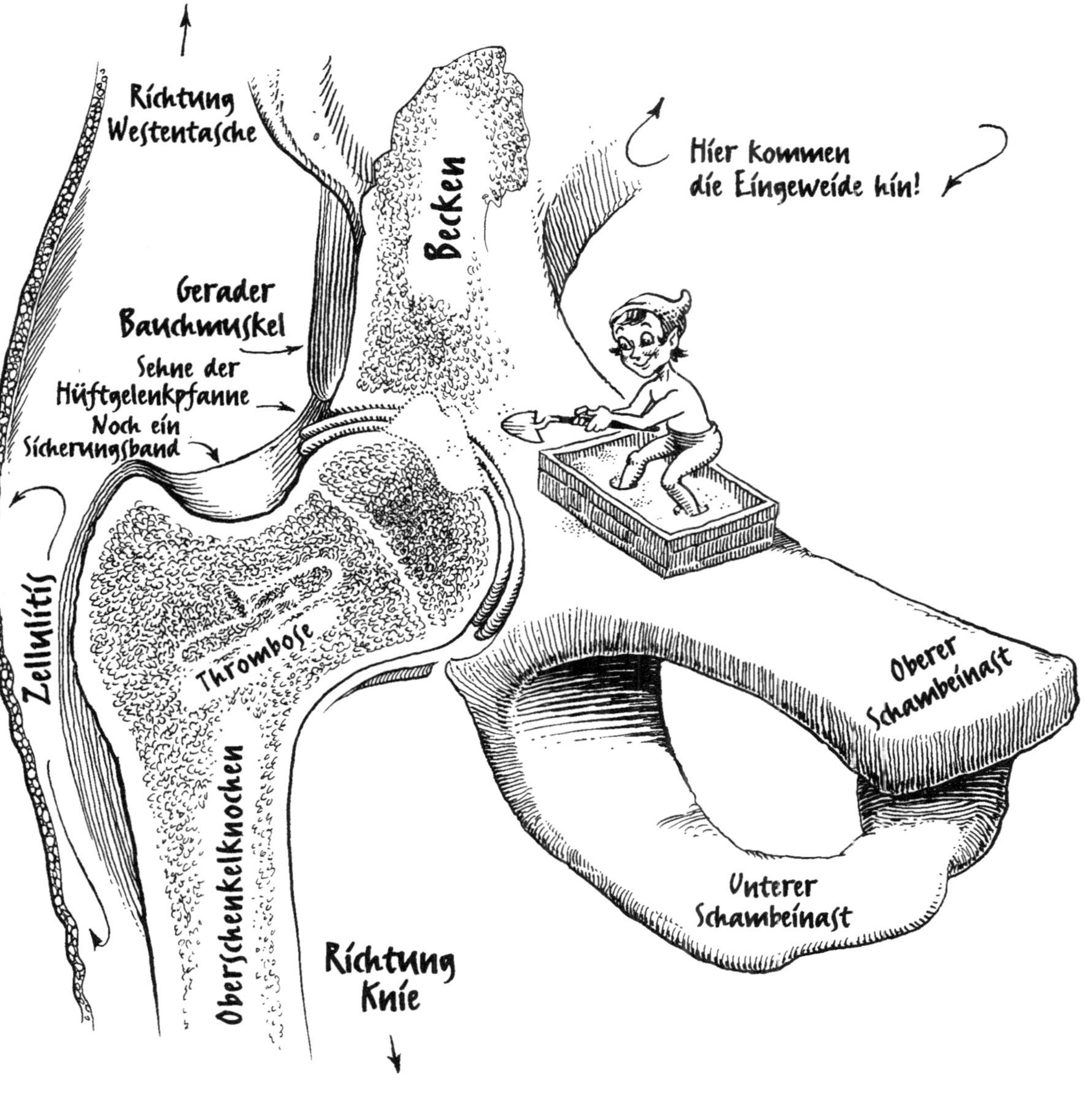

Wahr oder falsch? Wenn Ihre Hüfte schmerzt, brauchen Sie ein künstliches Gelenk.

Nicht nur beim Bauchtanz braucht man die Hüfte, für jede Vorwärtsbewegung des Körpers ist dieses Gelenk notwendig. Es ist ja längst nicht so flexibel wie das Schultergelenk, aber es ist groß und wird viel gebraucht, so dass dort auch viel schief gehen kann. Jeden chronischen Hüftschmerz sollte sich Ihr Arzt anschauen, auch wenn es sehr wahrscheinlich noch keine Arthritis ist. Nur wenn Schmerzen in der Leistengegend auftreten, spricht das dafür. Wenn Sie aber Probleme in Ihren Lenden haben, kommt das wahrscheinlich von einer Sehnen- bzw. Schleimbeutelentzündung. Diese können erfolgreich mit Entzündungshemmern und Krankengymnastik behandelt werden.

Verletzungen rechnen und sich besonders vorsehen. An dieser Stelle wollen wir uns aber der Abnutzung der Gelenke widmen und Ihnen erklären, wie Sie sie jung und geschmeidig halten.

ARTHROSE (GELENKVERSCHLEISS) Mit dem Alter werden die Stoßfänger, die Gelenkkapseln, immer weiter abgetragen und sie verlieren langsam ihre Elastizität und werden zunehmend steifer. Der Effekt ist derselbe, wie wenn man Schuhe ohne Socken trägt. Mit Socken haben Sie eine gute Dämpfung. Die Strümpfe saugen Gerüche und Schweiß auf und bieten noch dazu einen Puffer gegen die Reibung, die entsteht, wenn Sie ohne Socken unterwegs sind. Dasselbe trifft auf Ihre Gelenke zu: Wird ihre Schutzschicht immer dünner, reiben die Knochen leichter aneinander und beginnen einander abzuschleifen. Das passiert, vereinfacht dargestellt, bei Arthrose. Der Knochenknorpel wird dünner, der Knochen ist weniger gut geschützt und durch das Aneinanderschleifen entzünden sich die Knochen. Jede Bewegung wird zur Qual. (Übrigens kann man beim Röntgen nicht alle Arten erkennen und nicht jede Form von schmerzhafter Arthrose bedeutet, dass ein schwerer Gelenkschaden vorliegt.) Je älter man wird, umso höher ist das Risiko, eine Arthrose zu bekommen. In der Gruppe der 20-Jährigen haben nur vier Prozent eine Arthrose, ab dem 70. Lebensjahr können nahezu bei jedem Menschen arthrotische Veränderungen festgestellt werden. 85 Prozent von uns, die das 85. Lebensjahr erreichen, werden Arthrose im Knie haben. Und Sie gehören dazu, wenn Sie nichts dagegen tun. Wenn man sie durch Röntgen frühzeitig entdecken kann, gut. Haben Sie aber schon chronische Schmerzen, wird die Sache schwieriger.

Gelenkverschleiß ist besonders bei Spitzensportlern ein ernst zu nehmendes Gesundheitsproblem, die Gelenke werden einfach unglaublichen Belastungen ausgesetzt. Da die meisten von Ihnen wohl nicht für Olympia trainieren, bleibt Ihren Gelenken einiges erspart und Knorpelschäden können sogar ausgebügelt werden.

Obwohl Arthrose in jedem Gelenk vorkommen kann (etwa im Hand- oder Hüftgelenk oder in der Wirbelsäule), konzentrieren wir uns hier auf das Kniegelenk, das komplizierteste Kugelgelenk des Körpers, mit dem wir uns sowohl kraftvoll abstoßen, als auch Belastung abfedern können. Aber aus einem Grund können Knie auch leicht verletzt werden: Sie sind die Paketfahrer des Körpers, die alle Lasten tragen, wie schwer sie auch sein mögen – und das ganz ohne Sackkarre. Genauso wie es für den Mann von der Post einfacher ist, eine kleine Büchersendung als einen Kühlschrank zu überbringen, so ist es für Ihren Körper auch besser, leichtere Ladung zu transportieren. Bei einer Gewichtszunahme von 5 Kilogramm hat das Knie mit gefühlten 15 Kilogramm Mehrgewicht zu kämpfen. (Egal wie schwer Sie sind, Ihre Knie sind ständig Belastungen ausgesetzt. Beim Treppensteigen zum Beispiel fühlen sich 5 Kilogramm für das Knie wie 35 Kilogramm an.) Im Gegensatz zu Osteoporose ist Arthrose eine Erkrankung, die man nicht übersehen kann. Es kommt zu Schmerzen unterschiedlicher Grade und geschwollenen,

Wahr oder falsch? Fingerknöchel knacken lassen verursacht Gicht.

Fingerknöchel knacken lassen hört sich fast genauso an, als wenn man Popcorn in der Mikrowelle macht, kommt aber weder im Sonntagsgottesdienst noch bei irgendwelchen Konferenzen besonders gut an. Auch wenn sich uns bei dem Geräusch die Nackenhaare aufstellen, schadet es den Gelenken, Muskeln oder Knochen nicht. Ausgelöst wird es durch Unterdruck, wodurch Gas beim Bewegen der Gelenke entweicht. Falls das Schmerzen verursacht, sollten Sie Ihren Arzt nachschauen lassen, was mit Ihren Gelenken nicht stimmt.

FAKTEN, FAKTEN, FAKTEN!

Nur fürs Protokoll: Arthrose ist eine Erkrankung des Gelenkknorpels, ausgelöst durch ein Missverhältnis zwischen Belastbarkeit und Belastung des Knorpels, zum Beispiel eine Fehlhaltung. Auch eine Verletzung wie ein Bruch oder eine Kapsel-Band-Verletzung, die zu einem instabilen Gelenk führen, können Ursachen für Arthrose sein. Arthritis ist eine entzündliche Gelenkerkrankung, die nichts mit dem Alterungsprozess zu tun hat, sondern eine Autoimmunkrankheit ist, bei denen Antikörper den Knorpel befallen und Entzündungen und Gelenkschmerzen auslösen.

manchmal geröteten sowie später steifen Gelenken. Auch wenn man annimmt, dass 85 Prozent der Menschen im Alter von 85 davon betroffen sind, werden nur 50 Prozent von ihnen Symptome verspüren. Arthrose kann durch schlechte Haltung, zu große Beanspruchung, Fettleibigkeit, Vitamin-C-, Vitamin-D- und Kalziummangel begünstigt werden. Da Arthrose normalerweise im mittleren Alter auftritt, kann man wie bei Osteoporose das Fortschreiten der Krankheit durch die richtigen Maßnahmen aufhalten und sogar verhindern (dazu später mehr).

Ihre Muskeln

Auch wenn man es angesichts der vielen Übergewichtigen in der Bevölkerung nicht vermuten mag, wir lieben unsere Muskeln. Sie werden auf Titelblättern, Leuchtreklamen und CD-Hüllen zur Schau gestellt. Abgesehen davon, dass wir von gut gebauten Muskeln fasziniert sind, besonders von denen, die wir mit dem Begriff „Sixpack“ geadelt haben, sind Muskeln aufgrund ihrer Körperfunktion enorm wichtig. Die 650 verschiedenen Muskeln im Körper ermöglichen uns fast alles. Auch wenn wir verschieden viel Muskelmasse haben, die Muskeln funktionieren bei uns allen grundsätzlich gleich: Sie bestehen aus Gewebe, das sich zusammenzieht und wieder entspannt und an Bändern und Sehnen hängt. Um die Funktionsweise eines Muskels zu verstehen, kann man sich ihn im Ruhezustand als eine ausziehbare Leiter vorstellen. Drückt man an einem Ende, schiebt sich die Leiter zusammen und verstärkt damit automatisch die Sprossen. Wenn sich der Muskel wieder entspannt, dehnt er sich auf seine ursprüngliche Länge aus. Immer wenn die Spannkraft wirkt, arbeitet der Muskel. Seine Leistungsfähigkeit ist aber abhängig von der zugeführten Energie, sprich von der Nahrungsaufnahme. Steht ein Muskel beim Work-

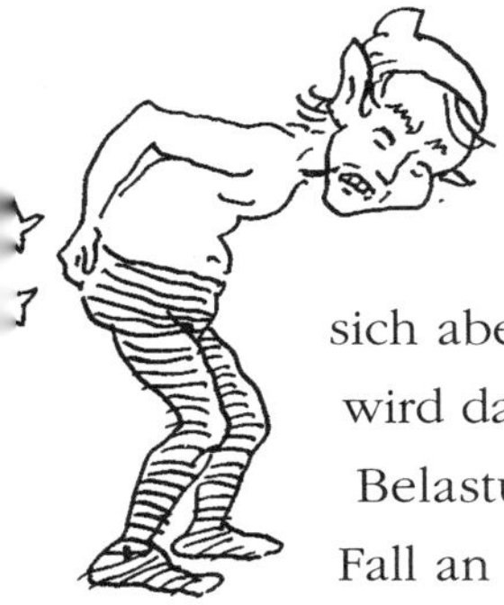

out unter voller Spannung, dann wird er empfindlich beeinträchtigt, kann sich aber wieder regenerieren und wird dabei größer. Die Grenze der Belastung sollte man auf jeden Fall an dem Punkt ziehen, an dem man sich überanstrengt. Das heißt, Muskelkater darf nicht sein. Dieser wird durch eine Übersäuerung des Muskels ausgelöst. (Gönnt man sich nach dem Trainieren eine Massage oder betreibt das richtige Stretching, baut das die Übersäuerung ab.) Wenn die Überbelastung zu groß wird, kommt es zur Muskelzerrung – das ist dann kein Muskelkater mehr, sondern echter und gemeiner Schmerz.

RÜCKENSCHMERZEN Da jeder Muskel eine spezielle Funktion hat, ist jeder anders anfällig für Risse, Verspannungen und alle Arten

Wahr oder falsch?
Ihre bessere Hälfte kann Ihre Genesung bei Rückenbeschwerden beschleunigen.

Wenn Sie sich jemals an einem Rückenwirbel Verstauchungen zugezogen haben, wissen Sie's: Eine Skala von 1 bis 10 reicht für die Beschreibung nicht aus, der Schmerz liegt mindestens bei 692. Er ist lähmend und macht Gehen, Sitzen, Aufstehen und Schlafen unmöglich. Alles, was Sie dann wollen, ist ein Bett, einen Berg von Kissen und ein paar gute Videos. In so einer Situation ist nichts schöner, als wenn Ihnen Ihr Partner Eisbeutel, Ibuprofen und eine Schmökerzeitschrift bzw. ein Automagazin direkt ans Bett bringt. Aber auch wenn es Pluspunkte für die einfühlsame Art Ihrer besseren Hälfte gibt: Für Sie wäre es besser, wenn Ihr Zuhause nicht in eine Krankenstation umgewandelt würde. Denn die Statistik sagt, dass liierte Rückenpatienten zweieinhalb Mal länger leiden als Singles. Auch wenn die Fürsorge Ihrer Seele gut tut, ist sie für den Körper schlecht. Nach mehr als 48 Stunden im Bett beginnen die Rückenmuskeln schon schlaff zu werden – und das wiederum erhöht die Verletzungsgefahr bei erneuter Bewegung. Um wirklich zu genesen, müssen Sie sich bewegen und Ihre Muskeln kräftigen. Also ist die beste Medizin, alles selbst zu machen, im Haus herumzulaufen und immer in Bewegung zu bleiben.

Wahr oder falsch? Gewichthebergürtel schonen Ihren Rücken.

In Möbelgeschäften sieht man oft Arbeiter mit Stützgürteln – dicke, breite Riemen um die Hüfte, die beim Heben von schweren Sofas oder Ähnlichem unterstützend wirken sollen. Aber wissen Sie was? Sie besitzen einen körpereigenen Gurt – Ihre Unterleibsmuskeln. Wenn diese kräftig genug sind, haben Sie beim Hieven von schweren Sachen genug Unterstützung. Tatsächlich haben einige Studien erwiesen, dass Stützgurte sogar schädlich sind, da die Unterleibsmuskeln anfangen, sich auf den Gurt zu verlassen, und daher nicht mehr stärker und leistungsfähiger werden. Sie fördern nur die Verletzungsgefahr in Situationen, in denen es darauf ankommt, zum Beispiel wenn Sie mal das Gleichgewicht verlieren oder Ihr Kind aus dem Einkaufswagen heben wollen.

von Verletzungen. Wir wollen uns hier um das häufigste und auch schon junge Menschen betreffende Problem kümmern: Rückenschmerzen. Lassen Sie uns in einem ersten Schritt eine Tour durch Ihr Rückgrat machen. Von der Seite gesehen hat die Wirbelsäule eine Doppel-S-Form. Sie besteht aus vielen Wirbelknochen, die ineinander greifen, aber auch Spalten lassen. Zwischen jeweils zwei Wirbeln sitzt eine Bandscheibe zur Dämpfung. Das Prinzip ist wie bei einem gefüllten Berliner: Die Wirbel sind der halbwegs feste Teig und die Bandscheiben die matschige Marmelade im Innern. Die Wirbel werden durch Sehnen und Bänder zusammengehalten und die Hohlräume der Wirbel bilden hintereinander einen Kanal, in dem vom Gehirn durch die Wirbelsäule das Rückenmark verläuft. Aus dem Rückenmark kommen kleine Nerven und führen durch den Freiraum aus den Wirbeln heraus. (Bei zu hoher Belastung der Wirbelsäule kann die Bandscheibe hervortreten, so als hätte man den Berliner gequetscht, woraufhin die Marmelade herausquillt. Passiert das in der Nähe eines Nervs, können sich die Nerven entzünden, was sich bis in Arme und Beine fortsetzen kann. Daher schmerzt es beispielsweise mehr in Armen und Beinen als direkt im Nacken oder Rücken.)

Wir alle wissen, welche schlimmen Folgen Wirbelsäulenverletzungen haben können. Meistens ist es aber etwas harmloser und nicht die Wirbel, sondern die Muskeln im unteren Rückenbereich verursachen Schmerzen.

Die Muskeln im unteren Rückenbereich erfüllen eine ähnliche Funktion wie Ihre Knie – sie tragen eine Menge von Ihrem Körpergewicht. Aber das machen sie nicht allein, sondern oft werden sie von den Bauch- und Beckenmuskeln abgelöst, die harmonisch zusammenarbeiten, um unsere aufrechte Haltung zu ermöglichen. Folgende Personen sind prädestiniert für Rückenschmerzen: Menschen, die viel sitzen oder stehen, die eine schlechte Haltung aufweisen, die ungesund leben und die schwer arbeiten. Diese Faktoren sind der Gesundheit nicht gerade zuträglich. Manche Menschen überbeanspruchen ihre Muskeln, bei anderen ist die Rückenmuskulatur unterentwickelt. In diesem Fall ist das Aufstehen von der Couch und der Gang zum Briefkasten schon zu viel und Schmerzen treten auf. (Um sich selbst zu prüfen, legen Sie sich auf den Boden und heben Sie ein Bein gerade in die Höhe. Wenn Sie nun das andere über das erste heben und Schmerzen haben, ist es eher ein Nervenproblem als eine Muskelsache.)

Rückenschmerzen sind zur Volkskrankheit geworden, sie sind der zweithäufigste Grund für den Besuch beim Arzt. Wenn die Zahlen stimmen, hat jeder alle 15 Jahre seines Lebens eine schlimme Phase mit Rückenschmerzen. Für alle, die älter als 90 werden wollen, bedeutet das sechs schwere Rückenerkrankungen im Leben. Nur in fünf Prozent der Fälle machen die Beschwerden aber Ihre Alltagstätigkeiten unmöglich. Im Gegensatz zu den Knochen und Gelenken wird die

Wahr oder falsch? Man kann einen schmerzfreien Bandscheibenvorfall haben.

Der Ischiasnerv verläuft von der unteren Wirbelsäule bis zu Ihren Füßen. Wird er durch eine herausgetretene Bandscheibe eingeklemmt, schmerzt das Bein, beginnend im Oberschenkel, manchmal bis hinunter in die Zehenspitzen.
Die Operation an der Bandscheibe ist eine komplizierte Sache, da der Druck auf die anderen Bandscheiben eventuell größer wird, wenn es zu einer Verschiebung kommt. Aber lassen Sie es sich gesagt sein: Bei vielen Menschen verursacht ein Bandscheibenproblem gar keine Schmerzen, bei manchen Menschen erkennt man nichts auf dem Röntgenbild, obwohl sie Schmerzen haben, andere haben Röntgenbefunde ohne jegliche Beschwerden. Nur weil die Untersuchungsergebnisse Ungereimtheiten aufzeigen, ist der Schuldige noch lange nicht gefunden, was eine Diagnose sehr schwierig macht.

Rückenmuskulatur besonders zwischen 35 und 55 beansprucht. Ältere Leute klagen seltener über Rückenbeschwerden, vielleicht weil sie sich grundsätzlich weniger körperlich bewegen und geringere Ansprüche an ihre Leistungsfähigkeit stellen. Glücklicherweise kommen fast 95 Prozent aller Rückenschmerzgeplagten um eine Operation herum. Durch gezielte Beckengymnastik und durch Stärkung der Bauchmuskulatur kann man schon eine Menge erreichen.

Ihre Knochen, Gelenke und Muskeln: die Werd-jünger-alt-Strategie

Genau wie sich ein Auto keinen Zentimeter fortbewegen kann, wenn man die Reifen abmontiert hat, so können auch Sie nicht vorankommen, wenn Muskeln, Gelenke und Knochen nicht reibungslos zusammenarbeiten. Um sicherzustellen, dass Sie weiterhin laufen und auch auf dem Seitpferd turnen können, müssen Sie ein System aufbauen, das es Ihnen erlaubt, dies auch schmerz- und beschwerdefrei zu tun. Gut, dass Sie die richtigen Reifen haben, das ist wichtig, aber es ist auch unabdingbar, den Körper auf gesundem Kurs zu halten.

Wahr oder falsch? Sit-ups sind prima für den Rücken.

Das stimmt. Sie stärken nicht nur Knochen und Muskeln im Rücken, sondern auch den gesamten mittleren Teil Ihres Körpers – was wiederum Gewicht und Last von Ihrem Rücken nimmt. Also fügen Sie Ihrem Übungsplan Sit-ups, Beinheber und Bankdrücker hinzu. Dann ist Ihnen eine Abbildung auf dem Titelblatt einer Frauenzeitschrift sicher.

Maßnahme 1: Halten Sie Maß und führen Sie drei Arten von Bewegung aus

Einige Leute machen Leibesübungen, um abzunehmen; andere weil es ihnen Wohlbefinden, Stressabbau und Medaillen verschafft. Und wieder andere mögen einfach schweißtreibende Tätigkeiten. Ein Grund schlägt aber alle anderen: Tun Sie es, um jünger alt zu werden. Wenn Sie die folgenden Tipps befolgen, wird bei Ihnen bald ein triumphales Real-Age-Gefühl aufkommen. Sie bekommen ein ganz anderes Körperempfinden. Übrigens: Männer, die Sport treiben, sind biologisch acht Jahre jünger, Frauen sogar neun.

Klar, körperliche Betätigung hilft Ihnen beim Abnehmen bzw. Gewichthalten. Wäre Ihr Körper eine Plastiktüte und würden Sie die mit einem Brot, einer Packung Reis und ein paar Äpfeln füllen, wäre alles okay. Legen Sie aber mal eine Dose Bohneneintopf hinein und jede Menge Fastfood. Das hält die beste Tüte nicht aus – sie reißt. Der Körper funktioniert genauso, er kann nur eine gewisse Menge an Gewicht aufnehmen, bis er kollabiert. Körperliche Betätigung, auch im kleinen Rahmen, ist nicht nur vorteilhaft für Ihr Aussehen und Ihre Gesundheit, sondern macht sich auch positiv bei den Gelenken bemerkbar. In einer groß angelegten Studie konnte nachgewiesen werden, dass Frauen nach fünf Kilogramm Gewichtsverlust nur noch ein 50-prozentiges Risiko für Arthrose aufwiesen.

Wir alle haben verschiedene Ziele beim Sport und individuelle Gründe für unsere Leibesübungen, also sind auch verschiedene Programme gefragt. Ein Boxer trainiert anders als ein Marathonläufer und dessen Programm ist wiederum nicht mit dem moderaten Training Ihres Kollegen zu vergleichen. Wir können uns den Reiz, den Extremsport ausübt, vielleicht vage vorstellen: den Nervenkitzel, das tolle Gefühl, die Siegeslorbeeren zu tragen und dafür bewundert zu werden. Aber Ihre Knochen, Gelenke und Muskeln werden Sie damit bestimmt nicht vor dem altersbedingten Verschleiß bewahren. Im Gegenteil, das alles geht vielleicht genau auf das Konto dieses Fehlverhaltens. Im Folgenden bieten

Wahr oder falsch? Marathon ist gesund.

Wer beim Marathon ins Ziel einläuft, wird reichlich belohnt: mit einer Medaille, mit viel Bewunderung und Blasen in der Größe von Straußeneiern. Auch wenn wir die Leistung von Marathonläufern bewundern, können wir die Schinderei für einen 42,195 km-Lauf unter Gesundheitsaspekten nicht gutheißen. Die ständige Erschütterung der Gelenke erhöht das Risiko, Gelenkprobleme und Arthrose zu bekommen. Ungefähr bei Kilometer 30 beginnt der Körper von den Proteinen in den eigenen Muskeln zu zehren. Klar würden wir Ihnen den grandiosen Zieleinlauf gönnen, aber wir möchten Ihnen auch ein langes und gesundes Leben verschaffen. Das gelingt nur, wenn man aktiv bleibt. Aber nur nicht zu viel des Guten tun, denn das beschleunigt dann den Alterungsprozess, anstatt ihn zu bremsen.

wir Ihnen den optimalen Plan für den Knochenaufbau.

LEISTEN SIE WIDERSTAND Im Fitnessstudio kann man zwei Arten von Fitnessfreaks unterscheiden: solche, die an Geräten für Ausdauertraining werkeln, und solche, die Gewichte stemmen. Wenn Sie zu der ersten Gruppe gehören, scheuen Sie sich vielleicht vor Krafttraining, weil Sie fürchten, bald wie ein Muskelprotz auszusehen. Wenn Sie zur zweiten Gruppe gehören, sollten Sie das nicht tun, um die Frauenwelt zu beeindrucken. Egal wie alt oder fit Sie sind, Sie können aus Krafttraining viel Nutzen ziehen. Erstens hilft es, Muskelmasse aufzubauen, die mit der Zeit mehr Kalorien verbraucht als Fettmasse. Krafttraining trägt also auch dazu bei, dass Sie Ihr Gewicht halten können. Zweitens kräftigt es Ihre Muskeln und berei-

Wahr oder falsch?
Sie können Schwachstellen beseitigen, indem Sie eine bestimmte Stelle trainieren oder einen Muskelstimulator benutzen.

Nehmen wir mal an, Sie haben ein Bäuchlein oder Zellulitis an den Oberschenkeln. Tausend Sit-ups machen oder einen Bauchwegtrainer über den Homeshoppingkanal kaufen und schon schmelzen die Pfunde? Leider funktioniert das nicht. Weder einzelne Übungen noch irgendwelche Geräte mit Elektroden in den buntesten Farben können bestimmte Körperstellen gezielt vom Speck befreien. Denken Sie mal an jemanden, den Sie kennen, der stark abgenommen hat. Man sieht es zuerst im Gesicht. Da fast niemand eine spezielle Gesichtsgymnastik beim Abnehmen macht, bestimmt der Körper wohl selbst, wo er das Fett abbaut. Häufig ist das die Stelle, die Ihnen am unwichtigsten ist. Während man an jeder beliebigen Körperstelle gezielt Muskeln aufbauen kann, kann man Fett nicht so planmäßig wieder verlieren. Die Lösung liegt allein in strategisch gut durchdachten Trainingsprogrammen, die Ausdauer- und Krafttraining kombinieren. Dazu gehört natürlich ein Ernährungsplan mit einer kalorienreduzierten Kost. Sie müssen also zusehen, dass der Speck unter dem Kinn verschwindet, damit Sie einen flachen Bauch bekommen. Eines ist sicher: Mit kleineren Portionen und mehr körperlicher Betätigung können Sie langfristig überall Fett reduzieren, sich besser fühlen und jünger aussehen.

tet Sie gut auf alle Lebenslagen vor. Wie schon gesagt, ist eine Stärkung der Rückenmuskulatur der beste Weg, Rückenschmerzen zu vermeiden. In gewisser Weise verlangsamt es auch den Alterungsprozess des Herzens, der Arterien und des Immunsystems. Am wichtigsten jedoch ist, dass Krafttraining den Knochenaufbau fördert, die Knochendichte verbessert und der Osteoporose vorbeugt. Aber wie geht das? Wenn Sie die Muskeln während des Krafttrainings anspannen, üben Sie einen Druck auf die Knochen aus, woraufhin sie sich verdichten – so weit in Kurzform zum Nutzen von Krafttraining auch für die Knochen.

Krafttraining heißt nicht gleich, dass Sie Zementsäcke stemmen müssen. Wichtig ist nur, dass Sie eine Übung machen, bei der der Körper über einen Widerstand hinwegkommen muss, ob Sie nun Hanteln heben, mit Gymnastikbändern arbeiten oder sich das eigene Gewicht zu Nutze machen. Durch Krafttraining mit einem Gewicht, das leicht genug für acht Wiederholungen und zu schwer für zwölf Wiederholungen ist, sind Sie in der Lage, Ihre Knochen zu stärken und die Knochendichte zu erhalten.

Schon 30 Minuten Krafttraining in der Woche reichen aus, um die Knochendichte aufrechtzuerhalten oder zu stärken. Besser ist aber, das Programm nicht en bloc abzureißen, sondern die 30 Minuten in drei 10-Minuten-Übungseinheiten aufzuteilen. Das ist

Wahr oder falsch? Sie sind zu dick, um zu trainieren.

Zu behaupten, Sie hätten zu viel Übergewicht, um zu trainieren, entspricht in etwa der Behauptung, Sie seien zu dünn, um zu essen. Egal wie viel die Waage anzeigt, Sie können etwas tun, um den Prozess des Abnehmens, der Knochenstärkung und der Gelenkentlastung ins Rollen zu bringen. Vorher sollten Sie allerdings Ihren Arzt befragen. Fangen Sie klein an: Gehen Sie fünf Minuten am Tag zügig durch den Park oder um den Block und erhöhen Sie dieses Pensum täglich um ein oder zwei Minuten. Bald werden Sie fit genug für einen Ein-Stunden-Spaziergang in raschem Tempo sein. Mit dem Krafttraining sollten Sie langsam anfangen: Einfache Übungen mit einer Konservendose oder einem Buch können schon den Stoffwechsel anregen und die Fettreduzierung in Gang bringen. Beginnen Sie noch heute. Ihre Familie und Ihr bald wieder verjüngter Körper werden es Ihnen danken.

leichter und der Effekt ist derselbe. Die Erfolge allerdings werden sich potenzieren. Dieses Wochenprogramm kann Ihnen auf Dauer einen Real-Age-Effekt bescheren, der Sie biologisch zwei Jahre jünger macht.

Wenn Sie ein Neuling im Fitnessstudio sind, sollten Sie wissen, dass das knochenaufbauende Krafttraining nicht zwangsweise mit Gewichten ausgeführt werden muss. Sie können auch Ihr Eigengewicht als natürlichen Widerstand benutzen. Hocken und Ausfallschritte zum Beispiel bauen nicht nur Muskeln in den Beinen und am Gesäß auf, sie schützen auch Ihre Rükenmuskulatur vor Überbelastung. Wenn Sie gleichzeitig auch noch Übungen für den Oberkörper machen, wird die Kraft und Stabilität des ganzen Körpers verbessert. Und das Schönste ist: Krafttraining macht dauerhaft schlank. Wenn Sie nicht trainieren, verlieren Sie alle zehn Jahre fünf Prozent Ihrer Muskelmasse (die Frau ab 35 verliert durchschnittlich alle zehn Jahre 1 Kilogramm Muskelmasse, der Mann 1,5 Kilogramm). Je mehr Muskeln man hat, desto mehr Energie aus der Fettverbrennung wird benötigt. Ein Pfund Ihrer Muskelmasse braucht 75 bis 150 Kalorien am Tag (der Körper arbeitet ja und benötigt Energie), während ein Pfund Fett lediglich 3 Kalorien am Tag verbraucht (ganz schön gemein, was?). Also, was hält Sie noch im Sessel? Einige Minuten Muskelaufbautraining reichen aus – dreimal 10 Minuten in der Woche, um genau zu sein.

Krafttraining stärkt die Muskeln, aber die nachhaltigen Effekte wirken sich auch auf Ihre Knochen und Gelenke aus: durch größere Beweglichkeit, verbesserte Knochenstruktur und ein kräftigeres Skelett. Der Krafttraining-Spickzettel zeigt Ihr Rundum-Programm auf.

SEIEN SIE GUT ZU IHREM KÖRPER Wir Ärzte haben es mit den unterschiedlichsten Menschen zu tun. Wir lernen ihre Krankengeschichte und besonders ihre Lebensführung kennen. Wir wissen, wofür ihr Herz schlägt, wörtlich genommen und im übertragenen Sinne. Wir haben schon Athleten mit bewundernswerter Leidenschaft und beeindruckender Hingabe kennen gelernt – diese hätten lieber eine Operation am offenen Herzen auf sich genommen, als das Laufen aufzugeben. Manche Leute werden förmlich süchtig nach körperlicher Betätigung – sie werden süchtig nach körperlichem Wohlbefinden. Aber wir haben ja auch schon darüber gesprochen, was Leuten widerfährt, die ihre Knie, Schultern oder Hüften ständig durch Laufen, Werfen, Skifahren und Tennisspielen belasten. Kommen wir noch einmal auf Arnold Schwarzenegger zurück. Weil der ebenso clever ist wie

Spickzettel für Ihr Krafttraining

★ Machen Sie einmal alle Übungen durch (oder zweimal, wenn die Übung nur eine Körperseite trainiert). Sie können sich mit der Zeit auf zwei- bis viermal steigern.

★ Machen Sie Schwellentraining, das heißt, Sie gehen nach der 8/12-Regel vor: Für jede Übung sollten Sie ein Gewicht nehmen, das Sie problemlos achtmal heben können, das aber für zwölf Wiederholungen zu schwer ist.

★ Fangen Sie mit den Übungen aus Teil 1 an. Teil 2 können Sie nach einem Monat hinzunehmen – oder auch früher, wenn Sie sich mit den ersten Übungen sicher fühlen.

★ Überstrecken Sie Ihre Arme und Beine nicht. Sie sollten zwar unter Spannung, aber nicht durchgedrückt sein.

★ Spannen Sie immer Ihre Bauchmuskulatur an. Das stärkt Ihren mittleren Körperbereich und sorgt für eine bessere Haltung.

★ Immer auf die Atmung achten. Atmen Sie aus, wenn Sie die Gewichte stemmen, und atmen Sie ein, während Sie entspannen, um in die Ausgangsposition zu gehen.

Das Stärkungstraining, Teil 1

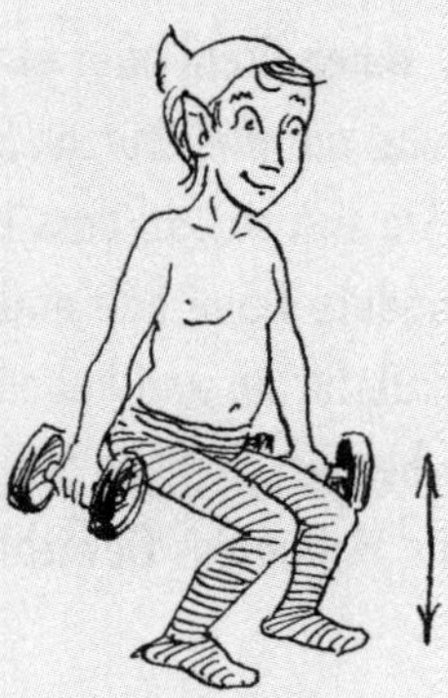

Die Hocke

Stellen Sie Ihre Füße etwas mehr als schulterbreit auseinander, die Arme hängen am Körper herunter. Den Rücken gerade lassen und so in die Hocke gehen, als wollten Sie sich auf einen Stuhl setzen (bei Knie- und Rückenproblemen sollten Sie nicht so tief runtergehen). Kurz innehalten und sich dann langsam wieder in die aufrechte Ausgangsposition erheben.

Schauen Sie während den Bewegungen nach vorn, beim Runtergehen einatmen, beim Hochgehen ausatmen. Wenn zwölf Wiederholungen mühelos gelingen, können Sie die Übung auch mit zusätzlichem Widerstand, sprich mit Hanteln oder einem anderen leichten Gewicht (zum Beispiel einer Konservendose) in den Händen machen.

Der Ausfallschritt

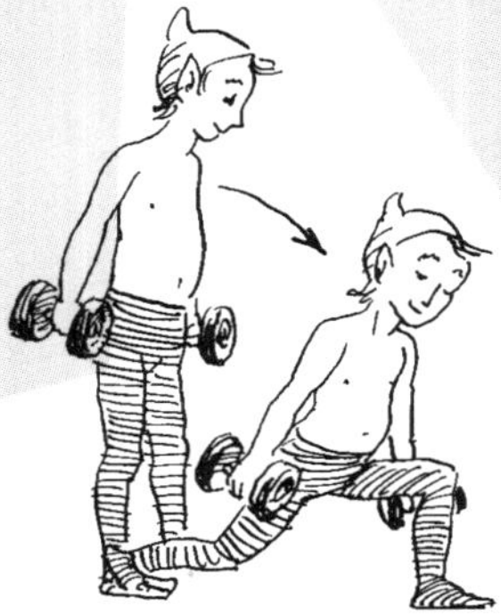

Stellen Sie Ihre Füße schulterbreit auseinander, die Arme (mit oder ohne Gewichten in den Händen) hängen locker an der Seite. Machen Sie mit dem linken Bein einen weiten Schritt nach vorn und winkeln Sie dabei das Knie so an, dass Ihr Oberschenkel parallel zum Boden ist (bei Knieproblemen weniger tief runtergehen und auf keinen Fall das Knie über den Fuß hinaus nach vorn schieben). Kurz innehalten und wieder in die Ausgangssituation zurückgehen. Das Ganze können Sie nun mit dem rechten Bein wiederholen. Beim Ausfallschritt einatmen und beim Zurücktreten wieder ausatmen. Sind Ihnen zwölf Wiederholungen zu einfach, können Sie wieder zu Hanteln oder anderen Gewichten greifen.

Der Bankdrücker

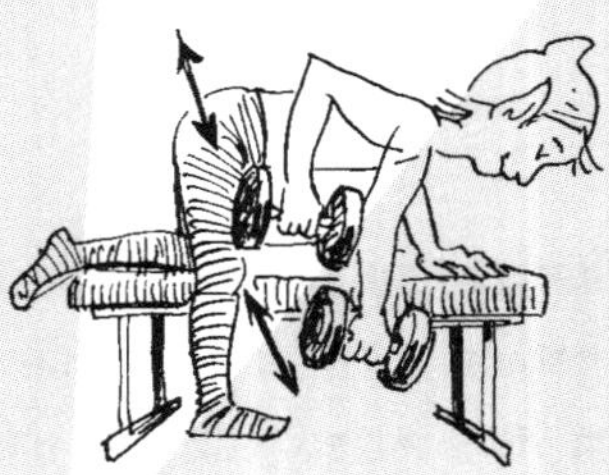

Stellen Sie sich rechts neben eine Turnbank, einen Stuhl oder ein Klavierbänkchen. Legen Sie den linken Unterschenkel auf und stützen Sie sich mit der linken Hand auf die Bank. Beugen Sie sich so vor, dass Ihr Oberkörper eine Parallele zur Bank bildet. Die andere Hand hält eine Hantel oder ein Buch. Spannen Sie die Rückenmuskulatur an und heben Sie das Gewicht so an, dass es fast Ihren Brustkorb berührt. Senken Sie nach kurzem Innehalten den Arm wieder ab. Beim Heben des Gewichts aus-, beim Herablassen einatmen.

Der einbeinige Wadenstrecker

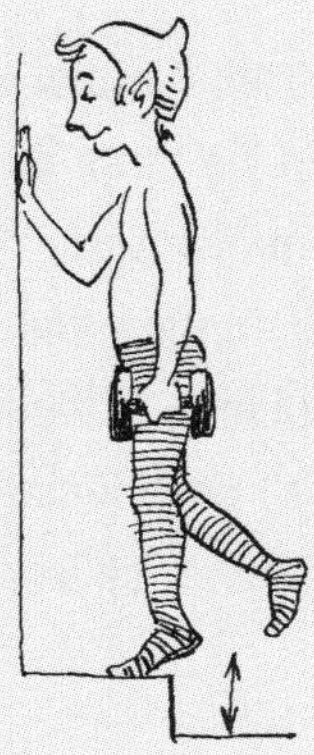

Stellen Sie sich mit Ihrem linken Fuß an die Kante einer Stufe. Halten Sie in der linken Hand ein Gewicht und stützen Sie sich mit der rechten an einer Wand oder einem Geländer ab, um nicht die Balance zu verlieren. Winkeln Sie Ihr rechtes Bein leicht an, so dass der Fuß entspannt neben Ihrem linken Knöchel hängt. Heben Sie Ihre linke Ferse an und drücken Sie sich auf dem Fußballen so hoch Sie können.

Der Liegestütz

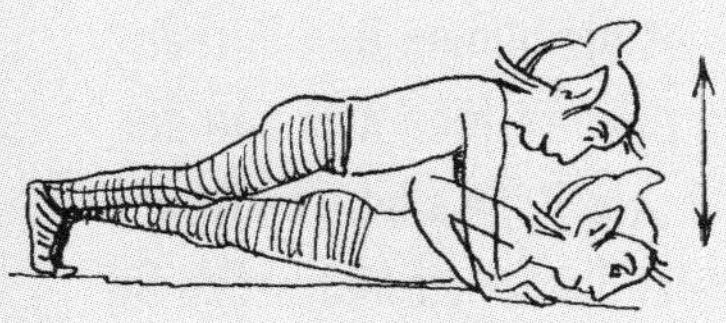

Nehmen Sie auf dem Boden die klassische Liegestützposition ein: die Hände schulterbreit auseinander, den Rücken gerade und die Zehen auf den Boden. Gehen Sie mit dem Oberkörper so runter, dass der Brustkorb fast den Boden berührt. Drücken Sie sich nun wieder hoch. Sie können die Übung auch auf den Knien machen (oder mit den Händen auf einer Treppenstufe, falls es Ihnen sonst zu schwer ist). Wird Ihnen das zu leicht, erhöhen Sie die Anzahl der Wiederholungen und ändern Sie die Position Ihrer Hände (entweder enger zusammen oder weiter auseinander).

Sit-up-Variationen

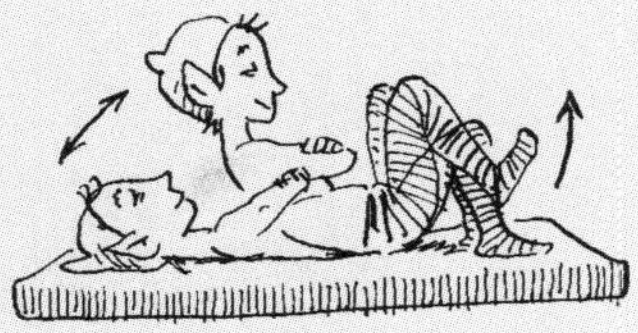

Eine straffe Bauchmuskulatur unterstützt die Rückenmuskeln, reduziert das Verletzungsrisiko und beschleunigt auch die Genesung bei Rückenbeschwerden. Es gibt Sit-up-Übungen wie Sand am Meer. Für die herkömmlichen legen Sie sich auf den Rücken und winkeln die Knie an, die Füße stehen flach auf dem Boden. Legen Sie die Hände locker an die Ohren. Spannen Sie nun die Bauchmuskeln an und heben Sie den Oberkörper ungefähr um 30 Grad vom Boden. Variiert man diese Übung, können noch andere Muskelpartien trainiert werden. Ziehen Sie zum Beispiel während der Sit-ups Ihre Beine in Richtung Kopf und drücken Sie Ihren Bauchnabel in Richtung Boden. Dabei werden drei Muskelpartien beansprucht – mit den Sit-ups die obere Region, mit dem Beinheber die untere und die mittlere, wenn Sie den Bauchnabel einziehen. Sie können sich auch mit dem Rücken auf einen Gymnastikball legen oder sich flach hinlegen und die Beine zum Brustkorb hinziehen. Bei der letzten Variation werden die unteren Bauchmuskeln mehr beansprucht.

Der Arm-Bein-Heber

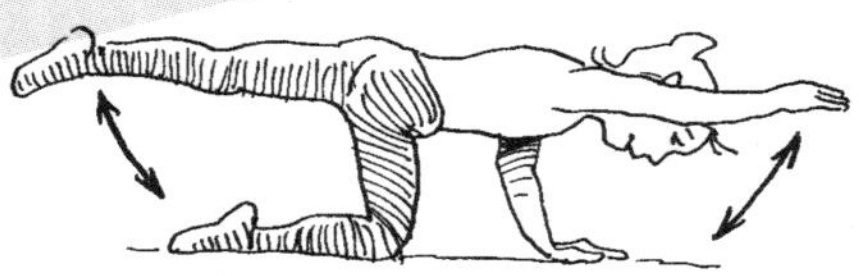

Gehen Sie in den Vierfüßlerstand. Die Knie sollten genau unter der Hüfte sein, die Hände unter den Schultern. Wenden Sie das Gesicht dem Boden zu, der Kopf sollte mit der Wirbelsäule eine Linie bilden. Den Rücken gerade halten. Strecken Sie nun gleichzeitig den rechten Arm und das linke Bein hoch, bis diese ungefähr auf gleicher Höhe sind. Langsam Bein und Arm wieder absenken. Wechseln Sie jetzt die Seiten und heben Sie dieses Mal den linken Arm und das rechte Bein.

Das Stärkungstraining, Teil 2

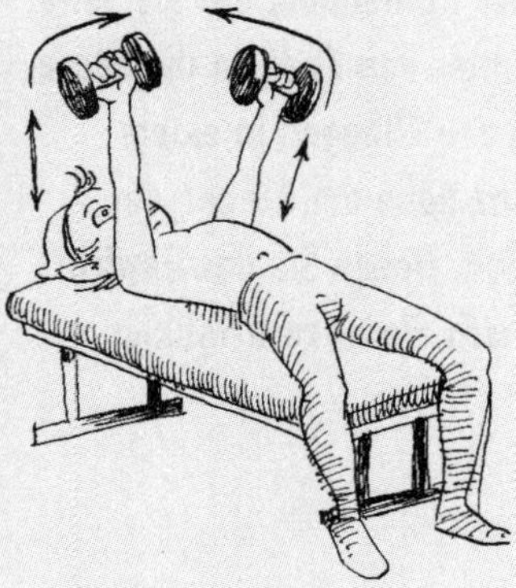

Der Butterfly

Legen Sie sich auf den Boden (oder auf eine Hantelbank) und nehmen Sie Hanteln oder ein anderes Gewicht in die Hand. Winkeln Sie Ihre Beine an und stellen Sie die Füße auf den Boden. Drücken Sie die Gewichte von den Schultern ausgehend nach oben, Sie sollten dabei Ihre Handrücken sehen. Bringen Sie die Gewichte eng zusammen und lassen Sie sie dann langsam an den Seiten wieder ab, bis die Ellbogen auf gleicher Höhe mit den Schultern sind.

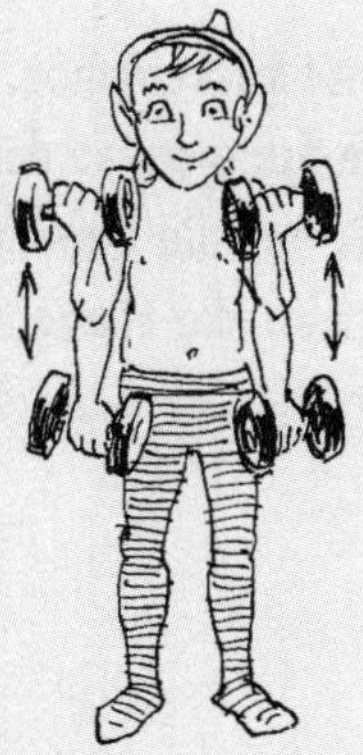

Der Bizeps-Trainer

Stellen Sie die Füße schulterbreit nebeneinander. Die Arme lassen Sie an den Seiten hängen und in den Händen halten Sie ein Gewicht. Beugen Sie nun langsam die Ellbogen und ziehen Sie die Hanteln zu Ihren Schultern. Lassen Sie die Ellbogen dabei eng am Oberkörper. Wieder langsam zur Ausgangsposition zurückkehren. Sie können die Übung auch im Sitzen ausführen.

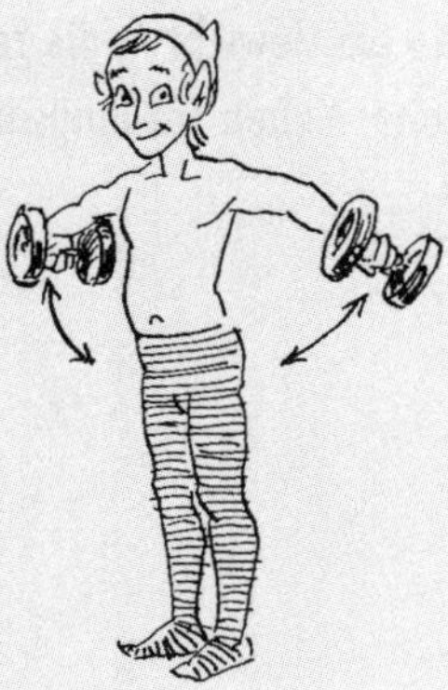

Das Seitheben im Stehen

Stellen Sie die Füße schulterbreit hin, Knie und Hüften sind leicht gebeugt. Lehnen Sie sich aus der Hüfte heraus etwas nach vorn und lassen Sie die Arme mit leicht gebeugten Ellbogen runterhängen. Die Handrücken zeigen nach außen. Heben Sie die Arme mit durchgedrückten Handgelenken langsam an der Seite hoch, bis sie fast parallel zum Boden sind. Senken Sie langsam wieder die Arme, bis die Ausgangsposition erreicht ist.

Die rotierende Rotatorenmanschette

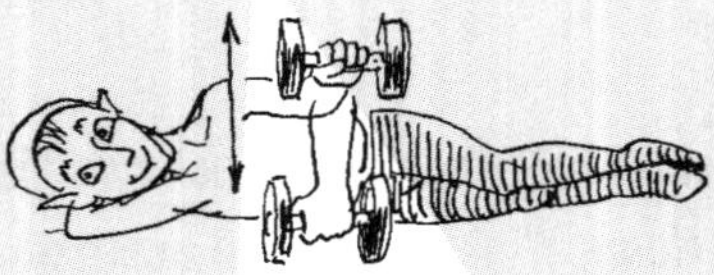

Legen Sie sich auf dem Boden oder auf einer Hantelbank auf die Seite. Den unteren Arm legen Sie unterstützend unter den Kopf, in die obere Hand nehmen Sie ein Gewicht. Winkeln Sie den Ellbogen in einem 90-Grad-Winkel an, der Oberarm bleibt ganz nahe am Körper, der Unterarm geht vor dem Bauch auf den Boden. Heben Sie das Gewicht, indem Sie nur den Unterarm bewegen, bis sich dieser rechtwinklig zum Boden befindet.

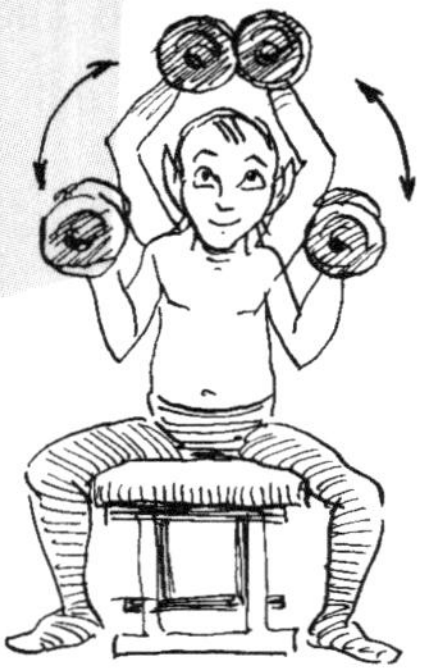

Das Über-Kopf-Heben

Setzen Sie sich auf eine Bank oder einen Stuhl mit Rückenlehne. Nehmen Sie in jede Hand ein Gewicht und winkeln Sie die Arme an, so dass die Gewichte auf Schulterhöhe kommen. Drücken Sie nun die Gewichte nach oben über den Kopf, bis sie dort zusammenkommen, die Ellbogen sind nun fast durchgedrückt.

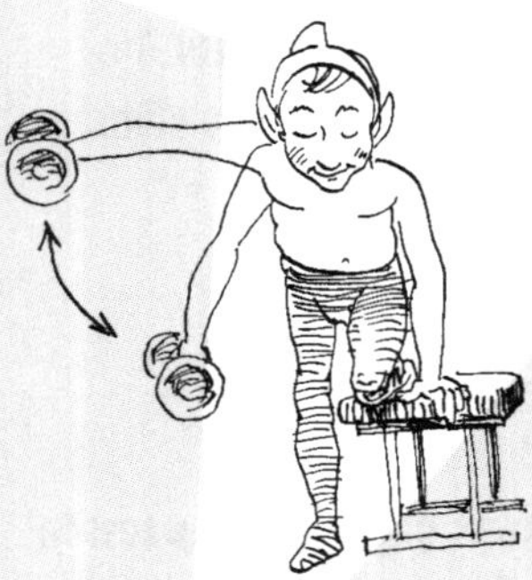

Der seitliche Armheber

Stützen Sie Ihr linkes Knie und Ihre linke Hand auf ein Bänkchen, der rechte Fuß bleibt auf dem Boden. Nehmen Sie ein Gewicht in die rechte Hand und heben es seitlich bis auf Schulterhöhe. Gehen Sie langsam wieder in die Ausgangsposition zurück.

stark, wusste er, was zu tun war, als sein Körper immer mehr abbaute. Er schaltete einen Gang zurück, bevor seine Beschwerden chronisch wurden, und verwandelte sein Extremtraining langsam in ein leichteres Workout. Er reduzierte die Belastung seines Körpers, der ihn einst dazu befähigt hatte, einen Bus zu stemmen. In seinem neuen Trainingsprogramm gibt es weniger Krafttrainingseinheiten, dafür aber mehr Ausdauertraining, das bisher zu kurz kam.

Eine kleine Anmerkung: Ausdauertraining ist nicht für die Verbesserung Ihrer Knochenstruktur gedacht. Wie im Kapitel über das Herz gezeigt, geht es dabei um die Kräftigung Ihres Herzens und darum, die Arterien jung zu halten. Das Problem des Herz-Kreislauf-Trainings besteht leider darin, dass Laufen und Treppensteigen sich negativ auf Ihre Knochen und Gelenke auswirkt und im Normalfall wenig für die Muskeln bringt. Um länger zu leben und Ihre Gelenke vor Verschleiß zu schützen, sollten Sie deshalb als Ausdauertraining schwimmen, rudern, Fahrrad fahren oder ein Crosstraining absolvieren, bei dem Sie jeden Tag andere Übungen machen.

Diese Art von Bewegung erhöht den Herzschlag und beansprucht viele verschiedene Muskeln (beim Schwimmen sogar nahezu jedes Körperteil), ohne dass die Gelenke eine Erschütterung abfangen müssen. Und das ist vorteilhaft für alle, die Gelenkschmerzen und Arthrose haben. Auf diese Weise können Sie Ihre Herz-Kreislauf-Gesundheit

Wahr oder falsch?
Es ist sinnvoll, Walking mit Krafttraining zu verbinden, indem man mit leichten Hanteln läuft.

Sie denken vielleicht, dass das Mitschleppen von 1,5-Kilogramm-Hanteln während des Gehens den Körper stärkt und zugleich schlanker macht. Dabei ist es wie mit Kindern im Trotzalter: Sie sehen so klein und niedlich aus, aber sie können eine Spur der Zerstörung hinterlassen. Das scheinbar unbedenkliche Vorhaben, regelmäßig mit Hanteln zu arbeiten, wird schnell zum Grund für einen orthopädischen Eingriff. Die meisten Leute achten nämlich nicht darauf, wie sie die Hanteln schwingen, und werden schnell nachlässig im Bewegungsablauf. Es kann zu Verletzungen und erhöhtem Verschleiß in den Schultergelenken führen, wenn das Gelenk regelmäßig über sein höchstes Drehmoment hinaus beansprucht wird.

Wahr oder falsch? Schwimmen ist die Rettung für Ihre Gelenke.

Sofern Sie keine Meerjungfrau sind und Ihr Nachname nicht van Almsick ist, wird Sie Ihre Schwimmtätigkeit nicht zwangsweise vor Gelenkschmerzen bewahren, aber es kann zumindest das Auftreten verzögern. Und regelmäßiges Schwimmen wird Sie ganz sicher in Schuss halten.

bewahren und die Gelenke haben die Chance, sich zu erholen. Schwimmen und Fahrrad fahren eignen sich da besonders gut. (Gehen ist auch eine prima Betätigung, aber die meisten Leute gehen nicht zügig genug, um den Herzschlag auf eine gesunde Höhe zu bringen. Für die allgemein gute Kondition empfehlen wir häufiges Gehen, mindestens 30 Minuten am Tag – nur keine Ausflüchte!) Das ideale Workout besteht aus Ausdauertraining mit oder ohne Gewichte. Mit dem Crosstraining benutzen Sie verschiedene Muskeln. Das Krafttraining sorgt dafür, diese Muskeln aufzubauen. Das unterstützt wiederum die Gelenke.

Wie bei jeder Sache, die Ihre Gesundheit betrifft, werden Sie Risikofaktoren abwägen und Entscheidungen treffen müssen. Manchmal hat etwas sowohl positive als auch negative Effekte auf Ihren Körper. So kann Laufen einerseits Ihr Herz stärken, andererseits aber auch die Gelenke schädigen. Daher empfehlen wir Ihnen ein ausgewogenes Trainingsprogramm, das sowohl Ihr Herz stärkt als auch Ihre Knie vor Schäden bewahrt.

MACHEN SIE SICH LOCKER UND WERDEN SIE EIN STAR Im Kraftraum eines Fitnessstudios stinkt nichts mehr zum Himmel als der Männlichkeitswahn. Typen, die 150 Kilogramm schwere Gewichte stemmen, wie aufgeregte Bullen grunzen und ihre T-Shirts lupfen, um zu sehen, ob ihre Bauchdecke schon ein Reifenprofil aufweist. Nicht in jedem Fitnessstudio lässt sich dieses Phänomen beobachten, aber das passiert eben, wenn man vor Testosteron strotzende Männer mit Hanteln zusammenbringt: Der eine will dem anderen immer eine Nasenlänge voraus sein. Diese Atmosphäre kann für Fitnessanfänger ganz schön einschüchternd sein – das ist auch nicht für jeden etwas. Yoga hingegen schon. Diese alte Methode, die auf den Prinzipien Dehnen, Atmen und Im-Einklang-mit-dem-Körper-Sein beruht, ist in den letzten Jahren sowohl in den Fitnessstudios als auch in vielen Wohnzimmern sehr beliebt geworden. Yoga tut dem Körper sehr gut. Wir wollen Ihnen die wichtigsten Vorteile nennen: Erstens verbessert es Ihre Beweglichkeit. Die Muskeln sind kein starres Gewebe, sie dehnen sich aus und ziehen sich wieder zusammen. Je flexibler sie sind, desto besser können Sie sich bewegen und desto weniger werden die Gelenke bei alltäglichen Bewegungen beansprucht.

Zweitens verbessert Yoga Ihre Kraft. Nein, nein, Sie stemmen beim Yoga keine Gewichte, und ja, es sieht so entspannend aus wie ein Abend in der Badewanne. Aber einige Yogapositionen fordern ebenso sehr, wie sie nützlich sind. Sie zwingen Ihre Muskeln dazu, das Körpergewicht zu tragen – also kann man sie zum Krafttraining zählen. Und dabei wird ja die Knochendichte verbessert. Yoga zwingt Sie außerdem, auf Ihre Atmung zu achten (vgl. Kapitel über Lungen und die richtigen Atemtechniken). Die Positionen werden immer für eine Minute oder länger gehalten, was auch sehr meditativ ist. Daher sind die Übungen auch gut für Ihre Konzentration im Allgemeinen. Atmung und Positionen haben sowohl eine spirituelle als auch eine körperliche Wirkung. Im echten Yoga geht es darum, Ihren Körper und seine Grenzen kennen zu lernen.

Aber das Beste an Yoga ist, dass Sie mit Ihren Extremitäten keine Brezeln bilden, sprich unmögliche Verrenkungen machen müssen. Es ist so einfach, dass Ihnen viele Bewegungen aus dem Grundschulsport bekannt sein werden. Dazu kommt, dass sich schon nach fünf Minuten eines leichten Yogaprogramms erste Erfolge einstellen. Also, Sie wollen uns doch nicht weismachen, Ihr Terminkalender sei so voll, dass Sie nicht fünf Minuten Ihrer Zeit opfern können? Wichtig ist das intensive Atmen, dann klappen die vielen Yogaübungen schon von ganz alleine. Machen Sie den Sonnengruß am Morgen. (Für die komplette Erklärung der erforderlichen Positionen werfen Sie einen Blick auf die folgenden Seiten.) Außerdem kann der Spickzettel für körperliche Aktivität als nützliche Zusatzinfo dienen (Seite 141).

Maßnahme 2: Essen Sie sich stark

Für die Struktur des Bewegungsapparats, für Ihre Knochen, Gelenke und Muskeln, sind einige wenige Nahrungsmittel und Nährstoffe besonders förderlich. Nehmen Sie diese in Ihren Speiseplan auf und Ihr Körper wird Sie dafür mit einem längeren Leben belohnen.

Der Spickzettel für den Yoga-Sonnengruß

1.

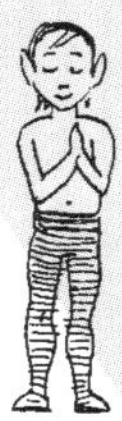

Stellen Sie beide Füße fest auf den Boden, Ihr Gewicht ist gleichmäßig verteilt. Legen Sie Ihre Handflächen wie zum Gebet vor dem Brustkorb aneinander. Atmen Sie aus.

2.

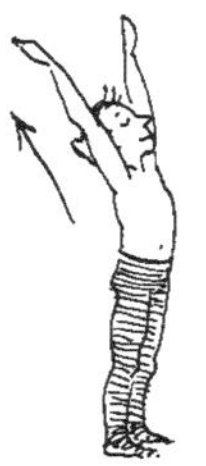

Heben Sie Ihre Hände über den Kopf und strecken Sie die Arme hinten nach oben, den Nacken entspannen. Atmen Sie ein.

3.

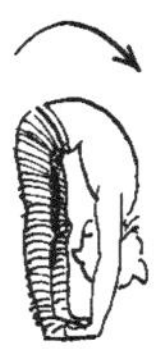

Beugen Sie sich langsam nach vorn, lassen Sie die Arme entspannt nach vorn baumeln und atmen Sie aus. Berühren Sie mit den Fingerspitzen den Boden und, wenn möglich, mit dem Kopf die Knie. Drücken Sie Ihre Handflächen auf den Boden (mit etwas gebeugten Knien geht das einfacher), die Fingerspitzen an die Zehen legen.

4.

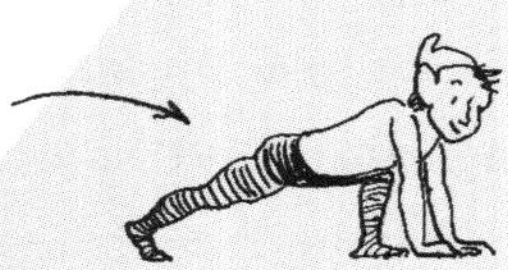

Machen Sie mit dem rechten Bein einen weiten Ausfallschritt nach hinten, beugen Sie das linke Knie. Während des Einatmens bleiben Ihre Hände flach auf dem Boden, den linken Fuß stellen Sie zwischen die Hände. Heben Sie Ihren Kopf und schauen Sie nach vorne.

5. 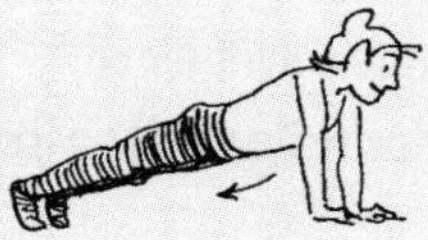

Nun den linken Fuß nach hinten zum rechten stellen – Sie sind jetzt in einer hohen Liegestützposition.

6. 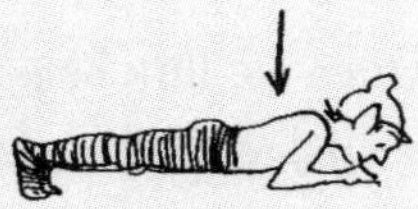

Gehen Sie während des Ausatmens wie beim Liegestütz mit dem Oberkörper nach unten, indem Sie die Arme anwinkeln.

7. 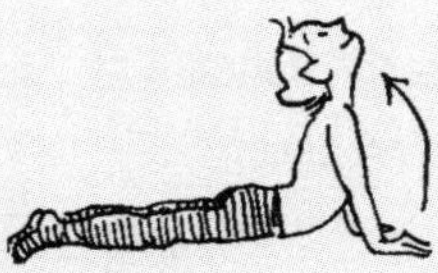

Beim Einatmen drücken Sie das Schambein auf den Boden und strecken den Oberkörper so weit wie möglich nach oben, das Gesicht zeigt zur Decke, die Arme sind gestreckt.

8. 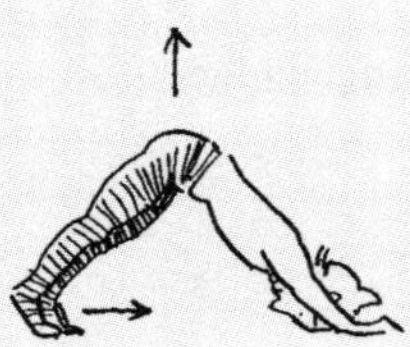

Schieben Sie Ihr Gesäß nun nach oben, der Kopf ist zwischen den ausgestreckten Armen und Ihr Blick zum Boden gerichtet. Atmen Sie aus.

9. 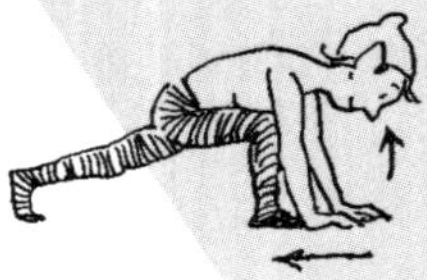

Atmen Sie langsam ein und machen Sie mit dem rechten Bein einen großen Schritt nach vorne zu Ihren Händen. Wenn der rechte Fuß zwischen den Händen ist, heben Sie Ihren Kopf leicht an.

10. 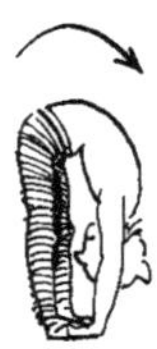

Ziehen Sie nun das linke Bein neben das rechte, strecken Sie Ihre Beine, strecken Sie Ihren Po in die Höhe. Der Rücken bleibt rund, die Hände bleiben auf dem Boden. Wenn möglich, wieder mit dem Kopf die Beine berühren.

11. 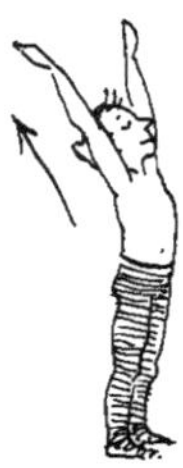

Heben Sie den Oberkörper langsam an, bis Sie aufrecht stehen.
Beim Einatmen die Arme wieder nach hinten oben strecken.

12. 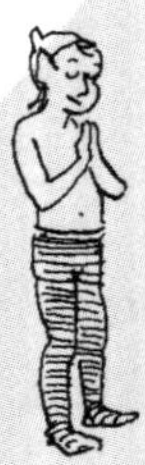

Kehren Sie nun in die erste Position zurück, die Hände sind vor dem Brustkorb aneinander gelegt. Atmen Sie aus.

Der Du-Spickzettel für die körperliche Aktivität

- ★ Jeden Tag 30 Minuten stramm gehen – Ausreden gelten nicht (dieses Pensum lässt sich auch in mehrere kleinere Portionen aufteilen).
- ★ Jede Woche 30 Minuten Krafttraining, in drei Einheiten zu je 10 Minuten.
- ★ Wöchentlich 60 Minuten Ausdauertraining (Schwimmen oder Radfahren), in drei Einheiten zu 20 Minuten.
- ★ 30 Minuten wöchentlich Yoga oder Stretching, in fünfmal Fünf-Minuten-Einheiten.

Beispiel für einen idealen Stundenplan

Jeden Tag 30 Minuten Walking und dazu:

Montags:	20 Minuten Ausdauertraining	plus 5 Minuten Yoga oder Stretching
Dienstags:	10 Minuten Krafttraining	plus 5 Minuten Yoga oder Stretching
Mittwochs:	20 Minuten Ausdauertraining	plus 5 Minuten Yoga oder Stretching
Donnerstags:	10 Minuten Krafttraining	plus 5 Minuten Yoga oder Stretching
Freitags:	20 Minuten Ausdauertraining	plus 5 Minuten Yoga oder Stretching
Samstags:	Weitere 30 Minuten Walking (das heißt insgesamt 1 Stunde) und 10 Minuten Krafttraining	plus 5 Minuten Yoga oder Stretching
Sonntags:	Weitere 30 Minuten Walking (also insgesamt 1 Stunde)	

KALZIUM Kalzium ist der Olli Kahn der Nährstoffe – der kann vielleicht auch Fußball spielen, er ist aber berühmt und bezieht sein Topgehalt für nur eine Sache: Bälle halten. So sollte man Kalzium besonders für eine Sache rühmen, nämlich dafür, was es für Ihre Knochen tut.

Ihr Körper baut in der Regel bis Anfang 30 ausreichend Kalzium zur Versorgung Ihrer Knochen auf – das ist die Lebensphase, in der Sie ein Höchstmaß an Knochendichte erreichen. Danach lässt die Speicherfähigkeit nach und Sie müssen dringend darauf achten, dass Sie ausreichend Kalzium über Ihre Nahrung aufnehmen. Das ist genauso wie mit der Bevorratung in Ihrer Küche: Wenn Sie eine Flasche Milch entnommen haben, müssen Sie sie wieder ersetzen. Sonst herrscht bald gähnende Leere in Ihrem Kühlschrank. Leiden Ihre Knochen unter Kalziummangel, werden sie schwächer und schwächer, bis sie schließlich sehr zerbrechlich sind – das heißt, Sie brechen sich bei jeder Kleinigkeit etwas. Führen Sie dagegen Ihrem Körper regelmäßig Vitamin D oder C bzw. Kalzium zu, bleiben Ihre Knochen so stark, wie sie sind. Wenn Sie nämlich zu wenig Kalzium (oder Vitamin D oder C) zu sich nehmen, kann Ihr Körper die Knochen nicht mehr richtig aufbauen. Sobald sich Sehnen, Knorpel und Nerven an der rauen Oberfläche der Knochen reiben, entzünden sich die Gelenke. Das schürt dann weitere Entzündungsherde, Schmerzen und Arthrose entwickeln sich.

Also achten Sie stets darauf, dass Sie sich über Lebensmittel oder Nahrungsergänzungsmittel ausreichende Mengen an Kalzium zuführen. Männer sollten auf 1.000 bis 1.200 mg pro Tag kommen, Frauen unter 60 auf etwa 1.200 mg – in zwei Einheiten von 500 oder 600 mg pro Tag. Das hat einen guten Grund: Der Körper kann nämlich nicht unbegrenzt viel Kalzium auf einmal sinnvoll verwerten. Ab 60 brauchen Frauen 1.600 mg, um die optimale Osteoporosevorsorge zu erreichen. Diese Werte beziehen sich auf reines Kalzium, nicht auf Kombinationen mit Citrat oder Karbonat. Wenn Sie diese dennoch bevorzugen, sollten Sie genauestens die Zusammensetzung studieren, damit die Kalziummenge auch ausreicht.

Sicherlich sind Ihnen die glücklichen gesunden Menschen mit dem Milchbärtchen aus der Werbung in Erinnerung. Sie wissen, dass Milchprodukte ideale Kalziumlieferanten sind: Käse, Jogurt, Quark und Milch stehen an erster Stelle. Leider essen viele Erwachsene zu wenig davon. Greifen Sie beim Einkauf bewusst danach, aber wählen Sie fettreduzierte Produkte. In den fetten Sorten sind zu viele gesättigte Fettsäuren. Mehr als 20 Gramm pro Tag machen schneller alt. Gesättigte Fettsäuren provozieren Entzündungen in den Arterien, steigern das Risiko, dass sich Immunschwächen zeigen oder sogar Krebs entsteht. Von den zusätzlichen Pfunden gar nicht zu reden. Die wiederum lasten auf Ihren Knochen und Gelenken. Genauso ideal wie Milchprodukte sind grüne Blattgemüse. Nehmen Sie reichlich davon. Um 340 ml einer koffeinhaltigen Limonade oder 115 ml Kaffee auszugleichen, nehmen Sie 20 mg Kalzium als Ergänzung zu sich. Wenn Sie eine halbe Stunde geschwitzt haben, gleichen Sie den Verlust jedes Mal mit 100 mg eines Kalzium-Ergänzungsmittels aus. Kurzum: Wenn Sie immer darauf achten, dass sich Ihre Kalziumzufuhr zwischen 1.000 und 1.600 mg befindet, dann sind Sie auf der sicheren Seite und Ihre Knochen werden so stark wie die Eichen in unseren Wäldern.

Wenn es um Nahrungsergänzungsmittel geht, sollten Sie nicht einfach wahllos einkaufen. Hier ist Know-how gefragt. Es geht schließlich um Ihren Körper und für den sind nur die besten Produkte unter den Nahrungsergänzungsmitteln gut genug. Wählen Sie sorgsam aus. Vielleicht wäre Ihnen ein Präparat angenehm, das 600 mg Kalzium plus 200 mg Magnesium und 200 I.E. Vitamin D enthält (warum das sinnvoll ist, erfahren Sie im Folgenden), und zwar in einer problemlos zu schluckenden und gut schmeckenden Form. Wenn Sie vier Tabletten nehmen, um die richtige Dosierung zu erreichen, ist das in Ordnung, sofern Sie das praktisch finden. Genauso gut ist es, wenn Sie die Tabletten mit etwas Süßem nehmen. Jede Süßigkeit ist geeignet, wenn sie einen 70-prozentigen Kakaoanteil aufweist und keine Fette oder gesättigte Fettsäuren enthält. Wenn Sie am liebsten Ihre tägliche Dosis mit vier Gläsern fettreduzierter Milch zu sich nehmen, ist auch dagegen nichts zu sagen. Sie sehen: Es gibt viele Möglichkeiten, alles richtig zu machen. Allerdings ist von Präparaten, die Eisen enthalten, abzuraten. Eisen verhindert die Kalziumabsorption. Und bedenken Sie: In aller Regel nehmen Sie über Ihre Nahrung ausreichend Eisen zu sich. Neigen Sie zu Anämie (Blutarmut) und müssen zusätzlich Kalzium nehmen, dann sollten Sie Ihre Kalziumtablette zwei Stunden vor oder nach Ihrer Eisentablette schlucken. Kalzium braucht eine saure Umgebung, damit es gut aufgenommen werden kann. Jede Substanz, die säureneutralisierend wirkt, ist also eher ungünstig.

VITAMIN D UND MAGNESIUM Wenn Sie rechtzeitig Ihre Knochen mit Kalzium versorgen, dann ist das eine echte Wohltat für Ihren Körper. Und Vitamin D ist quasi der Expresskurier. Vitamin D befördert nämlich – und zwar schnell. Es steigert die Absorptionsfähigkeit von Kalzium. So ist es in der Lage, seinen Nutzen in vollem Umfang den Knochen zugute kommen zu lassen. Sie bleiben lange stark. Kalzium tut den Knochen gut, unterstützt aber auch die Gelenke. Alle Menschen, die viel Vitamin D aufnehmen, haben weit weniger mit Gelenkdegenerationen zu tun als Menschen, deren Vitamin-D-Konsum eher mittelmäßig ist. Auch das Fortschreiten der Arthrose ist mit Vitamin D zu verlangsamen. Eine zu geringe Zufuhr von Vitamin D und Kalzium lässt die Wahrscheinlichkeit um das Dreifache steigen, dass Sie mit Folgekrankheiten wie Arthrose und mit altersbedingten Veränderungen rechnen müssen.

Sie können sich Vitamin D aus drei Quellen holen: von der Sonne, durch das Essen oder durch Nahrungsergänzungsmittel. Das Sonnenlicht löst eine chemische Reaktion aus, wodurch inaktives Vitamin D in aktives umgewandelt wird. Doch für die meisten Menschen scheint die Sonne nicht intensiv genug, als dass ihr Körper selbst genügend Vitamin D herstellt. Die richtige Folgerung kann aber nicht sein, dass Sie sich einfach mehr bestrahlen lassen. Schließlich müssen Sie an den Hautkrebs denken. Und: Sonnencreme mit Sunblockern verhindern die Bildung von Vitamin D. Auf der nördlichen Hemisphäre der Welt hat die Sonne zwischen Oktober und April außerdem nicht genug Kraft, um die notwendigen Prozesse in Gang zu setzen. Auch wenn Sie sich von morgens bis abends draußen aufhielten. Es wird nicht reichen. Die richtigen Nahrungsmittel und Ergänzungspräparate müssen her. Einige Fischsorten weisen natürliches Vitamin D auf. Schellfisch zählt zum Beispiel dazu. Auch Milch und 100 Prozent reiner Orangensaft sowie etliche Cerealiensorten enthalten reichlich Vitamin D. Für die meisten Erwachsenen reicht diese Menge aber nicht aus. 400 I.E. sind genau richtig, wenn Sie unter 60 Jahre alt sind. Mit über 60 sollten Sie auf 600 I.E. kommen. Die optimale Kalziumabsorption sowie die Aufnahme durch die Knochen sind dann garantiert. Zusätzlich sind 400 bis 500 mg Magnesium empfehlenswert. Der Grund: Magnesium gleicht die Wirkungen, die Kalzium auch auf Ihre Nervenfunktion ausübt, aus. Dieser Nährstoff kommt zum Beispiel in Mandeln vor.

OMEGA-3-FETTSÄUREN Omega-3-Fettsäuren sind für den Körper in jeder Beziehung gut. Man findet sie in fetten Speisen wie Fisch (zum Beispiel in Lachs und in Thunfisch), in

Walnüssen, Rapsöl, Leinsamen, Avocados, Echiumöl und Olivenöl. Die Omega-3-Fettsäuren sind für Sie, was das feinste Superbenzin für Ihr Auto ist. Omega-3-Fettsäuren sorgen für die richtigen Schmiermittel, damit Ihre Gelenke optimal funktionieren. Das ist eine wichtige Voraussetzung dafür, dass der Reibungswiderstand gering ist, die Dämpfungsschicht nicht dünner wird, sprich die Bewegungsabläufe auch im Alter nicht schmerzen. Obwohl das wissenschaftliche Datenmaterial zum präventiven Nutzen von Omega-3-Fettsäuren nicht ganz eindeutig ist, empfehlen wir unseren Freunden und unseren Familien, zweimal wöchentlich Omega-3-Fettsäuren in Form von Fisch zu sich zu nehmen. Entzündungen werden unserer Ansicht nach damit weitgehend verhindert und die Gelenke bleiben länger jung. Auch wenn Sie zwischendurch einfach mal ein paar Walnüsse essen, ist das von Vorteil. Fischöl und -eiweiß sind außerdem nützlich für die Regeneration der feinen Haut um den Meniskus. Ist diese Membran verletzt, verursacht das höllische Schmerzen. Auch bei chronischen Meniskusbeschwerden sollten Sie darauf zurückgreifen. Wenn Sie keinen Fisch mögen, kaufen Sie sich im Reformhaus Fischölkapseln – darin sind drei Gramm als Tagesration enthalten, das entspricht den 365 g Fisch, den Sie sonst pro Woche essen sollten. Die Kapseln enthalten Fischöl in reiner Form, so dass Sie keine Giftstoffe in Kauf nehmen müssen, die in frischem Fisch enthalten sein können.

VITAMIN C Die meisten Untersuchungen bezüglich Osteoporose beschäftigen sich mit der Rolle von Vitamin D und Kalzium, mittlerweile rückt aber verstärkt die Wirkung von Vitamin C ins Blickfeld. In den vorhergehenden Kapiteln haben wir schon mehrfach Vitamin C als Allroundtalent vorgestellt. Es ist ein wirksames Antioxidans, das die Immunabwehr verstärkt. Die Forschung zeigt aber auch, dass es Knochenschwund entgegenwirkt. Gerade wenn es schon zu Schädigungen an der Knorpelschicht gekommen ist und dringend etwas unternommen werden muss, bietet sich die Gabe von Vitamin C an. 1.200 mg am Tag sind nach allen Erfahrungen der Vergangenheit genau das richtige Maß. Sie sollten sie auf mehrere Portionen verteilen und zu den Mahlzeiten oder mit anderen Nahrungsergänzungsmitteln einnehmen. (Aber: Übertreiben Sie nicht. Einige Untersuchungen lassen vermuten, dass eine zu hohe Dosis – beispielsweise 2.500 mg am Tag – das Gegenteil bewirkt und Arthrose verschlimmert und sogar zu Veränderungen der DNA führen kann.)

Essen, das die Knochen killt

Derzeit liegt die Hochprotein-Diät im Trend, also eine stark eiweißbetonte Ernährung. Obwohl sie ganz hilfreich sein kann, wenn man abnehmen möchte, ist sie für die Knochen eher schädlich. Sie kann nämlich den Knochenschwund beschleunigen. Man geht davon aus, dass eine tägliche hohe Dosis von mehr als 140 Gramm (das ist so viel wie ein Pfund Hühnerfleisch, Fisch, Rind- oder Schweinefleisch oder zweieinhalb Pfund Nüsse) die Knochen schädigt. Denn diese Extraportion Eiweiß kann bewirken, dass Kalzium ausgeschieden anstatt absorbiert wird. Dasselbe gilt für koffein- und kohlensäurehaltige Getränke. Das Koffein kann dazu führen, dass das Kalzium ausgeschieden wird, bevor der Körper Gelegenheit hatte, es zu nutzen. Als Faustregel gilt: Ergänzen Sie täglich 20 mg Kalzium pro 340 ml kohlensäurehaltigem Getränk, pro Becher Kaffee und pro 115 g Eiweiß.

Maßnahme 3: In Alternativen denken

Wir leben in einer Welt, in der wir unseren Schönheitschirurgen bitten können, aus uns Claudia Schiffer oder Heidi Klum zu machen. Heutzutage ist auch in Sachen Gesundheit fast nichts unmöglich. Da Sie die alleinige Verantwortung für den Zustand Ihres Körpers haben, können Sie auch überlegen, ob Sie nicht mal die eine oder andere Methode ausprobieren. Gucken Sie einfach, was gut für Sie ist. Wir haben schon unsere Grundprinzipien vorgestellt, deren Vorteile als gesichert gelten. Einige unserer Empfehlungen basieren auch einfach auf unserer persönlichen fachlichen Erfahrung – zusammen bringen wir es immerhin auf 50 Jahre medizinische Praxis. Im Folgenden stellen wir Ihnen ein paar Strategien vor, die zwar nicht auf wissenschaftlichen Studien beruhen, unserer Meinung nach aber sehr nützlich sind.

VERBESSERN SIE DAS GLEITMITTEL IHRER GELENKE Schalten Sie doch einfach mal Ihre Scheibenwischer an, wenn es gar nicht regnet. Das Gummi schleift holprig über die Scheibe und man spürt sofort, dass das ein ungesunder Zustand ist. Nur wenn es regnet oder man Flüssigkeit auf die Scheibe spritzt, klappt alles bestens. Auch Ihre Gelenke verlangen nach genügend Gleitmitteln. Zwei Substanzen tragen dazu bei, dass ausreichend Gelenkschmiere vorhanden ist bzw. geschädigte Knorpel wieder aufgebaut werden: Glukosaminsulfat – ein Aminozucker und Bestandteil vieler Eiweißkörper – und Chondroitinsulfat, beide sind natürliche Bestandteile des Knorpels. Glukosaminsulfat findet man auch in den Schalen von Schrimps, Krebsen und Hummern. Ihr Körper braucht es, um Knorpel, Bänder und Gelenkflüssigkeit aufzubauen. Die Einnahme von extrahierten Glukosaminen kann sich positiv auf die Erhaltung der Gelenkschmiere auswirken und den Knorpel geschmeidig halten. Nur so kann der Knorpel seine Funktion als Stoßdämpfer erfüllen.

Beide, Glukosamin- und Chondroitinsulfate, mindern auch die Symptome, die mit der Arthrose einhergehen, also starke Gelenkschmerzen. Man sagt, dass Chondroitinsulfat wie ASS und Ibuprofen wirkt, weil es die Entzündung im Gelenk, die Schmerzen verursacht, eindämmt. Man weiß zwar nicht, wie es genau funktioniert, aber einige Studien mit Kontrollgruppen zeigen sehr positive Effekte. Eine Regeneration der Knorpelschicht im Knie und an den Hüftgelenken ist demnach möglich, sogar eine Wiederherstellung des schon geschädigten Knorpels. 1.500 mg Chondroitinsulfat und Glukosaminsulfat pro Tag – es gibt schon etliche Kombinationspräparate mit beiden Wirkstoffen – sind ausreichend.

TUN SIE WAS FÜR DIE WIRTSCHAFT AUF HAWAII Bromelin – ein aus Ananas gewonnenes Enzym – ist zwar kein Nährstoff, der Knochen- und Gelenkerkrankungen verhindern kann, aber er fördert die Heilung wegen seinen entzündungshemmenden Eigenschaften. 100 mg pro Tag, wenn Sie unter steifen Gelenken leiden.

FINDEN SIE DIE NADEL IM HEUHAUFEN Die Schulmedizin verzeichnete in den letzten 100 Jahren enorme Fortschritte bei der Behandlung von Krankheiten ebenso wie in der Schmerztherapie. Aber viele Menschen schätzen dennoch fernöstliche Medizin als Alternative, beispielsweise Akupunktur. Das ist eine jahrtausendealte Heilkunst, die zur Alternativmedizin gehört, mit der von Schlafstörungen bis zur Migräne nahezu alles behandelt wird. Und auch bei Rückenschmerzen versuchen es viele Menschen mit Akupunktur, wenn sie keinen Rat mehr wissen.

Hier die Beschreibung der Akupunktur in Kurzform: Unser gesamter Körper wird von so genannten Meridianen (Energiebahnen) durchzogen. Von ihrem ungehinderten und harmonischen Fluss hängt unsere Gesundheit ab. Die Heilpraktiker und Ärzte, die Akupunktur anwenden, versuchen von außen auf die Meridiane Einfluss zu nehmen. Bei der Akupunktur geht man davon aus, dass jede Bahn für ein Organ steht. Indem man nun diese Meridiane mit Nadeln von außen stimuliert, kann negative und störende Energie umgeleitet werden. Die chinesischen Ärzte zum Beispiel sehen das Ohr als Abbild des ganzen menschlichen Körpers. Sie vergleichen es mit einem auf der Seite kopfüber liegenden Fötus. Eine der äußeren Knorpelfurchen der Ohrmuscheln steht für die Wirbelsäule. Akupunkteure behandeln deshalb Patienten mit Schmerzen im unteren Rückenbereich, indem sie genau dort ihre Nadeln platzieren, und zwar im oberen Viertel. Denken Sie daran, der Kopf des Fötus zeigt nach unten. Die Nadeln stimulieren den Energiefluss, der vom unteren Rückenbereich ausgeht, und lindern die Schmerzen. Die Nadeln sind unterschiedlich groß: von 1,3 Zentimeter bis 13 Zentimeter, und es ist erstaunlich, wie gering die Verletzung der Haut ist, die die Nadel hinterlässt. Wir haben die Akupunktur selbst ausprobiert und fanden, dass der Einstich überhaupt nicht wehtut. 15 Minuten bleiben die Nadeln drin und einige Ärzte, die viel Erfahrung mit Akupunktur haben, sprechen von einer 90-prozentigen Erfolgsquote, gerade bei der Behandlung von Schmerzen.

Auch die westliche Schulmedizin versucht, aus ihrem Denksystem heraus Erklärungen für die Wirkung von Akupunktur zu finden. Manche meinen, dass Akupunktur neurochemische Stoffe – wie die Endorphine – freisetze, wodurch sich Schmerzen lindern ließen. Eine andere Theorie besagt, dass durch Akupunktur die Blutzirkulation angeregt werde, was den Heilungsprozess förderte. Bevor Sie sich in die Hände eines Akupunkteurs begeben, sollten Sie sich gut informieren. Wichtig ist, dass er nachgewiesenermaßen über eine große Erfahrung verfügt (Hilfe dazu finden Sie im Internet zum Beispiel bei der Deutschen Ärztegesellschaft für Akupunktur e.V. unter www.daegfa.de). Sprechen Sie mit Ihrer Krankenkasse über Ihr Vorhaben. Bei manchen Diagnosen ist die Akupunktur durchaus als geeignete Therapie anerkannt.

Maßnahme 4: kleine Veränderungen mit großer Wirkung

Manchmal können schon die kleinen Dinge viel bewirken. Sich gesund ernähren und ausreichend bewegen gehören dazu.

Und wenn Sie noch ein paar kleine Tipps berücksichtigen, haben Sie das Optimale für Knochen und Gelenke getan.

STEHEN SIE GERADE Das ist ein ganz simpler Trick, um die Rücken- und Bauchmuskulatur zu stärken. Und man sieht gleich besser aus. Vielleicht meinen Sie, dass Sie sowieso immer gerade stehen, aber in Wahrheit stehen viele von uns wie der schiefe Turm von Pisa in der Gegend herum. Üben Sie Haltung einzunehmen, indem Sie Hals und Kopf nach hinten nehmen. Wichtig ist, dass Sie einatmen und den Bauch anspannen. Dann hebt sich Ihr Brustkorb automatisch und Sie stehen gerade wie ein Marinesoldat. Atmen Sie so bei Ihren Sit-ups ein und machen Sie das auch immer zwischendurch, etwa während Sie auf den Aufzug warten. Eine gute Haltung verbessert Ihre Erscheinung und hilft Ihnen, länger jung zu bleiben.

TRAGEN SIE GUT GEDÄMPFTE SCHUHE Ihr Körper ist so konstruiert, dass er Stöße schon ziemlich gut abfangen kann, beispielsweise über die Gelenkflüssigkeit oder über die Bandscheiben zwischen Ihren Rückenwirbeln. Und seit wir uns vom Vierfüßler zum Zweibeiner entwickelt haben, nutzen wir das so richtig aus: Wir laufen einen Marathon, wir rennen durch Einkaufszentren, die so groß sind wie ein ganzer Regierungsbezirk, wir machen Wandertouren quer über die Alpen, als wäre das gar nichts. Was wir auch tun, unsere Füße werden mehr malträtiert als der Pizzateig beim Italiener. Unser Fuß ist ein kompliziertes Gebilde und besteht aus 26 Einzelknochen. Er ist dazu gemacht, dass wir ihn zum Gehen benutzen. Um es ihm so leicht wie möglich zu machen, sollten wir gut gedämpfte Laufschuhe tragen, gerade wenn wir Größeres vorhaben. Das gilt auch für Situationen, in denen wir viel stehen müssen. Laufschuhe sind dafür oft günstig, weil sie im Fersenbereich besonders gedämpft sind – genau dort, wo Ihre Hacken zuerst am Boden aufsetzen. Dort muss auch das meiste Gewicht getragen werden.

SCHÖPFEN SIE DEN RAHM AB Wir haben oft genug betont, dass Übergewicht ein entscheidender Risikofaktor ist. Je schlanker Sie sind, desto weniger werden Sie mit Ihren Gelenken Probleme haben. Zu viel Fettes zu essen ist nicht mehr als eine schlechte Angewohnheit, die Sie auch wieder ablegen können. Ganz bestimmt. Schlechte Fette – gesättigte Fettsäuren und gehärtete Fette zum Beispiel – sollten Sie meiden, so gut Sie nur können. Fangen Sie gleich bei den Milchprodukten an. Wir wissen natürlich, dass Sie die Vollmilch am liebsten mögen und meinen, Magermilch schmecke wie Wasser. Probieren Sie es doch mal mit folgendem Trick: Mischen Sie eine Woche lang Ihre Vollmilch mit Magermilch im Verhältnis 1:1. Ersetzen Sie dann die Vollmilch Schritt für Schritt durch Wasser. Wenn Sie den Eindruck haben, dass nun zu viel Wasser drin ist, hören Sie auf damit. Sie werden feststellen, dass Sie nach kurzer Zeit überhaupt nichts mehr dabei finden, Magermilch zu trinken. Sie haben sich daran gewöhnt und am Ende finden Sie Vollmilch unangenehm fett.

HÖREN SIE MIT DEM RAUCHEN AUF Ihnen ist es doch selbst schon lästig, wenn Sie sich in verqualmten Räumen aufhalten müssen. Warum muten Sie den Qualm eigentlich Ihrem Körper zu? Im nächsten Kapitel zeigen wir Ihnen, wie Sie durch Rauchen Ihre Lungen schädigen. Und für Ihre Arterien ist es noch schlimmer. Rauchen erhöht das Risiko, an Osteoporose zu erkranken. Ihre Knochen werden bei jeder Zigarette ein bisschen schwächer.

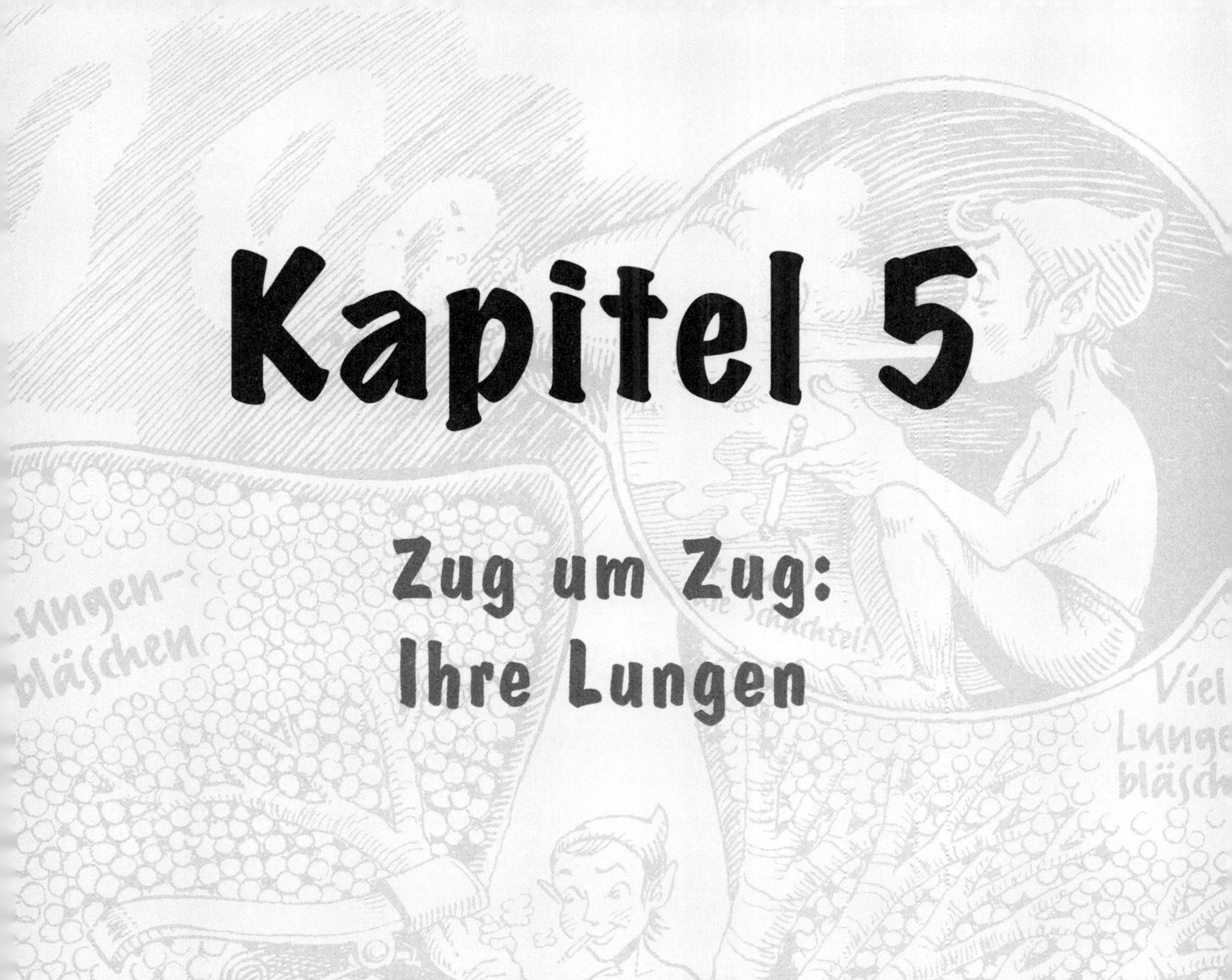

Kapitel 5

Zug um Zug: Ihre Lungen

Die populärsten Irrtümer über Ihre Lunge

Lungenmythos Nr. 1:	Als Nichtraucher haben Sie nichts zu befürchten.
Lungenmythos Nr. 2:	Ein vitales Herz-Kreislauf-System bedeutet, dass Ihre Lungen kerngesund sind.
Lungenmythos Nr. 3:	Schnarchen ist ein untrügliches Zeichen für ernste Probleme mit der Atmung.

Die meisten Menschen denken lediglich in drei Situationen ihres Lebens über den eigenen Atem nach: wenn er stinkt (Spaghetti mit Knoblauch-Garnelen), wenn unmittelbar Gefahr droht (Boa constrictor) und wenn er heftiger wird (nach dem Joggen oder während der Hochzeitsnacht). Ansonsten wird dem Atmen in etwa so viel Aufmerksamkeit geschenkt wie Janet Jacksons Background-Tänzern. Unverständlich, denn die Atmung ist als Hauptbelüftungssystem für den gesamten Luftfluss in Ihrem Körper verantwortlich. Aber so wie wir uns erst um die Heizung oder Klimaanlage unseres Hauses kümmern, wenn sie nicht mehr einwandfrei ihren Dienst tun, betrachten wir auch die Atmung als selbstverständlich, solange sie uns keine Probleme bereitet. Wir leben, also atmen wir.

Da unsere Lunge ohne unseren bewussten Willen Luft in oder aus dem Körper pumpt, verlassen sich viele darauf, dass ihre Sauerstoffversorgung schon ein Leben lang reibungslos funktionieren wird. Vorausgesetzt, man vergiftet seinen Körper nicht mit gefährlichen Toxinen wie Nikotin oder Fabrikabgasen. Klingt gut, ist aber völlig falsch. Denn neben dem Rauchen und anderen Umwelteinflüssen, die erwiesenermaßen die Atemwege schädigen, beeinflussen noch zahlreiche andere Faktoren die Art und Weise, wie Ihre Lungen Sauerstoff aufnehmen und Kohlendioxid abgeben.

Wahrheit oder Mythos Nr. 1

Es sind die kleinen Dinge, die gefährlich werden können, wenn sie erst mal in Ihre Atemwege gelangen. Zwar scheitern die größeren herumschwirrenden Teilchen an Ihrem geschlossenen Mund und der Filterfunktion Ihrer Nase, dennoch lässt es sich nicht vermeiden, dass Staub und andere Störenfriede in Ihre Lungen gelangen. Nehmen Sie Bakterien, Viren oder andere Partikel über die Atemwege auf, dann werden diese von den natürlichen Abwehrmechanismen der Lunge zurückgehalten. Die Partikel werden zunächst durch die so genannten Flimmerhärchen, die man sich am besten wie eine Bürste vorstellt, aus der Luftröhre und dann durch Husten, Niesen und Naseputzen aus dem Körper befördert. Dennoch gelingt es winzigsten Teilchen immer wieder, sich einen Weg durch das Abwehrsystem zu bahnen. Dort verursachen sie entzündliche Reaktionen, die Teile Ihres Lungengewebes zerstören und somit Ihr Risiko erhöhen, an verschiedenen Lungenstörungen zu erkranken (aus diesem Grund könnte Ihnen auch ein Arbeitsplatz in der Nanotechnologie gefährlich werden: Hier beschäftigt man sich ausschließlich mit winzigen Partikeln).

An dieser Stelle sei an die Worte des amerikanischen Investmentgurus Warren Buffett erinnert: „Vertrauen ist wie Atemluft. Niemand schätzt sie, bis man bemerkt, dass sie fehlt.“ Keiner weiß dies besser als Amani Toomer, einer der besten Footballspieler der New York Giants. Es war ein heißer und schwüler Tag während Toomers erster Spielsaison, als das Team der Giants weit zurücklag. Seine Mannschaft war nun an der Reihe, den Ball zu werfen, und das bedeutete für ihn eine Reihe von Sprints. Mitten im Lauf blieb Toomer die Luft weg. Er fühlte sich, als würde die Luft aus ihm herausgequetscht wie der letzte Rest aus einer Zahnpastatube. Unfähig, auch nur ein Wort herauszubringen, lief er an den Rand des Spielfelds und brach dort zusammen. Bereits einige Zeit vor diesem Match war Toomer aufgefallen, dass er sich nach dem Training völlig ausgelaugt fühlte, während seine Teamkollegen keine bemerkenswerten Anzeichen von Erschöpfung zeigten. Die Ärzte konnten sich Toomers Zusammenbruch nicht erklären, befand er sich doch scheinbar in bester körperlicher Verfassung. Bis sie bei ihm Asthma diagnostizierten und ihm zur Öffnung seiner Atemwege einen Steroid-Inhalator verschrieben, den er vor allem an Tagen mit hoher Luftfeuchtigkeit benutzen sollte.

Wahrheit oder Mythos Nr. 2

Doch meistens versucht Toomer auf natürlichen Wegen seine Atmung zu verbessern: Er achtet darauf, sich vitaminreich zu ernähren, lernt verschiedene Atemtechniken, absolviert ein regelmäßiges Herz-Kreislauf-Training und betreibt sogar Kampfsport. Vor allem aber hat sich Toomer dafür entschieden, sein Leben nicht den asthmatischen Beschwerden unterzuordnen. Und auch Sie sollten sich durch Asthma nicht von den Dingen abhalten lassen, die Sie gerne tun möchten. Vor allem dann nicht, wenn sie Ihre körperliche Verfassung verbessern – und wenn Ihnen dadurch bewusst wird, dass das Atmen nicht immer so leicht ist, wie es scheint.

Selbst wenn Sie nicht an Asthma oder irgendeinem anderen Lungenproblem leiden, können Sie einiges über Ihre Atemwege lernen und darüber hinaus sicherstellen, dass Sie so effizient wie möglich atmen. Erstaunlicherweise haben die meisten von uns nicht die leiseste Ahnung, wie man richtig atmet. Die chinesische Medizin ist uns da etliche Schritte voraus, denn sie versteht die Lunge als Dirigenten des gesamten Körpers – sie gibt den Rhythmus vor, dem alles andere folgt. So leuchtet es auch ein, dass Yoga-Anfänger zunächst am meisten Zeit damit verbringen, die richtige Atemtechnik zu lernen. Denn nur durch das richtige Atmen kann der Körper in sein Gleichgewicht gelangen. In diesem Kapitel werden wir Sie auf dem Weg zur richtigen Atmung begleiten. Wir möchten, dass Sie sich der bedeutenden Rolle Ihrer Lunge bewusst werden, denn sie ist ein genauso wichtiges Organ wie das Herz. Wenn wir uns vorstellen, dass alle Organe Teile eines Hauses wären, dann wären Herz und Lunge benachbarte Zimmer. Sie arbeiten so eng zusammen, dass Sie bei Problemen mit dem einen Organ höchstwahrscheinlich auch bald Schwierigkeiten mit dem anderen bekommen.

So wie Sie auf jeden Ihrer Körperteile positiv einwirken können, können Sie auch zu einem dauerhaft problemlosen Atemfluss kommen. Sie können sogar ein bewusstes Atmen erreichen, mit dem Sie Ihre Lungen jung und gesund erhalten.

Ihre Lungen: die Anatomie

Blitz-Quiz: Kreuzen Sie an, welche von den genannten Personen normalerweise knapp sechs Liter pro Minute konsumiert.

a. Ein Verbindungsbruder an seinem 21. Geburtstag.
b. Ein Autobesitzer, der mit 200 Sachen über die Autobahn donnert.
c. Ein Koffein-Junkie.
d. Sie.

Die korrekte Antwort ist d. Aber keine Sorge. Verstehen Sie das nicht als Anspielung auf Ihren Kaffee- oder Schnapskonsum. Vielmehr hängt es damit zusammen, wie viel Liter Luft Sie mit einem Zug einatmen können. Die Luft, die Sie während Ihres ganzen Lebens einatmen, reicht locker aus, um zehn Millionen Luftballons zu füllen (ein bisschen Mitleid mit dem armen Studenten, der im Schweiße seines Angesichts diese Theorie überprüfen musste, wäre durchaus angebracht). Wie Sie sich nach diesen kurzen Informationen sicher vorstellen können, passiert jede Sekunde Unglaubliches in Ihren Lungen. Also schnappen Sie sich eine Taschenlampe: Wir steigen nun in Ihre Luftröhre hinab und sehen uns an, was hier vor sich geht.

Wahrscheinlich haben Sie sich bereits ein gutes Bild davon gemacht, wie Ihre Lungen aussehen. Sie stellen sich sicher vor, dass sie wie eine Art Luftballon funktionieren, der sich ausdehnt, wenn Luft in ihn hineinströmt. Besser ist jedoch, Sie vergleichen Ihre beiden Lungen mit einem großen Schwamm: Füllen sie sich mit Luft, sind sie leicht und luftig.

Abbildung 5.1 **Was reingeht und dabei rauskommt** Das Gift aus den Zigaretten zerstört die Lungenbläschen, so dass mit der Zeit ein Leck entsteht oder sie sogar platzen. Das weiß mittlerweile jeder. Es dauert nicht mehr lange und ein Lungenemphysem entsteht, da es zur übermäßigen Erweiterung der Lungenbläschen kommt. Asthmapatienten beschreiben das Gefühl beim Einatmen so, als wenn sich ein Seil um die Bronchien schnürt und keine Luft mehr entweichen kann (genau dieser Vorgang erzeugt ein pfeifendes Geräusch). Übrigens: Die Lungen sind hier verkehrt herum abgebildet.

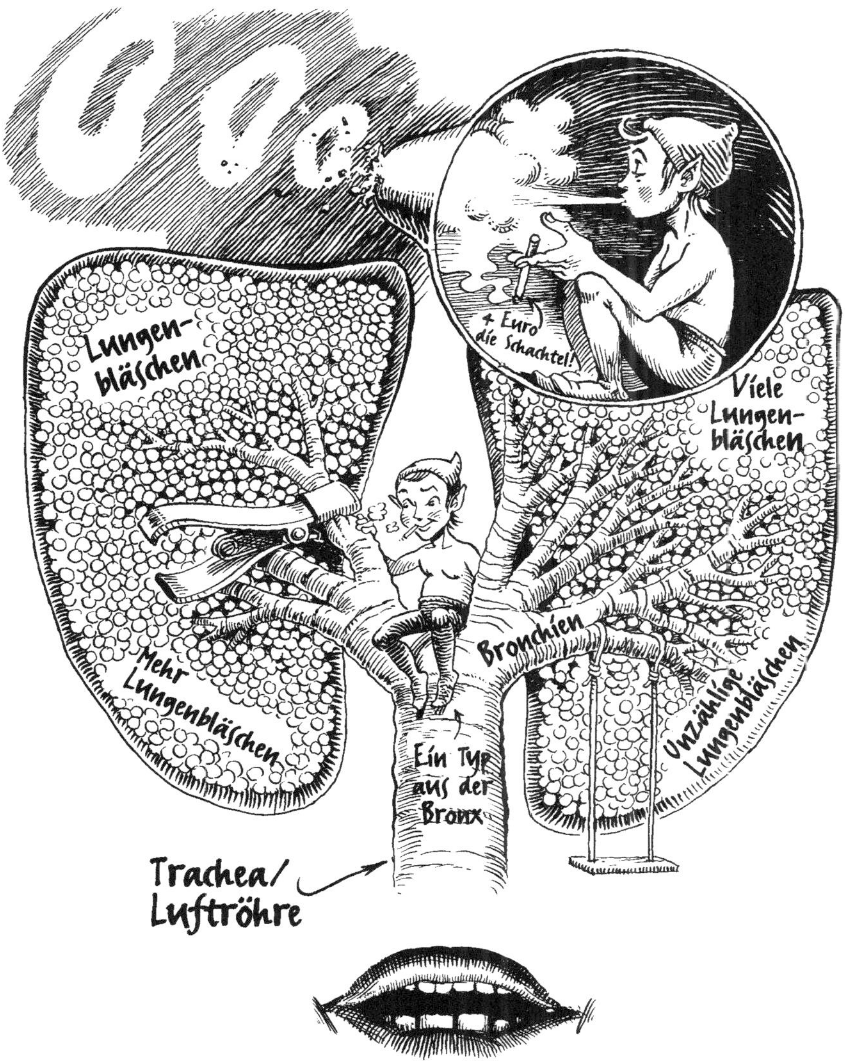

Werden sie aber nass (was bei etlichen Krankheiten geschieht), fallen sie in sich zusammen und können die Luft nicht mehr besonders gut austauschen.

Beginnen wir damit, uns das Atmungssystem wie einen umgedrehten Baum vorzustellen (Abbildung 5.1). Verfolgen wir einen Atemzug durch Ihren Körper, so passieren wir zunächst Nase und Mund. Durch diese gelangt die Luft in Ihren Organismus und wandert direkt in die Luftröhre. Wenn wir beim Bild der Lungen als umgedrehtem Baum bleiben, dann ist die Luftröhre – als

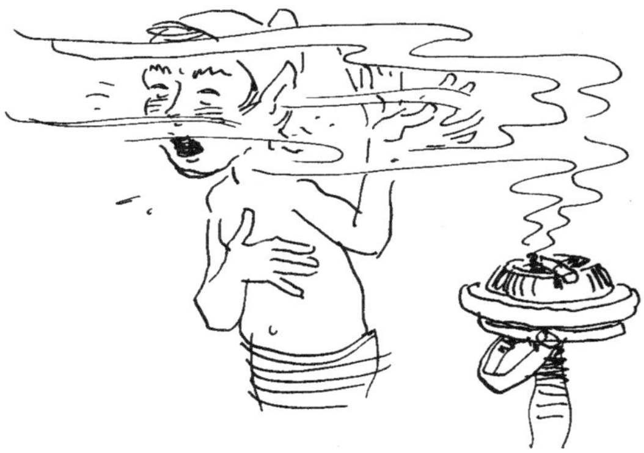

einziger Atemweg am Anfang des gesamten Prozesses – der Stamm. Dieser teilt sich schnell in zwei Atemwege, in den Stammbronchus der linken und in den der rechten Lunge, die die Luft in Ihre beiden Lungenflügel weiterleiten. Wie die Zweige eines Baums verästeln sich diese zwei in jeder Lunge erst in vier, dann in acht und schließlich in hunderttausende von kleinen Atemwegen. Das sind Ihre Bronchien. Am Ende jedes einzelnen Atemwegs befindet sich ein winziges Säckchen – ein Lungenbläschen. Stellen Sie sich diese Bläschen wie die Blätter an den Ästen unseres Baums vor. In einer gesunden Lunge gibt es mehrere Millionen Lungenbläschen, wovon jedes mit einer feuchten Schicht überzogen ist. Diese Feuchtigkeit ist für den Atemprozess enorm wichtig, denn sie garantiert den Gasaustausch, das heißt, dass Sauerstoff aufgenommen und Kohlendioxid ausgeschieden wird.

Natürlich sind noch weitere Teile der Lunge am Atmungsprozess beteiligt. Die Bronchien etwa sind für die Säuberung Ihrer Lunge zuständig. Das ist auch absolut nötig, denn die Lungen sind mit einer fiesen Schleimschicht überzogen, an der Schmutz und Keime kleben – kein schöner Anblick, etwa wie der eines Geburtstagskuchens, dessen Verfallsdatum seit einigen Jahren überschritten ist. Außerdem befinden sich in jeder Lunge Abermillionen kleiner Härchen, die so genannten Flimmerhärchen. Diese funktionieren wie eine kleine Bürste, die alles, was in dem Schleim hängt, wegkehren. Sie sind flinke Feger, fast wie aufgemotzte Scheibenwischer – unermüdlich bewegen sie sich hin

Abbildung 5.2 **Mit jedem Atemzug** Um möglichst tief Luft zu holen, müssen Sie Ihren großen Zwerchfellmuskel runterdrücken, dabei wird Luft in die Lungen gesogen. Am besten geht das, wenn Sie vor dem Einatmen Ihren Bauch rausdrücken. Die meisten Leute atmen aber nur flach und weniger effizient: Sie nutzen zum Atmen nur die viel kleineren Muskeln, die zwischen den Rippen verlaufen und beim Anspannen den Brustkorb anheben.

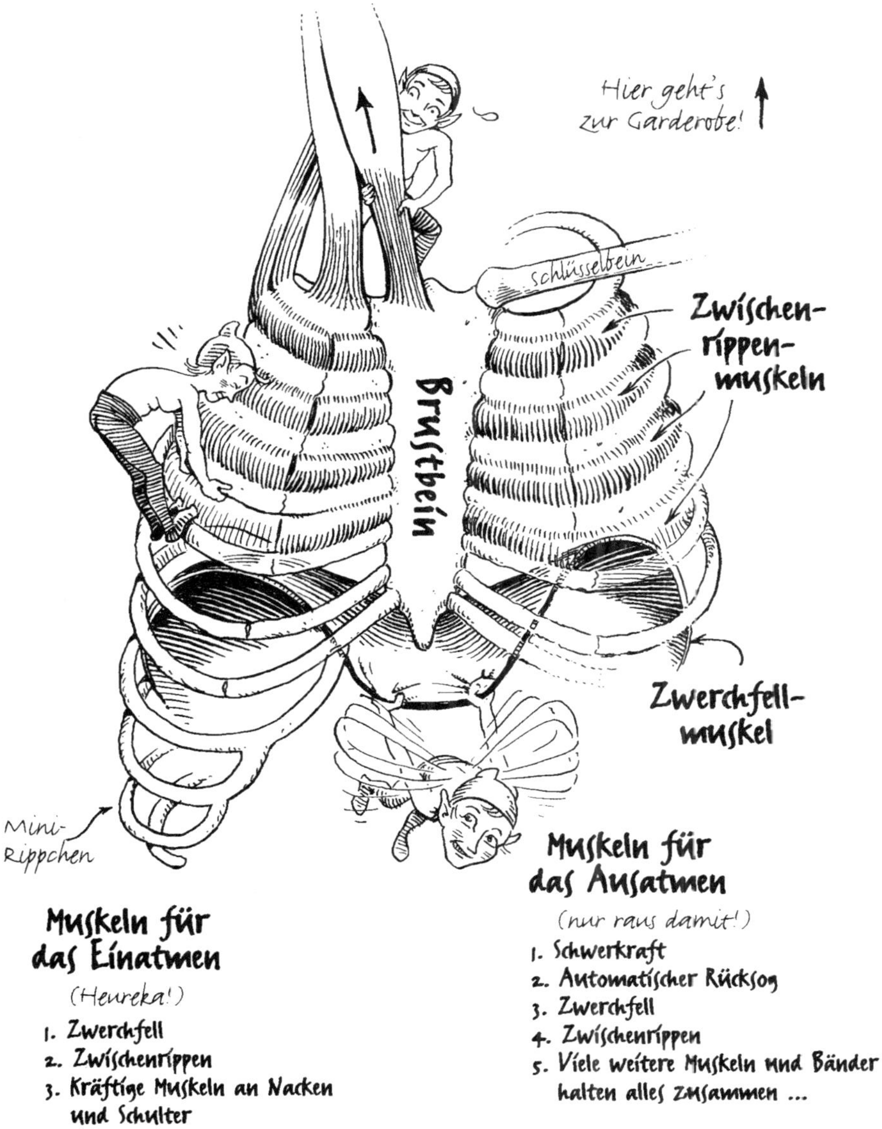

Wahr oder falsch? Raue Stimmen sind sexy.

Zugegeben, für Anastacia mag das durchaus zutreffen. Aber Heiserkeit kann immer auch ein Zeichen für Veränderungen an den Stimmbändern sein. Dies gilt besonders für Menschen, die häufig laut sprechen wie Lehrer oder Fußballtrainer. Rauchen oder eine dauernde Überbeanspruchung der Stimme (was professionellen Sängern – und sogar solchen, die Playback singen – verboten wird) reizt die Stimmbänder und kann Narben hinterlassen oder sogar zu Knötchen, den so genannten Polypen, führen.

und her, um Ihre Lungen von dem Schmutz zu säubern, der mit jedem Atemzug in Ihren Körper gelangt (übrigens kann sich die Wahl Ihres Wohnorts durchaus gravierend auf Ihren Alterungsprozess auswirken, denn in Großstädten sind Toxine und Umweltgifte in der Luft höher konzentriert als etwa in ländlichen Gegenden). Zigarettenrauch legt die Flimmerhärchen lahm und zerstört somit einen wichtigen Mechanismus Ihres Körpers, der Ihre Lungen vor Giften schützen soll.

Auf dem Weg zu einer gesunden Atmung spielt die Muskulatur, die um die Lunge herumliegt, eine entscheidende Rolle. Das Zwerchfell (vgl. Abbildung 5.2) ist ein großer Muskel, der sich am unteren Teil Ihres Brustkorbs befindet und Luft in die Lungen pumpt. Nur keine Hektik – wir klären Sie gleich über das richtige Atmen auf, aber zunächst sollten Sie einfach wissen, dass die Atembewegung genauso wie jede andere Bewegung des Körpers funktioniert.

Auch die Atembewegung wird von einem Muskel ausgeführt. Denken Sie an das Prinzip eines Blasebalgs, der beim Öffnen Luft einsaugt und sie dann passiv hinausströmen lässt. Das bewusste Benutzen des Zwerchfells kann Ihnen dabei helfen, tiefer zu atmen.

Die Krankheiten: allgemeine Atemleiden

Der Lebensretter Ihres Körpers – die Lunge – braucht Luft, um Sie über Wasser zu halten. Wenn der Atemfluss behindert wird, fehlt ihr der Kraftstoff für eine ausreichende Versorgung des restlichen Körpers. Im günstigsten Fall ist mühsames Atmen anstrengend, im schlechtesten lebensbedrohend. So wie sich niemand freiwillig mit einem halb aufgeblasenen Rettungsring auf See wagt, möchte auch niemand mit fast luftleeren Lungen durchs Leben gehen. Widmen wir uns zunächst den altersbedingten Veränderungen, die auch auf Ihre Atemwege zukommen können. Im schlimmsten Fall werden lebenswichtige körperliche Prozesse beeinträchtigt oder kommen ganz zum Erliegen. Wenn wir uns also in diesem Kapitel mit den verschiedenen Beeinträchtigungen der Lunge beschäftigen, so verdienen die zwei häufigsten eine ganz besonders ausführliche Betrachtung: Schlafapnoe und Asthma.

Wahr oder falsch?
Nasenstreifen funktionieren.

Diese albernen Nasenstreifen aus Kunststoff, meist getragen von Hochleistungssportlern, wirken sich tatsächlich positiv auf den Durchschnittsschnarcher aus. Sie erweitern die Nasendurchgänge und beugen so dem Schnarchen vor. Außerdem gelangt Stickstoff von der Nasenpartie in die Lungen, wodurch die Lungenfunktion verbessert wird.

Die Schlafapnoe

Wir starten hier mit der Schlafapnoe, da sie durch Unregelmäßigkeiten direkt am Beginn des Atemprozesses entsteht und am weitesten verbreitet ist. Kennen Sie das? Wenn Sie direkt neben einem Schnarcher schlafen – oder sagen wir besser, versuchen zu schlafen –, können Sie das Geräusch des Übeltäters mit dem Lärm, den ein Müllwagen produziert, vergleichen. Oder etwa mit dem eines Flugzeugmotors? Dem der elektrischen Gitarre eines pubertierenden Nachwuchsrockers? Ohne Frage – Schnarchen ist nach Karaokebeiträgen der zweitnervigste Ton, der einem menschlichen Mund entfleuchen kann, und die meisten von uns kennen das Gegrunze nur zu gut. 50 Prozent der Erwachsenen schnarchen gelegentlich, 12 Prozent sogar regelmäßig. Anatomisch gesehen, geschieht Folgendes: Schnarchen entsteht, wenn Weichteile, die im Laufe des Lebens im Rachenraum schlaffer werden, den Luftstrom behindern. Strömt die Atemluft an Zäpfchen, Gaumensegel und Zungengrund vorbei, kann das lästige Geräusch entstehen (Abbildung 5.3). Und falls der Lärm aus dem Mund Ihres Partners nicht ausreicht, um Sie das Fürchten zu lehren, so wird Ihnen diese Tatsache den Rest geben: Schnarchgeräusche können bis zu 85 Dezibel erreichen, was in etwa der Lautstärke einer U-Bahn entspricht (über einen

Abbildung 5.3 **Räusper, Räusper** Fettansammlungen im Rachen können die Ursache für Schnarchen und richtige Atemaussetzer während des Schlafes sein. Zunge und Kehldeckel sorgen dafür, dass keine Nahrung in die Luftröhre gelangt und man sich nicht verschluckt. Bei manchen Menschen kann man am Hals vor der Luftröhre sogar die Schilddrüse erkennen, eventuell ist sie vergrößert.

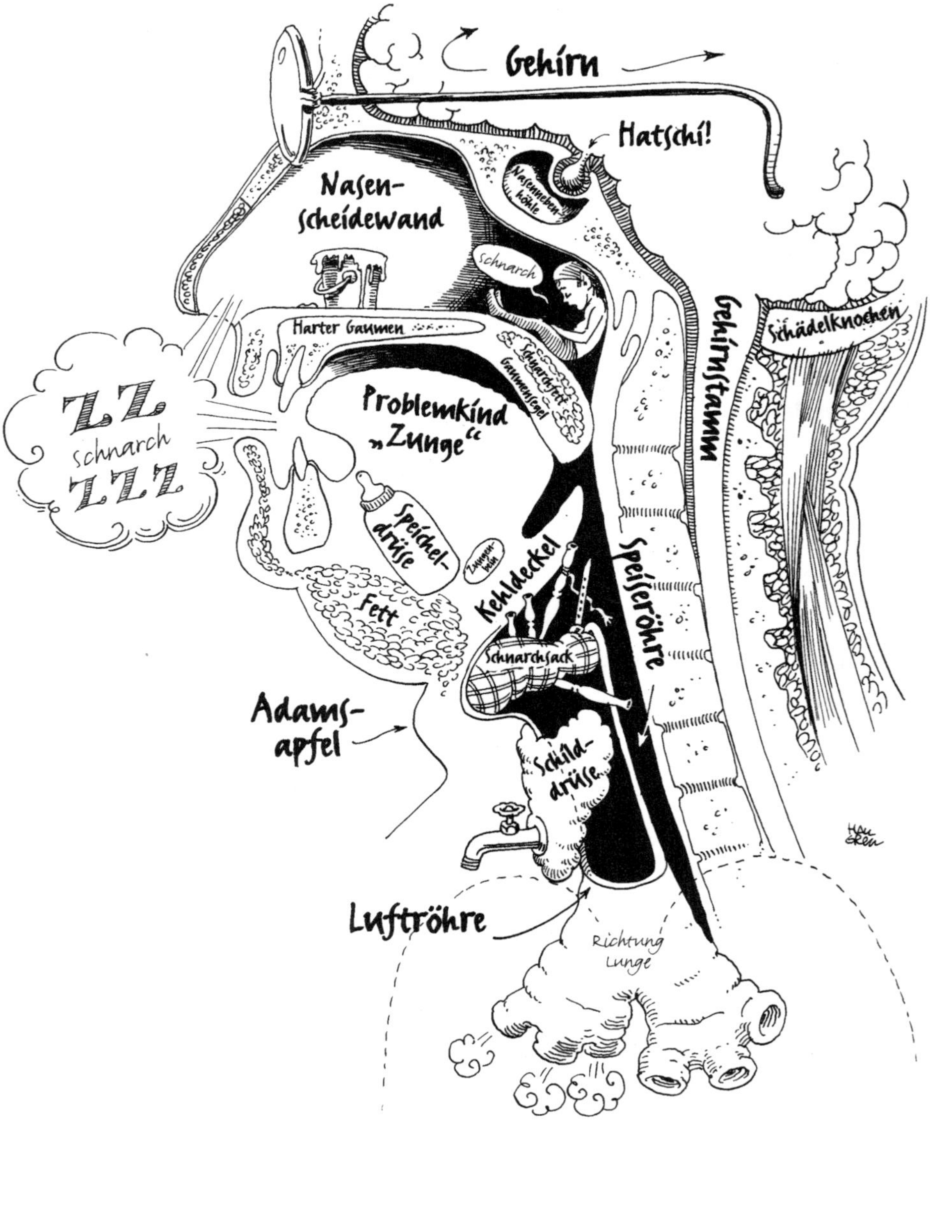

längeren Zeitraum hinweg genügt das, um einen Hörschaden zu bekommen).

Obwohl Schnarchen Ihre Ohren (und Ihre Beziehung) malträtieren kann, ist es an sich kein ernsthaftes gesundheitliches Problem. Es sei denn, dieses Schnarchen ist ein Indiz für die Schlafapnoe, an der in Deutschland ca. zwei Prozent der Bevölkerung leiden. Bei den über 40-Jährigen wird die Zahl auf vier Prozent geschätzt. Männer sind ungefähr drei- bis sechsmal häufiger betroffen als Frauen.

Wahrheit oder Mythos Nr. 3

An der Schlafapnoe zu leiden bedeutet, dass die Atmung im Schlaf mehrere Male pro Nacht länger als zehn Sekunden aussetzt. Wie Sie sehen, hat das nichts mehr mit dem gewöhnlichen Schnarchen zu tun. Vielmehr legt der Schlafende eine Schnarchpause ein, die ihm – wie der Anblick eines schönen Menschen – im wahrsten Sinne des Wortes

Die Pflicht des Schläfers

Menschen mit einer Schlafapnoe können sich zwischen verschiedenen Behandlungsmethoden entscheiden. Die beliebteste ist das nächtliche Tragen einer speziellen Atemmaske, die an ein Überdruckgerät angeschlossen ist. Über einen Beatmungsschlauch wird dem schlafenden Patienten Luft in die Nase gepustet, die das schlaffe Gewebe im Rachenraum beiseite schiebt und somit die oberen Atemwege frei hält. Vorteil der Methode: Die Erfolgsquote liegt zwischen 90 und 95 Prozent. Nachteil der Methode: Mangelhafte Befolgung seitens der Patienten, die nicht aussehen und klingen möchten wie der Sternenkrieger Darth Vader, wenn sie ins Bett gehen. Auch chirurgische Eingriffe können die Betroffenen von ihrem Leiden befreien. In diesen Prozeduren wird beispielsweise das störende Gewebe entfernt, damit wird die Atmung erleichtert und die Apnoe vermieden.[5] Bei schweren Formen der Schlafapnoe können chirurgische Eingriffe, die dem Erkrankten bei einer Gewichtsabnahme helfen (beispielsweise durch Magen-Bypass-Chirurgie), nötig sein. Schön und gut, aber Sie können selbst am meisten gegen diese Erkrankung tun. Schon eine Gewichtsreduktion von zehn Pfund verringert das Risiko der nächtlichen Atempausen um 30 Prozent, eine Zunahme erhöht das Risiko um 30 Prozent. Also: Lieber abnehmen, als sich unters Messer zu legen.

---

[5] Anmerkung der Übersetzerinnen: Der deutsche Bundesverband der Pneumologen ist der Ansicht, dass nur in seltenen und ausgewählten Fällen eine Operation angeraten ist. Die Aussage über den zu erwartenden Erfolg sei extrem schwierig und nicht sicher zu treffen.

Spickzettel für einen guten Schlaf

Mit nur wenigen Ausnahmen ist schlafen so ähnlich wie Sex. Sie freuen sich enorm darauf und danach fühlen Sie sich wunderbar entspannt. Und auch der Schlaf ist ohne lästige Unterbrechung am besten. Wenn Sie Ihrem Körper etwas wirklich Gutes tun wollen, gönnen Sie ihm genügend Schlaf. Sie glauben gar nicht, welch einen Unterschied es für Gehirn und Herz macht, ob Sie nun vier oder sieben Stunden schlafen. Nach einer ausreichenden Nachtruhe fühlen Sie sich glatt drei Jahre jünger. Durch zu wenig Schlaf hingegen sind Sie müde, fühlen sich erschöpft, essen mehr und laufen schneller Gefahr, sich zu verletzen. Hinzu kommt, dass Sie bei Erschöpfungszuständen eher dazu neigen, unvernünftige Dinge zu tun – Dinge, die Sie schneller alt aussehen lassen (die Bestellung „Einmal große Pommes frites mit einer Extraportion Majonäse" wird Ihnen bei Müdigkeit leichter über die Lippen gehen als „Ein gemischter Salat mit wenig gutem Dressing und magerer Putenbrust"). Leiden Sie unter Schlafapnoe, dann fehlt es Ihrem Körper an dem regenerierenden REM- und Tiefschlaf. Schlaftabletten mögen hilfreich erscheinen, da sie relativ schnell wirken, jedoch sind diese nicht frei von Nebenwirkungen. Es besteht die Gefahr, abhängig zu werden. Statt zu den bitteren Pillen zu greifen, beherzigen Sie also lieber die folgenden Ratschläge, die Ihnen dabei helfen, so friedlich zu schlummern wie ein Schüler während der Sommerferien.

Regelmäßigkeit ist das A und O: Ihre innere Uhr funktioniert am besten, wenn Sie so eingestellt ist wie damals, als Sie noch ein Baby waren. Egal ob Sie den ganzen Tag im Büro arbeiten oder zu Hause rumlümmeln: Stehen Sie jeden Tag zur selben Zeit auf. Versuchen Sie auch am Wochenende in etwa um die gewohnte Zeit aus den Federn zu kommen.

Immer schön cool bleiben: Die ideale Umgebung für einen guten Schlaf ist ein kühles und dunkles Zimmer. Bei Schlafproblemen ziehen Sie überflüssige Kleidung (wie Socken) aus oder drehen Sie die Heizung herunter.

Nur kleine Mahlzeiten vorm Schlafengehen: Essen Sie Nahrungsmittel, die Melatonin enthalten – das ist das so genannte Schlafhormon, das bei der Regulierung Ihrer inneren Uhr hilft. Also Hafer, Mais oder Reis auf den Tisch. Oder Sie versuchen es mal mit einem Kohlenhydratkomplex, der Serotonin enthält. Wir empfehlen hier Gemüse und Vollkornnudeln. Sie können aber auch bei dem

Hausmittelklassiker bleiben: ein Glas entrahmte heiße Milch. Und vermeiden Sie Aufputscher wie Koffein oder Sport kurz vor dem Schlafengehen.

Im Schlafzimmer bitte nur Schlafen und Sex: Entfernen Sie Arbeitsmaterialien, Computer und Fernseher aus Ihrem Schlafzimmer.

den Atem raubt. Was geschieht? Erinnern Sie sich an die Blockade im Rachen, die für das Schnarchen verantwortlich ist. Wenn nun der hintere Teil des Mundraums komplett blockiert wird, stoppt das den Atemfluss und es entsteht das Problem der Schlafapnoe. Der Grund: Mit dem Alter erschlafft das Gewebe in Ihrem Hals, und um die Mandeln herum sammeln sich Fettablagerungen an (Abbildung 5.3). Beides – Gewebe und Fett – beengt Ihren Atemweg. Im Schlaf entspannen sich Ihre Muskeln dann vollkommen und das Gewebe hängt durch, so dass der Rachenraum gänzlich verschlossen ist. Genauso wie ein Deckel einen Schacht verschließt, blockiert das verfettete Gewebe den hinteren Teil Ihrer Mundhöhle und die Luft kann weder in Ihren Körper hinein- noch aus ihm herausströmen.

Was wir hier beschrieben haben, ist die obstruktive, also durch Verstopfung hervorgerufene, Schlafapnoe (es gibt auch eine Form, die durch neurologische Probleme ausgelöst wird, und Formen, die sowohl durch obstruktive als auch neurologische Probleme entstehen). Der Atemstillstand ist nicht das einzige Problem der Schlafapnoe. Hören Sie nachts auf zu atmen, weckt sich Ihr Körper quasi selbst auf – und zwar unbewusst. So können Sie niemals in die Tiefschlafphase fallen, in der Sie sich regenerieren. Während der Nacht braucht Ihr Körper zwei Dinge (vielleicht drei Dinge, wenn Sie Massagen dazuzählen). Erstens die Tiefschlafphasen und zweitens den so genannten REM-Schlaf (REM = Rapid Eye Movement), in dem das Gehirn aktiv, die Muskulatur aber maximal entspannt ist. Um in die REM-Phase zu gelangen, müssen Sie ungefähr 90 Minuten am Stück ungestört schlafen. Wenn Sie also zehnmal in der Stunde aufwachen, wie es bei der Schlafapnoe der Fall ist, kann Ihr Körper natürlich niemals in einen REM-Schlaf fallen, der für die Erholung des Körpers unentbehrlich ist.

Im frühen Stadium der Schlafapnoe wird es noch keine ernsten gesundheitlichen Auswirkungen geben. Abgesehen davon, dass sich durch die gelegentliche Sauerstoffunterversorgung einige Ihrer Gehirnzellen verabschieden. Über einen längeren Zeitraum jedoch führen die nächtlichen Atemaussetzer zu gravierenden Problemen wie etwa zu Bluthochdruck.

Ständige Müdigkeit, Gedächtnislücken und morgendliche Kopfschmerzen sind weitere Übel, die Ihnen drohen. Vorsicht: Bleibt die Schlafapnoe über einen langen Zeitraum unentdeckt, wird es kritisch. Denn bei anhaltender Krankheit kommt es vermehrt zu Herz-Rhythmus-Störungen, Schlaganfällen und anderen Herz-Kreislauf-Erkrankungen, die sogar tödlich enden können. Wir haben zwar vollstes Verständnis dafür, dass Sie dem Schnarcher in Ihrem Bett mit dem größten Vergnügen eine Socke in den Hals stopfen würden, aber denken Sie lieber an die Risiken der Schlafapnoe und hören Sie auf die Warnsignale seines Körpers. Am besten ist es, Sie achten auf die Atmung bzw. Atempausen Ihres Partners. Gefährlich wird es, wenn die Atmung länger als zehn Sekunden aussetzt. Aber passen Sie auf, denn es ist gar nicht so leicht festzustellen, ob eine Person atmet oder nicht. Erinnern Sie sich an das Zwerchfell? Das ist der große Muskel, der dafür zuständig ist, dass die Luft in Ihre Lungen gelangt. Sie beobachten also des Nachts den fröhlich vor sich hin sägenden Schläfer und sehen, wie sich sein Bauch hebt und senkt. Beruhigt gehen Sie davon aus, dass er (oder sie) atmet. Es könnte aber sein, dass er das überhaupt nicht tut. Was Sie dann sehen, ist das Zwerchfell, das versucht, Luft in die Lunge zu pumpen. Was lernen wir also daraus? Der Bauch des Schnarchers kann sich bewegen, ohne dass er atmet. Wir wollen keine unnötige Panik verbreiten, aber Sie sollten hellhörig werden, wenn sich die Atmung Ihres Partners verändert. Ob Sie es nun glauben oder nicht, aber Schnarchen ist ein gutes Zeichen (Sie hätten wohl auch nicht gedacht, dass Sie so was jemals hören, oder?), denn es zeigt, dass Luft in den Körper hinein- und aus ihm herausströmt. Eine plötzlich einsetzende Schnarchpause hingegen könnte auf einen Atemstillstand hinweisen. Hören Sie jetzt länger als zehn Sekunden kein Atemgeräusch mehr und fühlen keinen Lufthauch, der aus Mund oder Nase kommt – tja, dann findet keine Atmung mehr statt.

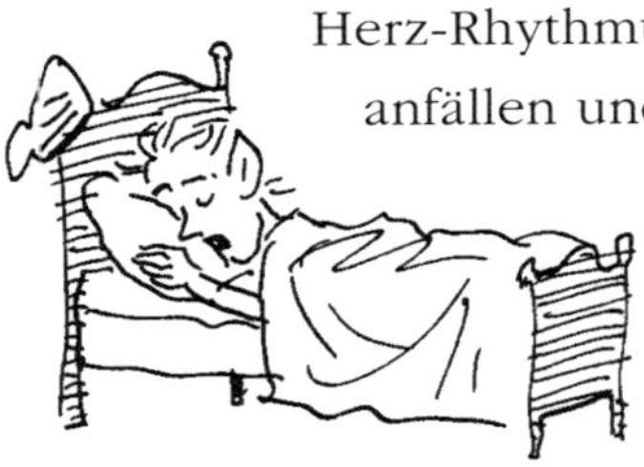

Wenn Sie niemanden haben, der nächtens Ihrer Atmung lauscht, gibt es noch andere Möglichkeiten herauszufinden, ob Sie unter Schlafapnoe leiden. Ihre Checkliste:

Sind Sie tagsüber oftmals so müde, dass Sie selbst im Gehen einschlafen könnten (auch wenn Sie nicht die ganze Nacht gefeiert oder gearbeitet haben)? Dann reagiert Ihr Körper möglicherweise auf einen Mangel an erholsamem Schlaf, der ihm durch die nächtlichen Atempausen fehlt. Haben Sie schon mal Ihren Halsumfang gemessen? Klingt seltsam, aber das ist tatsächlich ein weiterer möglicher Anhaltspunkt für die Schlafapnoe. Bei einem Umfang von über 43 Zentimetern erhöht sich die Wahrscheinlichkeit einer Erkrankung um 50 Prozent. Die, als erfolgreicher Footballspieler reich und berühmt zu werden, immerhin um 30 Prozent.

Asthma

Schauen Sie sich noch mal das Bild der Lunge an (Abbildung 5.1) und suchen Sie den Teil, der eine durch Asthma beeinträchtigte Lunge darstellt. Stellen Sie sich nun vor, Ihre Bronchien werden – wie auf der Abbildung – von einer Klammer abgeklemmt und Sie versuchen, tief ein- und auszuatmen. Ergebnis: Die Luft staut sich vor der engen Stelle. Wenn sich die Luft durch die verengten Bronchien drückt, entsteht ein pfeifendes Geräusch. Sie haben dieses Pfeifen bestimmt schon mal bei einem Asthmatiker gehört.

Das größte Problem für die Betroffenen stellt nicht das Ein-, sondern das Ausatmen dar. Viele Erkrankte sind sich darüber einig, dass sich das Ausatmen durch die verengten Bronchien so anfühlt, als wären ihre Lungen in einen Schraubstock eingespannt. Die Bronchialverengung entsteht übrigens durch eine chronische Entzündung der Atemwege, unter der ein Asthmatiker leidet. Wie bei den meisten Krankheiten gibt es auch beim Asthma unterschiedliche Schweregrade – manchmal ist Asthma sogar lebensgefährlich. Es gibt aber gute Möglichkeiten, asthmatischen Erkrankungen vorzubeugen oder sie unter Kontrolle zu bringen. Medikamente helfen beispielsweise dabei, die Bronchialverengung zu lösen, so dass die Luft wieder problemlos aus den Bronchien gelangt und einer normalen Atmung nichts mehr im Wege steht.

In Deutschland leiden mehr als vier Millionen Menschen unter Asthma, davon sind 12 Prozent minderjährig. Wie diese Zahlen zeigen, ist Asthma also keine typische Alterskrankheit. Dennoch ist eine Beeinträchtigung der Lungenfunktion für einen Rentner natürlich gefährlicher als für einen Mittzwanziger. Nicht selten steht ein Lungenleiden auf der Sterbeurkunde eines älteren Menschen. Makaber, makaber: Zu Urgroßvaters Zeiten bezeichnete man die Lungenentzündung als den

„besten Freund des alten Mannes", denn sie bescherte dem Erkrankten einen relativ friedlichen und schmerzlosen Tod. Er fiel zunächst in ein Koma und verschied dann an Herzversagen, das aus dem Sauerstoffmangel herrührte.

Asthma kann durch mehrere Faktoren ausgelöst werden. Die Ursachen finden sich im direkten Umfeld (Hausstaub oder Hausstaubmilben in Ihrer Wohnung und Umweltgifte am Wohnort). Oder die asthmatischen Probleme sind genetisch vorbestimmt (leiden die Eltern an Allergien, steigt die Wahrscheinlichkeit, dass die Kinder an Asthma erkranken, um 25 Prozent). Aber selbst in diesem Fall können Sie etwas gegen die Symptome des Asthmas tun, die – wie wir jetzt genauer erklären werden – durch die chronische Entzündung der Atemwege entstehen.

Das Problem beginnt, wenn Pollen oder andere Allergene durch die Flimmerhärchen hindurch in Ihre Lungen gelangen. Als Antwort auf die ungeladenen Eindringlinge mobilisiert der Körper prompt das Immunsystem und schickt Antikörper zu der entsprechenden Stelle. Sobald sich die Antikörper an die Allergene gehängt haben, explodieren sie wie Handgranaten und rufen dadurch mehr weiße Blutkörperchen zur Unterstützung herbei. Das Eintreffen dieser tapferen weißen Kämpfer hat zur Folge, dass sich die betroffene Stelle entzündet und die angegriffene Schleimhaut zähen, stark haftenden Schleim produziert, der die Bronchien verstopft. Der Muskel in der entzündeten Region wird rot, schwillt an und verkrampft sich leicht. Durch diese Verkrampfungen, so genannte Spasmen, können Ihre Bronchien nicht mehr ungehindert die Luft in die Lungenbläschen einschließen. Die röchelnden Atemgeräusche eines Asthmatikers entstehen durch Luft, die sich durch die verengten Bronchien zwängt.

Macht sich das Asthma an manchen Tagen kaum oder gar nicht bemerkbar, sind die plötzlichen Asthmaattacken umso unangenehmer und ernster. Eine Attacke kann einige Minuten oder aber einige Tage anhalten. Und obwohl heftige Asthmaanfälle für Ihren Körper fatale Folgen haben können, sollte das nicht bedeuten, dass Sie in ständiger Angst davor leben. Um Sie zu beruhigen: Es gibt etliche Behandlungsmöglichkeiten, die ein Leben mit Asthma erträglicher machen. Zunächst einmal sollten Sie alles vermeiden, was bei Ihnen eine allergische Reaktion verursacht. Dann nutzen Sie bitte Medikamente, die Ihnen das Atmen während eines Anfalls erleichtern, wie ein üblicherweise verschriebenes Broncholytikum. Das zu inhalierende Arzneimittel entspannt verkrampfte Muskeln, so dass sich die spastisch

Was ist eigentlich eine Allergie?

Stellen Sie beim Einatmen ein keuchendes Geräusch fest, so ist das meist ein Zeichen dafür, dass etwas Ihre Bronchien verengt. Vielleicht ist hierfür eine asthmatische Erkrankung verantwortlich. Asthma kann durch Reizstoffe wie Zigarettenrauch, nervöse Impulse wie beruflicher oder privater Stress oder eben eine Allergie ausgelöst werden. Allergien sind übersteigerte Reaktionen des Immunsystems auf bestimmte Stoffe. Übersteigert deswegen, weil das Immunsystem auf Stoffe reagiert, die normalerweise keine gesundheitlichen Probleme auslösen. Bei einer Allergie reagiert der Körper etwa durch:

- ★ Hautausschlag (typisch für eine Allergie gegen Chemikalien)
- ★ eine rote, laufende Nase (ausgelöst durch Staub, Pollen etc.)
- ★ juckende Augen (bei Staub, Pollen, Wimperntusche etc.)
- ★ Magen- und Verdauungsstörungen (Lebensmittelallergie)
- ★ Husten, Kurzatmigkeit, Keuchen oder sonstige Beeinträchtigungen der Atmung (kann bei jeder Form von Allergie auftreten)

Nach Schätzungen leiden in Deutschland über 10 Prozent der Bevölkerung an Allergien und viele stehen den Symptomen immer noch rat- bzw. hilflos gegenüber. Unangenehm ist es, wenn Ihnen ein juckender Hautausschlag oder eine knallrote Nase ein lang ersehntes Rendezvous verderben. Im schlimmsten Fall können Allergien, die sich auf die Atemwege auswirken, aber sogar lebensbedrohlich werden. Dann spricht man auch von einem anaphylaktischen Schock, der tödlich sein kann. Dieser droht beispielsweise bei einer Allergie gegen Bienengift. Wird ein Allergiker gestochen, erweitern sich die Blutgefäße, werden durchlässig und Blutplasma kann austreten (dummerweise benötigen Sie dieses aber in Ihren Blutgefäßen und nicht außerhalb). Die Beschwerden reichen von Rötungen und Juckreizen über Krämpfe und Erbrechen bis hin zu einem lebensbedrohlichen Versagen des Herz-Kreislauf-Systems. Extreme Kurzatmigkeit und Atemnot, die durch eine Verengung der Atemwege entstehen, gehören ebenfalls zur Schocksymptomatik. Sie benötigen in diesem Fall schnellstens Hilfe, um Ihre Atemwege wieder frei zu bekommen.

Es gibt drei Wege, etwas gegen Allergien zu tun: Medikamente, Vermeidung von Allergenen und die so genannte Hypo- oder Desensibilisierung. Bei Letzterem wird dem Allergiker wiederholt die allergieauslösende Substanz (natürlich stark verdünnt) gespritzt, um die Empfindlichkeit des Körpers gegen die Allergene herabzusetzen. Wir können Ihnen nur raten, einen Allergietest zu machen. Wenn Sie genau wissen, wogegen Sie allergisch sind, lassen sich die entsprechenden Substanzen meistens einfach vermeiden. Reagieren Ihre Atemwege jedoch auf bestimmte Allergene so extrem, dass es lebensgefährlich wird, empfiehlt es sich, immer eine Spritze Epinephrin (bzw. Adrenalin) für den Notfall bei sich zu tragen. Das hält Ihre Atemwege so lange offen, bis Sie zur weiteren Versorgung in das nächstgelegene Krankenhaus gelangen.

verengten Atemwege erweitern und wieder mehr Luft in die Lungen strömen kann. Dient diese Methode einer schnellen und vorübergehenden Erweiterung der Bronchialverengung, ist es längerfristig notwendig, etwas gegen die chronische Entzündung der Atemwege zu tun. Hierzu bieten sich Steroid-Inhalatoren an. Steroide sind so etwas wie die Bibliothekare Ihres Atemsystems. Sie sorgen für Ruhe, indem sie die Entzündungen in Ihren Bronchien reduzieren. Dadurch bleiben Ihre Bronchien gesünder und länger jung (Sie sollten sich in jedem Fall an die Empfehlungen auf der Packungsbeilage halten, denn um die chronische Entzündung in den Griff zu bekommen und um eine normale Lungenfunktion wiederherzustellen bzw. zu erhalten, ist eine regelmäßige Einnahme notwendig).

Ihre Lungen: die Werd-jünger-alt-Strategie

Laufen wie auf Luftkissen, luftig-leichtes Material und ein luftunterstütztes Fußbett: Es gibt einen triftigen Grund, warum die Sportartikelhersteller mit dem Wort „Luft“ so gern ihre neuesten Kreationen bewerben. Luft kann alles. Luft gibt Ihnen Power. Sie bläst Kerzen auf Geburtstagskuchen aus. Sie kitzelt im Ohr des Geliebten. Sie schenkt Ihnen Leben. Mag der Meteorologe seinen Luftdruck haben und der Pilot seine Lufthansa, Sie allein haben die wichtigste Luft der Welt – Ihre Luft. Und Sie allein haben Einfluss darauf, so effizient und frei wie möglich zu atmen. Schon durch ein paar einfache Veränderungen – und eine extrem lebensverlängernde Veränderung, wenn Sie Raucher sind – bekommen Sie eine prima Puste. Hier unsere Vorschläge.

Maßnahme 1: tiefer und tiefer

Die meisten Menschen atmen so, wie sie tanzen – ohne genau zu wissen, wie es richtig funktioniert. Das lässt sich schnell ändern. Konzentrieren Sie sich jetzt für ein paar Sekunden auf Ihre Atmung. Nun schauen Sie an Ihrem Oberkörper hinunter. Und? Bewegt sich etwas? Höchstwahrscheinlich nicht, denn wie die meisten Menschen atmen Sie vermutlich nur aus dem Brustkorb heraus. Ihr Atem ist dann zu kurz und zu flach. Wollen Sie wirklich Ihre Lungenfunktion verbessern, müssen Sie erst mal lernen, ganz tief einzuatmen. Erinnern Sie sich noch, wer Ihre Lungen bewegt? Richtig, das Zwerchfell. Dieser Muskel pumpt die Luft tief in Ihre Lungen, die sich ausdehnen, so dass der Sauerstoff in der gesamten Lunge zirkulieren kann (Abbildung 5.2). Um richtiges Atmen zu lernen, sollten Sie sich mal mit Yoga beschäftigen. Atemtechniken werden hier mindestens genauso fleißig geübt, wie sich mit den Füßen am Kopf zu kratzen.

Und nun zum Mitmachen: Legen Sie sich flach auf den Boden, mit einer Hand auf dem Bauch und einer auf der Brust. Atmen Sie langsam ganz tief ein. Bei den ersten Versuchen ist es ganz wichtig, dass Sie auf dem Boden liegen, damit der Atem ruhig und natürlich fließen kann. Im Stehen neigen die meisten Menschen bei dieser Übung dazu, die eingeatmete Luft zu stark in den Brustkorb zu pressen. Stellen Sie sich beim Einatmen vor, Ihre Lungen füllen sich komplett mit Luft – das dauert etwa fünf Sekunden. So wie das Zwerchfell den Brustkorb nach unten drückt, sollte sich der Bauch heben. Als ob sich der Bauchnabel mit dem Einatmen von Ihrer Wirbelsäule entfernen wollte. Ihr Brustkorb wird sich beim Einatmen ebenfalls weiten, vielleicht bei jedem neuen Atemzug ein kleines Stückchen mehr. Sind Ihre Lungen so prall gefüllt wie die Butterbrotdose eines Sumoringers, dann atmen Sie langsam wieder aus. Hierfür lassen Sie sich etwa sieben Sekunden Zeit. Um auch das letzte bisschen

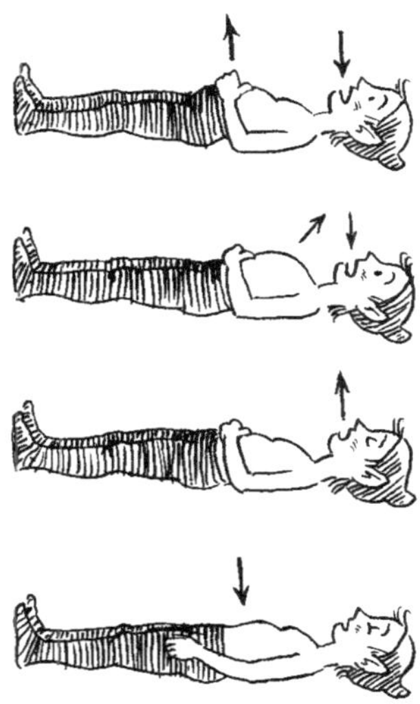

Wahr oder falsch? Sie gähnen, weil Sie müde sind.

Natürlich hängt beides zusammen. Aber der genaue physiologische Grund für das Gähnen ist folgender: Der Körper registriert, dass der Sauerstoffgehalt im Blut abnimmt. Durch das Gähnen nimmt er Sauerstoff aus der Luft auf, der dann wieder in den Blutkreislauf gelangt. Warum Gähnen allerdings ansteckend ist, können wir Ihnen auch nicht erklären.

Luft aus Ihren Lungen zu bekommen, pressen Sie ganz sanft die Hand auf Ihren Bauch – so als wollten Sie Ihren Bauchnabel in Richtung Wirbelsäule drücken.

Nun wissen Sie also, wie es sich anfühlt, wenn Sie wirklich tief atmen. Sie werden sich jetzt gewiss fragen, was Ihnen die ganze Prozedur überhaupt bringt. Denn was sollte ein tiefer Atem schon nutzen, außer dass man es in der müffelnden U-Bahn eine Station länger aushält? Natürlich eine ganze Menge mehr. Erstens: Ein tiefes Atmen verbessert den Transport von Stickstoffmonoxid in Ihre Lungen. Dieses körpereigene Gas erweitert Lunge und Blutgefäße und verbessert so ihre Funktion. Zweitens: Durch eine tiefe Atmung steigt die Sauerstoffsättigung Ihrer Lungen von 98 auf 100 Prozent. Drittens: Das tiefere Atmen wirkt sich positiv auf Ihr Lymphsystem aus und unterstützt so die Ausschwemmung von Giftstoffen aus Ihrem Körper. Viertens: Tiefes Ein- und Ausatmen ist so etwas wie eine Mini-Meditation und hilft Ihnen langfristig dabei, sich zu entspannen. Konzentrieren Sie sich in stressigen Zeiten auf eine langsame und tiefe Atmung und Sie merken schnell, dass Sie ruhiger werden und sowohl körperliche als auch geistige Anstrengungen besser meistern können.

Unsere Empfehlung: Zehn tiefe Atemzüge am Morgen, zehn tiefe Atemzüge am Abend und dazwischen so viele tiefe Atemzüge, wie Sie benötigen, nachdem Sie dem Bus drei Haltestellen hinterhergespurtet sind.

Maßnahme 2: Machen Sie den Test

Der folgende Test ist sehr einfach durchzuführen. Sie können sofort loslegen, sich anschließend besser einschätzen und kriegen umgehend das Ergebnis. Nun zur Sache selbst: Laufen Sie flott zwei Stockwerke treppauf oder drehen Sie sechs Runden um den

Block. Das war's schon. Wenn Ihnen eines von beidem gelingt, ohne dass Sie eine Pause einlegen müssen, sind Ihre Lungen höchstwahrscheinlich in guter Verfassung. Dieser Test ist ausgezeichnet dafür geeignet, um herauszufinden, ob Sie fit sind oder reif für eine ärztliche Behandlung. Bestehen Sie den Test mühelos, dann ist die Wahrscheinlichkeit, ernsthaft zu erkranken so gering, als wären Sie zehn Jahre jünger. Der Test demonstriert die Fähigkeit Ihrer Lunge, Sauerstoff aufzunehmen und Kohlendioxid abzugeben.

Das Bewertungssystem ist äußerst simpel: Es gibt nur bestanden oder durchgefallen. Absolvieren Sie die beiden Aufgaben, ohne so viel Luft auszuspucken wie ein Fabrikschlot, dann haben Sie bestanden. Kämpfen Sie jedoch mit Kurzatmigkeit, so ist das ein Zeichen dafür, dass Ihre Lungen irgendeinen Kummer haben. Für eine regelmäßige Überprüfung Ihrer Lungenfunktion und eine Kontrolle der allgemeinen Fitness empfehlen wir Ihnen, diesen kleinen Test einmal pro Monat zu wiederholen. Stellen Sie fest, dass Ihnen der Test plötzlich schwerer fällt als sonst – Ihnen also die Puste ausgeht –, kann das ein Anzeichen für eine Verschlechterung der Lungenfunktion sein. Denn Kurzatmigkeit bedeutet, dass Ihre Organe nicht ausreichend mit Sauerstoff versorgt werden.

Wahr oder falsch? Kurzatmigkeit bedeutet auf jeden Fall, dass Sie ein Lungenproblem haben.

Sicher, ein Sauerstoffmangel zeigt immer, dass etwas mit Ihrer Atmung nicht in Ordnung ist, aber das muss nicht an Ihren Lungen liegen. Pumpt etwa Ihr Herz das Blut nicht einwandfrei durch Ihren Körper, kann es in die Lunge gelangen und deren trockene, leichte Plustrigkeit wird durch die Feuchtigkeit beeinträchtigt. Ein problemloser Luftaustausch ist dann nicht mehr möglich und die Folge ist Kurzatmigkeit. Wird Ihnen die Puste knapp, ist es also ratsam, auch mal Ihr Herz checken zu lassen.

Maßnahme 3: Werden Sie zum Kontrolleur Ihres Luftverkehrs

Beim Kochen von Chiligerichten können die geringsten Veränderungen die größten Folgen nach sich ziehen. Dasselbe gilt für Ihre Luftqualität. Nicht vergessen: Sie können kontrollieren, was in und aus Mund und Nase kommt; das heißt, Sie bestimmen auch die

Wahr oder falsch? Luftfilter bringen es.

Oberflächlich betrachtet scheint der Luftfilter die sinnigste Erfindung für Ihre Lungen zu sein, seit der Entwicklung des Schnorchels. Man nimmt gemeinhin an, dass sie Allergene aus der Luft filtern und so zu einer besseren Luftqualität in Räumen beitragen. Aber viele dieser scheinbaren Wunderwerke funktionieren nicht so gut, wie Sie denken, und das Problem ist nicht technisches, sondern menschliches Versagen. Die meisten Besitzer warten Luftfilter und -befeuchter nicht regelmäßig. Wird der Luftbefeuchter nicht ordnungsgemäß gereinigt, sammelt sich eine wahre Jauchegrube an, in der Schimmelpilze und Sporen fröhlich gedeihen. Und auch nur wenn Sie die Luftfilter öfter wechseln, kann das Gerät wirklich Ihre Raumluft von lästigen Allergenen befreien.

Verkehrsregeln für die Luft, die nur darauf wartet, in Ihren Körper zu gelangen. Hier sind ein paar Anregungen für Frischluftfanatiker.

GEHEN SIE ZUM GÄRTNER Eigentlich ganz simpel – Pflanzen verbessern die Luftqualität. Als fleißige Sauerstoffproduzenten erhöhen sie den Sauerstoffgehalt in geschlossenen Räumen und nehmen zusätzlich noch Verunreinigungen aus der Luft auf. Der Philodendron, die Spinnenpflanze und der Goldene Pothos eignen sich – laut NASA-Studie – am besten.

HILFREICHE PRÄPARATE Magnesium entspannt die Bronchien, kann Ihnen also bei asthmatischen Beschwerden helfen. Bei Bedarf nehmen Sie 400 mg pro Tag. Wenn Sie regelmäßig hartnäckigen Schleim abhusten müssen (mehr Schleim, als beim Naseputzen herauskommt, was ja meistens mit einer Infektion der Nasennebenhöhlen zusammenhängt), nehmen Sie N-Acetylcystein. Diese Substanz verflüssigt den Schleim und kurbelt die Produktion von Glutathion an, das Ihrem Körper dabei hilft, Schäden am Lungengewebe vorzubeugen. Wir empfehlen zweimal täglich 600 mg (übrigens beziehen wir uns bei den angegebenen Mengen auf Erfahrungen mit intensiv pflegebedürftigen Patienten). Sogar Koffein kann Menschen mit Asthma helfen. Das Koffein scheint zu bewirken, dass sich die angeschwollenen Atemwege entspannen, so dass das Atmen wieder leichter wird.

GEHEN SIE GIFTEN AUS DEM WEG Es gehört unweigerlich zum Leben in einer modernen Gesellschaft, dass wir verschiedenen schädlichen Einflüssen ausgesetzt sind. Dennoch können Sie durch ein paar einfache Schritte gefährliche Substanzen wie Schimmel, Asbest oder Radon, die in Ihren Wohnräumen die Luft verpesten, vermeiden. Vergewissern Sie sich vor dem Hauskauf, ob Asbest verbaut wurde und wie hoch die Radonkonzentration in der Bodenluft ist. Wussten Sie, dass Sie nach einer Stunde auf den Hauptstraßen von Los Angeles genauso viel Kohlenmonoxid eingeatmet haben wie nach einem Gang durch einen schlecht belüfteten Tunnel? Schließen Sie also das Autofenster (oder benutzen Sie Nebenstraßen).

Während Sie natürlich nicht einfach den Koffer packen können, um wegen der gesünderen Luft aus der Millionenmetropole in das Hundertseelendorf zu ziehen, könnten Sie aber Jobs ablehnen, bei denen Sie vermehrt mit Giften und Luftverschmutzungen in Berührung kommen. Diese Entscheidung kann Sie um glatte 2,8 Jahre länger leben lassen, denn Sie senken so das Risiko, Krankheiten zu bekommen, die unmittelbar mit Beeinträchtigungen der Arterien zusammenhängen wie Lungeninfektionen, Asthma, Herzbeschwerden, Schlaganfall und Gedächtnisstörungen. Suchen Sie sich einen Wohnort aus, der auf der Liste der Umweltämter für saubere Städte ganz weit oben steht, können Sie Ihr Leben um immerhin 2,2 Jahre verlängern. Aber berücksichtigen Sie, dass solche Studien oftmals von der Größe der Partikel ausgehen, die durch die Luft schwirren. Und am gefährlichsten sind für Sie die kleinsten Schadstoffpartikel, da diese am tiefsten in Ihre Lungen gelangen und dort Entzündungen hervorrufen. Nebenbei: Je besser ein Haus isoliert ist, desto mehr sind Sie den giftigen Dämpfen ausgesetzt, die neue Materialien ausdünsten. Um sich und Ihre Familie zu schützen, sollten Sie regelmäßig die Fenster öffnen und ordentlich durchlüften.

Maßnahme 4: Bewegen Sie Ihren Hintern

Beim Grillen und am Lagerfeuer mag Rauch in Ordnung sein, aber Sie brauchen nicht der Marlboro-Mann zu sein, um zu wissen, wie schädlich Rauchen für Ihre Lungen ist. Ob Sie es nun hören wollen oder nicht, aber Rauchen macht Sie um acht Jahre älter und vergrößert eindeutig die Gefahr an Krebs, Lungenemphysemen und Bronchitis zu erkranken. Über Krebserkrankungen werden wir Sie in Kapitel 11 ausführlich informieren, aber so viel sei schon jetzt gesagt: Vertreiben Sie den blauen Dunst aus Ihrem Leben, egal ob Sie selbst oder Ihre Familien-

Wahr oder falsch? Vitamin A und Beta-Karotin sind gut für die Lungen.

Wenn Sie Ihre Ernährung mit Vitamin A und Beta-Karotin ergänzen, achten Sie darauf, dass Sie die beiden Stoffe nicht überdosieren – das kann bei mehr als 2.500 I.E. Vitamin A oder der vergleichbaren Menge an Beta-Karotin passieren. Bei einer zu hohen Dosis wirken die Substanzen nicht mehr als Antioxidanzien, vielmehr schlägt ihre positive Wirkung ins Gegenteil um. Sie beginnen Gewebe zu zersetzen und können so Schäden in der DNA verursachen. Eine finnische Studie belegt, dass Menschen, die Vitamin-A-Präparate zu sich nehmen, eher an Lungenkrebs und Arteriosklerose erkranken (bei Rauchern vergrößert sich in diesem Falle die Gefahr eines Schlaganfalls). Um sich nicht unnötig diesen Gefahren auszusetzen, sollte sich Ihre Tagesdosis an zugesetzten Vitaminen zwischen 1.500 und 2.500 I.E. befinden.

mitglieder rauchen. Und vertun Sie sich nicht. Zwar verringern Antioxidanzien und Vitamine erwiesenerweise das Krebsrisiko, aber die Einnahme dieser Stoffe ist keine Gegenmaßnahme zum Rauchen. Aufhören zu rauchen – das ist Ihre einzige Option. Bereits zwei Monate ohne Glimmstängel machen Sie ein Jahr jünger. Und nach fünf Jahren regeneriert sich der Körper eines Exrauchers fast vollständig. Von den acht Jahren, die er durch das Rauchen verloren hat, kann er sieben aufholen.

FÜR RAUCHER ... Aufgeben steht in unserer Gesellschaft nicht besonders hoch im Kurs – das gilt für den Sport genauso wie für die Schule oder ein Kuchenwettessen. Es widerstrebt unserer menschlichen Natur, etwas aufzugeben, womit wir erst einmal angefangen haben. Und so ist es auch mit dem Rauchen. Aufhören fällt deswegen so schwer, weil Rauchen geistig und in einem gewissen Grad auch körperlich abhängig macht. Das passiert im Körper: Rauchen löst die Produktion von Dopamin aus, eine körpereigene Substanz, die Ihr Schmerzempfinden dämpft und Ihnen das Gefühl von Wohlbefinden bereitet. Rauchen Sie, gewöhnt sich Ihr Körper an den erhöhten Dopaminspiegel. Bei längerer Rauchpause spüren Sie plötzlich ein so starkes Verlangen nach einer Zigarette wie etwa eine Schwangere nach Thunfisch mit Marmelade. Hören Sie auf zu rauchen, gewöhnt sich der Körper wieder an einen normalen Dopaminspiegel.

Und das passiert im Kopf: Rauchen ist eine schlechte Angewohnheit, keine Sucht im eigentlichen Sinne – Sie rauchen zum Bier, vor dem Essen oder nach dem Sex. Sie gewöhnen sich auch an den Vorgang, etwas aus der Schachtel zu holen und in den Mund zu stecken. Die erste Woche in einem Leben ohne Rauchen ist die schwierigste. Sie haben das starke Verlangen nach Zigaretten, sind träge und müssen ständig Schleim abhusten. Keine Sorge, denn nach ein paar Wochen ist das vorbei. Wenn Sie durchhalten. Glücklicherweise gibt es einen effektiven Weg, um endlich Nichtraucher zu werden. Hier ist der Plan:

Tag 1 bis 30 (versuchen Sie nicht sofort aufzuhören; suchen Sie sich eine gesündere Angewohnheit als Ersatz): Laufen Sie 30 Minuten am Tag – jeden Tag. Erzählen Sie einem Freund täglich von Ihrem Erfolg (am besten immer demselben Freund). Die tägliche Bewegung verhindert zum einen, dass Sie zunehmen, und zeigt Ihnen zum anderen, dass Sie diszipliniert genug sind, weiter durchzuhalten. Einzige Regel: Benehmen Sie sich nicht wie ein Grundschüler, der seine Mathehausaufgaben nicht gemacht hat. Das heißt, keine Ausreden. Müde? Sie laufen. Draußen tobt ein Orkan? Sie laufen 30 Minuten um Ihren Wohnzimmertisch. Sie wollen die Wiederholungen Ihrer Lieblings-Sitcom schauen? Schaffen Sie sich ein Laufband an und laufen Sie vor dem Fernseher. Sie laufen jeden Tag.

Tag 31 und 32: Nehmen Sie morgens 100 mg Wellbutrin[6]. Das Medikament (in höheren Dosen wird es auch als Antidepressivum eingesetzt) kann Ihnen den Schritt vom Raucher zum Nichtraucher leichter machen. (Klären Sie bitte mit Ihrem Arzt, ob Sie einen zu hohen Blutdruck haben oder ob sich der Wirkstoff Bupropion mit den Medikamenten verträgt, die Sie eventuell einnehmen).

Tag 33: Hören Sie auf zu rauchen. Werfen Sie Zigaretten, Zigarren, Tabak, Aschenbecher, Feuerzeuge und Pfeifen weg. Besorgen Sie sich Nikotinpflaster (gewöhnlich benötigen Sie zwischen 7 und 10 mg, wenn Sie weniger als eine halbe Schachtel, 14 mg, wenn Sie zwischen einer halben und einer ganzen Schachtel und 21 oder 22 mg, wenn Sie über eine Schachtel am Tag geraucht haben. Aber fragen Sie noch mal Ihren Arzt.). Erhöhen Sie das Wellbutrin auf zwei Dosen am Tag – 100 mg morgens und abends. Laufen Sie weiterhin jeden Tag. Die ersten fünf Tage ohne Zigaretten werden die härtesten

[6] Anmerkung der Übersetzerinnen: Der Wirkstoff ist Bupropion. In Deutschland ist es unter dem Namen Zyban (weitere Handelsnamen sind Corzen, Quomem, Zyntabac) auf dem Markt. Das Bundesinstitut für Arzneimittel und Medizinprodukte hat auf schwerwiegende Nebenwirkungen hingewiesen, worauf die Dosierungsempfehlungen geändert wurden. Zyban ist verschreibungspflichtig, die Therapie sollte auf jeden Fall auch von einem Arzt begleitet werden.

sein, aber an Tag 40 – also sieben Tage nach dem letzten ausgedrückten Glimmstängel – haben Sie das Schlimmste hinter sich und sind auf dem besten Weg, den Teufelskreis des Rauchens endgültig zu durchbrechen. Verringern Sie nach zwei und noch mal nach vier Monaten die Stärke des Nikotinpflasters und setzen Sie langsam die Tabletten ab, so dass Sie nach sechs Monaten keine mehr nehmen. Und was ist mit dem Laufen? Wie lange noch? Sie laufen weiter, solange U2 Alben verkauft. Mit anderen Worten: für immer. Denn nach fünf Tagen ohne Zigaretten (Tag 37 oder so) nehmen viele Menschen zu (siehe Kapitel 4).

Der Grund, warum viele angehende Nichtraucher doch noch aufgeben, ist die Angst vor der Gewichtszunahme. Im Durchschnitt (und ohne Bewegung) legen Männer etwa viereinhalb und Frauen dreieinhalb Kilo zu. Nach einem halben Jahr jedoch ist die Frau für gewöhnlich nur noch ein knappes Kilo schwerer als vorher. Aufgepasst: Männer und Frauen, die sich beim Aufhören an diesen Plan halten und nebenbei laufen, nehmen durchschnittlich sechs Pfund ab. Auch wenn die Gefahren des Rauchens bei weitem die Gefahren des Dickerwerdens überwiegen, können Sie ja etwas gegen diese Gewichtszunahme tun – Bewegung, Ernährung, Ablenkung. Zuckerfreie Kaugummis können das Verlangen nach der Zigarette im Mundwinkel befriedigen. Streifen Sie ein Gummiband über Ihr Handgelenk, an dem Sie herumspielen können, dann haben Ihre nervösen Finger etwas anderes zu tun, als zur Schokolade zu greifen. Knabbern Sie fettfreie Snacks wie Obst, Gemüse oder Popcorn ohne Butter.

Noch mal: Wollen Sie gesünder leben und Ihren Körper verjüngen, dann hören Sie auf zu rauchen. Geben Sie einmal in Ihrem Leben auf und seien Sie auch noch stolz darauf. Denken Sie in schwachen Momenten immer an Ihre Belohnung: Egal wie lange oder wie viel Sie geraucht haben – Ihr Körper kann sich in fünf Jahren, wenn auch nicht vollständig, von den Schäden des Rauchens wieder erholen.

FÜR PASSIVRAUCHER ... In Ihrer Gegenwart zu rauchen gehört zu den wenigen Dingen, die andere Menschen tun können, um Ihren Alterungsprozess zu beschleunigen. Bläst Ihnen ein Raucher eine Stunde lang seinen Qualm ins Gesicht, ist das so, als hätten Sie selbst vier Zigaretten geraucht. Von jeder Zigarette, die

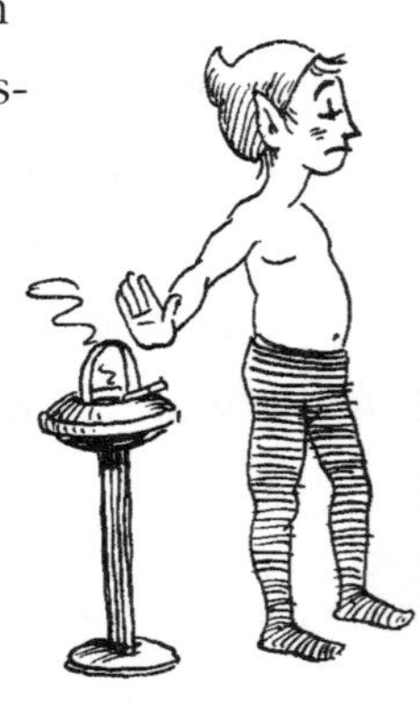

neben Ihnen angezündet wird, rauchen Sie ungefähr ein Drittel mit. Und hier die Konsequenzen: Halten Sie sich täglich vier Stunden in einer rauchigen Umgebung auf, lässt Sie das um ganze 6,9 Jahre altern. Das ist ein weiterer Grund dafür, den Raucher in Ihrem Haushalt auf dem Weg in ein Leben ohne Zigaretten zu unterstützen. Es wird Ihrem Partner und – nicht zu vergessen – Ihnen selbst helfen.

Der Nichtraucherplan

Füllen Sie bitte Daten in die Lücken, wenn Sie den Nichtraucherplan in die Tat umsetzen.

1. Laufen Sie 30 Minuten am Tag; keine Ausreden; jeden Tag.
   Beginnen Sie ______________.

2. Besorgen Sie sich Rezepte. Fragen Sie Ihren Arzt nach 100 mg Wellbutrin-Tabletten[7] und Nikotinpflaster entsprechend der Menge, die Sie täglich geraucht haben:
   - eine halbe Schachtel: 7 bis 10 mg
   - halbe bis ganze Schachtel: 14 mg
   - ein bis zwei Schachteln: 21 oder 22 mg
   - mehr als zwei Schachteln: Fragen Sie Ihren Arzt.

3. Tag 31: Nehmen Sie zwei Tage, bevor Sie aufhören zu rauchen, eine Wellbutrin. Datum: __________________

4. Nehmen Sie die nächsten zwei Tage jeden Morgen eine Wellbutrin.

5. Starten Sie mit den Nikotinpflastern an Tag 33 (das ist der Tag, an dem Sie aufhören zu rauchen). Kleben Sie eins auf Arm, Brust oder Oberschenkel (täglich wechseln).

---

[7] Anmerkung der Übersetzerinnen: Lesen Sie dazu die Fußnote auf Seite 175.

6. Nehmen Sie an den folgenden Tagen jeweils eine Wellbutrin morgens und abends. Die meisten Menschen setzen die Tabletten irgendwann zwischen Tag 90 und 180 ab.

7. Laufen Sie auf jeden Fall 30 (bis 45) Minuten täglich; trinken Sie so viel Wasser oder Kaffee, wie sie möchten.

8. Tragen Sie Ihre täglichen Aktivitäten in eine Tabelle ein.

9. Besprechen Sie mit der Person, die Sie bei Ihrem Vorhaben unterstützt, Ihre täglichen Fortschritte.

10. Beginnen Sie an Tag 37 beispielsweise mit Krafttraining. Steigern Sie Ihre körperlichen Aktivitäten jedoch nicht mehr als um 10 Prozent pro Woche.

11. Senken Sie die Dosis Ihrer Nikotinpflaster alle zwei Monate (Sie können auch ein Pflaster in zwei Hälften teilen), bis Sie gar keine mehr brauchen.

Kapitel 6

Bauchgefühle: Ihr Verdauungssystem

Die populärsten Irrtümer über Ihre Verdauung

Verdauungsmythos Nr. 1:	Stress verursacht Magengeschwüre.
Verdauungsmythos Nr. 2:	Schlechter Atem kommt aus dem Mund.
Verdauungsmythos Nr. 3:	Blutiger Stuhl ist ein Hinweis auf Krebs.

Wenn man es sich mal richtig durch den Kopf gehen lässt, wird einem klar, dass es unglaublich ist, wie viele Dinge täglich durch die Abflussrohre gespült werden – Bartstoppeln, Toilettenpapier, Seifenreste, Zwiebelschalen, Brotkrümel, Spinnen, Sandkörner vom letzten Strandurlaub, Zahnpasta und hier und da auch mal ein Ehering.

Die Rohrleitungen eines Hauses können einiges bewältigen (Gott sei Dank, sonst würden wir in unserem eigenen Abwasser ertrinken). Sie beseitigen, was wir nicht mehr wollen, befördern es zur nächsten Kläranlage und es verschwindet aus unserem Bewusstsein – es sei denn, irgendein Defekt oder ein Knick in der Leitung verhindert, dass das Abwasser ins öffentliche Netz gelangt. Was auch immer Ihre Rohre verstopft, Sie wissen sich mit Rohrreiniger zu helfen oder rücken dem Übel mit schwereren Geschützen zu Leibe. Denn dreckige Rohre stinken sonst zum Himmel. Greifen Sie also zu Maßnahmen, die Ihr Rohrsystem frei halten. Drehen Sie vor Wintereinbruch den Wasserhahn im Garten ab, so dass Ihre Rohre nicht einfrieren können. Ein anderes ungeschriebenes Gesetz der Hausordnung besagt: In die Toilette gehören keine Spielzeugautos – auch wenn das Ihr Kleinkind anders sieht. Natürlich ist es immer preiswerter, selbst dafür zu sorgen, dass die Rohre in Ordnung sind, als einen Klempner zu rufen, der sie im Katastrophenfall mühsam wieder repariert.

Genauso ist es auch mit den Rohren im Körper – dem Verdauungssystem. Wir alle schicken außergewöhnlich viele und verschiedene Dinge unsere Körper-Abflussrohre hinunter und setzen voraus, dass unser körpereigenes System alles wegbefördert. Da unsere Rohre aber nicht zwangsweise an mexikanischen Burritos, Gänsestopfleber oder Chilis Gefallen finden, können Verdauungsprobleme aller Art auftreten – alles ist verstopft oder undicht, wir müssen häufig Wasser lassen und durchleben derartige Explosionen, die selbst den treuen Gatten an der Liebe zu uns sekundenlang zweifeln lassen.

Dreh- und Angelpunkt Ihres Verarbeitungs- und Entsorgungsunternehmens ist der Darmtrakt. Viele Menschen sehen ihn nicht als etwas Schätzenswertes an. Gedärme sind aber wichtige Organe genau wie das Herz. Das sind nicht bloß innere Leitungen, die etwas durchlaufen lassen. Sie leisten mehr. Sie steuern die Aufnahme, die Verarbeitung und das Ausscheiden von Nahrung und stehen dabei in engerer Kooperation mit vielen anderen Körperteilen. Man kann sagen, die Gedärme sind so etwas wie die Verwaltung

Ihres Körpers. Es steht uns frei, was wir essen, das heißt, unsere Gedärme versuchen, aus allem das Beste zu machen, ob wir nun Allesfresser oder Vegetarier sind. Sei es Gemüse, Fleisch oder Süßigkeiten – jeder kann essen, was ihm schmeckt –, aber natürlich nur so lange, wie sein Körper das verträgt. Mit dieser Selbstbestimmung geht wie immer auch die Verantwortung uns selbst gegenüber einher. In jungen Jahren erleben wir unseren Körper meist als Maschine, die alles, was wir essen, auf optimale Art in Energie für unsere Zellen umwandelt. Das bleibt aber nicht immer so. Gerade wenn man älter wird und sich nicht mehr so viel bewegt, wird die Sache schwieriger. Wie Sie selbst an der Magen-Darm-Reaktion auf Mutters Bohneneintopf merken können, reagiert Ihr Körper ganz unterschiedlich auf Nahrungsmittel.

Für viele ist das Gespräch über Verdauungssäfte ebenso reizvoll, wie sich in ihnen zu baden. Darüber will man einfach nicht reden. Oder kann sich jemand folgenden Smalltalk vorstellen: „Was für ein tolles Wetter heute, was? Hast du Ballacks Tor gegen Juventus gestern gesehen? Ist dein Darm nach wie vor in Schuss, Frank?" So ein Gespräch wirkt sehr seltsam, aber die Verdauung sollte kein Tabuthema sein. Man nehme sich ein Beispiel an Sharon Osbourne, US-Talkshow-Moderatorin und Ehefrau von Rocker Ozzy Osbourne. Als sie die Diagnose Dickdarmkrebs bekam, sprach sie offen darüber und wollte aufklären, warum diese Krebsart oft zu spät diagnostiziert wird und darum nicht selten tödlich ist. Nach ihrer erfolgreichen Behandlung amüsierte sie sich darüber, wie sie und ihre Kinder darüber gewitzelt hatten, warum sie ausgerechnet diesen Krebs kriegen musste, obwohl bei ihr die Verdauung ein ständiges Thema war. Und das ist der springende Punkt: Dickdarmkrebs wird in vielen Fällen nicht erkannt, weil lange Zeit keine Symptome erkennbar sind und weil viele Leute eher mit bloßen Händen eine Feuerqualle aus dem Meer fischen würden, als sich mit ihren Körperrohren zu beschäftigen, durch die die verdaute Ladung in den Lokus versenkt wird.

Sicher, wir alle wissen, dass Ihr Verdauungssystem so schmutzig ist wie ein schlechter Witz, in dem es von Fäkalsprache und Vokabeln wie Furz, Gedärm und Scheiße nur so wimmelt. Trotz guter Erziehung: Es ist einfach unabdingbar, sich um die Gedärme zu kümmern und auch offen darüber zu sprechen, denn nur ein optimal versorgter Verdauungstrakt verspricht ein gesünderes und längeres Leben. Wenn Sie sich die unterschiedlichen Körperreaktionen auf bestimmte

Nahrungsmittel vor Augen führen, werden auch Sie die Arbeitsweise und die Schwachstellen Ihrer Verdauung besser verstehen lernen wollen. Damit wollen wir niemanden zu Unrecht in den Hintern treten (zu den Schmerzen durch Hämorrhoiden später mehr), es geht uns nur darum, dass Ihre Nahrung so effizient wie möglich oben rein, und unten wieder rauskommt.

Ihre Verdauung: die Anatomie

Wie im Haus gibt es in Ihrem Körper eine Reihe von untereinander verbundenen Rohren und Kabeln. Sie haben schon darüber gelesen, wie Ihre Venen und Arterien Blut, Sauerstoff und Nährstoffe aufnehmen und durch den ganzen Körper transportieren. Ihre Neuronen senden Signale durch Gehirn und Körper an andere Nervenzellen und an die Muskeln. Aber es gibt eine Leitung in Ihrem Körper, die, gerade was die Länge angeht, alle anderen übertrifft. Wie das Rohrsystem im Haus hat auch die Verdauungspipeline einen Ein- und einen Ausgang – allerdings gibt es darüber hinaus noch zahllose andere Türchen, die für die Nährstoffversorgung Ihres Körpers wichtig sind. Der übliche Beförderungsweg führt von oben nach unten, es sei denn, die Schwerkraft auf der Achterbahn wirkt, eine Erkrankung wie Sodbrennen kommt auf oder durch zu viel Wodka wird das Gegessene schnell wieder nach oben befördert. Wir alle sind mit den Grundzügen der Verdauung aus dem Biologieunterricht vertraut, keine Frage: Danach gelangt Nahrung durch die Speiseröhre in den Magen, passiert dann den ungefähr acht Meter langen Dünndarm, um schließlich im Dickdarm zu landen, bis Sie so weit sind, den Darminhalt durch Ausscheidung wieder loszuwerden. Aber der Teufel steckt im Detail, auch bei diesem vermeintlich simplen Prozess. Unser Verdauungssystem ist in etwa so komplex wie unser Gehirn. Es managt die Verarbeitung von Nahrung und Wasser bis ins Kleinste. Lassen Sie uns also im Folgenden eine Mahlzeit von Anfang bis Ende durch den Verdauungstrakt begleiten.

Der Mund

Der Vorgang der Nahrungsaufnahme beginnt hier – im Kauapparat. Auch wenn es bei Opernsängern, Politikern und Fußballfans in erster Linie darauf ankommt, was aus ihren Mündern rauskommt, ist für uns das Besondere dieser Körperöffnung, was darin geschieht. Simpel erklärt: Machen Sie sich klar,

Mampf, Mampf, Mampf

Jeder weiß, wir brauchen unsere Zähne für zwei elementare Dinge – fürs Essen und das Aufreißen der Bonbontüten. Was viele nicht wissen: Die Zähne eines Menschen sagen so viel über seinen Gesundheitszustand aus wie kein anderes Körperteil. Aber wie gelangt man zu eindeutigen Hinweisen?

Im Alter muss man sich weniger wegen Karies als wegen Parodontose, dem entzündlichen Zahnfleischrückgang, Sorgen machen. Sonst fallen die Zähne aus und das lässt Sie nicht nur einige Jahre älter aussehen. Sämtliche Zahnfleischerkrankungen (zum Beispiel Gingivitis) weisen auf andere gesundheitliche Probleme hin. Es sind nämlich dieselben Bakterien für Parodontose verantwortlich, die auch Reaktionen des Immunsystems hervorrufen, die zu Arterienentzündung und -verkalkung führen. Dieselbe Plaque, diese klebrige Bakterienschicht, die die Zähne verfaulen lässt, kann zusammen mit Speichel und drei Tage altem Blumenkohl in den Zahnzwischenräumen auch die Verkalkung von Arterien bewirken. Und das hat auf Gefäße aller Art folgenschwere Auswirkungen und führt im Ernstfall zu einem Herzinfarkt – oder auch nur zu Erektionsstörungen.

Vielleicht überzeugt Sie folgende Tatsache: Wenn Leute mit Brustschmerzen in ein Krankenhaus eingeliefert werden, bekommen sie außer Acetylsalicylsäure (ASS) und einem Betablocker auch ein Antibiotikum gegen Zahnfleischentzündung. Den Medizinern ist der kausale Zusammenhang zwischen entzündetem Zahnfleisch und einem instabilen Herzkranzgefäßsystem schon lange bekannt.

dass Ihr Mund dieselbe Funktion hat wie der Mann, der Sie auf der Schiffsschaukel festschnallt: Er ist da, um Sie auf den Spaß vorzubereiten. Unsere Art zu kauen unterscheidet sich deutlich von der der meisten anderen Lebewesen. Ein Krokodil zum Beispiel hat kegelförmige Zähne, mit deren Spitzen die Beute geschnappt und auseinander gerissen wird. Klingt Furcht erregend, ist aber im Hinblick auf den Energieverbrauch sehr ineffizient. Beim Krokodil beginnt die Energiegewinnung erst dann, wenn der Nahrungsbrei in den Gedärmen ist. Elefanten hingegen haben Mahlzähne, flache Zähne, die beim Kauen wie ein Mörser arbeiten. So können Dickhäuter im Grunde alles essen, die

Zerkleinerung braucht aber seine Zeit. Hinzu kommt, dass Elefanten jeden abgewetzten Zahn durch einen neuen ersetzen müssen. Das heißt auch, wenn sie am Ende ihres Lebens den letzten verlieren, sind sie zum Verhungern verurteilt. Beide Arten der Nahrungsverarbeitung sind nicht optimal.

Menschen sind im Gegensatz zu vielen Tieren in der Lage, das größtmögliche Energiepotenzial aus ihrer Nahrung herauszuholen, ohne beim Essen selbst schon viel Energie zu verschwenden. Dafür können wir unseren exakt gegenüberliegenden Backenzähnen nur dankbar sein. Für optimale Kaueffizienz passen die Furchen der Zähne im Oberkiefer perfekt in die Zahnhöcker im Unterkiefer und umgekehrt. Fällt ein Zahn aus, wird der gegenüberliegende sogar mit der Zeit länger, um die Lücke auszugleichen (vielleicht kommt daher die Redewendung, dass jemand beim Essen lange Zähne macht). Ein anderer Vorteil gegenüber den Tieren sind unsere Kieferknochen, die uns helfen, die Nahrung bestmöglich zu zerkleinern. Das Kiefergelenk ist das einzige Gelenk im Körper, das absichtlich und aus gutem Grund während einer Bewegung ausgerenkt wird. Es hat zwei Verbindungsstellen: Einen Ankerpunkt hinten im Kiefer und einen anderen etwa fünf Zentimeter weiter vorn (siehe Abbildung 6.1). Bei jeder Kaubewegung renkt sich Ihr Kiefer kurz aus und gleich wieder ein, um das Essen zu zerkleinern. Bei diesem Kauvorgang holen wir bereits alle Energie aus den Nahrungsmitteln heraus. Doch für die Effizienz dieser Kaubewegung zahlen wir manchmal auch einen hohen Preis: Kaut man nämlich zu hastig, wird das Gelenk zu stark beansprucht und es kann passieren, dass es sich ganz ausrenkt. Das führt zu Problemen beim Temporomandibulargelenk, also dem Gelenk zwischen Schläfenbein und Unterkiefer, die sich in verspanntem Kiefer, Nacken- oder auch in Augenschmerzen äußern. Und sehr zum Leidwesen vieler Männer ist dies auch eine der Hauptursachen für Kopfschmerzen bei jungen Frauen.

Während Sie kauen, erfüllt auch die Zunge ihre Aufgabe. Sie kennen die vier Hauptgeschmacksrezeptoren – süß, sauer, bitter und salzig. Aber es gibt noch einen fünften, nämlich unami, das ist der Geschmack von Monosodium-Glutamat. Dass wir verschiedene Geschmacksrichtungen unterscheiden können, ist der Grund für unseren Heißhunger und dafür, dass uns mehr Wasser im Mund beim Anblick von Nahrungsmitteln zusammenläuft als beim Sommerschlussver-

Abbildung 6.1 **Der Schlund des Lebens** Im Verdauungssystem werden die Nährstoffe aus der Nahrung herausgeholt, um sie für den Körper zu nutzen. Dieser Prozess beginnt im Mund mit dem Temporomandibulargelenk, das sich während des Kauens absichtlich ausrenkt, was dem Kaumuskel, dem Masseter, erlaubt, die Nahrung kraftvoll zusammenzudrücken. Die Zähne passen wie ein Puzzle ineinander, so dass jeder Bissen gut zerkaut und letztlich gut verdaut werden kann. Beißt man die Zähne jedoch zu stark zusammen, werden die Kiefermuskeln angespannt, was sogar zu Kopfschmerzen führen kann.

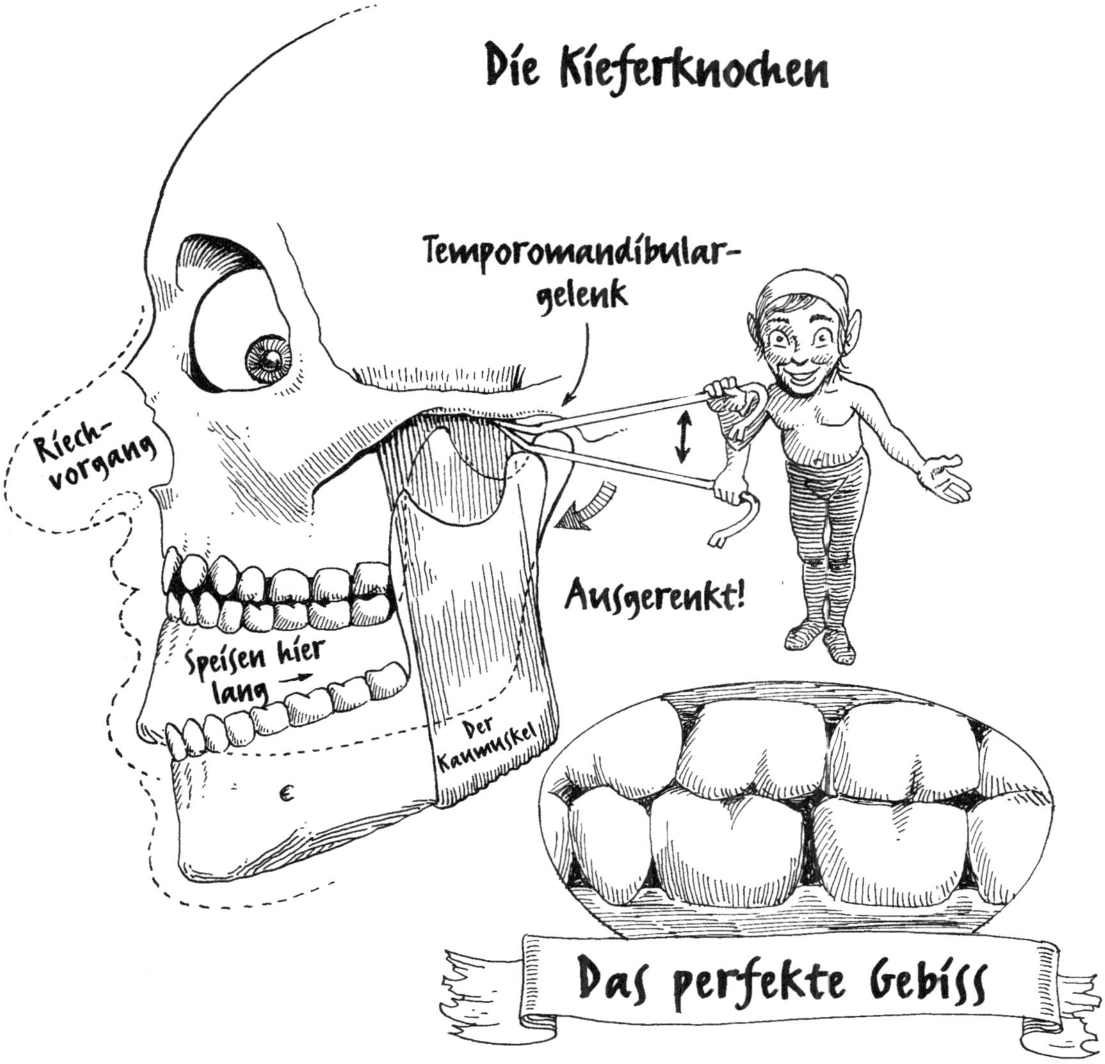

kauf. Deshalb scheitern auch viele Diäten. Die Zunge verlangt nach bestimmten Leckereien, nach solchen, die köstlich, aber leider kalorienreich sind, auch wenn unser Körper eigentlich keine Energie braucht. Die Geschmackspräferenzen für süß, sauer, bitter und salzig sind vererbt; ob Sie die eine oder andere Geschmacksrichtung mögen oder nicht, hängt also davon ab, wie die Gene Sie lenken. Fett zu mögen ist allerdings eine erlernte Geschmacksvorliebe. Das heißt, dass man auch lernen kann, nicht gerne fett zu essen. Die Geschmacksnerven können Ihnen aber genauso ein Schnippchen schlagen, wenn sie Sie glauben lassen, es gäbe ein Problem, wo keines ist. Zu einem Großteil funktioniert der Geschmack über die Erwartungshaltung. Wenn Sie plötzlich etwas Salziges essen, ohne dass der Anblick der Speise Sie darauf vorbereitet hat, sind Sie ohne Zweifel irritiert. Und dieser Effekt tritt immer ein, wenn etwas unerwartet anders schmeckt. Ihre Erwartung wird nicht erfüllt. Ihr Mund ist der Zugang zu Ihrem hauseigenen Rohrsystem. Dort kann erst mal nicht viel schiefgehen, was die Verdauung angeht. Probleme mit den Speichelenzymen, den Zähnen oder dem Zahnfleisch (siehe Abschnitt „Mampf, Mampf, Mampf“, Seite 183) sind natürlich im Auge zu behalten.

Die Speiseröhre

Nach dem Kauen gelangt die Nahrung in die Speiseröhre und durch die Magenöffnung in den Magen. Schauen wir uns die Anatomie der Speiseröhre an, können Sie in Abbildung 6.2 erkennen, wo sie am Magen ansetzt.

Es gibt keine offene Verbindung zwischen Magen und Speiseröhre, sondern nur eine Art Seitentür, wie sie Promis benutzen, um unbehelligt in ein Restaurant zu gelangen. Da die Speiseröhre tief im Magen ansetzt, wird verhindert, dass Magenflüssigkeit Richtung Schlund zurückfließt. Mit dem Alter wird der Magen empfindlicher und es sammelt sich viel Magensäure an. Manchmal mehr, als man nach einer durchzechten Nacht in der Kloschüssel findet. In Wirklichkeit ist der Säurerückfluss eines der größten Geschenke von Mutter Natur, denn diese Fähigkeit ist nicht selten die Rettung. Pferde zum Beispiel können sich nicht übergeben, das heißt, wenn sie etwas Vergiftetes gefressen haben, können sie es nicht wieder rausbringen. Dadurch entstehen so genannte Koliken, schwere Bauchschmerzen, eine der Haupttodesursachen bei Pferden. Sie sollten also dankbar sein, dass der Mensch sich übergeben, etwas ausspeien und laut hörbare Rülpser von sich geben kann. Durch diese Fähigkeit können wir uns

Abbildung 6.2 **Mir kommt die Galle hoch** Essen ist ein menschliches Grundbedürfnis und der Magen kann nahezu alles verdauen. Allerdings hat man nach dem Verzehr von etwas Unverträglichem die Chance, aufzustoßen und sich zu übergeben. Am Übergang zum Magen macht die Speiseröhre einen Knick. Ist dieser aber nicht scharf genug, kommt es zu Sodbrennen und Magenbeschwerden durch die gastroösophageale Refluxstörung. Die Gallenblase speichert Gallenflüssigkeit, die in den Dünndarm abgegeben werden kann, sobald die Nahrung durch den Magen befördert wurde. Es können verschiedene Substanzen aus der Gallenflüssigkeit ausgefällt werden; daraus entstehen die Gallensteine, die teuflisch wehtun können.

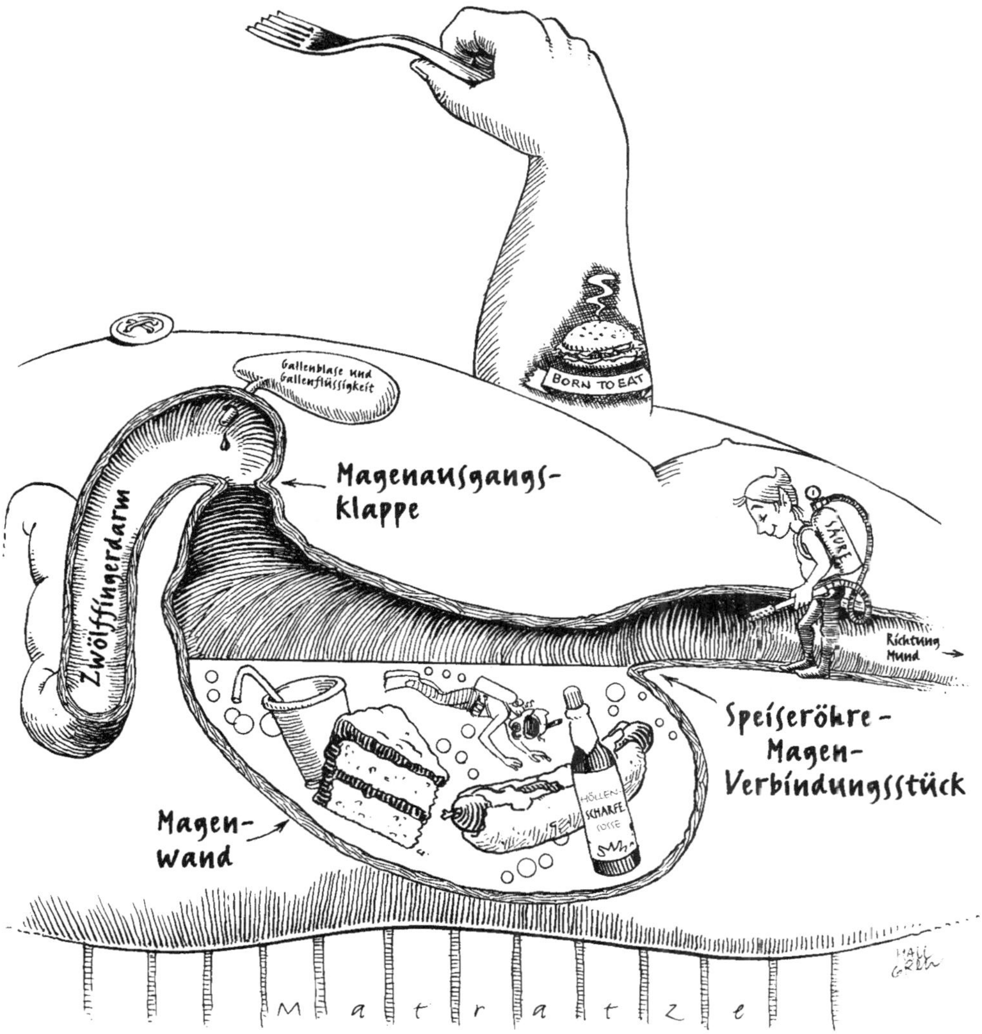

von schädlichen Substanzen befreien – kleiner Nachteil: Der Säurerückfluss muss in Kauf genommen werden.

Ihre Speiseröhre trifft in spitzem Winkel auf die Magenöffnung. Normalerweise verhindert der untere Schließmuskel der Speiseröhre, dass die Verdauungssäfte bzw. der Mageninhalt zurückfließen. Kommt es zu einer Funktionsstörung dieses Muskels, womöglich in Verbindung mit einem Zwerchfellbruch, rutschen Teile des Magens in den Brustraum und die Abdichtung zwischen Speiseröhre und Magen ist nicht mehr ganz in Ordnung. Wenn Sie zu viel Magensäure produzieren oder auch spätabends viel essen, passiert es leicht, dass saure Flüssigkeit hochkommt. Das kann man mit einem Benzintank vergleichen, der übertankt wurde; auch da fließt der Kraftstoff an der Stelle wieder heraus, wo er hineingefüllt wurde.

Die Speiseröhre ist nicht so gut ausgekleidet wie zum Beispiel der Magen, daher ist sie auch viel empfindlicher und reagiert heftig auf die Magensäure. Ihr Schlund schmerzt, als ob jemand ein brennendes Streichholz daran gehalten hätte. Haben Sie häufig Sodbrennen, können Sie davon ausgehen, dass Sie an gastroösophagealer Refluxstörung leiden. Dies ist nicht nur ebenso unangenehm wie auf High Heels zu laufen, die zwei Nummern zu klein sind, Reflux ist auf Dauer auch sehr schlecht für Ihre Speiseröhre. Er führt nämlich zu chronischer Speiseröhrenentzündung, woraus auch Krebs entstehen kann.

Der Magen

Sie kennen ihn. Sie lieben ihn. Sie streicheln ihn. Ihre Kinder hüpfen vielleicht darauf herum. Ihre T-Shirts zeigen seine schöne, kugelrunde Form. Kein Zweifel bei dieser Beschreibung: Es ist Ihr Bauch, die Lagerhalle für Ihre Nahrung. Sobald das Essen die Speiseröhre hinuntergerutscht ist, verweilt es zur Verarbeitung im Magen. Je länger es dort bleibt, desto satter sind Sie und desto weniger müssen Sie noch essen. Bei diesem Vorgang kann viel schief gehen. Wenn Sie ein brennendes Gefühl in den Gedärmen spüren, nehmen Sie erst einmal an, dass es ein harmloser Fall von Reflux oder Sodbrennen ist. Es ist aber nicht immer so einfach. Ihr Magen ist mit einer Schleimschicht ausgekleidet, die ihn vor der Säure und anderen Verdauungssäften schützt. Ist diese Schicht aber durch Entzündungen, Infektionen, Alkohol oder scharfes Essen verletzt oder angefressen, kann sich daraus ein Magengeschwür entwickeln. Durch dieses Geschwür können unter Umständen mehrere Schichten des Magengewebes abgetragen werden. Dabei werden Blutgefäße freigelegt, was wiederum zu Blutungen im Magen-Darm-Trakt führt.

Wir alle glauben zu wissen, wie der typische Magenkranke aussieht. Typ A ist eine trinkfeste Person, die zu viel arbeitet und bei jeder Kleinigkeit cholerische Anfälle bekommt, etwa wenn es an der Imbissbude keine Pommesgäbelchen mehr gibt. Typ B verdrängt Stress, bis der ihn langsam zerfrisst wie Cola ein Stück Fleisch. Es mag natürlich Kranke geben, die diesen Prototypen entsprechen. Manche sind aber auch ganz anders. Wir wollen ein Schubladendenken vermeiden und vom Typ H sprechen. H steht für das Bakterium H. pylori (Helicobacter pylori), das die Hauptursache für Magengeschwüre ist. Um herauszufinden, ob es sich um Reflux oder wirklich um ein Magengeschwür handelt, muss man den Schmerz lokalisieren. Magengeschwüre sorgen gerne für Unterleibsschmerzen im Bereich unter dem Bauchnabel. Reflux hingegen führt zu Schmerzen in Brust und Rachen. Die Schmerzen durch ein Magengeschwür werden häufig gemildert, wenn man etwas isst, weil das Gegessene die Magensäure neutralisiert. Leidet man aber an Reflux, macht Essen die Sache nur noch schlimmer.

Wahrheit oder Mythos Nr. 1

Wahr oder falsch? Männer vertragen mehr Alkohol als Frauen.

Das entspricht der Wahrheit – aber die Gründe sind andere als die, die Sie wahrscheinlich parat haben. Die eigentliche Erklärung hat nichts mit der größeren Körpermasse der Männer und schon gar nichts mit Chauvinismus zu tun. Männer besitzen schlichtweg ein Enzym, das die Hälfte des Alkohols, noch bevor er ins Blut gelangt, umwandelt. Die Magenwand der Frau produziert leider nur geringe Mengen dieses Enzyms.

Die von Bakterien hervorgerufenen Magengeschwüre sind sogar ansteckend; gerade bei Menschen, die in engem Kontakt stehen, können sie leicht übertragen werden. So kommt es zum Beispiel beim Küssen zu einem Pingpong-Effekt. Wenn Sie und Ihr Partner sich nicht beide behandeln lassen, werden Sie die Bakterien nie los. Zum Glück lassen sich Magengeschwüre, die von Bakterien ausgelöst wurden, erfolgreich mit einem Antibiotikum bekämpfen. Immer bleibt jedoch noch die Angst, dass ein Geschwür der

Vorbote von Magenkrebs ist. Das muss aber nicht unbedingt sein.

Wahrheit oder Mythos Nr. 2

Im Zusammenhang mit dem Magen müssen wir auch noch über den Lustkiller „Mundgeruch“ sprechen. Der Begriff allerdings ist schon missverständlich, denn nur selten kommt schlechter Atem tatsächlich vom Mund. Dennoch werden häufig Zähne oder Zahnfleisch als Übeltäter gebrandmarkt. Dabei ist der Mund aber nur das Ende des Abluftschachts, aus dem unangenehme Magenausdünstungen entweichen. Stellen Sie sich vor, ein Hauptabwasserrohr bricht: Sie würden den Geruch noch Meter entfernt davon wahrnehmen, obwohl das Problem unter der Erde liegt. Genauso ist es mit schlechtem Atem. Übler Mundgeruch – Halitose genannt – kann auch von Magen- oder Verdauungsproblemen kommen. Wenn die Bakterien im Magen das Essen zerlegen, entstehen dabei immer Gase, die auch über den Mund entweichen können. Nicht, dass Sie uns falsch verstehen, wir wollen nicht Ihren Atem nach einem guten Döner an der Ecke kritisieren. Wir denken lediglich, dass Menschen wie Jade-Steine sind: Was beide auszeichnet, ist ihre Unvollkommenheit, nicht ihre Reinheit. Wir sind alle nicht perfekt und jeder hat mal mehr oder weniger schlechten Atem. Sie sollten erst gar nicht nach dem perfekten Atem streben, Sie sollten nur verhindern, dass es Ihr Gegenüber gleich umhaut, wenn Sie den Mund aufmachen und „Guten Tag!“ sagen. Zum eigenen Mundgeruch haben Sie Gott sei Dank den nötigen Abstand: Sie selbst können kaum feststellen, ob Ihr Atem stinkt. Also benötigen Sie jemanden, der Ihnen ehrlich sagt, ob Sie für Ihren Atem einen Waffenschein brauchen. Ein Zungenschaber oder eine Ernährungsumstellung kann bereits helfen. Das können wir Ihnen jetzt schon sagen.

Die Gallenblase

Nach dem Magen passiert die Nahrung den Dünndarm und vermischt sich mit grüner Galle – der Flüssigkeit, die die Leber produziert. Die nimmt sich der fettigen Chips an, die Sie gestern Abend auf dem Sofa vertilgt haben. Gallensekret sorgt dafür, dass sich Fett in Wasser lösen kann (so wie Seife Fett löst), wodurch es leichter verdaut wird. Die Gallenblase speichert die Gallenflüssigkeit und lässt sie raus, sobald ein Bissen um die Ecke düst. Zwischen den Mahlzeiten wird die Gallenflüssigkeit aufbewahrt und bei besonders fettem Essen können sich verschiedene Sub-

Die Steinzeit

Nicht nur Gallen- und Edelsteine können Ihr Leben verändern. Es gibt noch weitere Übeltäter mit nachhaltiger Wirkung: die Nierensteine. Sie entstehen aus kristallisiertem Urin und machen sich mit heftigen Schmerzen am unteren Rücken, in der Seite und beim Urinieren bemerkbar. Dem Übel können Sie vorbeugen, indem Sie Ihren Körper wie einen leeren Swimmingpool mit ordentlich viel Wasser ausspritzen. Wenn Sie also immer ausreichend trinken, wird der Körper permanent ausgespült und die Bildung von Kristallen wird durch die ständige Wasserverdünnung verhindert.

stanzen aus der Flüssigkeit lösen und zu festen Kristallen werden. Wenn diese Teilchen verklumpen, entstehen Gallensteine. Bleiben sie klein, dann können sie durch die Gallenkanäle abwandern. Sind sie zu groß, verstopfen sie die Öffnung der Galle und die Gallenblase kann zu einem prallen Ballon anschwellen. Die Folge ist ein Druckgefühl rechts unter dem Brustkorb. Gallensteine sind darum häufig die Ursache von Bauchschmerzen. Die größte Risikogruppe für Gallenerkrankungen stellen übergewichtige Frauen über 40 Jahre dar, die noch nicht in der Menopause sind.

Fette Mahlzeiten veranlassen die Gallenblase, sich zusammenzuziehen, und verstärken damit die Schmerzen noch, die bereits existierende Gallensteine verursachen. Es gibt daher eine einfache Möglichkeit herauszufinden, ob Ihre Schmerzen von Gallensteinen stammen: Essen Sie ein fettes Fastfoodmenü, sagen wir eine 12er-Packung Hähnchennuggets mit einer großen Tüte Pommes frites (richtig, dies wird das einzige Mal sein, dass wir diese Empfehlung aussprechen!). Wenn Sie diese Mahlzeit ohne Bauchkneifen überstehen, haben Sie vermutlich keine Gallenblasenerkrankung. Bei Schmerzen sollten Sie einen Internisten aufsuchen und Ihre Besuche im Frittentempel erst mal aussetzen – das wäre sowieso in jedem Fall besser.

Neben der Sekretion von Gallenflüssigkeit hat die Leber die Aufgabe, die Eiweißherstellung im Körper zu kontrollieren. Viele Nährstoffe, die vom Darm aufgenommen werden, werden in die Leber geschleust, um

Wahr oder falsch? Durchfall können Sie nur aussitzen.

Durchfall wird normalerweise durch eine Infektion ausgelöst, bei der ein Giftstoff frei wird, der die Dünndarmwand lähmt. Daraufhin kann überall Wasser durchsickern. Deshalb kommen Sie sich vor wie eine Wasserpistole, wenn Sie auf der Toilette sitzen. Es hat aber keinen Sinn, im Bad sein Lager aufzuschlagen, Sie müssen auch dafür sorgen, dass Sie etwas zu sich nehmen. Verlassen Sie die Toilette und löffeln Sie einen Teller Hühnerbrühe mit Reis. Diese Suppe versorgt die Magenschleimhaut mit wichtigen Zuckerarten, so dass die Attacke abgewendet werden kann. Auch Kaliumtabletten helfen. Wir wissen zwar nicht genau, warum, aber es steht fest, dass diese die Muskelbewegungen verlangsamen. Das verhindert, dass der Schlamm durch Ihre Eingeweide plätschert.

bei Körperfunktionen wie Blutgerinnung und dem Anlegen von Zuckervorräten, die Sie für schnelle Energiezufuhr benötigen, zu helfen. Die Leber ist unersetzbar. Darum hüten Sie sie wie Ihren Augapfel. Sie schaden Ihrer Leber nämlich mit Giftstoffen wie Alkohol, den Dämpfen vieler Reinigungsmittel, Infektionen und verdorbenem Essen oder verunreinigtem Blut. Beispielsweise tritt die virale Hepatitis, die man sich durch eine Bluttransfusion zuziehen kann, um einiges häufiger auf als Aids (1:100 gegen 1:500). Und für jemanden, dem man eine verunreinigte Spritze gesetzt hat, liegt das Risiko, an Hepatitis zu erkranken, bei 1:4, während Aids auf diese Weise nur bei einem von tausend Patienten übertragen wird. Gelbe Hautverfärbungen und sehr dunkler Urin sind untrügliche Zeichen eines Leberschadens. Beugen Sie also vor und verhalten Sie sich richtig. Nehmen Sie nicht mehr als zwei alkoholische Getränke am Tag zu sich, gehen Sie Typen aus dem Weg, die Nadeln mit sich rumtragen, nehmen Sie keine unnötigen Medikamente zu sich, hüten Sie sich vor ungeschütztem Geschlechtsverkehr und schrubben Sie niemals im Putzfieber schlecht belüftete Räume. Und wenn Sie schon putzen, dann benutzen Sie keine Aerosol-Reiniger (Spraydosen).

Die Gedärme

Würde man den Darm lang ziehen, wovon wir strengstens abraten, würde er von Ihrem Vorgarten einmal durch das Erdgeschoss, den ersten und den zweiten Stock bis zu Ihrem Dachgeschossfenster reichen. Ihr Rohrsystem ist knapp acht Meter lang und überall dort finden die Sanitärarbeiten statt. Auf den Magen folgt der Kolon oder Dickdarm, der breiter, aber kürzer ist als der Dünndarm. Seine Aufgabe ist es, dem Verdauungsbrei Wasser zu entziehen, so dass nur feste Masse übrig bleibt.

Was die chemische Beschaffenheit angeht, so sind die Gedärme dem Gehirn am ähnlichsten. Die Neurotransmitter und Hormone in beiden Organen sind nahezu identisch. In den Gedärmen bringen Neuronenimpulse die Darmmuskeln dazu, den Speisenbrei nach unten zu befördern. Wie der persönliche Assistent eines Promis, der die Fanpost bearbeitet, entscheiden die Gedärme, was bleibt und was weggeworfen wird. Nahrung hat enormen Einfluss auf eine Vielzahl von Komponenten, die unser Leben bestimmen – Lethargie, Depression und die Jeansgröße –, aber die meisten Menschen unterschätzen, wie eng die chemischen Vorgänge in Gehirn und Darm miteinander verknüpft sind, und wissen nicht, dass der Darm in etwa so leistungsfähig wie das Gehirn ist. Genauso wie wir alle unterschiedlich auf Reize aus der Umwelt reagieren (für die einen ist nichts schöner als ein emotionsgeladenes Bundesligaspiel, die anderen verbringen ihre Freizeit bevorzugt am beschaulichen Bergsee), reagieren unsere Gedärme unterschiedlich auf alles, was von außen kommt. Nach drei Currywürsten an der Ecke meint Ihr Kumpel vielleicht, Bäume ausreißen zu können, Ihnen bereiten sie aber nur Völlegefühl und Blähungen. Wie auch immer, hören Sie auf Ihren Dünndarm, er gibt Ihnen verlässliche Informationen über Ihren Zustand. Seine empfindliche Schleimhaut ist mit einer Armee einzigartiger Immunzellen ausgestattet, die die Gedärme verteidigen und bei Nahrungsmitteln, die Sie nicht vertragen, so-

FAKTEN, FAKTEN, FAKTEN!

Grapefruitsaft kann die Wirkung und auch die Nebenwirkungen von cholesterinsenkenden Medikamenten verstärken. Vorteil: Wenn Sie einen Viertelliter Grapefruitsaft am Tag trinken, brauchen Sie nur ein Viertel Ihrer Medikamente gegen den erhöhten Cholesterinspiegel einzunehmen. Nachteil: Grapefruitsaft erhöht die Nebenwirkungen von Kalziumkanalblockern, von starken Beruhigungs- und Schlafmitteln, von Herzantiarhythmika und von Antidepressiva. Wenn Sie also Grapefruitsafttrinker sind, sollten Sie mit Ihrem Arzt die richtige Dosierung Ihrer Tabletten besprechen.

fort Alarm schlagen. Werden diese sensiblen Zellen gereizt, geben sie einen Notruf in Form von Krämpfen und Blähungen ab. Sie rebellieren, indem sie drücken und kneifen. Meist ist der Dünndarm sehr milde gestimmt, er verliert nur im Nährstoffnotfall die Fassung („Mach mal langsam mit den scharfen Sachen, Mann!"). Es ist seine Art, Sie zu bitten, zukünftig etwas rücksichtsvoller mit ihm umzugehen.

Im ganzen Körper gibt es Gefäßsysteme, die die Nährstoffe aus der Nahrung zu den wichtigsten Organen transportieren (somit ist auch wissenschaftlich bewiesen, dass der Weg zum Herzen eines Mannes über seinen Magen führt). Wenn sich der Dünndarm entschieden hat, was verarbeitet wird, schickt er den Abfall weiter zum Zäkum, dem Blinddarm – einem Flüssigkeitsreservoir am Anfang des Dickdarms.

Die wässrigen Überreste Ihrer letzten Mahlzeit wandern also zum Zäkum (wo sich übrigens auch der Wurmfortsatz befindet, den wir fälschlicherweise oft Blinddarm nennen) und danach zum Dickdarm, dessen Hauptaufgabe es ist, dem Körper Flüssigkeit zurückzugeben. Immer wenn Flüssigkeit entzogen wird, bleibt eine feste Masse übrig, so auch hier – Ihre Fäkalien (oder Aa, wie Sie zu einem Kleinkind sagen). Während die Fäkalien immer fester werden, bewegen sie sich zum Mastdarm am Ende Ihres Verdauungstrakts (vgl. Abbildung 6.3).

Wenn aber die Bakterien eines unhygienischen Softeises aus der Fußgängerzone seine Tätigkeit durcheinander bringen, richtig, dann gibt's Durchfall!

Die Wände Ihrer Gedärme haben drei Schichten. Dort, wo kleine Lücken zwischen Muskeln sind, können Fäkalien hineingeraten und wie Lehm verhärten. Die kleinen Ausstülpungen, die sich wie Daumenkuppen aus der Darmwand wölben, können sich entzünden und zu Divertikulose führen. Meist tritt das dann auf, wenn die Darmwände sich zu stark zusammenziehen müssen, weil der Stuhl zu hart ist – oft ein Zeichen für zu wenig Ballaststoffe in der Ernährung.

Nun ist es die Aufgabe des Enddarms, Ihre Ausscheidungen für die Kloschüssel vorzubereiten. Das Endprodukt verlässt den Körper bei entspanntem Schließmuskel über den Mastdarm. Was herauskommt, lässt verblüffende Rückschlüsse auf Ihre Gesundheit zu.

Lassen Sie uns einen Blick in die Toilette werfen und selbst eine Diagnose stellen (nur Mut, Sie sind ja allein!). Die Exkremente sollten wurstförmig sein und nicht aus erbsengroßen Kügelchen bestehen. Das spricht nämlich für eine Störung. Auch an den Geräuschen beim Stuhlgang lässt sich einiges

Abbildung 6.3 **Am Ende des Gangs** Ballaststoffreiche Ernährung reinigt der kurvenreichen Dickdarm am besten. Zu wenig Ballaststoffe und zu wenig Wasser erhöhen das Risiko der Entstehung von Ausstülpungen, von so genannten Divertikeln. Die Wurst in der Schüssel zeigt deutlich, dass der Darm gesund ist. Eine schöne Bananenform ist genau richtig. Nicht zu hart und nicht zu weich. Zu fester Stuhl kann die Hämorrhoidenadern verletzten, die dann bluten und stark schmerzen.

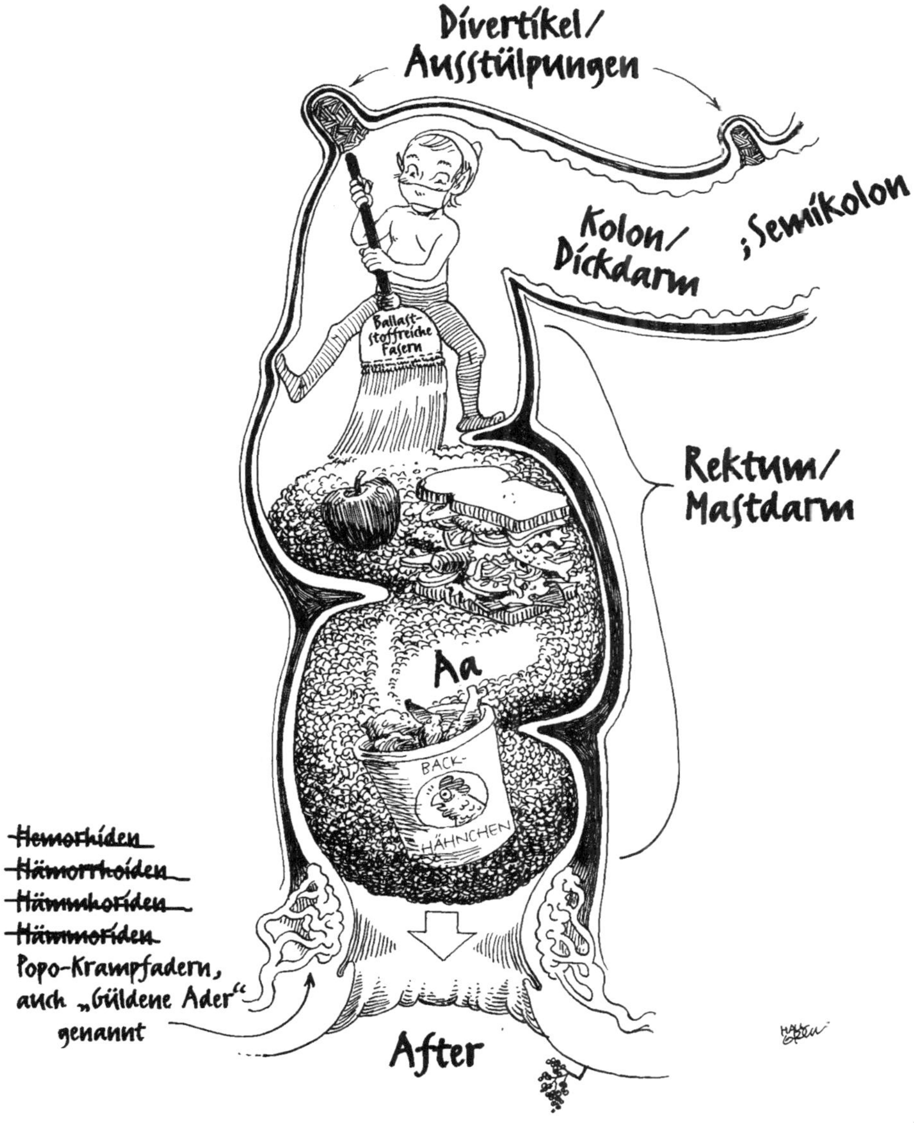

erkennen. Bei optimaler Kotkonsistenz tritt das Exkrement ins Wasser ein wie ein olympischer Turmspringer – geräuschlos, ganz ohne Platsch. Beim Hinauspressen sollte kaum etwas zu hören sein, der Kot sollte möglichst nicht wie Maschinengewehrkugeln herausknallen.

Wahrheit oder Mythos Nr. 3

Neben der Überprüfung der Konsistenz und Geräusche sollten Sie auch sicherstellen, dass kein Blut in Ihrem Stuhl ist. Ein bisschen Blut ist kein Anlass zur Sorge, meistens weist es auf Hämorrhoiden hin. Schon ein einzelner Tropfen kann die Schüssel komplett rot aussehen lassen. Mikroskopisch kleine Mengen Blut, so genanntes verborgenes Blut, kann man mit einem Hämoccult-test aus der Apotheke entdecken. Diesen sollten alle Menschen über 40 einmal im Jahr machen. Keine Sorge, das klingt jetzt nach einer sehr unangenehmen Prozedur, ist aber kein Problem. Gehen Sie einfach nach den Anweisungen in der Packungsbeilage vor. Dieser Test kann aber wie viele Untersuchungen, die man zu Hause machen kann, fälschlicherweise einen positiven Befund anzeigen. Bei einer solchen Indikation gehen Sie zusammen mit Ihrem Arzt der Sache auf den Grund (noch diese Woche, nicht erst nächstes Jahr bitte). Blut im Stuhl kann verschiedene Ursachen haben, deshalb ist es wichtig, das regelmäßig zu kontrollieren. Eine Darmspiegelung ist alle drei Jahre zu empfehlen, und zwar für Menschen über 50 bzw. für über 40-Jährige, in deren Familie schon Dickdarmkrebs vorgekommen ist. Anhand dieser Untersuchung können Polypen entdeckt werden, bevor sie zu Krebs werden. Wenn man bedenkt, dass der Mensch im Jahr mehr als 500 Kilogramm – so viel wiegt ein großes Klavier – an Kot ausscheidet, haben wir doch reichlich Untersuchungsmaterial. Warum sollten wir damit geizen, statt etwas abzugeben – dem Labor zum Beispiel?

Wie ein Sumoringer wollen Ihre Gedärme nur eines: Masse. Einen breiigen Stuhl können die Därme leichter zum After weiterdrücken. Ist die Konsistenz aber eher wie Sägespäne, fließt er durch Ihre Gedärme ungefähr so schnell wie der Verkehr auf den Straßen bei Ferienbeginn – quälend und stockend langsam. Da während des Transports ständig Flüssigkeit entzogen wird, wird der Vorgang immer schmerzvoller und reizt die Hämorrhoiden. Und am dicken Ende platschen Kügelchen anstelle einer Wurst in die Schüssel. Am besten können Sie mit genügend Wasseraufnahme für einen glatten Abgang sorgen (dann gibt's auch kein Problem

Halten Sie sich von Sirup fern!

Zwei Hormone kontrollieren Hunger und Appetit: Ghrelin und Leptin. Ghrelin wird vom Magen abgesondert und verstärkt Ihren Appetit. Ist der Magen leer, wird es freigesetzt und es verlangt Sie nach Essen. Leptin hingegen teilt dem Gehirn mit, dass Sie satt sind. Während des Essens sondern die Fettzellen dieses Hormon ab, so dass Sie dann aufhören zu essen. Einer der größten Übeltäter in Ihrer Nahrung ist das Süßungsmittel HFCS (High-Fructose Corn Syrup), eine industriell hergestellte Kombination aus Maisstärke und Traubenzucker. Das Überraschende daran ist, dass dieser Zuckerersatz selbst ein Zucker ist. Er wird für die Produktion von Limonaden und vielen anderen süßen künstlichen Nahrungsmitteln eingesetzt. Fatal ist, dass HFCS die Abgabe von Leptin hemmt und die Rückmeldung, wann Sie satt sind, ausbleibt. Dafür wird die Ghrelinproduktion nicht gestoppt, so dass Sie trotz vollem Magen ständig das Gefühl haben, noch hungrig zu sein. Dieser Doppelangriff auf unser hormonelles Gleichgewicht ist einer der Hauptgründe für die Volkskrankheit Übergewicht. Wenn man bedenkt, dass die fitnessbewusste Frau 50 Prozent ihrer täglichen Kalorien über ein industriell hergestelltes Salatdressing bezieht (das HFCS enthält), erkennen Sie das volle Ausmaß des Problems. Die Lebensmittelhersteller verringern zwar den Fettanteil, versuchen aber anstatt dessen, den Geschmack durch Hinzufügung von Zucker und HFCS zu erhalten – was nur Kalorien ohne jeden Nährwert sind.

Auch der Schlaf spielt eine große Rolle für die Verdauungsabläufe. Wenn Sie weniger essen wollen, schlafen Sie mehr. Je weniger Schlaf Sie bekommen, desto mehr Ghrelin und desto weniger Leptin werden abgesondert. Also kann Schlafmangel genau wie HFCS Sie dazu bringen, öfter als nötig zu essen.

mit der Flüssigkeit, die der Darm entzieht). Körperliche Betätigung, Pflaumen oder Leinsamen helfen gegen Verstopfung – sie beschleunigen das Transporttempo des Stuhls.

Die Gedärme lassen nicht nur den Stuhl entweichen, sondern auch unangenehme Gase. Wie in jedem Comic dargestellt, kommen die Gase mit allen möglichen und unmöglichen Geräuschen heraus, begleitet von den verschiedensten Gerüchen. Seien es Blähungen, beschleunigt durch Bohnen, Bier oder den Flammkuchen Ihrer Großmutter, alle entstehen durch Gärungsprozesse während der Nahrungsverarbeitung durch Millionen von Bakterien. Der Durchschnittsmensch lässt ungefähr vierzehnmal am Tag Winde abgehen. Für seine Gase muss man sich also nicht schämen, peinlich wird es halt während der Hochzeitszeremonie.

FAKTEN, FAKTEN, FAKTEN!

Wir alle geben einen halben bis zu anderthalb Liter Gas am Tag ab. Weniger als ein Prozent davon riecht.

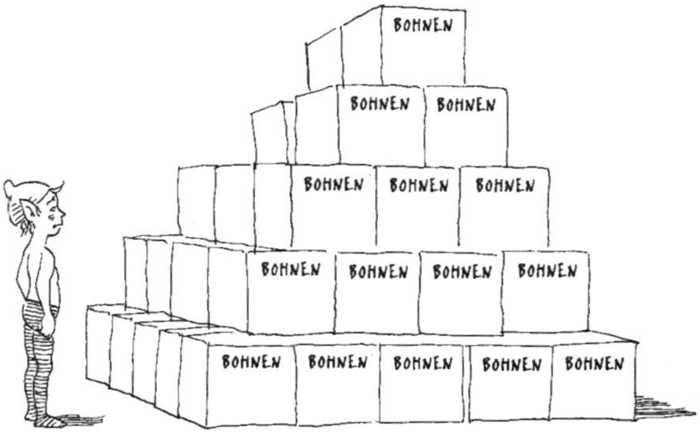

Jedes Böhnchen gibt ein Tönchen

Der Mastdarm

Je nach Nahrung hat man mal mehr, mal weniger Verdauung. Der Verdauungsprozess braucht durchschnittlich vier Stunden von Aufnahme bis Abgabe. Endstation dieser Reise ist der Ort, über den keiner spricht. Der Mastdarm führt zum After – dem Schiebetürchen, durch das die Fäkalien die Unterwelt betreten. Anatomisch gesehen ist der After Ihrem Mund am ähnlichsten (Sie können jetzt aufhören, sich zu ekeln). Dort befinden sich Zellen, die die Substanzen nach draußen befördern. Das häufigste Problem an dieser Körperstelle sind Hämorrhoiden, geschwollene Venen am unteren Mastdarm und am Ausgang. Sie rufen Blutungen, Reizungen und Schmerzen hervor und entstehen meistens durch zu viel Drücken beim Stuhlgang. (Sie sollten sich jetzt also erheben und die Spülung ziehen. Sie können den Rest des Kapitels auch auf dem Sofa lesen.)

Wahr oder falsch?
Nüsse verursachen Divertikulose.

Rein theoretisch können Nüsse in den Ausstülpungen der Darmwand stecken bleiben, aber sie sind nicht für ihre Entstehung verantwortlich. Es hat noch nie einen Fall gegeben, in dem Nüsse als Übeltäter ausgemacht werden konnten. Schuldig sind Ballaststoff- und Wassermangel in Ihrer Ernährung.

Ihre Verdauung: die Werd-jünger-alt-Strategie

Nahrungsmittel lassen sich mit einer Schulklasse vergleichen. Es gibt Gute (Nahrungsmittel, die Ihrem Körper gut tun), Durchschnittliche (die im Mittelbereich auf der Gesund-Ungesund-Skala liegen) und Schlechte (Essen, das Ihre Rohre verstopft, Ihren Darmwänden und Arterien Streiche spielt). Wir alle genießen unsere Hamburger, Pommes frites und Milchshakes. Aber wir wissen auch, dass diese Sünden nicht ungestraft bleiben. Sie sollten sich also mehr Gedanken darüber machen, was Sie in sich hineinstopfen, und sich Grenzen setzen.

Wahr oder falsch? Ballaststoffreiche Ernährung kann Darmkrebs vorbeugen.

Auch wenn Ballaststoffe die Wunderwaffe unter den Nährstoffen sind, konnte bisher nicht nachgewiesen werden, dass diese auch Darmkrebs verhindern. Allerdings kann man das Darmkrebsrisiko um 40 Prozent verringern, indem man zweimal 100 mg ASS am Tag einnimmt. Eine Reduzierung um sage und schreibe 30 Prozent ist bei gleichzeitiger Einnahme von Folsäure und/oder Kalzium möglich. Die beste Vorsorge schließt aber eine regelmäßige Darmspiegelung und einen Hämocculttest ein.

Maßnahme 1: Essen Sie Ballaststoffe und spülen Sie diese mit viel Wasser herunter

Täglich gelangt alles Mögliche in unseren Mund – Luft, Wasser oder ein Kaugummi. Um Verdauungsprobleme zu vermeiden, sollte man sich regelmäßig mit Ballaststoffen versorgen.

BALLASTSTOFFE Ballaststoffe besetzen sozusagen die Chefetage im System der Hauptnahrungsgruppen – das ist kein einfacher Job, aber sie erfüllen eine wichtige Aufgabe. Vor allem machen Ballaststoffe das verdaute Essen kompakt und gleichzeitig weich – so dass es ohne viel Druck durch den Darm befördert werden kann. Wie gesagt, dadurch können Hämorrhoiden und Divertikulose verhindert werden. Ausschließlich in Obst und Gemüse findet man faserreiche Stoffe, die so gut wie unverdaut durch den Magen-Darm-Trakt wandern. Sie haben keine Kalorien, aber machen satt, was Sie davor bewahrt, bis zum Platzen zu essen. Es gibt Ballaststoffe, die sich nicht vollständig in Wasser auflösen und nicht komplett von Bakterien zerlegt werden. Diese sind in Grapefruit, Orangen, Weintrauben, Rosinen, Trockenfrüchten, Süßkartoffeln, Erbsen, Zucchini und besonders in Vollkornprodukten (es muss nur Vollkorn und nicht Fünf- oder Sechskorn sein) enthalten. Die andere Art von Ballaststoffen ist wasserlöslich, reguliert den Stoffwechsel und die Verdauung und hält den Blutzuckerspiegel aufrecht. Man findet sie in Getreide (Hafer, Gerste und Roggen), in Hülsenfrüchten (Bohnen, Erbsen und Linsen) und in einigen Frühstückscerealien.

Nach unserer Real-Age-Theorie können Menschen, die 25 Gramm Ballaststoffe am Tag zu sich nehmen, biologisch drei Jahre jünger sein als der Durchschnitt, der nur 12 Gramm konsumiert. Außerdem hat eine Studie erwiesen, dass 10 Gramm mehr am Tag das Herzinfarktrisiko um 29 Prozent verringern und Sie biologisch 1,9 Jahre jünger machen. Folgende Nahrungsmittel versorgen Sie direkt mit Ballaststoffen:

Bohnen (3 Esslöffel): 13 Gramm
Buchweizencerealien (1 Tasse): 10 Gramm
Artischocke (eine große): 10 Gramm
Sojabohnen (1/2 Tasse): 10 Gramm
Mandeln (24 Stück): 5 Gramm
Erdnüsse (30 Stück): 5,5 Gramm
Weizenmehl (1 Tasse): 3 bis 4 Gramm
Cornflakes (1 Tasse): 3 Gramm

WASSER – UND KEINE SOFTDRINKS! Wenn Sie schon einmal in einem Vergnügungspark waren, wissen Sie ja, wie Wildwasserbahnen funktionieren. Das Wasser schmiert die Rutsche und erhöht das Tempo der Gondel. Ohne Wasser gäbe es zu viel Reibung und die Fahrt würde doppelt so lange dauern, aber längst nicht so viel Spaß machen. Genau dieselbe Aufgabe hat Wasser in Ihrem Körper, es fungiert als natürliches Schmiermittel, das alles gut flutschen lässt. Aber es hat noch einen zusätzlichen Vorteil: Wasser bekämpft schlechten Atem. Wenn man länger nichts gegessen hat, können Bakterien vom Magen in den Mund gelangen und Mundgeruch verursachen. Trinken Sie Wasser und Sie spülen den schlechten Geruch weg. Wenn wir von Wasser sprechen, meinen wir auch Wasser – keine andere Flüssigkeit. Die leeren Kalorien und ungesunden Inhaltsstoffe, die man in Softdrinks findet, verursachen nur Blähungen, Sie bleiben hungrig und werden fett (okay, wenn Sie Light-Getränke mögen, haben Sie wenigstens nicht die zusätzlichen Pfunde aus leeren Kalorien zu tragen). Gerade weil Nierensteine hauptsächlich aufgrund von Wassermangel entstehen, ist es enorm wichtig, mindestens 1,5 Liter Wasser am Tag zu trinken.

Maßnahme 2: Ändern Sie die Art, wie Sie essen

Wenn Sie sich ausnahmsweise in ein Fastfood-Restaurant setzen, können Sie unendlich viele verschiedene Arten beobachten, wie man das Essen aussuchen und zu sich nehmen kann. Vermutlich hat jeder Mensch seine eigenen Essgewohnheiten. Wie und wann man isst, ist wichtig für die Gesundheit. Verändert man seine Gewohnheiten auch nur ein bisschen, kann dies verblüffende Effekte haben. Das glauben Sie nicht?

VERMEIDEN SIE SPÄTE MAHLZEITEN Falls Sie abends bei Kerner oder Schmidt am liebsten mit einem Stück Pizza auf dem Sofa sitzen, blättern Sie bitte zurück zu Kapitel 4 und lesen Sie unsere Hinweise zum Thema „Abnehmen". Sich kurz nach dem Essen schlafen zu legen, führt oft zu einem Rückfluss der Magensäure, was Sodbrennen und chronischen Reflux auslösen kann. Falls es sich aber nicht vermeiden lässt, machen Sie um refluxverstärkende Getränke (solche, die Koffein oder Alkohol enthalten) und stark gewürzte Nahrungsmittel einfach einen Bogen. Auch Medikamente, die nicht mit Wasser eingenommen werden, können schädlich sein. Dazu zählt unter anderem ASS.

KAUFEN SIE NEUES GESCHIRR Essen Sie von Desserttellern anstatt von großen Esstellern. Es ist erwiesen, dass das Auge mitisst. Leute, die von Desserttellern essen, konsumieren weniger Kalorien, haben aber dasselbe Sättigungsgefühl wie die, die von Esstellern löffeln. In diesem Fall kommt es also tatsächlich auf Größe an und weniger ist mal wieder mehr. Kleinere Portionen machen Sie biologisch bis zu drei Jahre jünger, da sie die Arterien- und Immunzellenalterung verlangsamen.

TRICKSEN SIE IHR VERDAUUNGSSYSTEM AUS Schon viele korpulente Menschen konnten durch eine Magenverkleinerung Gewicht verlieren. Nach der Operation können sie schlichtweg nicht mehr so viel essen, weil ein Teil ihres Magens weggenommen wurde. Wissenschaftler haben aber kürzlich herausgefunden, dass die Gewichtsregulierung nicht notwendigerweise durch den kleineren Magen zustande kommt, sondern dadurch, dass ein bestimmter Teil des Magens fehlt, in dem das appetitanregende Ghrelin produziert wird. Aber dieses Hormon findet man auch im Darm. Man kann diesen Hungerauslöser nur ausschalten, indem man vermeidet, bis zum Heißhunger zu fasten. Je langsamer Sie verdauen und sich der Magen leert, desto satter fühlen Sie sich und desto seltener wird man Sie mit dem Michelin-Männchen vergleichen.

Ballaststoffreiche Ernährung ist das eine. Wenn Sie vor der Mahlzeit etwas Fett zu sich nehmen, leert sich Ihr Magen nicht so schnell. Bei einem Frühstück bestehend aus Tee und Toast ohne Butter ist Ihr Magen nach 20 bis 30 Minuten wieder leer und beschert Ihnen einen vormittäglichen Imbiss. Mit etwas Nuss-Nugat-Creme oder Erdnussbutter auf dem Brot verlässt die Scheibe Toast erst nach dreieinhalb Stunden Ihren Magen. Sich satter zu fühlen verlangsamt alles. Unsere Empfehlung: Vor jedem Essen, besonders vor der warmen Hauptmahlzeit, sollten Sie etwas Fett, ca. 70 Kalorien aus gesunden ungesättigten Fettsäuren (dies entspricht in etwa 6 Walnüssen, 12 Cashewkernen oder 20 Erdnüssen) zu sich nehmen. Das zusätzliche Fett hat einen angenehmen Nebeneffekt: Es hilft, fettlösliche Nährstoffe wie das Lycopen in Tomaten oder das Vitamin B in Möhren aufzunehmen.

PROBIEREN SIE MAL ANDERE DESSERTS
Viele von uns sind daran gewöhnt, die Mahlzeit mit etwas Süßem zu beenden – ein Sahnejogurt, ein Pudding, eine Schale Eis, ein Stückchen Schokolade, ein Stück Kuchen oder ähnliche Kalorienbomben. Neben dem Schaden, den ein solcher Nachtisch an Ihren Hüften anrichtet, lässt er die Bakterien in den Zahnzwischenräumen explodieren. Denken Sie mal über eine Alternative nach. Wie wäre es mit einem Salat am Ende? Oder probieren Sie es mal mit einer Hand voll Erdnüsse oder 80 Gramm fettreduziertem Käse? Diese Lebensmittel helfen Ihnen, den schädlichen Zucker und die Plaque von Ihren Zähnen fern zu halten.

Maßnahme 3: Trennen Sie die Spreu vom Weizen

Gut, „Nobody is perfect", auch nicht bei den Essgewohnheiten. Unser Anliegen ist es, Ihre Gesundheit zu verbessern und Sie jung und aktiv zu halten. Nehmen wir mal an, dass Ihre Verdauung auf einer Gesundheitsskala, die von 1 bis 10 reicht, die Position 4 einnimmt. Sie brauchen keine 10 für ein besseres Leben. Eine 8 würde für Ihr Wohlbefinden schon genügen und deshalb würden Sie auch länger und besser leben.

Wenn es gelegentlich in Ihrem Magen-Darm-Trakt rumort, sollten Sie mal in die Rolle des verrückten Professors schlüpfen. Wir wissen zwar nicht, wie es Ihnen geht, aber wir haben das Experimentieren als Kinder geliebt. Probieren Sie dies aus, mischen Sie jenes zusammen und heraus kommt ein Gesundheitscocktail, der perfekt auf die Bedürfnisse Ihres Körpers zugeschnitten ist.

Da die Ernährung einen enormen Einfluss auf die Verdauung hat, geht es nur darum, herauszufinden, was Sie vertragen und was nicht. Bei der großen Auswahl an Lebensmitteln ist es am besten, Sie finden dies durch einen privaten Nahrungsauslesetest heraus (nein, nein, nicht durch einen erneuten Blick in die Kloschüssel). Bei diesem Test lässt man über drei Tage eine Gruppe von Nahrungsmitteln komplett weg. Währenddessen macht man sich Notizen zur Befindlichkeit, zum Energiepotenzial, zur Müdigkeit und zur Verdauung. Wichtig ist, die Effekte beim Wegfall einer Gruppe mit den Reaktionen zu vergleichen, die auftreten, wenn man wieder beginnt, davon zu essen. So merkt man sofort, wovon man Magen-Darm-Probleme bekommt. Folgende Reihenfolge wird im Rhythmus von zwei bis drei Tagen empfohlen:

Weizenprodukte
Milchprodukte
Eiweiß
Kohlenhydrate (Zucker eingeschlossen)
Fett
Künstliche Farbstoffe

Sie werden zum Beispiel merken, dass Sie ohne die Fette (gesättigte und gehärtete Fette), die Sie schneller altern lassen, mehr Energie haben. Dieses neue Wohlbefinden kann Motivation genug sein, den Anteil an gesättigten Fettsäuren in der Nahrung niedrig zu halten. Alles hängt von Ihrer Aufmerksamkeit ab. So finden Sie heraus, wann es Ihnen mies geht und was Sie so beflügelt, dass Sie einen Zehntausender besteigen könnten. Durch diese Methode kommen auch versteckte Nahrungsmittelallergien zutage. Einige mögen so offensichtlich sein wie die Haartransplantation Ihres jahrelang glatzköpfigen Nachbarn. Andere sind es nicht. Gerade leichte Allergien bleiben unbemerkt, da man nur unter einer laufenden Nase und Kopfschmerzen leidet, als hätte man den leichten Anflug einer Erkältung. Mit diesem Experiment können Sie sich Ihre eigene Diagnose stellen und dann die Kost meiden, bei der Sie sich unwohl fühlen. Im Idealfall lernt man so auch noch, sich einzuschränken, kleinere

Portionen zu essen und nicht mehr unüberlegt alles Greifbare in den Mund zu schieben. Das hat noch niemandem geschadet.

Maßnahme 4: Ergänzen Sie Ihre Ernährung

Eine Schüssel voll Chili-Eintopf ist Beweis genug, wie energiereiches Essen sein kann – besonders wenn man das Schlafzimmer mit jemandem teilt. Mit ein paar Nahrungsergänzungsmitteln kann man aber diese und ähnliche Verdauungsprobleme in Angriff nehmen.

GREIFEN SIE ZUM SACK FLÖHE Gemeint ist eine Packung Flohsamen, ein Ballaststoffersatz aus Mittelmeerpflanzen gewonnen, der das Stuhlvolumen vergrößert und die Verdauungssäfte anreichert. Täglich wird ein gehäufter Teelöffel mit ausreichend Flüssigkeit eingenommen (ansonsten liegt das Pulver wie ein Stein im Magen und verklumpt, was im schlimmsten Fall zu Darmverschluss führen kann).

VERMEIDEN SIE ES, BLÄHUNGEN RAUSZUDRÜCKEN Gase sind ganz natürlich, nur im Firmenaufzug etwas lästig. Linderung schaffen rezeptfreie Medikamente, die Simethicon enthalten. Dieser Wirkstoff ist ein so genannter Entschäumer, er vereinigt kleinere Gasbläschen zu größeren, die leichter ausgestoßen werden können. Die Flatulenz nimmt ab. Ein anderer Tipp: Wollen Sie Bohnen kochen, weichen Sie diese über Nacht in Wasser ein, denn das zerlegt einige der Bestandteile, die für Blähungen verantwortlich sind. Unbedingt zum Kochen frisches Wasser verwenden.

DAS „BESSERFÜHL"-VITAMIN Je älter wir werden, desto schwieriger ist die Aufnahme von Vitamin B_{12} für den Körper. Tatsächlich ist dies die häufigste Mangelerscheinung – 85 Prozent der Amerikaner leiden an einem Vitamin-B_{12}-Mangel. Zur Aufnahme ist ein so genannter Intrinsic Factor vonnöten, ein Glykoprotein, das von den Belegzellen der Magenschleimhaut gebildet wird und die Absorption von Vitamin B_{12} ermöglicht. Dieser Intrinsic Factor nimmt mit steigendem Alter ab. Durch eine Injektion oder in Form von Tabletten können wir B_{12} aufnehmen (gut, wenn Sie mehr Piercings als ein Punkrocker haben, empfehlen wir die Pillenform). Wir raten zu einer Dosis von 25 mg. Der Real-Age-Effekt ist dabei, dass es Sie biologisch bis zu einem Jahr jünger macht. 800 mg Folsäure dazu reduzieren außerdem das Risiko von Zahnfleischentzündungen und Plaqueentstehung.

Maßnahme 5: Verbringen Sie 120 Sekunden am Waschbecken

Sie wissen schon, dass man die Zähne mit Fluoridzahnpasta putzt, um die Bakterien abzutöten, aber Ihrer Gesundheit zuliebe sollten Sie noch ein kleines bisschen länger vor dem Spiegel verweilen.

BENUTZEN SIE ZAHNSEIDE Die tägliche Anwendung von Zahnseide löst mehr als 500 verschiedene Bakterienarten, die im Zahnbelag leben, auf und reduziert das Risiko von Entzündungen und Zahnfleischschäden. (Achtung: Es ist normal, dass es blutet, wenn man lange keine Zahnseide mehr benutzt hat; nur wenn es nach einer Woche immer noch blutet, spricht das für eine Zahnfleischentzündung.) Zähneputzen, der Einsatz von Zahnseide und der halbjährliche Besuch beim Zahnarzt kann Sie biologisch bis zu 6,4 Jahren jünger machen. Zahnseide reduziert die Entzündungsgefahr im Mund und damit in der Folge auch die in den Arterien und sorgt so für ein gesundes Herz und ein blühendes Sexleben – und für prima Zähne, versteht sich. Und was tun bei Zeitdruck? Setzen Sie Prioritäten und behandeln Sie nur die Zähne mit Zahnseide, die Sie erhalten wollen.

Wahr oder falsch? Wenn es eine Wunderpille gibt, dann ist es ASS.

Es lassen sich gar nicht genügend positive Dinge über Aspirin bzw. seinen Wirkstoff ASS und dessen verjüngende Wirkung sagen. Man darf aber auch nicht unter den Tisch fallen lassen, dass ASS und Ibuprofen Magenreizungen fördern. In anderen Körperbereichen wirken sie entzündungshemmend, aber im Magen können sie Entzündungen hervorrufen, die wiederum Gastritis oder sogar Magengeschwüre auslösen. Um den Säureeffekt von ASS zu vermeiden, nehmen Sie entweder gepuffertes ASS (bei dem die Säure mit einer Base neutralisiert worden ist) oder schnell lösliches ASS. Trinken Sie am besten vor der ASS-Einnahme ein halbes Glas warmes Wasser und spülen Sie die Tablette mit einem weiteren hinunter, sie löst sich so schneller auf.

Eine Möglichkeit, um entzündetes Zahnfleisch zu vermeiden, ist der Verzehr von ballaststoffreichen Lebensmitteln wie Äpfeln oder das Kauen von speichelanregendem, zuckerfreiem Kaugummi. Das verhindert Mundtrockenheit, die eine häufige Ursache für Zahnfleischentzündung ist.

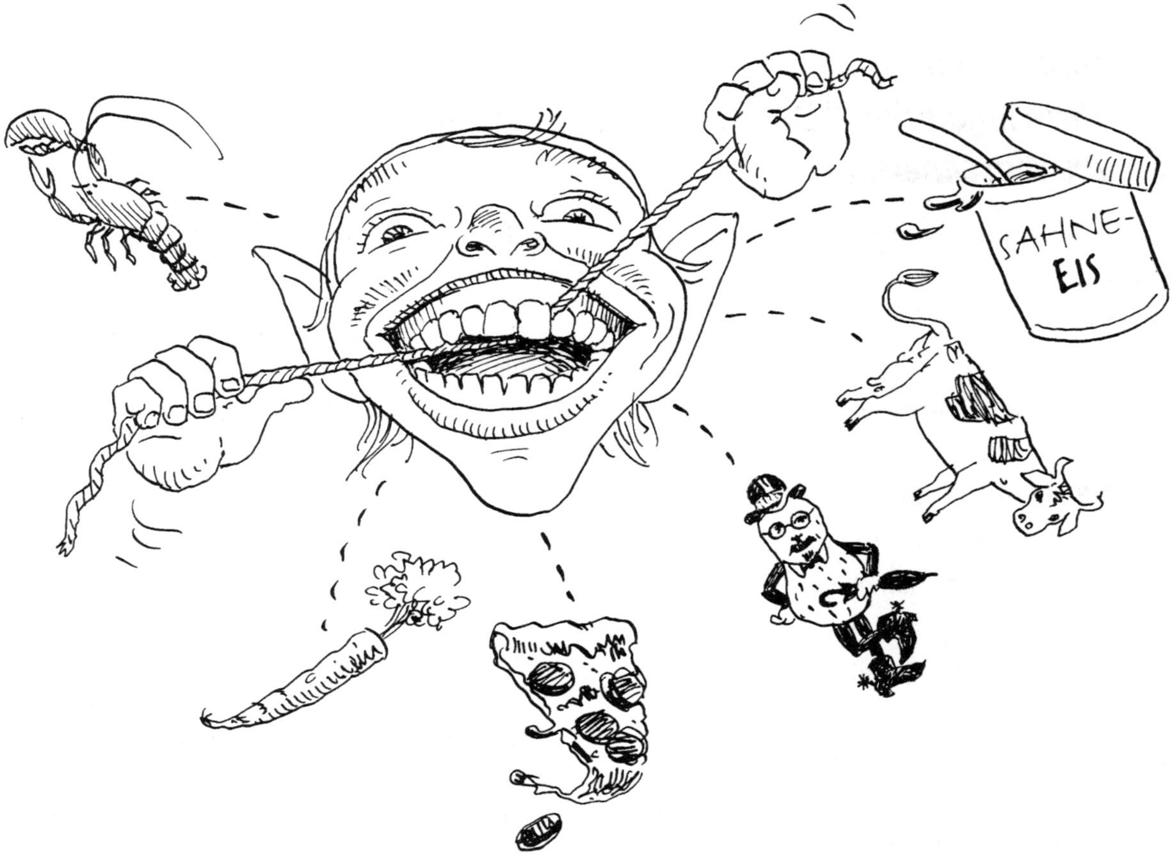

KAUFEN SIE SICH EINEN ZUNGENSCHABER Viele Bakterien lungern nicht nur in den Zahnzwischenräumen herum, sie tummeln sich auch auf der Zunge. Benutzen Sie einen Zungenschaber oder putzen Sie die Zunge leicht mit der Zahnbürste und schon verschwinden einige der Bakterien, die auch für Mundgeruch verantwortlich sind.

BITTE LÄCHELN Schauen Sie sich die Vorderseite Ihrer Zähne einmal genau an: Sind diese wie gerade abgeschnitten (Zähne sollten genau wie Fingernägel an den Seiten abgerundet sein), spricht das dafür, dass Sie nachts mit den Zähnen knirschen, was nicht nur für die Zähne schlecht ist, sondern auch zu Problemen im Kiefergelenk führen kann. Stellen Sie sich Ihren Kiefer wie einen dreibeinigen Hocker vor, ein Bein vorne, die zwei anderen dort, wo das Kiefergelenk auf beiden Seiten sitzt. Wenn sich die Zähne abwetzen, verkürzt sich das eine Bein und der Stuhl wackelt und gerät ins Ungleichgewicht – und das verursacht Kiefer- und Kopfschmerzen. Um den Druck vom Gelenk zu nehmen, klemmen Sie einen Weinkorken zwischen die Vorderzähne (ohne die Flasche, Sie Schluckspecht!). Entspannen Sie nun Kiefer und Gesichtsmuskeln für ein paar Sekunden (oder für immer, auch gut). So lösen Sie die Verspannungen, die durch Zähneknirschen oder Fehlstellungen entstehen.

Maßnahme 6: Machen Sie Hausputz

Dreck ist auf Baustellen und an Fußballshorts in Ordnung, aber für den Unterleib ist er generell ungünstig.

BLEIBEN SIE SAUBER Jeder, der schon einmal verdorbenen Fisch oder schlechtes Fleisch gegessen hat, das zu einem nächtlichen Aufenthalt auf der Toilette geführt hat, kennt den Wirbelsturm im Verdauungssystem nur zu gut. Nahrungsmittelvergiftungen fordern jährlich zahlreiche Tote, sie werden meist durch eine Invasion von fremden Bakterien ausgelöst, die Erbrechen, Durchfall und Ihr Versprechen, nie wieder dieses Nahrungsmittel anzurühren, zur Folge haben. Man kann dieser Gefahr ausweichen, indem man Speisen immer auf mindestens 165 Grad erwärmt, das heißt, ihr Inneres muss für 15 Sekunden diese Temperatur erreichen (Sie werden sich ein Küchenthermometer zulegen müssen, da die Ofentemperatur nicht unbedingt mit der im Inneren des Bratens übereinstimmt). Nur weil das Fleisch nicht mehr rosa oder pink aussieht, sind die 165 Grad nicht unbedingt erreicht.

Schmeißen Sie alle Ihre Schwämme weg. Ein Schwamm ist wie die letzte Bank im Hörsaal – er zieht alle Unruhestifter an. Auf ihm vermehren sich Bakterien rasend schnell und jedes Mal, wenn Sie einen benutzen, können die Keime vom Schwamm auf das Geschirr, vom Geschirr in die nächste Mahlzeit und vom Essen in den Mund gelangen: Die Folge ist ein sehr unangenehmer Tag auf der Toilette. Am besten kaufen Sie zehn billige Spültücher und zwei Eimer und legen die sauberen Lappen hinein. Nach Gebrauch eines Spültuchs werfen Sie es in den zweiten Behälter, in den Sie Haushaltsbleiche gefüllt haben. Diese wird alle Keime zerstören. Einmal die Woche können Sie alle Lappen waschen. (Wenn Sie auf Ihre Schwämme nicht verzichten wollen, können Sie sie auch in die Spülmaschine oder in die Mikrowelle stecken, das tötet ebenfalls die Bakterien.) Dass man Tante Margrets Lasagne nicht in der Sonne

FAKTEN, FAKTEN, FAKTEN!

Vegetarier, die nach langer Zeit noch einmal zu Fleisch greifen, sind nicht gerade begeistert. Die Speicheldrüsen haben nämlich verlernt, die richtige Zusammensetzung von Enzymen zu bilden. Dadurch kommen auch die passenden Verdauungsenzyme in Magen und Dünndarm nicht in Schwung, um für optimale Verdauung zu sorgen. Das löst schon während des Essens das Gefühl aus, dass die Speisen schwer im Magen liegen und sie nicht richtig verdaut werden. Sie fühlen sich mies und können das Gericht nicht genießen.

stehen lässt, da sich schädliche Bakterienkulturen gerade bei Wärme flott vermehren, wissen Sie ja. Und schmecken würde sie dann auch nicht mehr, egal wie sehr man nachwürzt.

WISCHEN SIE FEUCHT Man sagt, die Sitte, sich die rechte Hand zu schütteln, rührt daher, dass der Ritter früher mit der linken das Schwert ziehen musste. Wissen Sie, was man im östlichen Kulturkreis sagt? Wir schütteln die rechte, weil wir nur zu gut wissen, dass sich das Gegenüber gerade mit der linken Hand den Hintern abgewischt hat. Wie auch immer, außer Pilates ist feuchtes Toilettenpapier das Beste für Ihren Beckenbereich. Denken Sie mal nach: Wenn Sie aus irgendeinem Grund überall an den Händen Fäkalien hätten, würden Sie diese abwaschen oder sie mit trockenem Toilettenpapier abwischen? Genau, Sie würden schneller zum Waschbecken sprinten als ein Sportler durchs Olympiastadion. Also warum wischen wir uns mit trockenem, schmirgelpapierähnlichem Toilettenpapier ab? Es reinigt nicht nur schlecht, sondern führt auch zu Reizungen, was die Anfälligkeit für Hämorrhoiden erhöht. Auch wenn wir Ihnen nicht die Installation eines Bidets anordnen, können Sie den Bideteffekt erreichen, wenn Sie das Toilettenpapier vor Gebrauch im Waschbecken anfeuchten. Auch feuchtes Toilettenpapier, die kleine Version der Babyfeuchttücher, ist sehr nützlich.

Kapitel 7

Stellungnahmen: Ihre Geschlechtsorgane

Die populärsten Irrtümer über Ihre Geschlechtsorgane

Sexmythos Nr. 1:	Die Menschen sind immer scharf auf Sex, weil das in ihren Trieben so angelegt ist.
Sexmythos Nr. 2:	Nur Frauen kommen in die Wechseljahre.
Sexmythos Nr. 3:	Ältere Männer bekommen unweigerlich Erektionsprobleme.

Eine schöne Dekoration gehört nicht nur auf Ihren Geburtstagskuchen und zu jedem Feiertag. Die Hausbesitzer auf der ganzen Welt wollen ihr Heim in einem möglichst guten Licht erscheinen lassen und schmücken ihre Häuser. Egal ob es um die Pagodentempel in China geht, die handgemalten Friese über den Eingängen italienischer Häuser oder die Fahnen mit üppigen Emblemen auf Long Island – jeder möchte dem Rest der Welt zeigen, wie gut er sich auf die stilvolle Dekoration versteht. Jedes Haus soll gemütlich, bequem und einladend wirken.

So ähnlich verhält es sich auch mit der Sexualität. Sie ist der Antrieb, damit wir uns schön machen, attraktiv in Szene setzen und bei anderen Eindruck hinterlassen. Wir sind bestrebt, unseren Körper immer so günstig zu präsentieren, dass potenzielle Kandidaten neugierig werden und uns näher kennen lernen wollen. Wir verschönern unsere Körper mit Haargel, Nasenringen, Push-up-BHs, Drachentattoos, Goldkettchen, perfekt manikürten Nägeln, üppigen Brautkleidern und knappen Jeans, mit engen Lederhosen, Lippenstift, Muskelpaketen oder verwegenen Sonnenbrillen und benutzen Zahnweißstreifen, um das schönste Lächeln der Welt aufzusetzen. Wir denken uns mehr Verschönerungsmöglichkeiten aus, als man je in einer Einkaufspassage vor Weihnachten gesehen hat. Und das ist das Schöne am Menschen: Wir können unsere Häuser und uns selbst so herrichten, dass wir uns auf jeden Fall von unseren Nachbarn unterscheiden.

Die Dekoration an Häusern dient ausschließlich ästhetischen Verbesserungen, das optimale In-Szene-Setzen bei uns selbst hat darüber hinaus noch eine ganz andere Funktion. Egal welche Mittel wir einsetzen, wir wollen ein bestimmtes Ziel erreichen. Denn beim Suchen und Finden von Partnern spielen unsere äußeren Reize eine Hauptrolle. Letztlich wollen wir nichts anderes, als unseren Tangopartner finden. Wenn wir den an der Angel haben, tanzen wir den Paarungstanz, um der wichtigen Aufgabe unserer Geschlechtsorgane Genüge zu tun – wir geben unsere Gene an die nächste Generation weiter.

Jede normale Frau denkt alle zwei oder drei Tage an Sex, jeder normale Mann hat die drei Buchstaben jeden Tag im Kopf. Glauben Sie, dass man den normalen Wunsch nach Sex wegschieben kann wie ungeliebte Geburtstagsgeschenke? Die Wahrheit ist: nein. Auch wenn man die Szenen in „Sex and the City“ für übertrieben halten mag und Oswalt Kolle für überholt hält, unterhalb unseres Bauchnabels spielen sich Dinge ab, die wir nicht ignorieren können.

Vom Standpunkt der Gesundheit und eines langen Lebens betrachtet, sollte man ganz frei über solche Sachen wie Orgasmus, Ejakulation und Impotenz reden. Wir haben ja lange gebraucht, bis wir so weit waren. Heute reden zum Beispiel auch Prominente ganz unverblümt über Impotenz. Der Ex-Fußballstar Pelé etwa. Er wirbt für eine gesunde Haltung gegenüber diesem Problem und will so dem Mann auf der Straße zeigen, dass es Lösungsmöglichkeiten und Hilfen gibt. Andere Prominente reden unverkrampft über ihre Unfruchtbarkeit und was sie dagegen unternehmen. Das offene Gespräch über solche Probleme ist nämlich immer der erste Schritt. Sex und damit verbundene Probleme sind nichts, wofür man sich schämen sollte. Und das ist gut so.

Das Ganze ist einfach: Der Sexualtrieb ist eine der zentralen biologischen Antriebskräfte der Menschheit – und weil die Vermehrung im Vordergrund steht, ist es wichtig, dass wir seinen Verlockungen überall begegnen. Wir essen, wir trinken, wir schützen uns vor Gefahren und wir zeugen oder bekommen Kinder. Das sind die einzigen wirklichen Aufgaben, die wir haben und um deretwegen wir leben. Die Evolution befiehlt uns, so und nicht anders zu handeln. Vielleicht denken Sie einmal über Folgendes nach: Nachdem die Frauen ihre fruchtbarste Zeit hinter sich haben und um die 35 sind, verändert sich ihr Körper. Der Alterungsprozess wird deutlich wahrnehmbar und der Körper ist anfälliger für Krankheiten. Summa summarum bedeutet das: Sie haben biologisch gesehen ihre Aufgabe erfüllt, nämlich Nachkommen in die Welt gesetzt, und nun spielt es keine so große Rolle mehr, ob alle Abläufe im Körper noch optimal funktionieren. Der Job ist getan, jetzt liegt das ganze Augenmerk auf den Nachkommen. Herzlichen Dank. Großartige Leistung! Was jetzt? Sie brauchen jetzt nur noch zu warten, bis Ihre Arterien so richtig schön verengt sind. Dann ist das Spiel auch schon aus!

Wahrheit oder Mythos Nr. 1

Okay. Das ist die Biologie in ihrer ganzen Härte. Aber nimmt man den Standpunkt der Evolution ein, dann hängt Ihre Daseinsberechtigung einzig und allein von der Tatsache ab, ob Sie Kinder in die Welt setzen können oder nicht. Deshalb schützen Sie Ihre Gene auch nach 35 nicht mehr. Natürlich sehen wir uns als Menschen viel differenzierter. Wir wollen in unseren unterschiedlichen Funktionen und Talenten wahrgenommen werden. Als soziale, moralische und emotionale, intelligente Wesen mit geistigen Bedürfnissen. Wir bemessen den

Wert eines Mitmenschen in der Hauptsache daran, ob er sich sozial und moralisch verhält. Was Sex angeht, so wissen wir mittlerweile, dass wir darauf nicht verzichten müssen, nur weil wir älter werden. Sehen Sie sich nur die braun gebrannten Rentner auf Mallorca an. Sie stolzieren händchenhaltend über die Promenaden und man muss Angst haben, dass sie hinter dem nächsten Busch übereinander herfallen.

Vielleicht ist es an dieser Stelle gut, das Thema wieder auf eine ganz sachliche Ebene zu bringen. Wir bemühen jetzt erst mal die wissenschaftlichen Erkenntnisse über unsere Anatomie und die Funktionsweise unserer Geschlechtsorgane, auch um aufzuzeigen, wie sich die menschliche Spezies von den Tieren unterscheidet.

In der Umgangssprache gibt es einen Begriff für Penis, der ein bisschen in die Irre führt: Schwanz. Denn der menschliche Penis hat im Gegensatz zu dem vieler anderer Säugetiere keinen Knochen. Viele Tiere sind mit einer Bacula, einer knochenartigen Struktur, ausgestattet, die ihnen hilft, zur Erektion zu kommen. Menschen haben so etwas nicht, weil das sehr lästig und durch den aufrechten Gang das Glied nicht zu schützen wäre. So hat der Mensch eine bessere Ausstattung entwickelt, ein ausgeklügeltes Venen- und Arteriensystem, wodurch das Blut optimal transportiert werden kann, so dass es zu einer Erektion kommt (mehr Einzelheiten dazu erfahren Sie auf den nächsten Seiten).

Weil Männer nicht über einen Penisknochen verfügen, haben sie im Verhältnis zu ihrem Körper ein ziemlich großes Glied. Proportional gesehen viel größer als das der meisten anderen Säugetiere, wirklich. Die Evolution hat aber nicht nur für eine so beeindruckende Größe gesorgt, dass jeder Mann auf Kosten der Gorillas im Zoo seine Witze reißen kann, sie hat es auch mit den Frauen gut gemeint: Frauen sind clever. Bei vielen anderen Arten hat das Männchen ausschließlich die Aufgabe, seine Spermien auf so viele Weibchen wie möglich zu verteilen. Die Männchen sind die Könige: Sie sind in der Lage zu zeugen. Mufasa zeugt Simba – und ein neuer König wird geboren. Da aber biologisch gesehen die Menschen monogam sind – wenn das auch in der Gesellschaft nicht immer zutrifft –, bedeutet das für die Männchen, dass sie eine Partnerin finden müssen, die willens ist, sich mit ihnen zu vereinigen.

Die Frauen wissen das nur zu gut. Sie sagen es selten, denken es noch nicht mal, aber vom Evolutionsstandpunkt müssten Frauen den menschlichen Penis in direkte Relation zur Potenz des Mannes setzen. Das liegt doch auf der Hand, oder? Sieht man sich die japanischen Sumoringer an, so könnte man meinen, dass starke Männer auch durchaus kleinere Exemplare haben können. Wie dem auch sei, eines steht fest: Von der Größe oder Länge hängt nichts ab. Kein Mann muss sehr tief in die Vagina der Frau eindringen, um sie zu befruchten. Auch wenn der Penis kleiner wäre, würde die Verschmelzung von Eizelle und Sperma zustande kommen. Die Spermien können sich nämlich hervorragend fortbewegen. Sind sie einmal im Körper der Frau, erreichen sie auch ihr Ziel. Schnelle, kräftige Spermien loszuschicken ist wichtiger als ein großer Penis.

Auch die Körpergröße spielt letztlich keine Rolle. Männer müssen es nicht körperlich mit ihrer Konkurrenz aufnehmen, nach dem Motto: Meine Muckis sind dicker als deine. Aber in ihrem Bestreben, eine gebärfähige Frau für sich zu interessieren, stehen sie in direkter Konkurrenz zu anderen Bewerbern. Vergleicht man die Hoden von Schimpansen mit denen von Männern, so stellt man fest, dass die menschlichen Hoden winzig sind. Das ist keineswegs erstaunlich! Sobald ein Schimpansenweibchen heiß wird, versucht sie es mit möglichst vielen Männchen zu treiben, um sicherzustellen, dass sie bald trächtig sein wird. Dieses Baby wird dann den Schutz aller Schimpansenmänner genießen, weil ja jeder von ihnen der Erzeuger sein könnte. Die Hoden der Schimpansen müssen also groß sein, damit große Spermienmengen produziert werden können. Sie müssen es nämlich mit den Spermien der Konkurrenten aufnehmen und als erste zum Ziel kommen und die Eizelle befruchten. Theoretisch stehen unsere Männer nicht mehr in diesem Wettbewerb. Ihre Hoden sind im Laufe der Entwicklung immer kleiner geworden. (Gott sei Dank, wenn man bedenkt, wie viele Golfbälle schon die empfindliche Leistengegend erreicht haben und wie viele Male beim Fußball prekäre Stellen getroffen wurden.)

Im Tierreich ist die Sache meistens klar: Schimpansenmännchen trifft Weibchen. Und nicht lang danach wird ein Baby geboren. Unser Sexleben ist leider weitaus komplizierter. Wir haben Sex aus ganz verschiedenen Gründen. Weil wir Kinder haben wollen. Weil wir mit dem Sex unsere Liebe zum Partner kundtun wollen. Weil wir Spaß haben wollen. Weil gerade nichts Tolles im Fernsehen läuft usw. Wie bei allen unseren Organen, läuft auch in der Leistengegend nicht alles so, wie es geplant ist. Denn unsere Sexqualität ist nicht nur durch Lust und Liebe bestimmt, sondern auch durch geplatzte Kondome, Geschlechtskrankheiten, Unfruchtbarkeit und Erektionsstörungen. Die Schwierigkeiten, die sich aus unserer Sexualität ergeben, sind sehr komplex und sehr individuell. Das macht es auch so schwierig, darüber zu sprechen.

Aber vor allem ist Sex etwas Wunderbares. Sex ist gut für unsere Gesundheit, unsere menschlichen Beziehungen und unsere Seele. Die Geschlechtsorgane sind jedoch komplizierte Gebilde, die sensibel auf Störungen reagieren. Und das kann die ganze Sache so schwierig, unbequem oder sogar unmöglich machen. Aus diesem Grund müssen wir die Sache unter die Lupe nehmen und uns die Anatomie und die Funktionsweisen näher ansehen. Eines steht jetzt schon fest: Mit einem harmonischen Sexualleben können Sie jünger alt werden.

Ihre Sexmaschine: die Anatomie

Dürfen wir eine Frage stellen? Woher wissen Sie das, was Sie über Sex wissen? Aus der Schule? Aus dem Umkleideraum? Aus Zeitschriften? Bei den meisten Menschen trifft alles irgendwie zu, aber meistens reduziert sich das Know-how auf ein kleines Dreieck. 1. Ecke: Stecken Sie Rute A in den Schlitz B. 2. Ecke: Hol so viel Spaß wie möglich raus! 3. Ecke: Bring's schnell hinter dich. Zweifellos wissen Sie heute viel mehr über Ihren Körper und die Bedürfnisse eines Mannes oder einer Frau, als Sie mit acht Jahren wussten. Aber weil die meisten immer noch nicht gern und offen über Sex reden wollen, genauso wenig wie sie zugeben, dass sie zu Hause Pornos unter ihrem Bett horten, ist es am besten, Sie nehmen dieses Buch zur Hand und informieren sich ganz sachlich über die Besonderheiten im Bett. Wir wollen hier den Aufbau der weiblichen und männlichen Geschlechtsorgane gemeinsam betrachten. Es gibt Ähnlichkeiten und Unterschiede. Es ist unserer Ansicht nach sehr wichtig, dass jeder die Eigenheiten des anderen Geschlechts einigermaßen kennt. Man sollte wissen, wie alles bei ihm oder ihr funktioniert.

Die Anatomie des Reizvollen

Die meisten von uns wissen um die Aufgaben von Penis und Vagina. Der Penis ist das Auto, das in die Vagina-Garage einzudringen versucht. Hat das Auto kurz vor dem Ziel eine Panne, kommt es nicht in der Garage an. Dasselbe passiert, wenn das Garagentor

FAKTEN, FAKTEN, FAKTEN!

54 Prozent der Männer denken mehrmals am Tag an Sex. Nur 19 Prozent der Frauen.

klemmt. Um mit seinem Partner zu schlafen, braucht man Energie. Sowohl die Frauen als auch die Männer. Die noch mehr. Ohne eine gute Blutzirkulation läuft nichts und die fängt mit den Reizen des Partners an.

Die Modemacher und die Coiffeure werden sicher staunen: Geht es um die Attraktivität eines Menschen, spielt der Geruch eine überaus große Rolle. Pheromone heißen die Lockstoffe, die wir ausschicken. Also, wir fühlen uns meist aufgrund einer chemischen Reaktion zum anderen hingezogen, nicht wegen unserer Gefühle oder der Signale unseres Gehirns. Wir sehen jemanden und finden ihn attraktiv. Andere stoßen uns sofort ab. Wir wissen aber gar nicht, warum.

Natürlich, zur Lust und Liebe gehören ein bisschen Glück, ein bisschen Zufall und ein bisschen Anstrengung. Dann fehlt nur noch das Quäntchen „Chemie". Rein biologisch gesehen, läuft es so ab, dass die chemischen Stoffe Signale an Ihr Gehirn schicken. Ihr Herz fängt dann entweder an zu flattern oder Sie ziehen sich in Ihr Schneckenhaus zurück. Diese Signale beeinflussen Ihre Gedanken und wirken auch auf den Teil Ihres Gehirns ein, der für die Ratio verantwortlich ist. Sie sausen dann weiter zur Amygdala – dem Bereich, der Ihre Emotionen steuert. Da passiert auch das, was man mit dem schönen Begriff „Schmetterlinge im Bauch" zusammenfasst. Die Gefühle fahren Achterbahn, düsen in Ihrem Rückgrat auf und ab und verursachen das „Ich-bin-dein-für-immer-Syndrom"!

Das vaskuläre System

Die chemische Reaktion im Kopf ist abgelaufen. Sie nimmt nun den Expressbus mit

Wahr oder falsch? Sobald Sie in Ruhestand gehen, brauchen Sie Viagra.

Erektionsprobleme sind genauso Alterserscheinungen wie Falten und die Panik, die Zugtür nicht schnell genug öffnen zu können. 5 Prozent der Männer über 50 und bis zu 25 Prozent der Männer über 65 haben damit zu tun. Bei der Hälfte aller Männer sind Erektionsprobleme im Alter zwischen 40 und 60 ein Thema. Das heißt noch lange nicht, dass Sie welche haben müssen – es ist sogar unwahrscheinlich, wenn Sie für den optimalen Arteriendurchfluss gesorgt haben. Vielleicht schlagen Sie nochmals Kapitel 2 auf. Tatsächlich berichten noch viele über 70-jährige Männer, dass Frauenaufreißen weiterhin ein Hobby für sie ist.

Abbildung 7.1 **Die männliche Messlatte** Damit der Penis erigieren kann, befördern die großen Blutgefäße Blut vom Herzen zu den kleineren Arterien (von der Aorta zum Darmbein). Sie müssen sich entspannen, damit Blut in die Arterie des Penis gelangen kann. Die Venen verschließen dann den Rückweg, so dass die große Menge an Blut den Penis zum Anschwellen bringt.

Auch die Nerven rund um die Prostata, welche am Mastdarm liegt, kümmern sich um die Kontrolle des Blutflusses. Sie können bei Prostata-Operationen leicht verletzt werden – mit dem Ergebnis, dass der Patient Erektionsstörungen bekommt. Die beiden Hoden, die oft unterschiedlich groß sind, befinden sich außerhalb des Körpers, um das Sperma möglichst kühl zu lagern. Sonst würde es nicht lange genug überleben. Während des Geschlechtsakts werden die Hoden in Vorbereitung auf den Ejakulationsvorgang durch spezielle Muskeln zurückgezogen.

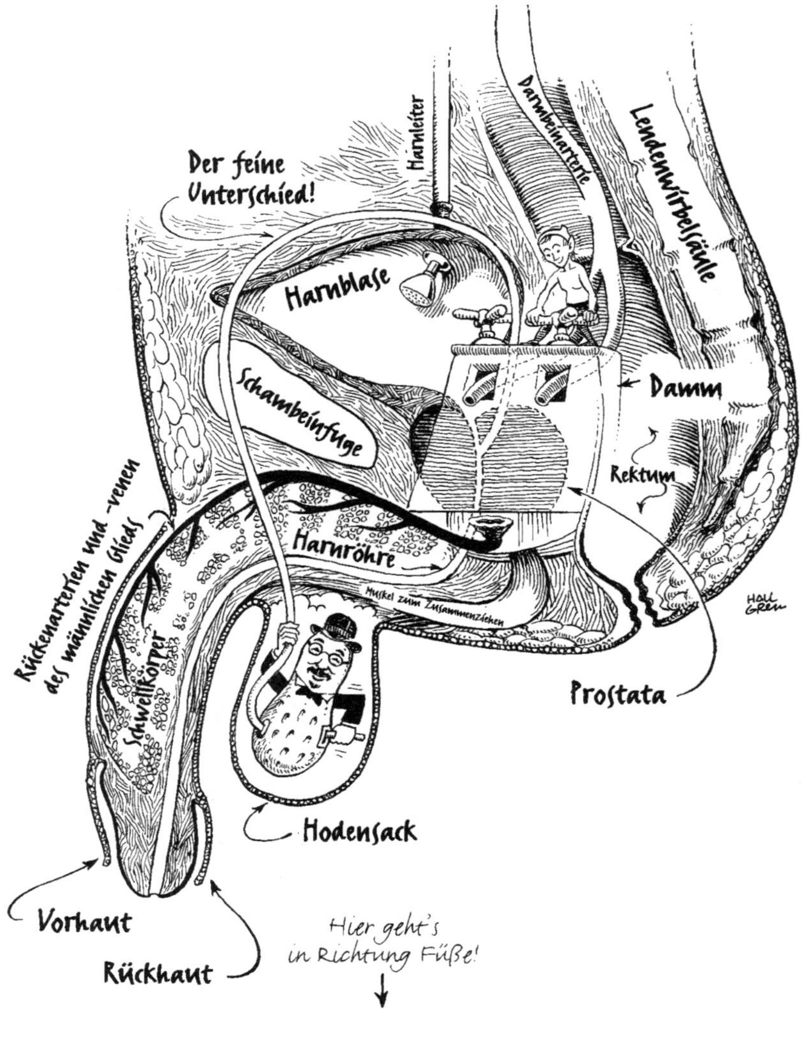

Endstation „Lenden“, ohne weitere Haltestellen anzufahren. Wie? Beim Mann zum Beispiel wird vom Gehirn mehr und mehr Blut angefordert, das vollständig in Richtung Penis geschickt wird, und zwar mit Volldampf.

Wird der Penis mit Blut versorgt, entspannen sich die Muskeln um die Penisarterien, so dass mehr Blut hineinfließen kann. Das wird von einem schwammartigen Gewebe aufgenommen. Dieses befindet sich an der Oberseite des Penis und wird Corpus cavernosum genannt, zu Deutsch Schwellkörper. Sehen Sie sich dazu Abbildung 7.1 an. Die Venen verschließen sich und bilden so eine Rücklaufsperre, so dass das Blut im Corpus cavernosum verbleibt. Nur das weiche Gewebe auf der Unterseite des Penis, Corpus spongiosum genannt, bleibt locker, damit die Spermien beim Samenerguss (Ejakulation) den Körper verlassen können. Wenn das Blut nicht glatt durch die Adern fließen kann – das heißt, wenn die Arterien nicht frei, entzündet oder verstopft sind –, bekommt kein Mann eine Erektion, weil das Blut nicht ungehindert in den Penis fließen und dort auch nicht gehalten werden kann. Das ist der Hauptgrund für Erektionsstörungen – ein Zustand, mit dem nach amerikanischen Studien etwa 50 Prozent der über 40-Jährigen zumindest zeitweise konfrontiert sind.

FAKTEN, FAKTEN, FAKTEN!

Wir haben in Kapitel 2 schon erklärt, dass die Arterien von einem Gas erweitert werden, dem Stickstoffmonoxid. Dieses Gas ist äußerst flüchtig. Sobald es entsteht, ist es auch schon wieder verflogen. Es beschädigt die innere Schicht der Arterien nie, es sei denn, es liegen bereits Risse vor, dann führt das dazu, dass die Vorgänge langsamer ablaufen. Mit fatalen Folgen. Ohne ausreichend Stickstoffmonoxid können sich die Arterien nicht weiten und mehr Blut hineinlassen. Der Penis wird nicht steif und die Vagina wird nicht ausreichend durchblutet. Die Erregungsfähigkeit stirbt ab. Der Hauptgrund für Probleme im Bett ist der schlechte Zustand unserer Arterien.

Betrachtet man das Ganze, so muss man feststellen, dass der Zustand des Penis viel über den körperlichen Zustand des Mannes insgesamt aussagt. Wenn das Teil gut und aufrecht steht, sobald es gebraucht wird, heißt das, der Blutzufluss ist gut. Nicht nur an dieser Stelle. Wenn Aktivität aber nur mühsam oder gar nicht in Gang kommt, heißt das, dass es mit der Jugendlichkeit nicht weit her sein kann. Die chemischen Vorgänge, die bewirken, dass Blut in den Penis gepumpt wird, sind dieselben wie die, die den Zufluss zum Gehirn, zum Herzen und zu den Nieren gewährleisten. Keine Frage: Alle Venen und Arterien Ihres Körpers sind im selben Zustand.

Die Hormone

Die hormonelle Ausstattung ist je nach Geschlecht verschieden. Testosteron ist die Substanz, die Don Juan zu dem machte, was er war, und Östrogen verursacht das, wodurch Pamela Anderson gewaltigen Eindruck hinterlässt. Die Hormone erfüllen bei jedem Geschlecht eine vollkommen andere Aufgabe. Deshalb ist klar, dass zum Beispiel ein Mangel an Testosteron bei Männern etwas anderes bedeutet als bei Frauen. Frauen produzieren zwar nur geringe Mengen Testosteron, trotzdem regelt der Testosteronspiegel die Libido. Mit zunehmendem Alter stellt der Körper weniger dieses Hormons her und eine ganze Reihe von Medikamenten, wie Betablocker und die Pillen gegen Bluthochdruck, können diese Entwicklung noch verstärken. Testosteronmangel ist auch ein Hauptgrund dafür, dass die Scheide trocken und die Haut um die Labia, die Schamlippen, dünner wird. Dadurch kann Sex auch zur Tortur werden. Alles tut weh. Die Klitoris, das Äquivalent der Eichel, wird wie diese ebenfalls mit viel Blut versorgt und ist hochempfindlich. Die Menge an Blut, die hineinfließt, entscheidet mit darüber, wie befriedigend der Sex für die Frau ist.

Mit zunehmendem Alter fällt bei den Frauen nicht nur der Testosteron-, sondern auch der Östrogenspiegel ab. Weil der Körper weniger Östrogene produziert, ist auch die Schleimbildung geringer. Dies hat zur Folge, dass sich die Schamlippen zusammenziehen und die Klitoris eine zunehmend exponierte Position bekommt, was zu einer verringerten Empfindlichkeit oder zu einem unangenehmen Kribbeln führt. Man könnte somit auch bei den Frauen von „Erektionsproblemen" reden.

Ob ein quantitativer Zusammenhang zwischen dem so genannten normalen Sexualtrieb und den aufgeführten Erektions- bzw. Potenzstörungen besteht, lässt sich nicht sagen. Manche Paare sind sehr glücklich miteinander, obwohl sie nur noch fünf Mal im Jahr miteinander schlafen, während es für andere wichtig ist, mindestens fünf Mal im Monat Sex zu haben. Probleme entstehen erst dann, wenn es unterschiedliche Vorstellungen darüber gibt und der eine Partner deutlich häufiger Sex haben will als der andere. Ein schwieriges Thema. Die Männer erreichen den Höhepunkt ihrer sexuellen Aktivität um die 20, Frauen dagegen erst Ende 30 bis

Anfang 40. Ein weiterer Unterschied besteht darin, dass die meisten Männer gern jeden dritten Tag Sex hätten. In dieser Zeitspanne sind Spermien entstanden, die sich durch eine hohe Fruchtbarkeit auszeichnen. Ein Drittel der Frauen hat viel seltener Lust auf Sex. Aber wichtiger als solche biologischen Tatsachen und Statistiken ist in diesem Fall das Gespräch – mehr dazu unter den Tipps zur Werd-jünger-alt-Strategie weiter unten.

Hormone spielen natürlich auch bei den anderen Vorgängen rund um die Zeugungs- bzw. Gebärfähigkeit eine Rolle. Zum Beispiel beim Menstruationszyklus. Er wird bestimmt vom Wechselspiel verschiedener Hormone. Östrogen etwa sorgt für den Aufbau der Gebärmutterschleimhaut, um die Einnistung einer befruchteten Eizelle vorzubereiten. Kommt keine Schwangerschaft zustande, sorgt ein niedriger Progesteronspiegel dafür, dass die Schleimhaut wieder abgebaut wird. Schleimhaut und unbefruchtetes Ei werden mit der nächsten Regelblutung ausgeschieden und der Zyklus beginnt von vorne. Die hormonelle Sondersituation hat einen großen Einfluss auf die Befindlichkeit der Frau. Manche Frauen spüren wenig Veränderung im Laufe des Zyklus, andere sind phasenweise, etwa während ihrer Periode, so gereizt, dass sie sich am liebsten die nächste Bratpfanne schnappen würden. Empfängnisverhütende Mittel, die oral eingenommen werden, wie die Pille, verhindern oft solche Stimmungsschwankungen. Die Gebärmutterschleimhaut wird nicht so dick aufgebaut – daher fallen die Blutungen geringer aus, es gibt weniger Krämpfe und die Bratpfanne kann auch im Küchenschrank bleiben.

Wahr oder falsch? Büstenhalter oder Druckstellen verursachen Brustkrebs.

Es existieren keine Hinweise darauf, dass es äußere Einflüsse gibt, die den Abfluss aus dem Lymphsystem verhindern würden. So kann eigentlich weder ein zu enger BH noch ein besonders großer Druck Brustkrebs verursachen. Aber es ist immer riskant, etwas vollkommen auszuschließen.

Wenn die Fertilität abnimmt (man weiß bis heute nicht genau, ob die Eierstöcke oder der veränderte Hormonhaushalt, der auch die Vorgänge im Gehirn steuert, dafür verantwortlich sind), kommt es zu Schwankungen bei der Produktion von Östrogenen und

Gesunde Brüste

Für die Zeugung spielen die Brüste als sekundäre Geschlechtsorgane erst mal eine untergeordnete Rolle. Sie sind erst später für die Ernährung des Babys wichtig. Als Symbol des weiblichen Geschlechts spielt die Brust jedoch eine wichtige Rolle bei der Sexualität. Ertastet die Frau – oder ihr Partner – in der Brust einen Knoten, muss es sich nicht immer um Krebs handeln. Bei rund 80 Prozent der Knoten handelt es sich um Zysten, gutartige Gewebeverdickungen, die nicht gefährlich sind. Sie von den bösartigen zu unterscheiden ist jedoch nicht einfach. Um vollständige Sicherheit zu erlangen, muss man eine Biopsie vornehmen lassen. Die Zystenbildung hört meist mit der Menopause auf. Vor der Periode sind sie größer und weicher. Ein hormonelles Ungleichgewicht ist oft der Grund. Wollen Sie die Zystenbildung verhindern, meiden Sie Methylxanthine, das in Kaffee, schwarzem Tee und Cola vorkommt. (Mehr Einzelheiten dazu in Kapitel 11.)

Noch etwas: Glauben Sie niemandem, der behauptet, man könne mit irgendwelchen Mittelchen die Form der Brust verbessern. Wenn man das will, muss man sich schon unters Messer legen. Wie alle Extremitäten – Nase und Ohren auch – werden die Brüste größer und erschlaffen, weil sich das Drüsengewebe mit Fett anfüllt (das ist sowohl bei Männern als auch bei Frauen so). Die richtigen Miederwaren, eine gute Haltung und eine spezielle Gymnastik, die den Stützmuskel der Brust entlastet bzw. trainiert, verschönern die Brust. Auch Zigaretten sind schlecht für die Brüste: Sie zerstören das Collagen, das für die Form des Busens wichtig ist.

Progesteron, die schließlich dazu führen, dass die Periode ausbleibt. Die Menopause ist von etlichen hormonellen Wechselbädern begleitet. Die Vagina verändert sich, Hitzewallungen und Schlafstörungen können auftreten. Übrigens: Männer kommen auch in die Wechseljahre. Die Symptome äußern sich aber ganz anders und meist schwächer. Wie genau, darüber gibt es bislang zu wenig gesicherte Erkenntnisse.

Um mit den Problemen der Wechseljahre fertig zu werden, entschließen sich manche Frauen zu einer Hormonersatztherapie (HET). Diese ist in den letzten Jahren in die Diskussion geraten, weil es Hinweise darauf gibt, dass sie schlimme Nebenwirkungen mit sich bringen kann. Ein erhöhtes Krebsrisiko beispielsweise oder die Entstehung von Gerinnseln in den Venen, die sich mit der Zeit lösen und in die Lungen geraten und eine Lungenembolie auslösen können. Auch eine höhere Wahrscheinlichkeit, Herzprobleme zu bekommen, wurde festgestellt. Aus diesen Gründen können wir die Hormonersatztherapie nicht uneingeschränkt empfehlen, aber trotzdem kann sie in dem einen oder anderen Fall sinnvoll sein. Man darf das Kind nicht mit dem Bade ausschütten und muss sehen, was die Zukunft an gesicherten Erkenntnissen bringt. (Auf jeden Fall möchten wir allen Frauen, die schon eine Hormontherapie begonnen haben, empfehlen, regelmäßig ASS einzunehmen, um Verklumpungen, das heißt Thrombosen, vorzubeugen.) Drei pflanzliche Mittel, Soja, Roter Klee und Schwarzer Cohosh, können die Symptome lindern, die mit der Menopause einhergehen. Die Erfolgsquote liegt bei 35 Prozent.

Wahrheit oder Mythos Nr. 2

Wahr oder falsch? Masturbation tut Männern gut.

Frühere Studien brachten die Wissenschaftler zu der Annahme, dass eine regelmäßige Ejakulation das Risiko, Prostatakrebs zu entwickeln, vergrößern würde. Eine groß angelegte Studie, an der 30.000 Männer teilnahmen, belegte jedoch das Gegenteil. Probanden, die 13 bis 20 Mal pro Monat masturbierten, konnten ihr Krebsrisiko um 14 Prozent vermindern, diejenigen, die mehr als 20 Mal pro Monat masturbierten, senkten es etwa um 43 Prozent. Darüber hinaus behaupten etliche Sex-Experten, dass Selbstbefriedigung gesund ist – zum Beispiel, um Stress zu reduzieren. Sie warnen allerdings davor, sich auf die Masturbation zu beschränken. Sie ersetzt in keinem Fall ein ausgefülltes Sexualleben mit Ihrer Partnerin. Und auch ob das Risiko einer Prostatavergrößerung damit gesenkt werden kann, ist sehr fraglich. Und das mit dem Erblinden können Sie auch vergessen!

Uns ist es wichtig, Ihnen zu vermitteln, dass die Menopause nicht das Aus für ein erfülltes Sexleben bedeutet. Nach 55 erlischt das Feuer noch längst nicht. Denken Sie an die bereits erwähnten braun gebrannten Rentner auf Mallorca. Sehen die aus, als ob schon alles vorbei wäre? Die Sexualität gehört zum Leben und zu Ihnen. Nehmen Sie zur Kenntnis, dass sich in Ihrem Körper etwas ändert, und lernen Sie, sich darauf einzustellen. Am Ende des Kapitels finden Sie wertvolle Ratschläge. Nur weil Sie schon lange in Ihrem schönen Haus leben, heißt das nicht, dass Sie das Gras bis zur ersten Etage wachsen lassen können. Auch in höherem Alter tut es gut, sich mal wieder nach neuen Möbeln und Stoffen umzusehen oder einen neuen Anstrich zu wagen. Anderen zu gefallen ist wichtig. Ein gepflegtes, schönes Haus gibt Selbstbewusstsein, ein gesunder Körper auch. Sie fühlen sich einfach wohler, wirken auf andere anziehend und Sie mögen sich selbst.

Prostata und Cervix

Man braucht sich keine Fitnesszeitschriften zu kaufen, um zu erkennen, dass Männer und Frauen anders aussehen. Es gibt eben den kleinen feinen Unterschied. Nicht nur äußerlich, auch vom Innenleben her unterscheiden sie sich. Was die Frauen angeht, so spielt die Cervix (Gebärmutterhals) eine bedeutende Rolle, das Stück zwischen Uterus (Gebärmutter) und Vagina (Scheide). Der Gebärmutterhals verändert sich in der Schwangerschaft. Er wird länger, damit der Fötus im Uterus verbleibt, und dann verkürzt er sich, um die Wehen und letztlich die Geburt einzuleiten. Gebärmutterhalskrebs ist wahrscheinlich die Krebsart, die am leichtesten erkannt werden kann und vor der man sich am besten schützen kann. Der meistverbreitete Übeltäter ist das Papillomavirus, das sich in Warzen im genitalen Bereich äußert. Ungünstigerweise kommt es hierbei zu keinen deutlichen Symptomen, außer dass manche Frauen kleine Hautreizungen, Brennen und Jucken feststellen. Das ist eine Geschlechtskrankheit, die alle weiblichen Geschlechtsorgane befallen kann. Papillomavirus-Infektion und Gebärmutterhalskrebs können über den Pap-Test diagnostiziert werden. Jede Frau sollte sich sowieso regelmäßig vaginal untersuchen lassen. Einmal im Jahr, sofern sie Geschlechtsverkehr hat. Frauen, bei denen eine Papillomavirus-Infektion festgestellt wurde, müssen jedes halbe Jahr den Frauenarzt aufsuchen. Einige Formen dieser Infektion entstehen ohne nachvollziehbaren Grund, mehr als 50 Prozent der betroffenen Frauen leiden allerdings seit ihrem ersten sexuellen Kontakt immer wieder unter dieser Infektion.

FAKTEN, FAKTEN, FAKTEN!

Halten Sie einen Moment inne und merken Sie sich Folgendes: Sterile Muttermilch, die auf die Warzen getupft wird, kann bei einer Papillomavirus-Infektion die Heilung begünstigen.

Abbildung 7.2 **Auf die Plätze, fertig, los!** Beim Eisprung schickt einer der Eierstöcke ein Ei auf die Reise. Die Eileiter versuchen, es sich direkt unter den Nagel zu reißen. Verpasst das Ei die Eileiter oder bleibt es in einem stecken, kommt es zu einer Extrauterinschwangerschaft. Wandert das Ei wie vorgesehen in Richtung der Gebärmutter, bricht unter den Spermien ein wilder Konkurrenzkampf aus. Jedes will das Ei befruchten. Wenn das Ejakulat zu wenig Spermien enthält oder diese nicht beweglich genug sind, ist die erfolgreiche Befruchtung gefährdet. Wenn es klappt, nistet sich das Ei in der Schleimhaut der Gebärmutter ein, sofern keine Infektionen oder Gewebegeschwülste es daran hindern.

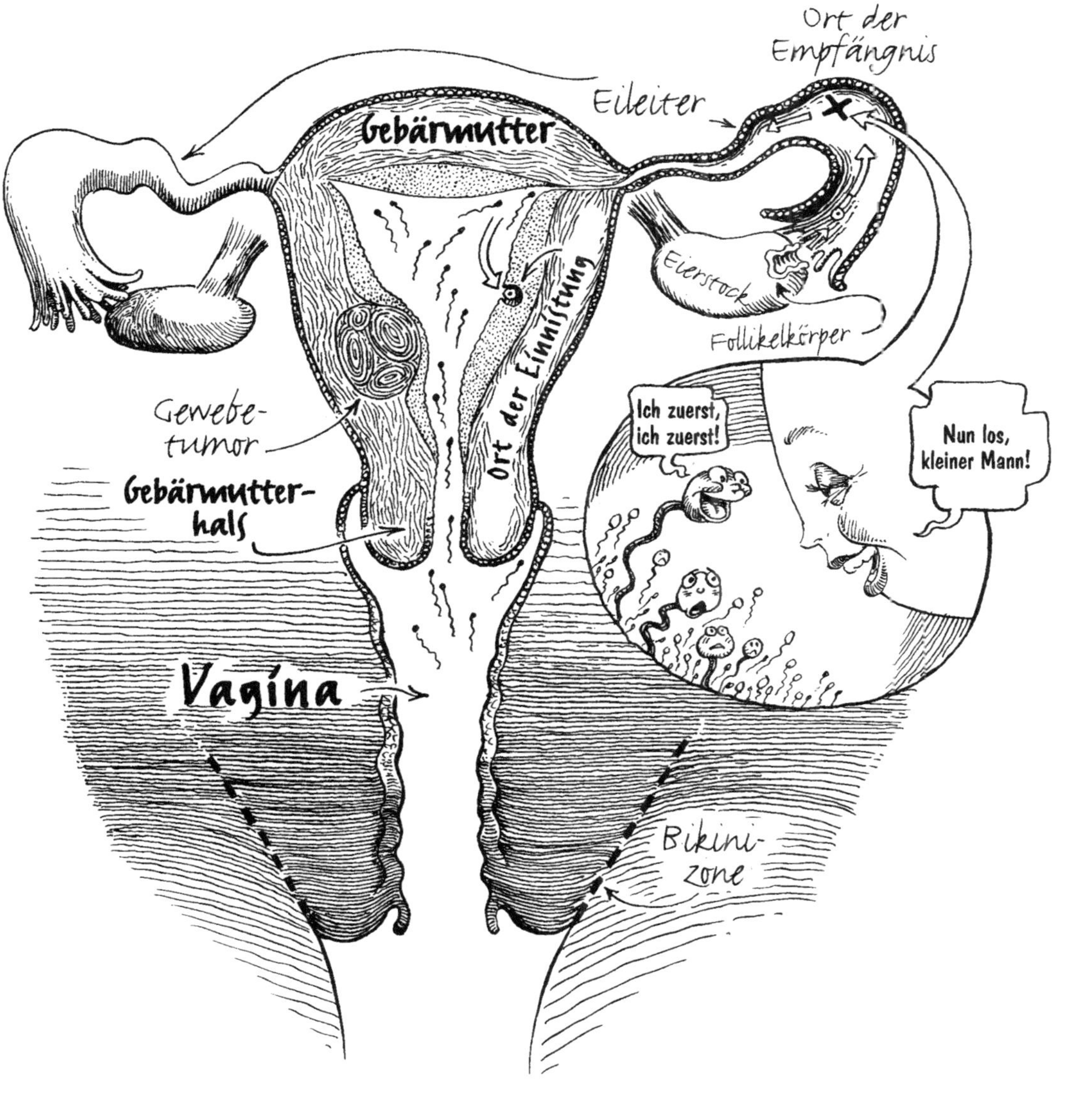

Nun zu dem walnussgroßen Organ der Männer. Es regelt die Fließgeschwindigkeit, die Stärke und die Häufigkeit des Urinierens und des Samenergusses. Sobald Männer mit ihrer Prostata Probleme bekommen (vgl. Abbildung 7.3), wird sowohl das Wasserlassen als auch die Ejakulation für sie schwierig. Die meisten der betroffenen Männer haben Prostatakrebs. Der erwischt fast jeden Mann, wenn er nur lange genug lebt. Prostatakrebs ist eine weit verbreitete Krankheit. Aber es ist kein aggressiver Krebs. Es gibt Männer, die leben 20 Jahre damit. Gerade bei älteren Menschen wachsen die Zellen langsam. Die aggressive Form tritt bei den jungen auf, sie verläuft nicht selten tödlich. Dann gibt es noch eine Prostatakrankheit, eine gutartige Form: benigne Prostatahyperplasie (BPH). Die Prostata ist vergrößert und engt die Harnröhre ein, was zu Problemen beim Wasserlassen führt. Die Gefahr besteht darin, dass Urin zurückfließen kann und zum Beispiel in die Niere gelangt. Männer mit einer Prostatavergrößerung müssen nachts oft aufstehen, um zur Toilette zu gehen. Sie müssen länger warten, bis der Urin endlich fließt. Mit fortschreitender Krankheit verschlimmert sich das Problem. Die Blase kann nicht mehr richtig entleert werden, Infektionen sind möglich. Was die Therapie angeht, so gibt es unterschiedliche Möglichkeiten. Man kann einen Teil der Prostata entfernen, wenn nötig; der konservative Weg besteht in der medikamentösen Behandlung. Auch die Alternativmedizin bietet Lösungen an, um den Muskel zu entspannen, der den Harnleiter runterdrückt.

Spermien und Eizellen

Die Fortpflanzung scheint ein relativ einfacher Vorgang zu sein. Die Spermien schwimmen los und bald ist die Eizelle befruchtet. Und kurz danach wünscht sich Melanie zum fünften Geburtstag schon ein Pony. Aber halt! So einfach ist es auch wieder nicht. Das können Ihnen viele Paare bestätigen, die schon lange verzweifelt versuchen, Kinder zu zeugen. Oft ist der eigentliche Grund, warum es nicht zur Schwangerschaft kommt, ein ganz simpler: Die Paare haben zu einem falschen Zeitpunkt Sex – entweder zu früh vor oder aber zu spät nach dem Eisprung. Bei einer komplexen Angelegenheit und einem störungsanfälligen Prozess wie der Empfängnis gibt es eine ganze Menge Dinge, die schief gehen können.

Jede Frau wird mit einer bestimmten Anzahl von Eizellen geboren. Die Eizellen befinden sich in den Eierstöcken. Jeden Monat kommt es zum Eisprung. Eine Eizelle

Abbildung 7.3 **Mit dem Strom schwimmen** Die Prostata reguliert den Zufluss von Samen und Urin in den Penis. Falls sich das Gewebe der Prostata durch Zellenwachstum vergrößert (Hypertrophie), wird der sowieso schon enge Zugang noch mehr zusammengedrückt, so dass es schwierig wird, den Urin zu kontrollieren und zu halten. In diesem Fall entleert sich die Harnblase oft nicht vollständig und mitunter fließt der Urin zurück in die Nieren und löst Infektionen aus. Dort kann er auch noch andere Schäden anrichten, wie zum Beispiel Nierensteine bilden. Diese entstehen in den Harnleitern zur Niere oder auch in der Niere selbst. Fangen diese kleinen spitzen Steinchen an zu wandern, verletzen sie auf ihrem Weg durch Harnblase und -leiter das umliegende Gewebe.

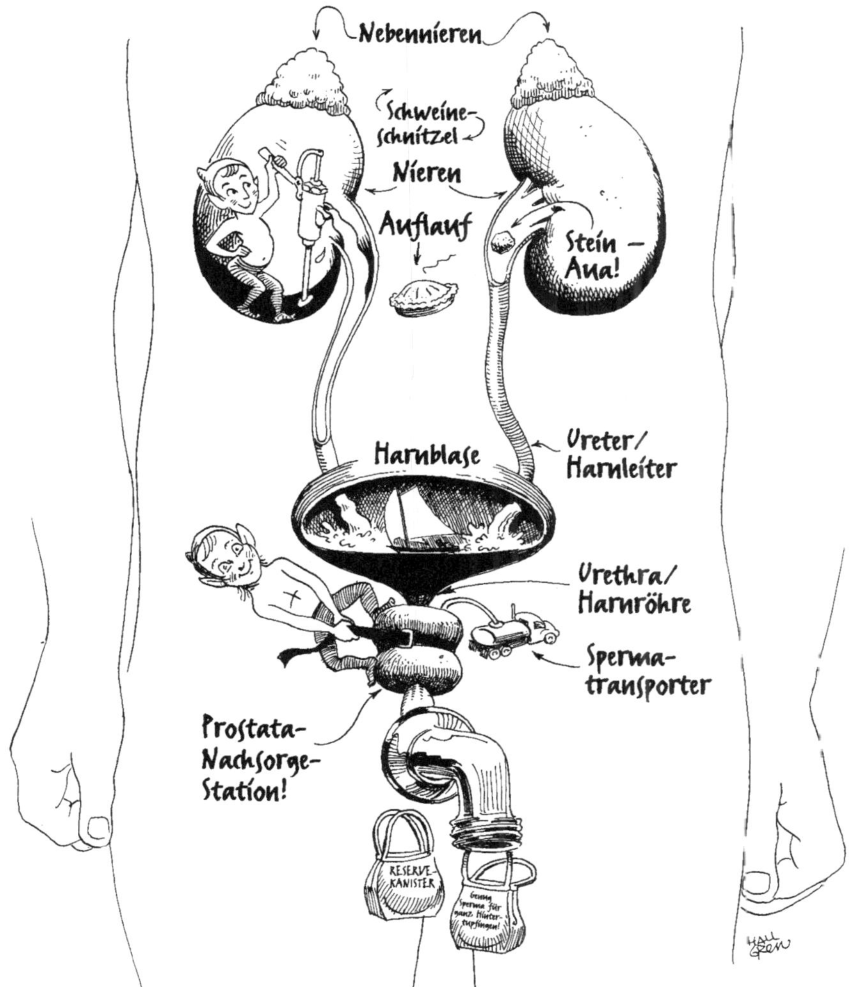

Wahr oder falsch?
Spermien, die männliche Chromosomen tragen, sind schneller als die, die weibliche tragen.

Ja, ohne Zweifel, die männlichen sind schneller. Sie sind leichter, da sie weniger genetisches Material transportieren. Männliche und weibliche Spermien haben aber dieselbe Kraft in ihren Geißeln. Die leichteren kommen da natürlich schneller vorwärts. (So wie ein kleiner Fahrradfahrer schneller ans Ziel kommt, als ein großer – falls die Bedingungen sonst gleich sind. Weniger Masse macht's.) Wenn ein Paar keinen Jungen bekommt, liegt das nicht notwendigerweise am Mann. Sie können Ihrem Mann alles Mögliche vorwerfen, etwa dass er Ihnen mal wieder nicht zuhört, sondern in die Glotze starrt, wenn Sie mit ihm reden wollen, aber das mit den schnellen männlichen Spermien nun wirklich nicht. Das Spermium bestimmt das Geschlecht der befruchteten Eizelle, aber es gibt noch eine Reihe von Faktoren, die von beiden beeinflusst werden. Etwa die Empfänglichkeit der Eizelle für die männlichen Chromosomen. Manches Paar probiert alle möglichen und unmöglichen Stellungen, weil es gehört hat, dass man so das Geschlecht des Kindes mitbestimmen kann. Aber so einfach ist das nicht. Auch wenn das Spermium mit dem männlichen Code das mit dem weiblichen überholt, stirbt es ab, wenn die Eizelle sich nicht in der richtigen Position befindet. Und schon hat das mit dem weiblichen Code das Rennen gemacht. Die „männlichen" sind ohne Zweifel schneller und die „weiblichen" mit Schnecken zu vergleichen – sie schieben sich langsam nach vorne, machen ein Päuschen und warten einfach mal ein paar Tage ab. Für die Jungs ist die Empfängnis zum Zeitpunkt des Eisprungs kritisch – wenn sie nicht aufpassen, haben die Mädels die Nase vorn. Übrigens: Obwohl alles Sperma im männlichen Körper produziert wird, ist die Befruchtungsfähigkeit von Spermien mit weiblichem Code anders. Bei der Bestimmung des Geschlechts spielen Mann und Frau eine Rolle und leisten ihren Beitrag. Und noch eine andere Sache: Es werden zwar immer mehr Jungs als Mädchen geboren, sie stellen sich jedoch in der Anfangszeit als das schwächere Geschlecht heraus, da sie wesentlich anfälliger für Krankheiten sind. So haben wir einen Frauenüberschuss.

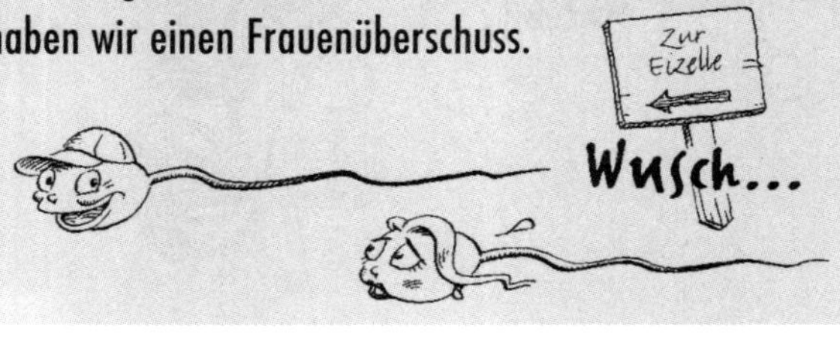

wird auf die Reise geschickt (und zwar wirklich nur eine, entweder von dem einen oder anderen Eierstock). Der Follikel bahnt sich nun den gefährlichen Weg durch den Körper (vgl. Abbildung 7.2). Gleichzeitig sollten die Spermien ins Rennen gehen. Der Startschuss fällt mit der Ejakulation. Die Straße ist lang, schier endlos geht's durch verschiedene Röhren und Kanäle, bis das Sperma am Ende des Penis ankommt. 300 Millionen Spermien dringen bei jedem Samenerguss nach außen (so viel, wie die USA Einwohner hat). Diese Spermien schwimmen immer gegen den Strom, immer die Goldmedaille vor Augen – die Eizelle. Falls sie kein Kondom oder sonst ein Instrument an der Empfängnisverhütung hindert, bewegen sie sich von der Vagina mit der Rolltreppe zur Cervix und zum Uterus. Mit dem richtigen Quäntchen Glück kommt die Eizelle ihnen schon entgegen. Und die Spermien können wie der Wildlachs in Alaska immer wieder stromaufwärts gelangen. Der gut ausgekleidete Uterus – er ist schwerer als der dicke Oberarmmuskel von einem Bodybuilder – bereitet das Bett für die Befruchtung. Jetzt geht's in den Endspurt: Wer kann die Eizelle zuerst erreichen? Wenn es der Sieger geschafft hat, nistet sich die befruchtete Eizelle in der Gebärmutterwand ein. Und wächst und wächst und wächst.

FAKTEN, FAKTEN, FAKTEN!

Die In-vitro-Fertilisation bezeichnet die Befruchtung außerhalb des Körpers. Dabei entstehen die Zellen, die so genannten Keimzellen, von denen wir im Kapitel 9 noch sprechen werden, die so interessant für die Wissenschaft sind.

Erinnern Sie sich, dass jedes Mal 300 Millionen Spermien ins Rennen geschickt werden? Man sollte meinen, das reicht für eine Befruchtung. Trotzdem haben immer mehr Paare Probleme damit, Kinder zu bekommen. Etwa 7 Prozent der Paare, die um die 30 sind, 33 Prozent der über 40-Jährigen und 87 Prozent der Paare, die älter als 45 sind, wird der Kinderwunsch nicht erfüllt. Die Sache ist eben nicht so einfach wie eine Runde im Pool zu schwimmen, es ist eher so wie ohne Taucheranzug den eiskalten Ärmelkanal zu durchqueren. Vieles muss einfach zueinander passen und zur richtigen Zeit eintreffen. Männer können einerseits das Problem haben, zu wenige Spermien zu produzieren – sind zu wenige Schwimmer im Rennen, ist die Chance einfach geringer, dass einer heil ankommt. Manchmal sind andererseits die Spermien auch zu schwach, um die

Reise zu überstehen. Dann spricht man von eingeschränkter Mobilität. Alle diese Zellen sterben, bevor sie beim Heiligen Gral ankommen. Frauen können anfällig für Infektionen sein. Diese stören die Vorgänge im Uterus so sehr, dass sich die Eizellen nicht in der Gebärmutterschleimhaut einnisten. Manchmal kommt es auch zu einer chemischen Reaktion, die die Reifung der Eizelle unterbindet, so dass sie die Eierstöcke erst gar nicht verlassen kann.

Es kann auch sein, dass die Gewebestruktur nicht optimal ist oder dass es zu einer Blockade im Eileiter kommt, dadurch kann die Eizelle nicht so weit vorankommen, dass eine Befruchtung möglich ist. Auch Wucherungen können sich bilden, gutartige, schwammähnliche Gebilde, die die Größe einer Pampelmuse erreichen und den richtigen Weg versperren. Dadurch verändert sich die Anatomie und die Empfängnisfähigkeit wird eingeschränkt. Und last but not least: der Stress. Vor allem der Stress, dass es mit dem Kinderkriegen einfach nicht klappen will. Ein Teufelskreis entsteht. Alles wird noch schwieriger. Versuchen Sie ruhiger zu werden, gelassener. Atmen Sie tief durch, suchen Sie sich die richtige Entspannungstechnik. Darüber hinaus gibt es natürlich medizinische Möglichkeiten, die man nutzen kann. Die meisten Therapien laufen darauf hinaus, dass die Spermien gekräftigt werden oder dass der Mann einfach mehr davon produziert. Oder die weibliche Gebärhöhle wird gemütlicher gemacht, damit sich die Spermien bequem niederlassen können. Man versucht, Blockaden zu lösen. Bei der In-vitro-Fertilisation zum Beispiel reifen Eizelle und Spermium im menschlichen Körper heran, und dann wird außerhalb des Körpers die Befruchtung vorgenommen.

Ihre Sexmaschine: die Werd-jünger-alt-Strategie

Wenn Sie dafür sorgen, dass Ihre Geschlechtsorgane gesund bleiben, bedeutet das nicht nur ein längeres, sondern auch ein erfüllteres Leben.

Neben allem anderen, was allgemein so zum Thema Gesundheit zu beachten ist, ist es wichtig, unseren Ratschlägen zu folgen. Dann werden Sie jünger alt. Ihre Arterien funktionieren bestens. Ein funktionsfähiges, offenes vaskuläres System bewirkt, dass der Blutfluss ungehindert erfol-

Wahrheit oder Mythos Nr. 3

gen kann, und zwar in alle Gefäße bis hin zu den Zehen- und Fingerspitzen. Erektionsstörungen kommen dann auch nicht vor. Egal wie alt Sie sind. Natürlich, eine Viagra, ein Strauß Rosen und ein aufgeräumtes Schlafzimmer wirken Wunder: Aber das ist nicht das Einzige, was hilft. Schon ein paar kleine Veränderungen sorgen dafür, dass Ihre Geschlechtsorgane in bester Verfassung bleiben. Fahren Sie also rechts ran zum Check-up. Wir zeigen Ihnen, wie Sie den Ölwechsel selbst vornehmen können – und wie Sie Ihrer Libido neuen Schwung verschaffen können.

Maßnahme 1: Mehr Sex mit mehr Verstand

Das beste Rezept, um Ihre Geschlechtsorgane fit zu halten, können Sie in keiner Apotheke vorlegen. Das brauchen Sie zu Hause, im Schlafzimmer, unter der Dusche oder in Ihrem lauschigen Ferienhäuschen am See. Alle Studien deuten darauf hin, dass viel Sex jung hält. „Sex haben" kann hier aber nur „stressfreien Sex haben" bedeuten. Sicher vor sexuell übertragbaren Krankheiten. Denn Sex darf keinen Stress verursachen. Jeder Seitensprung tut das aber. Für Männer gilt: Je mehr Orgasmen im Jahr, desto besser. Für Frauen dagegen zählt mehr die Qualität. Aber egal wie: Je mehr guten, „stressfreien" Sex Sie haben, desto jünger werden Sie alt.

FAKTEN, FAKTEN, FAKTEN!

Zwischen dem 18. und 20. Lebensjahr macht man es durchschnittlich 112 Mal pro Jahr. Zwischen 30 und 39 Jahren 86 Mal. Zwischen 40 und 49 Jahren 67 Mal. 58 Mal dann zwischen 50 und 59. Allerdings steigt nun die Kurve wieder: 60- bis 69-Jährige kommen wieder auf 68 Mal.

Sollten Sie gerade 55 Jahre alt sein und Ihre Sexstatistik von 58 auf 116 Mal verbessern, das heißt verdoppeln können, so dürfen Sie sich auf Ihrem Real-Age-Konto 1,6 Jahre abziehen. Ist Ihr Sex sogar außergewöhnlich gut und befriedigend, können Sie auf einen Bonus von bis zu acht Jahren kommen. (Zur Sache, Schätzchen, lass uns was für unsere Gesundheit tun.)

Wir kennen den Zusammenhang zwischen Gesundheit, längerem Leben und Sex nicht ganz genau. Aber es gibt einige plausible Vermutungen. Sex vermindert Stress. Ein regelmäßiges und erfülltes Sexualleben reduziert zudem nachweislich kardiovaskuläre Probleme. Daneben darf man nicht vergessen, dass guter Sex auch immer Geben und Nehmen bedeutet. Das heißt, ein erfülltes

FAKTEN, FAKTEN, FAKTEN!

Sex ist Sport. Hat man 20 bis 30 Minuten Sex, verbrennt man sage und schreibe 300 Kalorien – so viel, als wenn man vier Kilometer läuft. Der gewöhnliche Quickie, der nur zwei bis sechs Minuten dauert, verbraucht allerdings nur 25 Kalorien. So viel wie bei einem 500-Meter-Lauf. Sollten Sie nicht in der Lage sein, ohne Pause die Treppen bis zur zweiten Etage hoch zu laufen, ist das ein Zeichen dafür, dass etwas mit Ihrer Kondition nicht stimmt. Das wird auch Ihr Sexleben beeinträchtigen.

Sexleben geht mit einem Gleichgewicht im Gefühlsleben, mit Fürsorge, dem Gefühl, geliebt zu werden, und großer zwischenmenschlicher Befriedigung einher. Es ist einfach klasse – in körperlicher und geistiger Hinsicht. Bonus: Eine 55-Jährige mit 700 Mal Sex im Jahr kann 16 Jahre jünger sein, als ihr biologisches Alter ausweist (unglücklicherweise beträgt die Anzahl der Leute, auf die dieses Rechenspiel zutrifft, null).

Allerdings: Nach einer 70-Stunden-Woche und in Anbetracht der Tatsache, dass Kindererziehung einen genauso fordert wie ein Marathon, ist es gar nicht so einfach, Zeit und Muße für Sex zu finden. Das alles ist also einfacher gesagt als getan. Und noch eins kommt hinzu: Die unterschiedliche Libido der Geschlechter. Wenn er will, will sie nicht und umgekehrt. Glücklicherweise schaffen es Paare, die sich gut verstehen, öfter ihre Wünsche und Stimmungen in Einklang zu bringen.

VERLÄNGERUNG Wie der Orgasmus des Mannes zustande kommt, ist einfach zu erklären – man sieht es auf einen Blick. Aber der weibliche Orgasmus ist geheimnisvoller als ein Thriller von Dean Koontz. Das liegt daran, dass viele von uns nicht genau Bescheid wissen, was in unserem Körper vorgeht. Kommt eine Frau zum Höhepunkt, zieht sich der Uterus zusammen – sie spürt in diesem Moment ganz deutlich die rhythmischen Kontraktionen der Muskeln: im Uterus, in der Vagina und der Klitoris. Aber jede Frau empfindet den Orgasmus ganz individuell. Einige spüren, dass Wärmewellen durch ihren Körper gehen. Für andere ist der Orgasmus nur ein kurzer Moment höchster Erregung. Das nachzuvollziehen, damit haben viele Männer Probleme: Sie können es sich nicht vorstellen, dass man auch ohne Orgasmus leben kann. Sie können nicht glauben, dass Frauen befriedigenden Sex haben können, ohne zum Höhepunkt zu kommen.

Darum sollten die Männer ganz anders an die Sache rangehen und den Orgasmus der Frau nicht als Hauptaufgabe betrachten, sondern dafür sorgen, dass sie den Sex einfach genießen kann. Manche Frauen brauchen keinen Orgasmus, andere kommen ganz leicht mehrmals hintereinander zum Höhepunkt. Wenn sie nicht zum Orgasmus gelangt, heißt das nicht, dass er versagt hat. Lässt er es hingegen an Zuwendung mangeln, dann begeht er tatsächlich einen schwer wiegenden Fehler. Wenn man bedenkt, dass ein normaler Mann nur drei bis fünf Minuten braucht, um zum Höhepunkt zu gelangen, eine Frau aber oft viermal so lang, dann erkennt man leicht, warum Frauen nicht bei jedem Sexualkontakt unbedingt einen Orgasmus erreichen wollen. Wenn es gar zu einer Art Leistungsdruck kommt, belastet das die Beziehung sehr. Es entsteht Stress, der einem erfüllten Sexleben überhaupt nicht förderlich ist. Stress führt nur dazu, dass die Frau keinen Orgasmus hat, weil sie sich nicht genug entspannen kann.

Oft wird gesagt, dass Frauen einen Höhepunkt vortäuschen, weil die Männer sich gern um das ausgedehnte Vorspiel drücken. Darin liegt eins der größten Probleme – die unterschiedlichen Vorlieben und Wünsche führen zu Missverständnissen zwischen dem Paar. Das, was an Zuwendung erwartet wird, ist verschieden, genauso wie die Libido. Es ist wichtig, auf den anderen einzugehen. Dazu gehören: Küsse, Berührungen, Streicheln, Saugen, Massieren, Liebkosen, Kneten, Verwöhnen nach Strich und Faden – nicht zuletzt zärtliche Worte, die einem ins Ohr geflüstert werden. Egal was Sie tun, bleiben Sie sensibel dafür, was der andere gern hat. Ein langes Vorspiel beweist die Aufmerksamkeit, die man dem anderen schenkt. Das ist wertvoller als jede sportliche Hochleistungsübung im Bett. Und bringt beiden auf Dauer viel mehr Befriedigung.

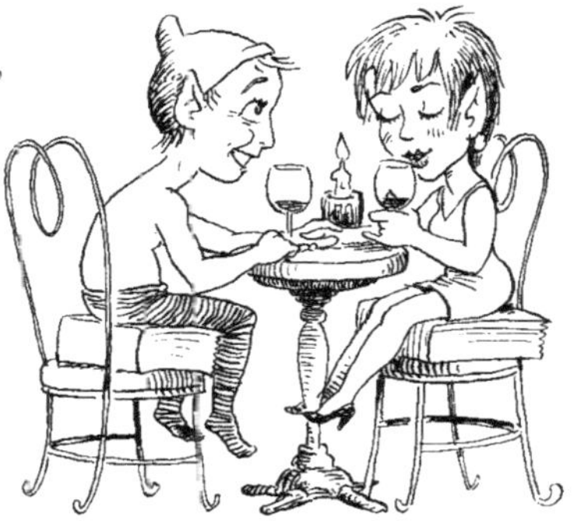

Wird man älter, so kann mitunter eine trockene Schleimhaut ein Problem werden. Dafür gibt es aber eine Lösung. Gleitcremes und -gels helfen, den Ausgleich dafür zu schaffen, was dem eigenen Körper fehlt. Sie sind wasserlöslich. Für einige Frauen ist auch eine Testosteroncreme sinnvoll. Sie wird direkt auf die Klitoris aufgetragen, und zwar zweimal am Tag. Sie steigert die Libido, die Intensität des Orgasmus und verbessert die Stimulationsfähigkeit. (Testosterone sind sowohl beim Mann als auch bei der Frau für die Sexualität wichtig. Der Körper produziert aber weniger davon, wenn wir älter werden.) Das Für und Wider von Hormontherapien werden wir noch in Kapitel 10 intensiv beleuchten. Die Gabe von Testosteron hat sich bei den Männern als sehr wirkungsvoll erwiesen, deren Testosteronspiegel zu niedrig ist. Woher wissen Sie, ob Sie zu dieser Gruppe gehören? Wenn Sie sich nicht zweimal täglich rasieren müssen, könnten Sie sich mal untersuchen lassen.

EXPERIMENT Was auch immer uns die Sexindustrie glauben machen will: Es gibt kein Wundermittel, das das Begehren in Schwindel erregende Höhen triebe. Um das Begehren seines Partners wach zu halten, sind ganz andere Dinge notwendig. Experimentierfreude, Vertrauen, Gespräche und eine gehörige Portion Risikofreude. Berichten Frauen von Sexunlust, nennen sie als Grund meist das Gefühl, nicht geliebt zu werden, Routine und Langeweile. Stellen Sie sich doch einfach mal vor, was wäre, wenn Sie jeden Tag zum Frühstück, zum Mittagessen und zum Abendbrot dasselbe zu sich nähmen. Bringen Sie Abwechslung ins Leben! Versuchen Sie neue Gerichte. Würzen Sie das Ganze ein bisschen mit Schärfe. Probieren Sie alles aus, was Ihnen beiden gefällt (ein Küchenchef kreiert auch immer mal wieder ein neues Gericht). Probieren Sie neue Positionen aus, treiben Sie es auch mal in der Besenkammer oder sonst wo im Haus. Bringen Sie etwas Fantasie in Ihr Schlafzimmer.

Und hier noch ein Tipp, um ein neues Sexleben anzufangen: Sex nach Stundenplan. Die meisten Menschen halten davon nichts. Zu Unrecht. Sex nach der Uhr kommt ihnen gezwungen und wenig spontan vor. Ganz im Gegenteil: Sich für Sex Termine frei zu halten, kann sogar einen gegenteiligen Effekt haben. Das Wissen, dass Sie heute Abend ein Date mit Ihrem Partner haben, schürt Erwartungen, beflügelt die Fantasie, steigert die Libido und hält für Sie ein Erlebnis bereit, das heißer ist als der Sand der Copacabana am Mittag.

KOMMEN SIE INS SCHWITZEN Obwohl Sex in der Sauna auch aufregend sein kann, wollen wir Sie doch lieber durch Training ins Schwitzen bringen. Neben all den anderen Vorteilen, die Bewegung bringt, verbessert sie auch Ihren Sex. Viele Gewürze locken, weil sie so gut riechen. Schon seit Jahrhunderten gehen Forscher der Frage nach, was für Düfte die Begehrlichkeit von Männern und Frauen steigern können. Welche chemischen Stoffe und Pheromone (Lockstoffe) sind das?

Bei allem, was man in seiner Wirkung auf Frauen getestet hat, blieb nur der sichere Hinweis auf eine Substanz übrig, nämlich auf Schweiß. Wirklich! Das ist doch für jeden Mann der Grund, sich so richtig abzuarbeiten. Jetzt versteht man es endlich. Ganz nebenbei verbrennt der Mann bei körperlicher Anstrengung rund 200 Kilokalorien und kann spielend das Risiko, impotent zu werden, reduzieren. Darüber hinaus kommt es erst gar nicht zu Erektionsstörungen und Unfruchtbarkeit. Sex ist zudem ein guter Stresskiller. Den Stress und die hohen beruflichen Anforderungen können Sie kaum reduzieren, aber Sie können Ihre Reaktion darauf verbessern. Mehr Sport ist eine Möglichkeit.

ZIEHEN SIE SICH AUS! Die körperliche Erscheinung ist wahrscheinlich bei vielen Personen ein Hindernis auf dem Weg zu schönem Sex. Da gibt's nur eins: Sie müssen Ihren Körper akzeptieren, dann ist es auch möglich, dass der andere Ihren Körper liebt. Ziehen Sie sich also unbefangen aus. Machen Sie schon, wir warten! Nun schauen Sie in den Spiegel. Betrachten Sie einfach Ihren Körper. Ein Supermodel oder ein Arnold Schwarzenegger müssen Sie keineswegs sein, um Ihren Körper zu akzeptieren und anziehend zu finden.

Maßnahme 2: Liebe geht durch den Magen

Ein harmonisches Sexualleben und eine optimale Gesundheit der Geschlechtsorgane kommen nicht nur aus Ihrer Unterhose. Der ganze Körper ist daran beteiligt. Ihr Gehirn und Ihre Arterien spielen zum Beispiel bei der Erektion und bei sexuellen Problemen die größte Rolle. So ist es auch nur vernünftig, wenn Sie Ihre Geschlechtsorgane mit gutem Futter in Schuss halten. Für Ihre sexuelle Leistungsfähigkeit spielt die Küche in Ihrem Körperhaus eine nicht unerhebliche Rolle. Liebe geht durch den Magen, heißt es. Liebe kommt auch vom Magen, könnte man umformulieren. Die Bedürfnisse von Magen und den Geschlechtsorganen müssen gleichermaßen befriedigt werden. Hier unser Leitfaden für die wichtigsten Nährstoffe, die der Liebe und der Gesundheit förderlich sind.

SELEN UND LYCOPEN. Beide Stoffe sind nachgewiesenermaßen sehr gut für die Prostata. Selen ist ein Mineral, das man in vielen Pflanzen findet. In Knoblauch zum Beispiel, der es aus dem Boden zieht, auf dem er wächst. In zwei Studien wurden Menschen aus South Carolina (USA) und Gebieten Chinas untersucht. In diesen Regionen sind die

Wahr oder falsch? Es gibt keine Hilfe gegen die Symptome des prämenstruellen Syndroms (PMS).

Frauen machen jeden Monat die Erfahrung, dass sich ihr Hormonhaushalt verändert. Manche Männer glauben, dass es genau das ist, was die Geschlechter unterscheidet. Das heißt aber noch lange nicht, dass man die Frauen mit dicken Schmerztabletten in der einen Hand und der geballten Faust der anderen alleine lassen darf. Der Segen kommt über Fette: Omega-6- und Omega-3-Fettsäuren versprechen Hilfe. Nachtkerzenöl liefert Erstere (1.000 mg zweimal am Tag), Rapsöl Letztere (ebenfalls 1.000 mg täglich). Oder wie wäre es mit 12 Walnüssen, drei Gramm Fischöl oder Echiumöl täglich? Am besten auf zwei oder drei Portionen verteilt. Täglich 1.200 mg Kalzium (in zwei Portionen) für Leute unter 60 Jahren, und 1.600 mg (in drei Portionen) für Leute über 60. Die Symptome von PMS konnten damit ebenfalls gemildert werden – die Zahl der Lächel-ein-heiten bei den Frauen pro Tag steigt exorbitant an.

Böden besonders arm an Selen. Man stellte fest, dass eine Gabe von 200 µg pro Tag die Wahrscheinlichkeit, an Prostata- oder anderen Krebsarten zu erkranken, um 50 Prozent senkte. Das amerikanische National Institute of Health (NIH) prüft nun, ob eine entsprechende Dosis von Selen als Nahrungsergänzungsmittel auch für Menschen sinnvoll ist, die bereits Selen durch ihre Nahrung aufnehmen. Denn man muss beachten, dass zu viel Selen auch schädlich sein kann. Ähnlich ausgerichtete Forschungen ergaben, dass das Risiko, Prostatakrebs zu entwickeln, bei Männern um 45 Prozent sinkt, wenn sie regelmäßig Speisen zu sich nehmen, die Selen enthalten. Besonders geeignet sind Gerichte mit gekochten Tomaten und Tomatenmark. Männer, die zehnmal oder noch öfter in der Woche Produkte mit gekochten Tomaten aßen, konnten – bezogen auf die Vergleichsgruppe, die zweimal pro Woche diese Produkte aß – ihr Risiko, an schweren Formen von Prostatakrebs zu erkranken, um 35 bis 45 Prozent senken. Man geht davon aus, dass der Grund die Folsäure ist.

Andere vermuten auch, dass die Lycopene eine gehörige Portion zu dieser Wirkung beitragen. Sie kommen ebenfalls in Tomaten vor. Aber es reicht nicht, wenn Sie sich drei Tomatenscheibchen auf Ihren Salat legen.

1. Bedingung: Sie müssen schon mehr davon essen und Sie müssen sie kochen. Nur dann können die Nährstoffe optimal vom Körper aufgenommen werden. Tomatensauce ist ideal, um ein Maximum an Lycopenen aufzunehmen. Gesund und sehr lecker. 2. Bedingung: Sie müssen etwas Fett hinzufügen. Auch hier liegt Tomatensauce ganz weit vorne. Um die optimale Menge an Lycopenen zu kriegen (und zwar 400 mg pro Woche), müssten Sie 164 rohe oder 16 gekochte Tomaten verspeisen – aber von der Tomatensauce reichen zehn Esslöffel. Ein weiterer Vorteil: Lycopene halten Ihre Arterien jung. Noch ein Tipp: Tun Sie nicht zu viel Hackfleisch in die Sauce. Die gesättigten Fettsäuren machen die positive Wirkung der Lycopene gleich wieder zunichte und fördern die Ausbreitung und das Wachstum von Prostatakrebszellen.

VITAMINE Also, Sie wissen schon, dass es ganz entscheidend ist, Vitamine als Nahrungsergänzungsmittel in Ihren Speiseplan aufzunehmen. Auch für die Geschlechtsorgane ist das günstig. Einige Studien zeigen zudem, dass Vitamin E besonders in Kombination mit größeren Mengen Tocopherol die Gefahr, Prostatakrebs zu bekommen, in Grenzen hält.

Sollten Sie Statine einnehmen – wir wissen, dass wir uns wiederholen, aber manchmal ist es unumgänglich –, sollten Sie nicht mehr als 100 I. E. Tocopherole (Vitamin E) wählen, weil so die Wirkung von Statinen um 40 Prozent gesteigert wird. Für Frauen sind 800 I. E. Vitamin E ideal, weil das die Trockenheit der Scheidenwände mildert, die Libido verbessert und die Stimulierbarkeit fördert. Die Folsäuren (800 µg pro Tag) und Vitamin B in den empfohlenen Dosen – täglich 3 Gramm Omega-3-Fettsäuren und 15 mg Zink – erhöhen die Fruchtbarkeit, verbessern die Beweglichkeit der Spermien und unterstützen den Uterus dabei, optimale Verhält-

FAKTEN, FAKTEN, FAKTEN!

Selen kann auch giftig sein. Das musste der amerikanische General Custer in der Schlacht am Little Bighorn River erfahren: Die Pferde, die dort im Einsatz waren und auf die die Truppe angewiesen war, wurden plötzlich müde und kopfscheu. Der Grund: Sie hatten eine Selenvergiftung, wohl über das Gras, das sie gefressen hatten. Ihre Beine waren schlapp und außerdem waren die Pferde aufgrund der neurologischen Veränderungen total durcheinander und vollkommen kopfscheu geworden.

nisse für das Einnisten der Eizelle herzustellen. Und auch das gute alte Vitamin C erhöht die Beweglichkeit der Spermien. Vielleicht ist diese Tatsache für Sie ja von Interesse, wenn Sie sich noch Kinder wünschen.

SÄGEPALME Die Wirkstoffe der Sägepalmfrüchte können die Symptome einer gutartigen Prostatavergrößerung mildern, so dass Sie nachts nicht mehr so oft rausmüssen. Sollten Sie sich Sägepalmkapseln kaufen, so achten Sie darauf, dass das Präparat auch Beta-Sitosterol enthält – ein Phytosterol, das das Abschwellen ermöglicht. Viele der angebotenen Produkte enthalten das nicht. Nehmen Sie 160 mg zweimal am Tag davon.

Manche Männer sollten auch überlegen, zwei Gramm L-Arginin zu nehmen. Das ist eine Aminosäure, die in Kürbiskernen und in anderen Lebensmitteln vorkommt. 500 mg L-Citrullin zweimal am Tag noch dazu. Man sagt, dass die kombinierte Einnahme die Produktion von Stickstoffmonoxid anregt, das ist wichtig für den guten Zustand der inneren Schicht Ihrer Arterien. Der Blutdurchfluss wird verbessert. Es kommt seltener zu Erektionsstörungen, auch die Anzahl der produzierten Spermien steigt. Leider gibt es keinen wirklich stichhaltigen Nachweis für diese Theorie. Manche schreiben diesen beiden Stoffen auch noch weitere Eigenschaften zu: Sie behaupten, dass der Alterungsprozess der Arterien verlangsamt wird, genauso wie Herzkrankheiten seltener vorkommen, ebenso Schlaganfälle, Alzheimer und Beeinträchtigungen der Herzkranzgefäße. Auch der Alterungsprozess der Haut scheint verlangsamt zu werden. Nahrungsmittel, die viel von diesen beiden Stoffen aufweisen, sind: Mandeln, Kakao, dunkle Schokolade, Kichererbsen, Erdnüsse, Lachs, Soja und Walnüsse.

Maßnahme 3: Entlarven Sie feindliche Eindringlinge

Wie wir bereits in der Einleitung erläutert haben, ist dieses Buch ein wahrer Jungbrunnen. Wir sagen allerdings selten: „Sprechen Sie mit Ihrem Arzt über dieses Problem." Wie ein Skifahrer alle Bäume auf der Piste umfährt, wollen wir erst einmal Ihre Initiative zum Heilungsprozess anregen. Funktionieren all Ihre Selbsttherapieversuche allerdings nicht, müssen Sie sich untersuchen lassen. Auch Ihre Geschlechtsorgane brauchen einen regelmäßigen Check, um zu prüfen, ob alles so ist, wie es sein sollte. Männer über 50 (oder über 40, wenn in ihrer Familie häufig Prostataerkrankungen vorkommen) sollten unbedingt ihre Prostata untersuchen lassen. Zugegeben: Es mag für einen Augenblick unangenehm sein, wenn der Arzt den angefeuchteten Finger (oder zwei, wenn er eine zweite Meinung einholen will) in das Rektum schiebt, um die Größe der Prostata zu überprüfen. Aber diese Untersuchung ist wichtig, damit erste Anzeichen eines ernsten Prostataproblems rechtzeitig entdeckt werden. Um eine Papillomavirus-Infektion oder Gebärmutterhalskrebs in einem frühen Stadium zu erkennen, sollten Frauen regelmäßig einen Pap-Test und eine Unterleibsuntersuchung machen lassen. Hatten Sie bereits eine Infektion mit dem Papillomavirus, empfehlen wir Ihnen, sich alle sechs Monate statt nur einmal im Jahr dieser Kontrolluntersuchung zu unterziehen.

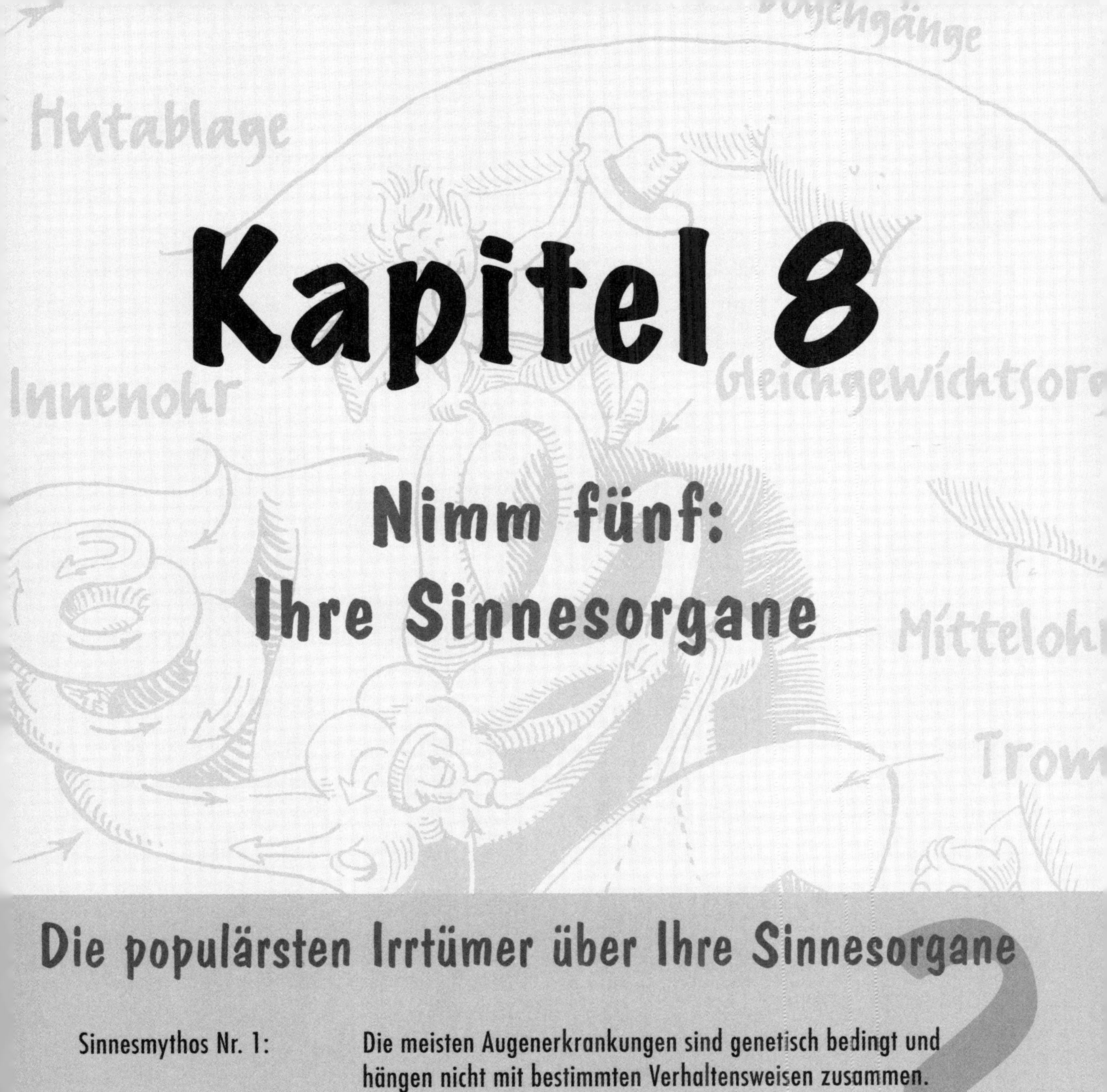

Kapitel 8

Nimm fünf: Ihre Sinnesorgane

Die populärsten Irrtümer über Ihre Sinnesorgane

Sinnesmythos Nr. 1:	Die meisten Augenerkrankungen sind genetisch bedingt und hängen nicht mit bestimmten Verhaltensweisen zusammen.
Sinnesmythos Nr. 2:	Man sollte sich regelmäßig mit Wattestäbchen die Ohren säubern.
Sinnesmythos Nr. 3:	Je mehr Sie in die Pflege Ihrer Haut investieren, desto besser sieht sie aus.

Schauen Sie einmal aus dem Fenster. Dort sehen Sie Kinder spielen, Nachbarn spazieren gehen und Ihren Hausmeister, der gerade das Unkraut im Vorgarten jätet. Wenn Sie dann etwas genauer hingucken, bemerken Sie das Lächeln der Kinder, sehen die Blumen am Straßenrand und die Vögel in den Bäumen. Fenster haben im Haus eine wichtige Funktion und die Behausungen des Menschen verfügen seit Urzeiten über Öffnungen, die Licht und frische Luft hereinlassen und dafür sorgen, dass schlechte Gerüche wieder abziehen können. Doch Fenster erfüllen gleichzeitig noch eine ganz andere Aufgabe: Sie erlauben uns einen Blick auf die Schönheit der Welt. Dieselbe Aufgabe übernehmen in Ihrem Körper die Augen. Zusammen mit den anderen vier Sinnesorganen sammeln sie Informationen aus der Außenwelt, die Ihr Gehirn verarbeitet, um dann zu entscheiden, was es mit ihnen anstellt.

Verschiedene Spezies haben verschieden stark ausgeprägte Sinne (bei Hunden ist der Geruchssinn am höchsten entwickelt, bei Fledermäusen das Gehör und bei Masseuren wohl der Tastsinn). Der Mensch verlässt sich am allermeisten auf seine Augen. Ungefähr 80 Prozent dessen, was unser Gehirn täglich verarbeitet, sind visuelle Informationen. Wir fühlen, riechen oder hören nicht ständig (einige Ehefrauen können das wohl bestätigen), doch wenn wir nicht gerade schlafen, meditieren oder dafür beten, dass der Spieler unserer Fußballmannschaft das spielentscheidende Tor schießt, verarbeiten wir ohne Unterlass visuelle Informationen.

Wahrscheinlich wussten Sie nicht, dass die aktivsten Muskeln Ihres Körpers weder in den Beinen noch im Rücken oder in den Armen sitzen, sondern in und um Ihre Augen herum in Aktion sind. Es gibt auf der Retina ca. 75 bis 150 Millionen Sehzellen, die die Helligkeit messen, sowie 5 bis 8 Millionen Sehzellen, die für das Farbensehen zuständig sind. Die Augen bewegen sich ständig – sogar, wenn sie nicht offen sind (Sie erinnern sich vielleicht, dass REM-Schlaf für Rapid Eye Movement – also schnelle Augenbewegung – steht). Ihre Augen sind Ihr wichtigstes Werkzeug, wenn Sie mit der Außenwelt Kontakt aufnehmen wollen. In manchen Kulturen gilt das Auge aus diesem Grund auch als Zeichen der Macht und es werden ihm geheimnisvolle Kräfte zugeschrieben. So gibt es das so genannte böse Auge bzw. den bösen Blick, der im Glauben mancher Kulturen für eine mystische Kraft steht, die jemandem allein durchs Fixieren schaden kann.

Doch natürlich sind Ihre Augen nicht die einzigen Instrumente, mit denen Sie etwas aufnehmen und verarbeiten können. Das gesamte System Ihrer fünf Sinne funktioniert wie ein Fenster, das Informationen von außen hereinlässt, so dass sie die Schaltstelle im Gehirn verarbeiten kann: Sie hören die Hupe eines Autos und wissen, dass Sie die Straße jetzt nicht überqueren sollten. Sie riechen den Duft von Schokoladenkuchen aus der Konditorei um die Ecke und bekommen Hunger. Und Ihr Tastsinn rät Ihnen, dem Kaktus auf der Fensterbank nicht zu nah zu kommen, weil Sie sich stechen könnten. Der größte Unterschied zwischen Ihren Sinnesorganen und den meisten anderen Organen Ihres Körpers ist der, dass ein totaler Ausfall oder eine Störung normalerweise keine lebensbedrohlichen Auswirkungen hat, eher lebensverändernde. Wenn aber Ihr Herz oder Ihr Gehirn die Arbeit einstellt, werden auch Sie aufhören zu leben. Funktionieren eins oder selbst mehrere Sinnesorgane nicht, dann sterben Sie nicht daran. Es gibt sogar manche Menschen, wie den Sänger José Feliciano, die den Verlust eines Sinnes als Vorteil ansehen. Er ist von Geburt an blind und musste sein Leben so einrichten, dass er auch ohne Sehkraft zurechtkommt. Man fragt sich, wie das im Alltag klappt, was unterscheidet zum Beispiel einen 5- von einem 50-Euro-Schein, wenn man nichts sehen kann? Doch wenn man José Feliciano fragt, ob er sich sein Augenlicht wünsche, verneint er das. Vielmehr sei er dankbar für die anderen Talente – besonders für seine Stimme –, die ihm geschenkt wurden. Von dieser positiven Einstellung zum Leben könnte sich mancher eine Scheibe abschneiden, denn es ist eben nicht selbstverständlich, über alle fünf Sinne verfügen zu können.

Natürlich ändert sich Ihr Leben gravierend, wenn Sie nichts mehr sehen, riechen, schmecken, hören oder fühlen können, und niemand möchte, dass das passiert. Genau deshalb sollte man mit einer vernünftigen Lebensweise dazu beitragen, die Kraft der Sinnesorgane zu erhalten. Wenn man diese empfindlichen Instrumente pflegt und sie vor Erkrankungen schützt, bleiben sie und auch der Rest Ihres Körpers länger jung. Da alle Ihre Sinne etwas anders funktionieren und reagieren, lassen Sie uns zunächst eine Runde durch die Welt der Sinne drehen und Ihre Augen, Ohren, Haut und Schmerzrezeptoren nach und nach genauer unter die Lupe nehmen.

Ihre Sinne: die Anatomie

Wenn die Organe Ihres Körpers einwandfrei funktionieren, sind Sie bestens ausgestattet.

Wahr oder falsch?
Wimpern sind nur Dekoration.

Das ist Unsinn, denn unsere Wimpern sind zuallererst dazu da, die Augen vor Fremdkörpern (Pollen, Insekten, Sand) zu schützen. Wenn etwas den Augen gefährlich nahe kommt, trifft es zunächst auf die Wimpern, so dass wir die Lider innerhalb einer Mikrosekunde schließen können. Ungefähr alle fünf Wochen erneuern sich die Wimpern.

Ihre Sinnesorgane übernehmen darüber hinaus die Aufgabe, Sie vor Schäden von außen zu bewahren. (Denn erst wenn Sie das rote Ampelmännchen sehen, den Rauch des lodernden Feuers riechen oder die verdorbene Milch schmecken, können Sie entsprechend handeln.) Außerdem tragen die fünf Sinne zu einem erheblichen Teil zur Lebensqualität bei: Denn nur mit ihrer Hilfe können Sie Tom-Cruise-Filme, Shakespeares Stücke, gegrillten Lachs oder den ausgelassenen Samstagmorgen-Sex genießen. In den Genuss all dieser wundervollen Dinge kommen Sie allerdings nur, wenn Ihre Sinnesorgane ordnungsgemäß funktionieren und stimulierende Signale an Ihr Gehirn weiterleiten.

Augen

Wenn Sie sich die Evolution des Auges einmal genauer ansehen, werden Sie einige gravierende Unterschiede zwischen den Augen von Tieren und Menschen feststellen. Zunächst einmal stehen menschliche Augen viel näher beieinander als die der meisten Tiere, was uns eine wunderbare Tiefenwahrnehmung beschert. Im Gegenzug haben wir allerdings den Blick für die Peripherie verloren. Eine Eigenschaft, die Antilopen und anderen Tieren zuweilen das Leben rettet. In gewisser Hinsicht gehören wir zu einer Spezies, die zwar mit Scheuklappen, dafür aber mit einem Fernglas ausgestattet ist. Unter Evolutionsaspekten ist ebenfalls der kleine rosa Knubbel in den inneren Ecken unserer Augen interessant. Er heißt Karunkel (wird als richtiger Begriff in jedem Scrabblespiel akzeptiert) und ist ein Relikt des Reptilauges. Weil Reptilien im Wasser sehen müssen und Süßwasser Reizungen hervorrufen kann, wenn es mit dem Salz des Körpers reagiert, bedeckt ein durchsichtiges Lid ihre Augen. Da die Menschen dieses Lid nicht mehr benötigten, hat es sich mit der Zeit zu eben der Karunkel zurückgebildet.

WIE DIE AUGEN SEHEN Lassen Sie uns zunächst die Anatomie Ihres Augapfels be-

Abbildung 8.1 **Das müssen Sie gesehen haben** Die elastische Hornhaut schützt die Linse vor Kratzern. Ein häufiges Problem im Alter ist der graue Star, das heißt eine Trübung der Linse durch zu viel Sonneneinstrahlung. Unsere Augenlinse projiziert eine spiegelverkehrte Version des Gesehenen auf unsere Retina, die Netzhaut. Beim grünen Star können sich die Trabekel, die Bindegewebsstränge, verschließen, die normalerweise die Augenflüssigkeit ableiten. Das führt zu einem Flüssigkeitsstau und einem erhöhten Augeninnendruck, welcher den Sehnerv beschädigen kann. Das Fettgewebepolster hinter den Augen lässt sie stärker hervortreten.

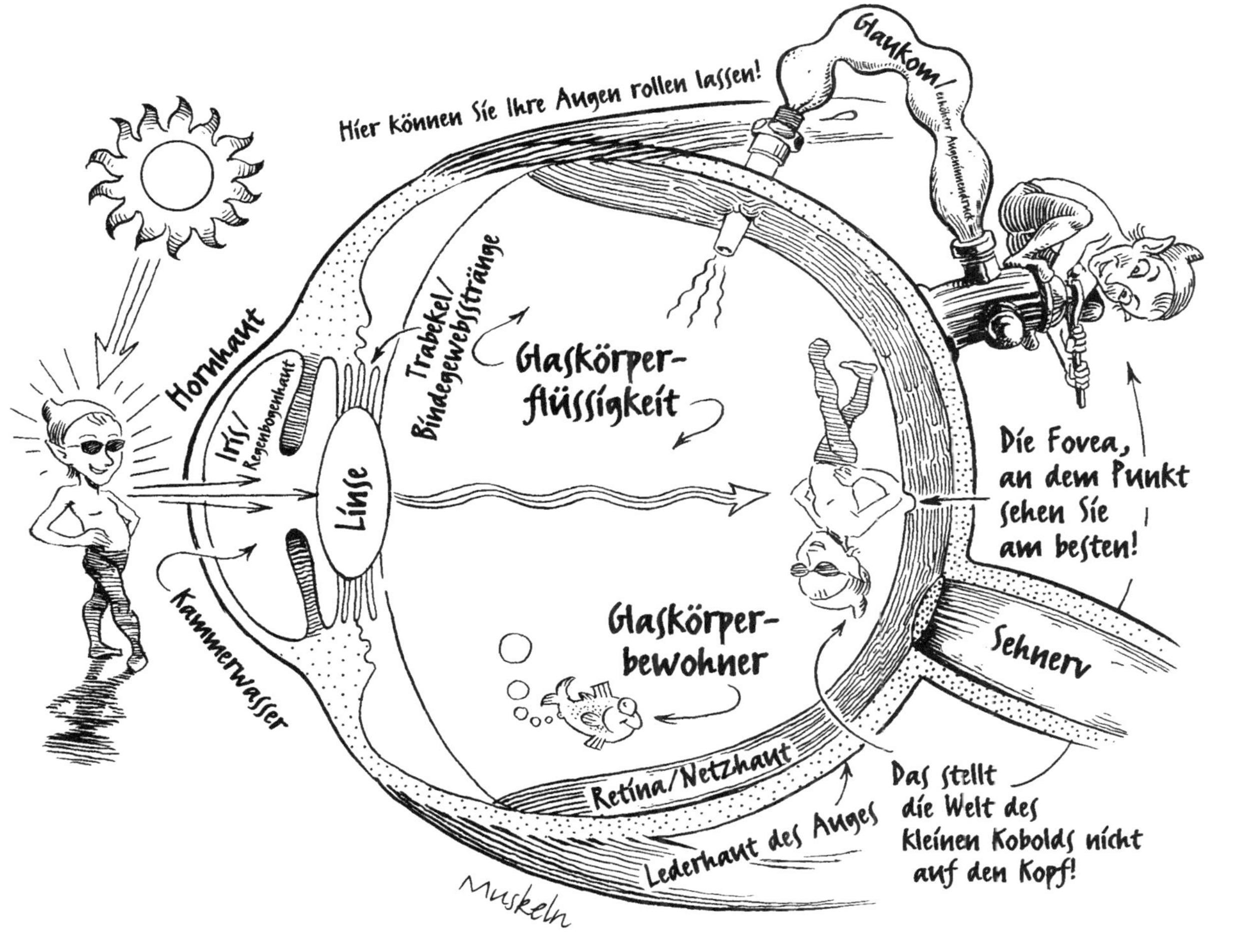

FAKTEN, FAKTEN, FAKTEN!

Ihre Augenfarbe wird durch die Herkunft Ihrer Vorfahren bestimmt. Normalerweise haben Menschen, die in warmen, sonnigen Gegenden wohnen, eine dunkle Iris, weil diese Farbe das Sonnenlicht besser abhalten kann. Menschen mit blauen Augen dagegen leben meist in Gegenden, in denen die Sonne nicht so intensiv und häufig scheint. Denn durch die hellere Iris kann eine größere Menge Licht ins Auge gelangen.

trachten: Seine pralle Form ist auf die große Menge an Flüssigkeit im Inneren zurückzuführen. Ohne sie würden Ihre Augäpfel einfach in sich zusammenfallen – ähnlich wie zwei Bälle, aus denen man die Luft herausgelassen hat. Die Flüssigkeit zirkuliert beständig und tritt dabei durch einen maschenartigen Überzug, der als Filter dient, aus und wieder ein. Hinter den Augäpfeln befindet sich ein Fettpolster, das die Augen nach vorne drückt und etwas hervorstehen lässt. Unsere Augen können so Informationen von außen besser aufnehmen. Wie Sie in Abbildung 8.1 sehen können, wandern die Informationen durch die durchsichtige Hornhaut des Auges zur Iris, dem farbigen Teil Ihrer Augen. Dort wird der Lichteinfall reguliert, damit immer genau die richtige Menge Licht auf die nachgelagerte Netzhaut trifft. Hinter der Iris sitzt die Linse, die wie eine Kameralinse geformt ist. Diese bemerkenswerte Einrichtung ändert nicht nur ihre Form, um einen idealen Lichteinfall zu ermöglichen, sondern filtert gleichzeitig schädliche Teile des Lichtspektrums heraus, damit das Auge davon nicht in Mitleidenschaft gezogen wird. Hornhaut und Linse bündeln Licht und werfen ein auf dem Kopf stehendes Bild der Welt auf die Netzhaut. Wenn das Bild die Netzhaut erreicht hat, wird es durch den Sehnerv weitergeleitet und erneut um 180 Grad gedreht, damit Ihr Gehirn ein Bild erkennen kann, das richtig herum steht.

Dieser Sehmechanismus ist nur einer von vielen im Tierreich: Fliegen zum Beispiel haben mehrere Fotorezeptoren auf ihrer Hornhaut, von denen jeder einzelne Licht bündeln kann. Man nennt es Facettenauge. Das gibt Fliegen und anderen Insekten eine eher fragmentarische Sicht der Dinge. So sehen sie nichts wirklich gut, haben dafür aber einen wunderbaren Panoramablick und erkennen im Überblick fast alles, was um sie herum passiert. Und das ist ja auch sinnvoll: Fliegen müssen sich nicht auf Computer oder Näharbeiten konzentrieren. Sie sollten nur die Fliegenklatsche oder den Pferdeschweif früh genug erkennen, damit sie ausweichen können. Spinnen dagegen sehen ungefähr so wie wir. Und doch arbeitet ihr Sehsystem ein wenig anders: Anstatt der Linse bewegen sie ihre Netzhaut, um Dinge zu fokussieren. Wenn sie weiter Entferntes sehen wollen, drücken sie ihre Netzhaut näher an die Linse heran, die – anders als bei uns – stillsteht. In der Tierwelt kann man zwei Sehmechanismen unterscheiden: Jäger haben gewissermaßen ein Fernglas vor den Augen, damit sie ihre Opfer in großer Entfernung ausmachen und fixieren können. Die Gejagten dagegen benötigen den Rundumblick, damit sie ihre Feinde möglichst frühzeitig entdecken und dann schleunigst Reißaus nehmen können.

Was kann schief gehen?

Durch alle möglichen Einflüsse können Fenster unbrauchbar gemacht werden – sie können zerspringen, beschlagen, mit Farbe überstrichen werden oder Verlierer beim Zusammentreffen mit einem Fußball sein. Und leider kann genauso viel Ihren Augen geschehen. Manche trüben sich ein, andere leisten gar nichts mehr. Was auch immer die Ursache ist, bei größeren Problemen mit den Augen befürchten wir sofort eine Erblindung. Und obwohl Menschen wie José Feliciano ihre anderen Sinne besonders gut entwickeln konnten, so dass sie ihr Augenlicht nicht sonderlich vermissen, haben die meisten von uns Angst vor dem Erblinden. Die Schönheit der Welt mit ihren Tieren und Pflanzen nicht mehr betrachten zu können erscheint uns als unvorstellbar schwerer Verlust. Wir wissen

FAKTEN, FAKTEN, FAKTEN!

Sie haben sicher schon vom sechsten Sinn gehört. Manche sagen dazu auch: Jemand habe das dritte Auge. In fernöstlichen Religionen bildet man Menschen manchmal mit einem zusätzlichen Auge mitten auf der Stirn ab. Nun hat man herausgefunden, dass dies auch die Stelle ist, an der die Zirbeldrüse des Gehirns sitzt. Und tatsächlich nimmt diese Drüse Licht in einer ähnlichen Weise wahr wie das Auge. Einige Tiere können so veränderte Lichtverhältnisse bemerken und die Farbe ihrer Haut ändern, ohne dafür ihre Augen zu öffnen, weil ihre Zirbeldrüse das Licht „sieht". Man nimmt an, dass die Zirbeldrüse beim Menschen ganz ähnlich funktioniert. (Eine interessante Randnotiz zur Zirbeldrüse: Wenn man sie Ratten entfernt, entwickeln diese eine Aversion gegen Alkohol. Diese Erkenntnis könnte womöglich zum Durchbruch bei der Behandlung von Alkoholsucht führen.)

zwar, dass wir mit dem Verlust eines unserer Sinne weiterleben könnten, doch jeder von uns möchte wohl so lange wie möglich sein Augenlicht behalten. Mit zunehmendem Alter jedoch wird unsere Sehfähigkeit meist schwächer. Hier einige Faktoren, die dazu beitragen können.

FALSCHE BRECHUNG Es ist überliefert, dass Kaiser Nero durch einen Smaragd schaute, um die Gladiatorenkämpfe besser verfolgen zu können – dieser Stein könnte sozusagen eine der ersten Brillen gewesen sein.[8] Kurzsichtigkeit (wenn Sie zum Beispiel Autobahnschilder nicht rechtzeitig lesen können) und Weitsichtigkeit (wenn es Ihnen schwer fällt, das Kleingedruckte in der Zeitung zu entziffern) entstehen dort, wo das Licht ins Auge einfällt. Das normale Auge ist geformt wie eine Kugel, in der Hornhaut und Linse Licht bündeln und ein Bild auf die rückwärtige Netzhaut werfen. Bei kurzsichtigen Menschen ist der Augapfel ein Stückchen zu lang geraten, so dass die Lichtstrahlen bereits vor der Netzhaut gebündelt werden. Dann entsteht auf der Netzhaut ein unscharfes Bild.

Ihre Sehfähigkeit verändert sich aus vielerlei Gründen. Wenn Sie zum Beispiel bemerken, dass Sie gerade morgens schlechter sehen, hat das oft mit der Austrocknung der Hornhaut zu tun und ist kein Problem der Sehkraft. Ihre Augen müssen immer feucht sein, damit Sie gut sehen können. Dieses feuchte Klima wird vor allem durch die dreilagig aufgebaute Tränenflüssigkeit erzeugt, die das Auge kontinuierlich produziert. Und Sie tragen mit jedem Lidschlag dazu bei. Mit jedem Schlag wird der Tränenfilm zusammengedrückt und gleichzeitig ein neuer entfaltet. (Zwinkern leistet das zwar auch, könnte aber auch zu Missverständnissen führen.) Ob Lidschlag oder Zwinkern – die Bewegung der Augenlider hat denselben Effekt wie ein wenig Glasreiniger auf Ihren Fenstern: Sie können anschließend wieder wunderbar deutlich sehen. Trockene Augen sind ähnlich unangenehm wie ein trockener Mund und besonders ältere Menschen leiden darunter, da im Alter weniger Tränenflüssigkeit produziert wird. Auch unter diesem Gesichtspunkt ist es also sehr sinnvoll, mindestens zwei Liter Wasser am Tag zu trinken. Ältere Menschen müssen allerdings trotzdem oft zu künstlicher Tränenflüssigkeit greifen.

Brillen waren mit Sicherheit die ersten Hilfen bei Sehproblemen. Und obwohl man damit die Ursache der Fehlsichtigkeit nicht beheben kann, werden doch die Symptome

[8] Anmerkung der Übersetzerinnen: Die Geschichte ist von Gaius Plinius dem Älteren überliefert. Es handelte sich bei dem dünn geschliffenen Smaragd aber wohl eher um eine Art Sonnenbrille als um eine Korrekturbrille.

zufrieden stellend gemildert, so dass klare Verhältnisse herrschen. Neun von zehn Menschen können ihre Sehkraft mit einer passenden Brille verbessern. Ben Franklin war es, der die Bifokalbrille erfand. Sie hat zwei Brennpunkte. Das heißt, mit ihrer Hilfe kann man fern und nah sehen. Später wurden dann Kontaktlinsen entwickelt. Zunächst waren das recht große Gläser, die auf dem Augapfel saßen und mit einem kleinen Saugnapf wieder entfernt werden mussten, doch heute gibt es weiche Linsen, die sich dem Augapfel perfekt anpassen können. Die neueste Generation von Kontaktlinsen kann man sogar intelligent nennen: Einige werden bald in der Lage sein, den Blutzuckerspiegel zu messen, je nach Niveau ändert sich ihre Farbe, so dass Diabetiker immer genau über ihren Zustand Bescheid wissen (jawohl, Sie brauchen dafür einen Spiegel).

Mittlerweile gibt es einige Methoden in der Augenchirurgie – wie zum Beispiel die photorefraktive Keratektomie (Hornhautentfernung) – durch Lasertechnik, womit man eine Sehschwäche dauerhaft korrigieren kann. Dabei wird die oberste Schicht der Hornhaut und anschließend die darunter liegende Hornhautschicht um einige hundertstel Millimeter verdünnt. Eine andere Methode ist Lasik, Laser-in-situ-Keratomileusis. Dabei wird die obere Hornhautschicht nicht komplett abgetragen, sondern nur eingeschnitten und aufgeklappt. Nachdem die untere Hornhautschicht mittels Lasern verdünnt wurde, wird die obere Hornhautlamelle wieder darüber geklappt. Manche Menschen haben bereits in jungen Jahren mit Sehschwierigkeiten zu kämpfen und brauchen eine Brille. Doch gewöhnlich nehmen Augenerkrankungen und die Degeneration der Sehkraft erst mit dem Alter zu. Dabei variiert die Geschwindigkeit

FAKTEN, FAKTEN, FAKTEN!

Wattestäbchen sind für die Augenhygiene äußerst nützliche Geräte. Während sie bei unsachgemäßer Anwendung Ihre Ohren schädigen können, leisten sie Ihren Augen gute Dienste, wenn Sie beispielsweise unter trockenen oder juckenden Augen leiden. Drücken Sie die Watte noch einmal fest und ziehen Sie dann das untere Augenlid ein Stück herunter, bis ein kleiner Vorsprung entsteht. Nun fahren Sie mit dem Wattestäbchen sanft an diesem Vorsprung entlang, doch ohne dabei das Weiße der Augen zu berühren. So entfernen Sie Schmutz aus den Augen und stimulieren gleichzeitig kleine Drüsen, die das Fett für den Tränenfilm produzieren. So bleibt die Hornhaut gut befeuchtet und Sie können wieder klar sehen.

Wahrheit oder Mythos Nr. 1

der Degeneration, so dass es auch Menschen gibt, die in ihrem Leben niemals eine Brille tragen müssen.

MAKULADEGENERATION Wie Sie wissen, fängt die Netzhaut Licht auf, das ins Auge eintritt. Dabei wird die Lichtenergie in ein elektrisches Signal verwandelt, das mithilfe von Neuronen zum Gehirn weitergeleitet wird. Es gibt zweierlei Strukturen, die das einfallende Licht aufnehmen: Stabförmige Rezeptoren erkennen Schwarzweißbilder und zäpfchenförmige Rezeptoren farbige Bilder. Das Zentrum der Iris, die so genannte Makula, ist der aktivste Teil des Auges. Sie verarbeitet Lichtsignale auf eine Weise, die es uns ermöglicht, feine Arbeiten – wie lesen oder nähen – zu erledigen. In der Makula sitzen viele Zäpfchen-, aber auch einige Stabrezeptoren. Wenn wir älter werden, altert auch dieser Teil des Auges, was übrigens der häufigste Grund für altersbedingte Sehschwierigkeiten ist.

Die Degeneration der Makula kann in zwei Formen auftreten, wovon die folgende, die so genannte trockene Degeneration der Makula, die häufigere ist. Dabei handelt es sich um eine Anhäufung von fettähnlichen Substanzen im Pigmentepithel der Netzhaut. Werden diese nicht abtransportiert, kommt es zu einem Zellverlust und zur Zerstörung der Netzhaut. Obwohl wir den genauen Grund für diese Erkrankung nicht kennen, scheinen Raucher und Personen mit Bluthochdruck besonders dafür prädestiniert zu sein. Mit der so genannten feuchten Degeneration wird die Einsprossung von Blutgefäßen der Aderhaut unter die Netzhaut bezeichnet. Sie geben Eiweiße und Blut ab, was zur Zerstörung einer großen Anzahl von Stäbchen und Zäpfchen führt. In einigen Fällen kann eine Laserbehandlung das Fortschreiten der Erkrankung verlangsamen. Außerdem wissen wir, dass ebenfalls die Einnahme von Vitaminen von Vorteil ist und sogar verhindern kann, dass eine feuchte Makula zum Erblinden führt.[9]

Heute können wir sicher sein, dass die Degeneration der Makula nicht auf genetische Dispositionen zurückzuführen ist, sondern vom Lebensstil abhängt. Besonders eine Lebensweise, die zur Gesunderhaltung der Arterien beiträgt, kann das Risiko einer Makuladegeneration erheblich senken. Natürlich spielen unsere Gene auch hier eine gewisse Rolle, aber ein gesunder Lebenswandel ist immer geeignet, auch die ungünstigsten Dispositionen positiv zu beeinflussen. Verglei-

[9] Anmerkung der Übersetzerinnen: Laut Deutscher Ophthalmologischer Gesellschaft gilt die Behandlung mit Vitaminen und Antioxidanzien als Außenseitermethode. Fragen Sie eine medizinische Fachperson.

chen Sie Ihre Gene mit einem Stück Land: Sie können nicht sehr viel daran verändern, wie Ihr Grundstück beschaffen ist und was dort am besten wächst, aber Sie können entscheiden, welche Art Haus Sie darauf errichten möchten – genauso können Sie Entscheidungen bezüglich Ihres Lebensstils treffen und Ihre Anlagen so den eigenen Wünschen anpassen. Selbst wenn Sie leider eine Veranlagung für die Ausbildung von grauem oder grünem Star haben, können Sie dennoch darauf einwirken, wie schnell sich diese Krankheiten entwickeln und ob sie bei Ihnen zum Erblinden führen müssen. Ihre Gene sind – wie das Stück Land – die Basis, auf der Sie Ihr Haus und Ihr Leben errichten. Sie sollten sich stets vor Augen halten, dass Sie diese Basis mit jeder einzelnen Entscheidung verändern können.

Wahr oder falsch? Die Flecken in Ihren Augen sind gefährlich.

Wenn ziemlich viele dieser kleinen Flecken in Ihren Augen herumschwimmen, sieht es aus, als hätten Sie Ihr eigenes kleines Planetarium im Blick. Doch obwohl diese schwarzen Pünktchen bei der ersten Entdeckung irritierend wirken können, sind sie harmlos. Normalerweise entwickeln sie sich infolge eines Traumas (zum Beispiel nach einem Unfall) oder sie sind das Symptom ständiger Misshandlung durch Reiben und Überanstrengung der Augen.

GRAUER STAR Wenn Sie einen Topf Nudeln nahe dem Küchenfenster zum Kochen bringen, wird das Fenster höchstwahrscheinlich beschlagen, so dass Sie nicht mehr hinausschauen können. Genau das passiert auch, wenn Ihre Augen am grauen Star erkranken: Die Linse wird trübe, so dass Sie nur noch verschwommen sehen können. UV-Licht, Zigarettenrauch und ein zu hoher Blutzuckerspiegel (alles Dinge, die auch das Altern der Arterien beschleunigen) vergrößern das Risiko. Obwohl der graue Star nicht dazu führt, dass der Patient das Augenlicht komplett verliert, kann es doch so schlimm werden, dass er oder sie formal gesehen blind wird. Nach der offiziellen Definition ist jemand blind, wenn er die großen Buchstaben auf der Tafel des Augenarztes aus einer Entfernung von zehn Metern nicht mehr lesen kann.[10]

[10] Anmerkung der Übersetzerinnen: Laut Deutscher Augenärztlicher Gesellschaft gilt jemand als blind oder hochgradig sehbehindert, wenn er auf dem sehenden Auge nicht mehr als zwei Prozent der Normsehschärfe aufweist.

GRÜNER STAR Beim grünen Star ist das Abflusssystem Ihrer Augen verstopft (so wie sich der Badewannenabfluss verschließt, wenn zu viele Haare hinuntergespült werden). So kann die Flüssigkeit im Augeninneren nicht mehr abfließen, was einen großen Druck auf den Sehnerv erzeugt und in späteren Stadien zum Erblinden führen kann. Man kann entweder akut oder graduell am grünen Star erkranken. Bei akuter Erkrankung ist der Abfluss plötzlich und auf einmal dicht, wohingegen die graduelle Erkrankung schleichend vor sich geht und ein chronisches Augenproblem nach sich zieht. Stellen Sie sich den Sehnerv wie ein Bündel von Faserkabeln vor, das mehr als eine Million einzelner Fasern enthält – ganz so wie sie von Telefonunternehmen verwendet werden. Wenn wir älter werden, sterben einige dieser Fasern ab. Bei Menschen, die am grünen Star erkrankt sind, fallen diese Fasern schneller und häufiger aus als normalerweise, was durch den hohen Augendruck verursacht wird. Da die Druckdifferenz zwischen dem Blut in den Arterien und der Flüssigkeit in Ihren Augen eine so große Rolle spielt, ist ein niedriger Blutdruck auch gut für die Funktion des Sehnervs. Das ist vielleicht auch der Grund, warum so viele Menschen mit Bluthochdruck ebenfalls wegen des grünen Stars in Behandlung sind. Wenn zu viele (etwa ein Drittel) dieser Fasern absterben, verlieren wir Teile unseres Gesichtsfelds. Sterben die Fasern weiter ab, bemerkt der Betroffene langsam, dass sein Gesichtsfeld enger wird (zu diesem Zeitpunkt ist dann bereits die Hälfte des Sehnervs irreparabel geschädigt). Wenn der grüne Star nicht behandelt wird, schreitet dieser Prozess weiter fort und man verliert das komplette Sehvermögen.

Es gibt die Theorie, dass giftige Substanzen, die wir aus der Umwelt aufnehmen, das Auge schädigen können, indem sie die Blutzufuhr zum Sehnerv unterbrechen bzw. behindern. Zigarettenrauch kann zum Beispiel dazu beitragen, dass die Kammerflüssigkeit nicht richtig funktioniert und es zu einer Verstopfung kommt. Das ist bei der Badewanne zwar für einen Klempner kein größeres Problem und kann behoben werden,

FAKTEN, FAKTEN, FAKTEN!

Körperliches Training ist nicht nur gut für Herz und Hüften. 30 Minuten sportlichen Trainings täglich senken auch den Augeninnendruck um 20 Prozent. Tiefes Atmen kann zusätzlich dazu beitragen, den Augendruck zu senken, da es das Lymphsystem anregt.

ohne dass er in die Tiefen der Kanalisation tauchen muss. Beim grünen Star dagegen ist es ein bisschen ernster. Besonders weil Sie den Verlust der Sehfähigkeit zu Beginn gar nicht bemerken, denn er spielt sich in der Peripherie und nicht im Zentrum des Gesichtsfelds ab. Die Augenärzte (Ophthalmologen) können den grünen Star relativ früh entdecken und ihn mit einer Kombination aus Augentropfen, Laserbehandlungen und manchmal einer Operation behandeln. Doch nur regelmäßige Untersuchungen der Augen können eine frühzeitige Diagnose samt adäquater Behandlung gewährleisten. Und auch hier gilt: Je besser Sie sich um Ihre Gesundheit allgemein kümmern, desto besser sind die Chancen, Ihr Augenlicht zu bewahren und Erkrankungen wie dem grünen Star aus dem Wege zu gehen.

Ohren

Wie Ihr Ohr von außen aussieht, wissen Sie wahrscheinlich und Sie wissen auch, wofür ihre Ohren gut sind. So hält die Brille darauf ganz wunderbar und auch die goldenen Ohrringe sehen an ihnen bezaubernd aus. Außerdem können Sie mit ihrer Hilfe die süßen Klänge von Beethovens Musik vernehmen, den schmeichelnden Worten Ihres Liebsten lauschen oder von den lautstarken Aktivitäten des frisch verheirateten Ehepaares

Schau mir in die Augen, Kleines: das Innenleben Ihres Auges

Natürlich geht jeder davon aus, dass Augen dazu da sind, in die Welt zu schauen. Aber wie bei den Fenstern geht es auch in die andere Richtung. Ihre Augen sind direkt mit Ihrem Gehirn verbunden und der Augenarzt kann typische Vertreter der Gehirnzellen im Sehnerv ausmachen, wenn er in Ihre Augen schaut. Dabei lassen sich Krankheiten wie Diabetes, Bluthochdruck und Kalkablagerungen in den Arterien diagnostizieren. Manchmal sogar multiple Sklerose, ein Gehirntumor, Schlaganfallvorboten, Leukämie und andere. Lassen Sie sich also in die Augen schauen, da stecken viele Informationen über Ihren Gesundheitszustand drin. Und tun Sie's, bevor es zu spät ist!

im benachbarten Hotelzimmer noch einiges lernen. Beim Hörvorgang fungiert der äußere Teil Ihrer Ohren als Trichter, der den Ton ins Innere leitet. Er lenkt und ortet Töne (was übrigens auch der Grund dafür ist, warum wir zwei Ohren haben: Denn nur mit zwei Ortungsgeräten können Sie bestimmen, aus welcher Richtung der jeweilige Ton kommt). Wenn Töne einmal in den Hörkanal eingetreten sind, kann Ihr Gehirn reagieren und entscheiden, was zu tun ist.

Damit das geschehen kann, wandert der Ton auf so etwas wie Montagebändern weiter – jedes ist dazu da, aus den Schallwellen, die von außen auf Ihr Ohr treffen, einen Ton zu produzieren, den Sie hören und verstehen können (vgl. Abbildung 8.2). In Ihrem äußeren Ohr liegt das Trommelfell. Es ist dafür zuständig, die Schallwellen in mechanische Vibrationen umzuwandeln, die die drei Gehörknöchelchen (Hammer, Amboss und Steigbügel) in Schwingung bringen, die im Mittelohr liegen. Das Innenohr ist mit einer Flüssigkeit gefüllt, die von der Bewegung der Knochen ebenfalls in Bewegung gesetzt wird und im Innenohr hin und her schwappt. Dadurch wiederum fangen die kleinen Härchen des Innenohrs an zu vibrieren. Die Nerven im Innenohr bemerken diese Bewegung und interpretieren sie als elektrisches Signal, das ans Gehirn weitergeleitet werden kann. Das alles geschieht in Bruchteilen von Sekunden und nur so können wir die Töne und Geräusche unserer Umwelt wahrnehmen. Wenn Sie zu viel Schmalz in den Ohren haben, kann das die Schallwellen daran hindern, das Trommelfell zu erreichen, die Gehörknöchelchen in Schwingung zu versetzen und schließlich Ihre Fähigkeit zu hören erheblich einschränken.

Damit Ihr Gehirn Geräusche überhaupt wahrnehmen kann, muss das Ohr zunächst die Schallwellen – eine Form mechanischer Energie – in elektrische Energie umwandeln. Genau: Ihr Ohr transformiert Analoges in Digitales. Ihre Hörfähigkeit hängt außerdem von den Härchen in der Schnecke ab. Wenn diese Haarzellen absterben, werden Sie taub. Ein solcher Gehörverlust wird überdurchschnittlich oft von Lärm oder zu geringer Durchblutung ausgelöst. Es gibt zwei große Frequenzbereiche, die man normalerweise hört. Im Alter hört man meist die hohen Frequenzen etwa von Laubrascheln und Flüstern schlechter als früher. Ein Gespräch in normaler Lautstärke spielt sich in einem niedrigeren Frequenzbereich ab.

Bei etwa 60 Prozent aller Menschen über 65 Jahren tritt eine Verschlechterung des Gehörs ein und ca. 40 Prozent benötigen eine

Abbildung 8.2 **Horch, was kommt von draußen rein** Diese Abbildung zeigt ein linkes Ohr. Die Muschel besteht aus Knorpel. Der obere Rand wurde verletzt, es kam zu einem so genannten Boxer- oder Blumenkohlohr. Die Schallwellen, die das Ohr erreichen, versetzen sowohl das Trommelfell als auch die drei kleinen Gehörknöchelchen in Schwingung. Der letzte Knochen leitet die Schallwellen gefiltert in den Gehörgang weiter. Dort setzt ein Gehörnerv die Information in elektrische Impulse um und sendet sie ans Gehirn. Die halbkreisförmig angeordneten Bogengänge funktionieren wie ein Kreisel. Auf diese Art und Weise halten wir unser Gleichgewicht.

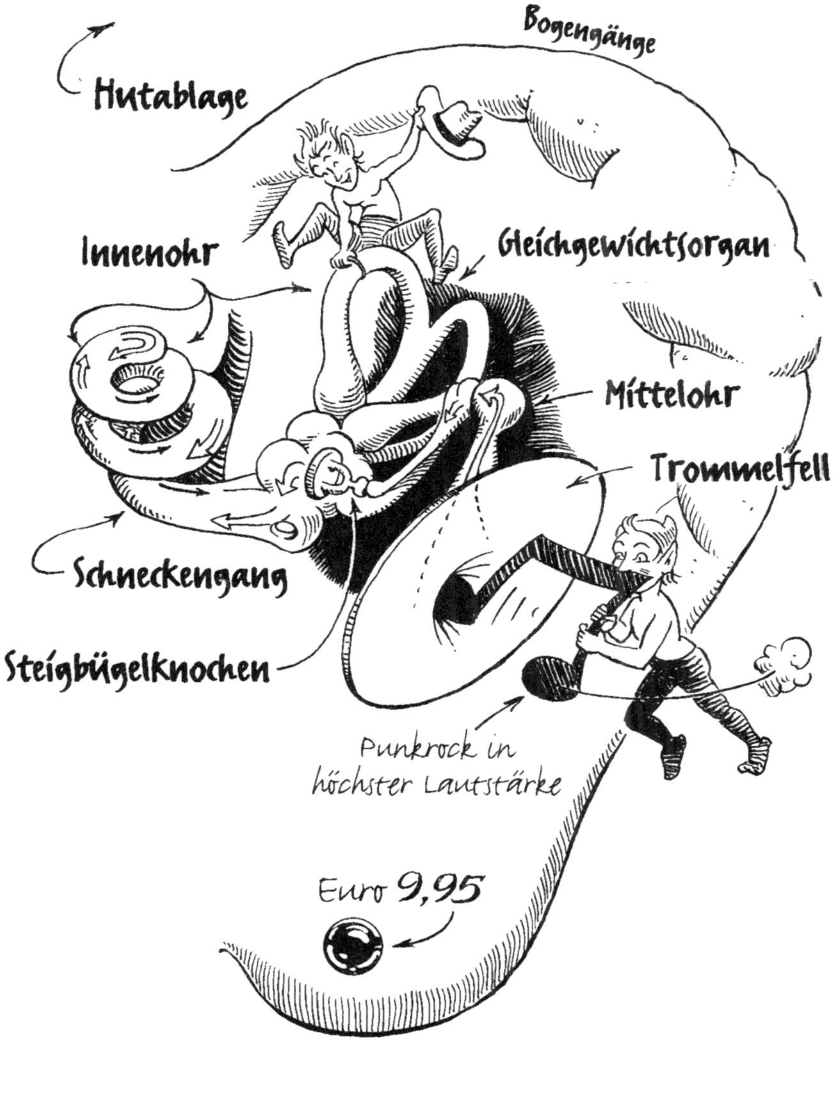

Wahr oder falsch? Männer haben einen Extrafilter in ihren Ohren, der sie schlechter hören lässt.

Es stimmt, dass Männer häufiger unter Gehörverlust leiden als Frauen, doch wir wissen, dass es dort keinen Extrafilter gibt, der ihnen das Hören erschwert. Jedoch sind Männer immer noch häufig in Berufen tätig, bei denen es zuweilen sehr laut zugeht und deshalb sind ihre Hörprobleme den lauten Geräuschen zuzuschreiben, die sie umgeben.

Hörhilfe (etwa 10 Prozent der männlichen Patienten mit Gehörproblemen werden zum Arzt geschickt, weil ihre Frauen sich darüber beschweren, dass das, was sie sagen, bei den Herren nicht mehr richtig ankommt). Schwerhörigkeit ist so verbreitet, dass manche Ärzte behaupten, es sei ein zentrales Problem der Menschheit. Die größte Bedrohung für unser Gehör ist LÄRM. VIELE UNTERSUCHUNGEN HABEN DAS BEWIESEN – Entschuldigen Sie, wir wollten nicht laut werden ... Die Studien haben gezeigt: Wer sich über längere Zeit lauten Geräuschen aussetzt, kann sein Gehör teilweise oder gänzlich verlieren. Später in diesem Kapitel werden wir erläutern, welche Geräusche einen solchen Schaden anrichten können (aber bedenken Sie schon jetzt, dass selbst das Geräusch, das beim Schnarchen produziert wird, bereits 85 Dezibel erreicht). Natürlich kann der Verlust des Gehörs auch durch andere Umstände ausgelöst werden. Eine relativ harmlose Infektion zum Beispiel, die durch Wasser im Ohr hervorgerufen wird, kann zu einer Mittelohrentzündung und damit zu Hörschädigungen führen, wenn sie nicht schnell behandelt wird. Eine solche Infektion tritt besonders häufig bei Kindern auf.

Manche Menschen müssen ein beständiges Klingel- oder Surrgeräusch ertragen – den so genannten Tinnitus. Diese Erkrankung schränkt die Funktion der Gehörschnecke ein – ein kreisförmiges Gebilde im Ohr, in dessen Inneren sich kleine Sinneshärchen befinden, die man auch Zilien nennt. Wenn alles richtig funktioniert, trifft ein Ton auf das Trommelfell und bringt die Flüssigkeit des Innenohrs zum Schwingen, was auch die Zilien in Bewegung setzt. Diese Sinneshärchen wandeln Schallwellen in elektrische Energie um, damit der Gehörnerv die Information zum Gehirn weiterleiten kann. Wenn die Härchen allerdings nicht richtig arbeiten, klingelt es in den Ohren, obwohl überhaupt

Was ist ein Dezibel?

Ihr Ohr ist eins der sensibelsten Organe Ihres Körpers. Es kann auch die leisesten Geräusche vernehmen, wie zum Beispiel das Antippen eines Fingers auf der Haut oder das Rascheln der Haare, wenn man sich im Bett bewegt. Gewöhnlich ist es aber den sehr viel lauteren Tönen unserer Umwelt ausgesetzt. Um deren Stärke – und den Schaden, den sie unseren Ohren zufügen können – zu bestimmen, ist die Dezibelskala gut. Auf der bildet der leiseste vernehmbare Laut – 0 Dezibel – das untere Ende. Ein Ton, der zehnmal so laut ist, hat 10 Dezibel. Jedes Geräusch, das lauter als 85 Dezibel ist, kann zu Einschränkungen beim Hören führen. Wenn man sich acht Stunden lang einem Geräuschpegel von 90 Dezibel oder mehr aussetzt, wird das Gehör nachhaltig geschädigt. Und wenn auf das Ohr Geräusche über 140 Dezibel treffen, kann das zu sofortigen Hörschäden führen. Hier haben wir nun einige Alltagsgeräusche aufgelistet, mit denen Ihr Ohr jeden Tag fertig werden muss (alle Messungen sind direkt an der Geräuschquelle vorgenommen worden. Sobald man sich entfernt, sinkt der Level entsprechend):

Leisester hörbarer Laut	0 Dezibel
Flüstern	20 Dezibel
Normale Konversation	60 Dezibel
Schnarchen	85 Dezibel
Rasenmäher	90 Dezibel
Autohupe	110 Dezibel
Rockkonzert, Düsenflugzeug	120 Dezibel
Feuerwerkskörper	140 Dezibel

kein äußerer Reiz vorliegt. Menschen, die an Tinnitus leiden, vernehmen dieses Klingeln gewöhnlich stärker, wenn sie allein sind, denn in Gesellschaft wird das störende Geräusch normalerweise von vielen Nebengeräuschen überlagert.

Neben der Hörschnecke befindet sich das Vorhoflabyrinth mit drei Kanälen, die alle

Wahr oder falsch? Musik ist schlecht für die Ohren.

Nun, laute Musik ist auf jeden Fall schlecht für die Ohren. Doch in einigen Kulturen geht man davon aus, dass Musik auch heilt. Man glaubt, dass Musik Schwingungen aussendet, die einen therapeutischen Effekt zeitigen, da sie die Fähigkeit des Körpers verbessern, mit einer Erkrankung fertig zu werden.

an verschiedenen Achsen liegen. Sie sind verantwortlich für Drehbewegungen und geben Ihnen Informationen darüber, wo Sie sich gerade im Raum befinden. Dieses Labyrinth gehört zu den vier Systemen, die gemeinsam Ihren Gleichgewichtssinn bilden (die anderen drei sind Ihre Sehfähigkeit, die Propriozeption, das heißt, die Fähigkeit, körpereigene Empfindungen wahrzunehmen und zu erkennen, wo sich Ihre Körperteile im Verhältnis zum Raum befinden, und schließlich Ihr Kleinhirn, welches die einzelnen Informationen zusammenführt). Das klingt nach ein paar Systemen zu viel, doch wenn zwei von ihnen ausfallen, gehen Sie nur noch so durchs Leben, als hätten Sie gerade Ihre dritte Flasche Wein geleert – Sie stolpern und Ihnen ist sehr, sehr schwindelig. Sehr viele Menschen müssen sich jedes Jahr wegen ihrer Schwindelgefühle in Behandlung begeben.

Im Inneren Ihrer Ohren produzieren Drüsen das bekannte Ohrenschmalz. Und auch, wenn wir beständig versuchen, uns dieser wachsartigen Masse samt der kleinen Härchen, die – besonders bei Männern – aus den Ohren herauswachsen, zu entledigen, so erfüllen beide doch eine sehr wichtige Funktion: Wie eine Venusfliegenfalle fängt das Ohrenschmalz Staub ein und stößt gleichzeitig Wasser ab, das in das Ohr eindringen und dort Schaden verursachen könnte.

Wahrheit oder Mythos Nr. 2

Ideal, als die Menschen noch in freier Wildbahn lebten. Sobald kleine Fremdkörper in das Ohr gelangen, wird das Ohrenschmalz nach außen gedrückt, wo es trocknet und irgendwann herausgeporkelt wird. Dabei muss man vorsichtig sein. Es ist ganz schlimm für Ihre Ohren, wenn Sie diese Masse mit einem Wattestäbchen oder dem Fingernagel wieder zurück in den Gehörgang drücken. Alles, was Sie in Ihre Ohren stecken, wirkt wie ein Ladestock und presst das Ohrenschmalz tiefer in die

Ohren, so dass die Schallwellen auf ihrem Weg zum eigentlichen Hörorgan behindert werden (und dabei haben wir die Gefahr, dass Sie Ihr Trommelfell mit solchen Gegenständen durchlöchern können, noch gar nicht erwähnt).

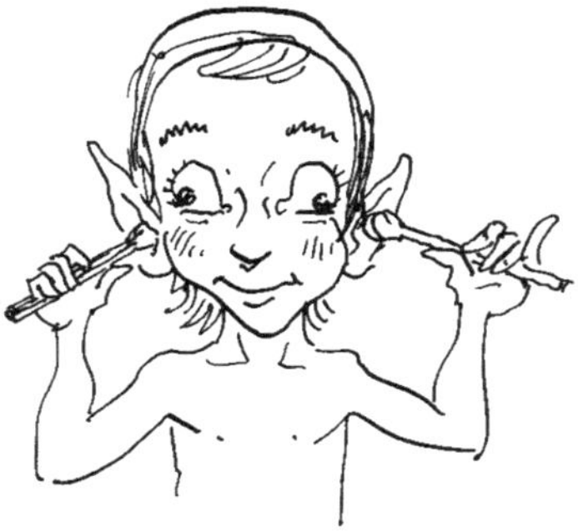

Haut

Unsere Häuser können wir in verschiedenen Farben streichen und auf unserem Planeten laufen Menschen mit ganz unterschiedlicher Hautfarbe herum. Sowohl die Hausfassaden als auch unsere Haut sind den Einflüssen unserer Umwelt in extremem Maße ausgesetzt. Und obwohl es beim Blick in einschlägige Presseerzeugnisse manchmal so scheint, als wäre die Haut nur noch zum Vermarkten da, ist ihr eigentlicher Zweck, das Innere des Körpers zu schützen. Bei einer durchschnittlich großen Person bedeckt die Haut etwa 17.000 Quadratzentimeter Fläche, was sie zum größten Organ des Körpers macht. Und nicht nur das, sie leistet auch viel:

Wahr oder falsch? Man sollte mit Wattestäbchen seine Ohren säubern.

Wattestäbchen und jegliche andere Instrumente, mit denen Sie in Ihren Ohren pulen, sind definitiv nicht zur Ohrenhygiene geeignet – es sei denn, Sie beschränken sich wirklich nur auf die Ohrmuschel. Überschüssiges, etwas tiefer liegendes Ohrenschmalz entfernen Sie am besten so: Träufeln Sie einen Tropfen Petroleum in Ihr Ohr. Nun legen Sie sich so auf die Seite, dass das Öl in den Gehörgang rinnen kann. Wenn Sie so für etwa eine Stunde liegen bleiben, wird das Petroleum das Schmalz verflüssigt haben. Nun müssen Sie das Wachs-Petroleum-Gemisch nur herauslaufen lassen und mit einem Taschentuch abwischen. Genauso verfahren Sie auch mit dem zweiten Ohr.

★ Ihre Haut schützt Sie vor Infektionen. Denn Infektionen kommen auf drei Wegen in Ihren Körper – durch die Lungen, durch den Darmtrakt oder durch die Haut. Da unsere Haut am meisten Kontakt mit der Umwelt hat, besitzt sie auch viele Eigenschaften, uns vor deren negativen Einflüssen zu schützen. Die

FAKTEN, FAKTEN, FAKTEN!

Allergische Hautreaktionen äußern sich in Blasen, Rötungen und durch Juckreiz – allerdings treten sie nur auf, wenn die Haut mit dem für den Körper unverträglichen Stoff in Berührung kommt. So können Sie selbst herausfinden, welche Stoffe bei Ihnen allergische Reaktionen auslösen, indem Sie ein wenig Detektivarbeit leisten. Überlegen Sie zum Beispiel, ob Sie in der letzten Zeit Ihre Seife oder Ihr Duschgel, Ihr Waschmittel oder Ihr Parfüm gewechselt haben. Oder neuen Modeschmuck tragen. Der darin enthaltene Nickel kann heftige Reaktionen auslösen. Um den Schuldigen zu finden, lassen Sie abwechselnd einen der möglichen Auslöser weg (das ist auch genau der Weg, den Ihr Arzt beschreiten würde), bis die allergische Reaktion nicht mehr auftritt. Dies ist ein weiterer Schritt, wie Sie Ihrem Körper die gebührende Aufmerksamkeit schenken können und so zum weltbesten Experten für Ihren Körper werden.

oberste Hautschicht ist eine eher unempfindliche Schicht, die wie ein Schutzschild gegenüber äußeren Invasoren wirkt.

★ Unsere Haut sendet wichtige Signale an das Gehirn. Wenn Sie sich zum Beispiel verbrennen und es wehtut, interpretiert Ihr Gehirn diese Nachricht und Sie treten einen Schritt vom Lagerfeuer zurück (sehr gut!). Wenn Sie dagegen nichts spüren, bedeutet das, dass die Schmerzrezeptoren in Ihrer Haut bereits abgestorben sind, was den Effekt hat, dass Sie die Nachricht „Feuer = heiß = Gefahr" nicht verstehen.

★ Die Haut hilft uns auch dabei, uns zu entwickeln. Man hat herausgefunden, dass liebevolle Berührungen den wichtigsten Teil in der Entwicklung des Kindes darstellen und dass wir große Schäden verursachen, wenn wir sie ihm vorenthalten. Aus dieser Einsicht resultiert, dass Berührungen auch heilen können. Diese Tatsache wird besonders bei Massagen, aber auch in vielen asiatischen Heilmethoden genutzt.

★ Und außerdem heilt die Haut ihre Wunden selbst: Wenn sich über einer Wunde eine Kruste bildet, entsteht damit eine Schutz- und Nährschicht, die der Haut darunter erlaubt, wieder zusammenzuwachsen und die Wunde zu schließen. (Deshalb ist es auch schlecht, die Kruste abzukratzen, bevor sie von allein abfällt, denn damit unterbrechen und verlangsamen Sie den Heilungsprozess, außerdem entstehen so eher hässliche Narben.)

Abbildung 8.3 **Zeigen Sie ruhig ein bisschen Haut** Die Haut fühlt den Schmerz mithilfe der Nervenenden in der Dermis. Dort befinden sich Elastinfasern, die wie ein Gummiband funktionieren und die Haut glatt und straff halten. Sonne und auch eine vorzeitige Alterung der Arterien, zum Beispiel durch starkes Rauchen, zerstören die Qualität des Elastins. Und schon sind die Falten da. Die Talgdrüsen sondern ein Sekret, ein „Schmiermittel", ab, um die Haut wirksam zu schützen. Sie schicken auch chemische Geruchsbotschaften an unsere Mitmenschen. Sie wissen ja, einige sind von Ihrem Geruch begeistert und andere nicht. Die Schweißdrüsen produzieren eine Flüssigkeit, die unsere Haut kühlt, wenn wir uns sehr anstrengen.

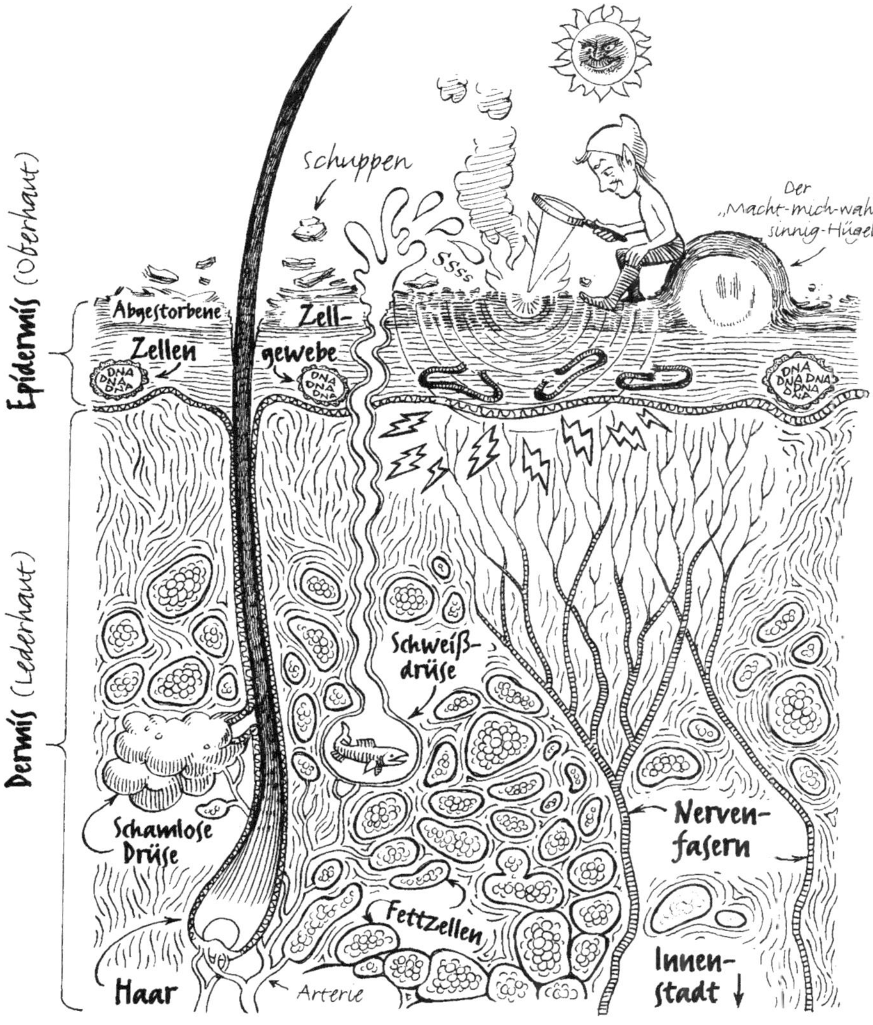

Wahr oder falsch? Schweiß stinkt.

Ob es nun im Umkleideraum der Schule oder in einer überfüllten U-Bahnstation im August war: Sie hatten sicher schon Gelegenheit, Menschen nahe zu kommen, die sehr viel schwitzten. Doch Tatsache ist: Schweiß stinkt nicht! Tatsächlich ist Schweiß, wie übrigens auch Urin, steril (beide kommen erst mit Bakterien in Kontakt, nachdem sie aus unserem Körper ausgeschieden wurden). Der Mensch besitzt zwei Arten von Drüsen, die etwas absondern, was wie Schweiß aussieht und sich auch so anfühlt. Solche Sekrete dienen dazu, Gifte aus dem Körper zu schwemmen. Und nur Ihre Schweißdrüse sondert den Duft ab, der unverwechselbar zu Ihnen gehört, Sie anziehend macht bzw. manche Leute dazu veranlasst, das Laufband auf der anderen Seite des Fitnessstudios zu nehmen. Diese Drüsen sind vorwiegend in den Achselhöhlen und im Genitalbereich zu finden.

Um die Haut, die aus Stammzellen entsteht, begreifen zu können, sollten Sie sie wie die Farbschichten an Ihrem Haus betrachten. Das Haus ist vielleicht nicht nur mit Ihrer Lieblingsfarbe gestrichen, sondern wahrscheinlich haben es auch die zahllosen Vorbesitzer schon verschönert. Wie diese Farbschichten liegen auch die verschiedenen Hautschichten übereinander. Jede erfüllt einen anderen wichtigen Zweck. Die äußerste Schicht heißt Epidermis und bedeckt die nächste Schicht, die Dermis (vgl. dazu Abbildung 8.3). Die Epidermis selbst hat keine eigenen sensorischen Fasern, so dass wir damit keinen Schmerz und keine Berührungen empfinden können. Es ist vielmehr die darunter liegende Dermis, die Sie Erleichterung empfinden lässt, wenn Ihr Partner Ihnen den Rücken kratzt. Unterhalb der Dermis liegt subkutanes Gewebe, wie Haarfollikel und Drüsen, die zum Beispiel Schweiß produzieren. Damit ist die Haut das größte Sinnesorgan Ihres Körpers.

Obwohl vieles – von den scharfen Katzenkrallen bis hin zu Rasierklingen – die Struktur Ihrer Haut beschädigen oder zerstören kann, ist der größte Feind Ihrer Haut die Sonne – jedenfalls, wenn Sie sich ihr zu oft und zu lange aussetzen. Wir werden uns später mit dem Thema Hautkrebs beschäftigen, doch da wir gerade dabei sind, uns schon mal über das Aussehen der Haut und ihren Alterungsprozess zu unterhalten: Alte Haut ist immer faltig – und die meisten Falten sind durch zu viel Sonne entstanden. Oder haben Sie schon oft faltige Hintern gesehen? Wahrscheinlich nicht, denn die meisten Hinterteile sehen die Sonne (Gott sei Dank!) nicht sehr häufig. Das heißt, dass die Teile der Haut, die der Sonne nicht oder kaum ausgesetzt sind, viel länger babyweich und glatt bleiben als die Stellen, die zu häufig in der Sonne brutzeln. Was passiert, wenn die Haut Falten schlägt? Diese Frage führt uns zu den Kollagenfasern, die unterhalb der Dermis liegen. Sie ähneln kleinen Gummibändern: Wenn sie zu sehr von der Sonne bestrahlt werden, leiern sie aus. Auf diese Weise vernarbt das Gewebe und entwickelt Falten. (Wenn Ihre Arterien altern, werden die gummibandartigen Fasern nicht mehr ausreichend mit Nährstoffen versorgt, was denselben Effekt hat wie zu intensives Sonnenbaden: Es treten tiefe und hässliche Falten auf.) Man sollte wissen, dass es fast 30 Jahre dauern kann, bis die Schäden, die die Sonne verursacht hat, im Gesicht (oder an anderen Körperteilen) sichtbar werden. Die Sünden, die Sie an Ihrer Haut mit 20 begangen haben, zeigen sich also in Form von Falten erst, wenn Sie die 50 erreichen. Wirklich, den meisten Schaden richtet man vor seinem 20. Lebensjahr an. Deshalb sollten Sie schon Ihren Kindern erklären, wie sie ihre Haut am besten vor der Sonne schützen können. Falls Sie der Mode früherer Jahre gefolgt sind und es als Statussymbol ansahen, immer schön braun aus jedem Urlaub zurückzukehren, hat das sicher Spuren hinterlassen. Und womöglich haben Sie es auch noch versäumt, sich sorgfältig einzucremen. Die Sünden von gestern sind passiert, aber handeln Sie jetzt, damit Ihr Gesicht nicht mehr Falten hat als ein zerwühltes Teenagerbett.

DEN SCHMERZ SPÜREN Zwischen den Hautschichten gibt es etwas, das den Tastsinn ergänzt: die Schmerzrezeptoren. Falls Sie je einen Fahrradunfall hatten oder sich schon mal am Bügeleisen verbrannt haben, wissen Sie, dass Ihre Haut direkt mit ihren Schmerzrezeptoren verbunden ist. Doch Sie wissen auch, dass Schmerz mehr Facetten hat als ein Einkaufszentrum Etagen. Sie haben beispielsweise Muskelkater oder Herzleiden, Sie können stechende oder hämmernde Schmerzen spüren, Schmerz im Rücken oder im Kopf wahrnehmen – und Sie können den Schmerz ignorieren oder ihn behandeln. In unserer Gesellschaft ist Schmerz auf jeden Fall nicht gern gesehen. Wir mögen keine Schmerzen und möchten möglichst ohne auskommen. Nun, obwohl auch wir Ihnen wünschen, dass Sie selten Schmerzen haben, möchten wir

FAKTEN, FAKTEN, FAKTEN!

25 Prozent der Asiaten leiden unter extremer Schweißbildung, Hyperhidrose genannt. Hier liegt eine Fehlfunktion des Sympathikusnervs vor. Gerade an den bekannten Stellen und auch an den Extremitäten sondern diese Menschen übermäßig viel Schweiß ab. Mittlerweile gibt es aber Möglichkeiten, dieses Problem zu behandeln. Nämlich mit einer minimalinvasiven Methode, der Thorakoskopie. Dadurch werden die schuldigen Nerven durchtrennt. Solche Krankheiten sind der Grund dafür, warum es in vielen Kulturen Händeschütteln nicht gibt, sondern nur ein freundliches Nicken. Sollten Sie in den Achselhöhlen übermäßig stark schwitzen, so können auch Botoxspritzen Abhilfe leisten. In 90 Prozent der Fälle waren amerikanische Ärzte damit erfolgreich. Aber auch Placebos nutzen: Mit einer Salzwasserinjektion liegt die Erfolgsquote bei 36 Prozent.

Ihnen gleichzeitig deutlich machen, dass diese Empfindung eine sehr gesunde und natürliche Einrichtung des Körpers ist. Was der Rauchmelder im Haus ist, ist der Schmerz für Ihren Körper – er ist der Mechanismus, der Sie darauf aufmerksam macht, dass Sie möglicherweise gerade Gefahr laufen, eine unangenehme Erfahrung zu machen. Jeder weiß, dass ein Haus ohne Rauchmelder nur unzureichend gesichert ist. Dasselbe gilt für Ihren Körper: Ohne das Schmerzempfinden kann niemand gefährliche Situationen erkennen und sich somit auch nicht davor schützen. Sie besitzen zwei verschiedene Arten von Nervenfasern, die Schmerz erzeugen: Die einen übertragen Nachrichten, die das Gefühl eines dumpfen Schmerzes oder auch großer Panik erzeugen – ein Gefühl, das sich zum Beispiel einstellt, wenn Ihnen etwa eine Schlange Ihr Bein hinaufkriecht. Solche Nachrichten werden über langsam arbeitende Schmerzfasern (übrigens: C-Fasern – das auch nur zur Info für Trivial-Pursuit-Fans) weitergeleitet. Die anderen Fasern überbringen den Schmerz dagegen sehr schnell, zum Beispiel wenn eine Faust Ihr Gesicht trifft.

50 Prozent aller Menschen, die einen Arzt aufsuchen, klagen über Schmerzen. Niemand möchte gern mit Schmerzen leben, aber manchmal sind sie auch mit den besten Schmerzmitteln nicht zu vermeiden. Schwierig wird die Sache auch deshalb, weil Schmerzen so oft von Depressionen begleitet werden. Depressionen vergrößern den Schmerz und die allgemeine Schmerzempfindlichkeit noch, was in einen Teufelskreis aus mehr Schmerz und tieferer Depression führen kann. Je mehr Schmerz Sie ertragen müssen, desto depressi-

Dünnhäutig

Unser fortschreitendes Alter bemerken wir vor allem an der Haut. Wir entdecken Falten, Leber- bzw. Altersflecken oder sogar Hautkrebs. Generell kann man sagen, dass alles, was gut für Ihr Inneres auch gut für Ihr Äußeres ist. Und so schützen die beiden wichtigsten Maßnahmen im Umgang mit Ihrer Haut gleichzeitig auch den gesamten Rest Ihres Körpers:

> Regel-Nr.1: Meiden Sie starke Sonneneinstrahlung und
> Regel-Nr.2: Hören Sie auf zu rauchen! (Bedenken Sie bitte: Zehn Zigaretten am Tag können die Anzahl der Falten in Ihrem Gesicht innerhalb von nur kurzer Zeit verdoppeln.)

Viele Menschen sind überzeugt, dass sie für ihre Haut das Beste tun, wenn sie nur ausreichend trinken. Und obwohl die sichere Wirkung nicht ganz bewiesen ist, sollten Sie jeden Tag unbedingt ausreichend Wasser (Tee oder Fruchtsaftschorle) zu sich nehmen. Das hat viele positive Wirkungen. Im Folgenden wollen wir einige der häufigsten kosmetischen Hautprobleme aufzeigen und erklären, wie man sie konventionell behandeln bzw. sie etwas verdecken kann:

★ **Leber- bzw. Altersflecken:** Cremes, die die Haut abdecken oder die dunklen Flecken aufhellen, können hier zumindest oberflächlich Abhilfe schaffen.

★ **Tränensäcke:** Sie werden leider von Generation zu Generation vererbt und kommen von den überschüssigen Fettansammlungen um die Augen herum. Sie sollten ausreichend schlafen und exzessiven Alkoholkonsum vermeiden, da Tränensäcke dadurch verstärkt werden.

★ **Lachfalten:** Diese feinen Falten werden durch die Mimik verursacht. Eine gute und konsequente Gymnastik kann viel bewirken. Außerdem gehören sie in Ihr Gesicht und sind sympathisch, weil das zeigt, dass Sie ein positiver Mensch sind.

★ **Falten, Krähenfüße und Furchen:** Eigenfett-, Collagen- und Botoxspritzen scheinen Linien und Falten zu minimieren, aber man sollte bei diesen Eingriffen die Nebenwirkungen nicht außer Acht lassen. Das Risiko für die Gesundheit ist nicht gering. Fest steht jedenfalls, dass es überhaupt nichts bringt, sich über jede neue Falte im Gesicht zu ärgern, denn das macht nur noch mehr Falten.

ver werden Sie, weil Sie sich unfähig fühlen, alltägliche Dinge zu verrichten. Und je depressiver Sie werden, desto schlimmer werden die Schmerzen. Deshalb ist es so wichtig, Schmerzen zu behandeln. Denn Ihr Schmerzgedächtnis vergisst keinen Schmerz. Der Schmerz wird in der Regel von den Schmerzrezeptoren der Haut ans Gehirn weitergegeben, trotzdem reicht es nicht, die Schmerzleitung lediglich mit einem Schmerzmittel zu unterbrechen. Sie könnten genauso gut ein undichtes Dach mit etwas Farbe übertünchen. Wenn Sie sich wirklich jünger und vitaler fühlen wollen, dürfen Sie nicht nur den Schmerz – also das Symptom – behandeln. Sie müssen vielmehr die tatsächliche Ursache finden und mit ihr das ganze Problem beseitigen.

Ihre Sinnesorgane: die Werd-jünger-alt-Strategie

Wenn Sie tatsächlich jünger alt werden wollen, reicht es nicht aus, die Arterien glatt zu halten und dafür zu sorgen, dass Ihre Lungen stets mit reiner Luft gefüllt sind. Denn Sie müssen sich auch jung fühlen. Und hier kommen Ihre Sinnesorgane wieder ins Spiel: Denn wenn die nur noch eingeschränkt funktionieren oder ihren Dienst ganz einstellen, fühlen Sie sich manchmal von heute auf morgen steinalt. Besonders wenn es Sehen oder Hören betrifft. Unser Plan zielt darauf ab, Ihre Sinne zu schärfen, damit Sie die wundervolle Welt um sich herum und damit das Leben weiterhin genießen können.

Maßnahme 1: Verordnen Sie sich Erhaltungsmaßnahmen

Gut erhaltene alte Dinge sind etwas Wunderbares. Sie ringen uns Ehrfurcht ab. In den Museen können wir Kunstwerke unserer Vorfahren bewundern, und genauso versuchen wir die Dinge des Alltags lange in Stand zu halten. So schützen wir mit Mottenkugeln unsere Kleidung. Frisch halten ist Trumpf. Auch im Supermarkt können Sie Konservenbüchsen kaufen, deren Inhalt bis zum Jahre 3072 haltbar ist. Das Tolle ist: Sie können auch Ihren Körper ein wenig konservieren, wenn Sie ihn nur regelmäßig pflegen.

HAUT Wenn Sie älter werden, verlangsamt die Epidermis ihre Zellproduktion. Zusätzlich lässt verstärkte Sonneneinstrahlung diese Hautschicht mit der Zeit dünner werden. Ein Weg, Ihre Haut zu verjüngen, ist, sie einfach auszutricksen: Verwenden Sie dazu regelmäßig Alphahydroxylsäure (AHS), eine Substanz, die in vielen Hautcremes enthalten ist und die Hauterneuerung ankurbelt.

AHS reizt die Epidermis, indem sie abgestorbene Hautzellen beseitigt und die Haut dadurch veranlasst, neue Zellen zu produzieren. Dadurch wird Ihr Hautbild erneuert und Sie sehen jünger und frischer aus. Ganz einfach, oder? Außerdem müssen Sie dabei nicht viel Geld für teure Cremes aus dem Fenster werfen, denn jedes Produkt, das AHS enthält, wirkt – egal wie es heißt.

Wahrheit oder Mythos Nr. 3

AUGEN Zu viel Sonneneinstrahlung kann auch Ihren Augen schaden, denn gewisse Wellenlängen des Lichts werden von der Augenhornhaut nicht gefiltert und sind so im Stande, Linse oder Iris zu verletzen. Deshalb sind Sportarten wie Skifahren oder Surfen nicht nur gefährlich für Ihre Knie, sondern auch für Ihre Augen. Denn sowohl Schnee als auch Wasser reflektieren das Sonnenlicht so stark, dass sie die schädlichen Strahlen auf direktem Wege in Ihre Augen leiten. Brillen, die die schädlichen Wellenlängen aus dem Lichtspektrum filtern (UVA- und UVB-Strahlen), sollten daher besonders von Ski- und Wassersportlern sowie von Menschen getragen werden, die viel draußen arbeiten. UVB-Strahlen werden normalerweise von der äußeren Hornhaut der Augen gefiltert. Gegen UVA-Strahlen dagegen ist das Auge nicht geschützt. Genau diese UVA-Strahlen stehen aber im Verdacht, zur Entwicklung des grauen Stars und zur Schädigung der Makula beizutragen. Beim Kauf einer Sonnenbrille sollten Sie deshalb unbedingt darauf achten, dass sie mit einem UVA-Filter ausgestattet ist. Die Wirksamkeit dieser Filter können Sie übrigens bei Ihrem Augenarzt oder Optiker messen lassen.

OHREN Den folgenden Rat würden wir Ihnen am liebsten ins Ohr flüstern: Gehen Sie alles ruhig an! Im doppelten Sinne. Denn nichts schädigt Ihr Gehör so sehr wie Lärm. Glücklicherweise können sich die Ohren bis zu einem gewissen Grad auf bestimmte Bedingungen einstellen, so dass der Mensch Schädigungen im Allgemeinen nur bemerkt, wenn der Krach ganz direkt und über einen längeren Zeitraum auf die Ohren einwirkt. Es ist schon ein wenig beängstigend, dass bereits alles, was lauter ist als 85 Dezibel, zu massiven Hörschäden führen kann (zum Vergleich: Raschelnde Blätter werden mit 0 und geflüsterte Worte mit 20 Dezibel bewertet). Ein Föhn oder ein Rasenmäher mit einer

Lautstärke von 90 Dezibel kann bereits nach zwei Stunden permanenten Brummens zu Hörschäden führen. Das werden die meisten von Ihnen wahrscheinlich als nicht so schlimm empfinden, weil Sie selten zwei Stunden lang den Rasen mähen oder sich so lange die Haare föhnen – es sei denn, Sie heißen Rapunzel. Für Frisöre oder Gärtner ist das dagegen ein etwas ernsteres Thema. Die Regel besagt, dass je lauter ein Ton ist, desto weniger Zeit braucht es, bis Ihr Gehör geschädigt wird. Ein Rockkonzert zum Beispiel wird bei 110 Dezibel eingestuft und kann schwere Hörschäden in weniger als 45 Minuten verursachen. Sie wissen sicherlich, dass ein durchschnittliches Rockkonzert gewöhnlich länger dauert. Um Ihr Gehör zu erhalten, ist die einzige und wichtigste Maßnahme, es vor lauten Geräuschen zu schützen, indem Sie a) Lärm vermeiden oder b) Ihre Ohren zumindest mit Ohrstöpseln oder Ähnlichem gegen den Krach schützen.

EMPFINDUNG Ein alter Spruch lautet: „Ertrage den Schmerz, versuche, mit ihm zu leben, und früher oder später wird er schon von selbst vergehen." Doch nur weil es Schmerzen gibt, heißt das nicht, dass wir sie auch ertragen müssen. Es gibt Mittel und Wege, sie zumindest erträglich zu halten. Wenn Sie chronische Schmerzen haben, werden Ihre Schmerzrezeptoren in gesteigerte Alarmbereitschaft versetzt, was bedeutet, dass die Schmerzen noch stärker werden, was wiederum die Schmerzempfindlichkeit dieser Rezeptoren weiter erhöht. Je mehr Sie versuchen, mit dem Schmerz zu leben, desto mehr Schmerz müssen Sie ertragen. Es ist fast so, als würden Sie einem weinenden Kleinkind geben, was es will, und es damit für sein Weinen belohnen. Das Resultat: ein kleines hübsches Monster! Wenn Sie dementsprechend Ihrem Körper signalisieren, dass Schmerz eine erträgliche Sache ist, indem Sie ihn nicht behandeln, verstärken Sie nur die Schmerzempfänglichkeit und damit den Schmerz selbst. Deshalb ist es so wichtig, Ihre Schmerzrezeptoren zu desensibilisieren, indem Sie täglich mindestens sechs Stunden am Stück schmerzfrei werden. Auf diese Weise wird der nächste Schmerzanfall nicht mehr so schlimm ausfallen. Denn wenn Sie den Schmerzrezeptoren keine Ruhe gönnen, kann es passieren, dass der Schmerz chronisch wird (chronisch nennt man jeden Schmerzzustand, der drei Wochen oder länger andauert). Die Schmerzpause ist für den Körper, was die Generalüberholung für die Computerfestplatte – anschließend können neue Informationen wieder besser aufgenommen und gespeichert werden.

Schmerztherapien gibt es viele – oft wird zum Beispiel das Schmerzmittel Ibuprofen oder eine Salbe verschrieben, die Capsaicin enthält (ein Bestandteil der Chilischote, der sich an Schmerzrezeptoren bindet, wodurch insbesondere chronische Schmerzen gelindert werden können). Eine natürliche Möglichkeit, Schmerzen einzudämmen, stellt die Akupunktur dar. Diese alte asiatische Therapieform setzt auf die Meridiane, die durch den Körper fließen und durch Krankheiten (psychische wie physische) blockiert werden können. Der Schmerz gilt dabei als Symptom dieser Blockade. Indem man sich bei der Akupunktur auf die Behandlung verschiedener Schmerzzonen konzentriert, wird die Schmerzschwelle heraufgesetzt und tritt möglicherweise gar nicht mehr auf. Wenn Sie sich für die Akupunktur als Schmerztherapie entscheiden, raten wir Ihnen, in jedem Fall einen anerkannten Therapeuten aufzusuchen. Einen solchen finden Sie am besten bei der Deutschen Ärztegesellschaft für Akupunktur unter www.daegfa.de. Bei Muskel- und Gelenkschmerzen wirken auch Massagen oft besonders wohltuend. Einen anerkannten Physiotherapeuten finden Sie beispielsweise beim Zentralverband der Physiotherapeuten/Krankengymnasten, www.zvk.org oder unter www.medizinauskunft.de.

Maßnahme 2: Schützen Sie sich

Safer Sex zu praktizieren wird besonders jungen Menschen immer wieder nahe gelegt (mit leider nur mäßigem Erfolg, wie die jüngsten HIV- und Aids-Statistiken zeigen). Im Fall der menschlichen Haut geht es nun aber um Safer Sun. Sonnenlicht ist für den Menschen lebenswichtig – das wissen wir und wollen es auch gar nicht bestreiten. Wir benötigen ungefähr 10 bis 20 Minuten Sonnenbestrahlung täglich, damit der Körper aus Cholesterol Vitamin D herstellen kann. Es ist wichtig für ein gut funktionierendes Herz- und Gefäßsystem und auch die Immunabwehr profitiert davon. Wer jeden Tag 20 Minuten Sonne tankt, kann für sein Real-Age noch fast ein ganzes Jahr vom tatsächlichen Alter abziehen. Doch genauso wichtig ist es, die Zeit, der man seine Haut der Sonne aussetzt, zu begrenzen. Denn nur so können Sie sich sowohl vor Hautkrebs als auch vor Faltenbildung schützen. Wenn Sie beide Ratschläge befolgen – die Sonne genießen, aber nicht zu lange –, können Sie Ihr biologisches Alter um bis zu 1,7 Jahre verjüngen. Es gibt natürlich Menschen, die gezwungen sind, länger draußen zu bleiben als diese empfohlenen 20 Minuten. Wenn Sie unter freiem Himmel arbeiten, aber auch wenn Sie in Urlaub fahren, ist es daher unbedingt notwendig, Ihre Haut mit Sonnencreme und Sunblocker zu schützen – insbesondere in der Zeit von 10 Uhr morgens bis 16 Uhr nachmittags, denn dann sind die UV-Strahlen am kräftigsten und gefährlichsten. Verwenden Sie dafür eine Creme mit einem Lichtschutzfaktor von mindestens 30 für Ihren Körper und von 45 für die Stellen, die der Sonne permanent ausgesetzt sind wie Gesicht und Hände.

Maßnahme 3: Verwöhnen Sie Ihre Augen

Ihre Augen leisten eine Menge für Sie. Mit ihrer Hilfe können Sie Wochenendausflüge ins Grüne (oder Blaue) genießen, die Bilder von Monet bewundern und die neuesten Klatschkolumnen studieren. Deshalb sollten Sie diesen Wunderwerken ab und zu etwas zurückgeben und sie nach allen Regeln der Kunst verwöhnen. Genau zu diesem Zweck haben wir Ihnen dieses Kurpaket zusammengestellt.

TRINKEN Die Tränenkanäle in Ihren Augen sind nicht nur aktiv, wenn Sie Zwiebeln schneiden, Filme mit Meg Ryan anschauen oder Ihren Lieblingsverein verlieren sehen. Wie Sie ja wissen, sind sie auch dafür verantwortlich, dass Ihre Augen immer mit ausreichend Feuchtigkeit versorgt werden. Trockene Augen sind ein häufiges und besonders unangenehmes Problem, das daher rührt, dass die Tränendrüsen zu wenig Flüssigkeit produzieren. Wenn Sie eine ausreichende Menge Flüssigkeit produzieren wollen, hilft es wenig, „Titanic" mit Leonardo di Caprio zum 20. Mal anzusehen. Das beste Mittel besteht vielmehr darin, den ganzen Tag über ausreichend zu trinken.

SCHLUMMERN Wie Sie wissen, lädt ein guter Schlaf Ihr gesamtes Körpersystem mit neuen Energien auf – und eine Runde Schlaf macht auch müde Augen wieder munter. Während Sie ruhen, erholen sich vor allem die Netzhautmembranen von einem langen Tag und sind am nächsten Morgen wieder frisch und einsatzfähig. Ihre Augen brauchen pro Nacht wenigstens fünf Stunden Schlaf, um sich zu regenerieren.

MACHEN SIE MAL PAUSE Wenn Sie den ganzen Tag lang vor dem Computer sitzen, ist es besonders wichtig, mindestens alle zwei Stunden eine kleine Pause einzulegen. Denn das Flimmern des Computerbildschirms ist besonders anstrengend für Ihre Augen und kann so weit führen, dass sie nicht nur sehr müde werden, sondern regelrecht schmerzen. Also stehen Sie ab und zu von Ihrem Schreibtisch auf, sehen Sie aus dem Fenster oder schließen Sie die Augen für einen Moment. Und noch etwas: Stellen Sie Ihren Monitor optimal ein, damit er so wenig wie möglich flimmert. Oder überlegen Sie eventuell, ob Sie nicht einen besseren kaufen wollen. Zum Wohle Ihrer Augen.

> **FAKTEN, FAKTEN, FAKTEN!**
> Wenn Sie von der Arbeit am Bildschirm sehr schnell müde Augen bekommen, sollten Sie vielleicht erst einmal die Position Ihres Tischs oder Stuhls verändern. Stellen Sie ihn so ein, dass Sie von oben auf den Bildschirm sehen. Auf diese Weise müssen Sie die Augenlider nicht ganz so weit öffnen. Die Augen trocknen nicht so leicht aus und ermüden nicht so schnell.

Maßnahme 4: Nahrung für die Sinne

Nahrungsmittel sind nicht nur dazu da, Ihre Geschmacksknospen zu erfreuen. Wenn Sie die richtigen Nährstoffe zu sich nehmen, werden auch all Ihre anderen Sinnesorgane davon profitieren. Hier kommen die Nährstoff-Top-Ten für Ihre Sinne:

LUTEIN Diese Substanz findet man in Getreide, Spinat und anderen grünen Blattgemüsesorten und mittlerweile hat sie sich zum Nährstoff für echte Adleraugen gemausert: Denn mit ihrer Hilfe wird die Sehkraft erhalten, der Alterungsprozess der Augen verlangsamt und etwas Sinnvolles für die Gesundheit des Sehnervs getan. Einige Mediziner gehen davon aus, dass Lutein dadurch so gut wirkt, weil es Oxidationsschäden an der Netzhaut verhindert. Doch um ehrlich zu sein, wir wissen nicht genau, was dieser Nährstoff ausrichtet. Wenn Sie Ihren Augen etwas Gutes tun wollen, sollten Sie täglich ungefähr 1.000 mg Lutein – am besten in Form von Nahrungsergänzungsmitteln – zu sich nehmen.

> **FAKTEN, FAKTEN, FAKTEN!**
> Wenn es um die Gesundheit der Augen geht, sticht Popeye Bugs Bunny eindeutig aus: Karotten und Spinat sind beide sehr gesund, aber nur Spinat bringt Ihren Augen echte Power! Studien haben erwiesen, dass der Nährstoff Lutein im Spinat die Funktion der Augen besser unterstützt als das Beta-Karotin in Karotten.

FAKTEN, FAKTEN, FAKTEN!

Geben Sie das Rauchen auf, denn damit tun Sie nicht nur Ihren Lungen, sondern auch Ihrer Haut etwas Gutes. Und wenn Sie es früh genug schaffen, können Sie sogar die hässlichen Fältchen vermeiden, die sich selbst bei jungen Rauchern schon um den Mund herum entwickeln. Wenn Sie rauchen, werden die Innenwände Ihrer Arterien daran gehindert, die wichtige und äußerst flüchtige Substanz Stickstoffmonoxid zu produzieren, die auch für die Spannkraft Ihrer Haut verantwortlich ist. Wenn Sie also bald mit dem Rauchen aufhören, kann Ihr Blutgefäßsystem wieder ausreichend Stickstoffmonoxid liefern, wodurch Ihre Haut wieder mehr Elastizität erlangt. Das ist besser als die teuerste Creme.

VITAMIN C UND BIOFLAVONOIDE Beides hat sich als äußerst hilfreich für die Immunabwehr erwiesen. Beide Substanzen sind aber genauso wichtig, um sich vor Augenkrankheiten wie dem grauen Star zu schützen. Lesen Sie bitte in Kapitel 9 nach, welche Nahrungsmittel besonders viele der kraftvollen Flavonoide enthalten. In vielen Früchten und Gemüsesorten stecken sowohl Vitamin C als auch Bioflavonoide und es steht fest, dass Sie Ihren Körper um bis zu vier Jahre verjüngen können, wenn Sie nur vier Portionen Obst und/oder Gemüse am Tag essen. Jüngste Studien haben sogar erwiesen, dass Menschen über 50 ihr Risiko, eine degenerative Augenkrankheit zu entwickeln, signifikant senken konnten, wenn sie wenigstens drei Portionen davon am Tag zu sich nahmen.

FISCHÖL. Mit zunehmendem Alter werden die Fettzellen in der dritten Hautschicht langsam dünner und verklumpen teilweise, weswegen ältere Haut oft einer schrumpligen Rosine gleicht. Ungesättigte Fettsäuren in Fischöl und Lachs polstern diese dritte Hautschicht wieder etwas auf und machen sie geschmeidig, so dass ein paar Fältchen geglättet werden. Sie sehen gleich besser aus (wir müssen wohl nicht mehr betonen, dass Sie gesättigte Fettsäuren meiden sollten wie der Teufel das Weihwasser, weil diese unter anderem die Aknebildung fördern). Fisch ist außerdem besonders gut für Ihre Augen: Die Netzhaut hat eine membranartige Struktur und das gesamte Auge ist von einer weichen Doppelmembran umgeben (stellen Sie sich zwei Lagen Zellophan mit einer Schicht Gelee dazwischen vor). Daher hängt die Gesundheit der Augen auch vom Funktionieren der Leber ab. Denn unsere Leber verarbeitet fettlösliche Vitamine, die die Membranen der Augen mit Nährstoffen versorgen. Wenn Ihnen Decosahexaensäure (DHA) fehlt, sehen Sie schlechter, da die Lichtwellen, die auf der Netzhaut aufkommen, nicht richtig umgewandelt werden können. DHA ist die für den Menschen wichtigste Form der Omega-3-Fettsäuren. Nehmen Sie etwa 500 mg DHA am Tag zu sich, um degenerativen Augenerkrankungen vorzubeugen. Erfahrungen zeigen, dass Omega-3-Fettsäuren auch bei trockenen Augen helfen können.

DER AUGEN-COCKTAIL Eine groß angelegte Studie des National Institute for Health hat gezeigt, dass die Einnahme einer bestimmten Vitaminkombination hilfreich ist, wenn man an der altersbedingten Makuladegeneration leidet. Nicht nachgewiesen werden konnte, dass sich dieser Vitamincocktail zur Prävention eignet. Der Cocktail versagt ebenfalls, wenn es darum geht zu verhindern, dass aus der trockenen eine feuchte Makuladegeneration wird. Die Studie belegte aber, dass bei Personen, die bereits an einer feuchten Makuladegeneration erkrankt waren, das Risiko des vollständigen Verlusts der Sehkraft um mehr als 25 Prozent gesenkt werden konnte, wenn sie sich täglich einen Cocktail aus 500 mg Vitamin C, 400 I. E. Vitamin E, 15 mg Beta-Carotin, 80 mg Zink und 2 mg Kupfer genehmigten.

FAKTEN, FAKTEN, FAKTEN!

Da der Hormonspiegel in der Pubertät ansteigt, produziert die Haut zusätzliches Fett, was Akne auslösen und in der Folge sogar zu Infektionen führen kann. Neben der täglichen Gesichtshygiene und dem Gebrauch geeigneter Salben und Cremes spielt die Ernährung eine entscheidende Rolle. Wenn Sie zu Pickeln neigen, sollten Sie öl- und fetthaltige Speisen vermeiden (und dabei immer sehr fein die gesunden ungesättigten Fette von den ungesunden gesättigten sowie gehärteten Fetten unterscheiden). Die Du-Diät, die wir in diesem Buch vorstellen, ist eine perfekte Anti-Akne-Diät, weil sie keine gesättigten Fette enthält. Probieren Sie es einfach mal aus!

Maßnahme 5: Lassen Sie sich testen

Wir wissen, dass Ihnen keine teuren Diagnosegeräte zur Verfügung stehen, aber das bedeutet nicht, dass Sie sich kein Bild über den Zustand Ihrer Sinnesorgane machen können. Mit den folgenden einfachen Selbsttests können Sie immer wieder überprüfen, ob Sie noch ganz bei Sinnen sind.

BALANCE-TEST Stellen Sie sich mit geschlossenen Augen auf ein Bein, die Arme hängen locker an den Seiten herunter. Bleiben Sie nun einige Zeit so stehen und überprüfen Sie, wie lange Sie aushalten, ohne das zweite Bein wieder aufstellen zu müssen. Wenn Sie älter als 45 sind und länger als 15 Sekunden auf einem Bein stehen können, ist das ein sehr gutes Ergebnis. Sollten Sie allerdings bereits vorher ins Schwanken geraten, stimmt etwas mit Ihrem Gleichgewichtssinn nicht. Regelmäßiges Hanteltraining ist hier ideal, denn Sie trainieren damit neben Ihrer Armmuskulatur auch Ihre Koordinationsfähigkeit. Deshalb ist das Training mit Hanteln dem an Kraftgeräten eindeutig vorzuziehen. Sie sollten allerdings nicht völlig untrainiert sein, wenn Sie mit den Hantelübungen loslegen. Es besteht eine gewisse Verletzungsgefahr.

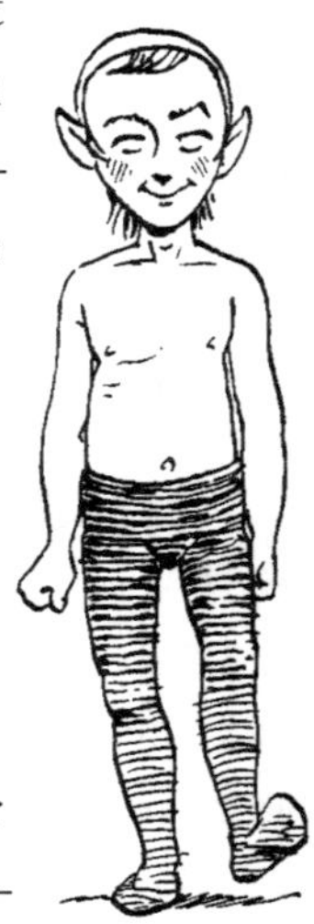

SEHTEST Tipp gefällig, der Ihnen sagt, ob Sie zum Augenarzt müssen oder nicht? Es gibt einige Dinge, die Ihnen Hinweise darauf geben, ob Ihre Augen sich verschlechtert haben. Ein Arztbesuch ist angebracht, wenn:

★ Ihre Augen bei der täglichen Arbeit schneller müde werden, als das bisher geschieht.
★ Ihre Augen früher müde werden – wenn Sie zum Beispiel bis vor einiger Zeit im Bett noch lesen konnten und das jetzt aufgrund der müden Augen nicht mehr möglich ist.
★ Ihre Augen länger brauchen, um sich an veränderte Lichtverhältnisse anzupassen (wenn Sie zum Beispiel während einer nächtlichen Autofahrt länger als drei Sekunden nichts mehr sehen können, nachdem Sie in helles Scheinwerferlicht gucken mussten).

HÖRTEST Beantworten Sie bitte folgende Fragen:

★ Beschweren sich Verwandte oder Freunde häufig, dass Sie zu laut fernsehen?
★ Bitten Sie andere häufig, etwas eben Gesagtes zu wiederholen?
★ Haben Sie Schwierigkeiten, kleine Kinder zu verstehen?

★ Haben Sie Probleme, jemanden zu verstehen, der aus dem Nebenzimmer zu Ihnen spricht?

Wenn Sie diese Fragen mit Ja beantworten müssen, sollten Sie Ihre Ohren beim Hals-Nasen-Ohren-Arzt untersuchen lassen. Sie können auch jemanden bitten, Ihnen zuerst etwas in das eine und dann in das andere Ohr zu flüstern. Wenn Sie dabei einen Unterschied wahrnehmen, könnte das bedeuten, dass Sie in höheren Frequenzen nichts mehr wahrnehmen. Wenn Sie nach diesem kurzen Selbsttest zum Arzt gehen, wird dieser versuchen herauszufinden, ob das schlechte Hören von zu viel Ohrenschmalz oder einer Flüssigkeitsansammlung im Mittelohr hervorgerufen wurde oder ob es sich tatsächlich um eine Alters- bzw. durch Umwelteinflüsse verursachte Schwerhörigkeit handelt. Bedenken Sie bitte, dass 25 Prozent aller Menschen zwischen 65 und 75 Jahren altersbedingt schwerhörig sind. Nach dem 75. Lebensjahr steigt die Kurve weiter an, bis zu 80 Prozent aller Menschen über 75 hören schlecht. Spätestens nach dem 65. Lebensjahr sollten Sie Ihre Ohren also untersuchen lassen.

Der Musiker Quincy Jones sagt, dass er sich um Jahre jünger fühle, seit er den Schritt wagte und sich vom Hals-Nasen-Ohren-Arzt ein Hörgerät verschreiben ließ. Er lebte für die Rockmusik und war jahrelang extremem Lärm ausgesetzt. Zum Schluss war er nicht mehr in der Lage, sich in Diskotheken oder Kneipen – also an Orten, wo viele verschiedene Geräusche zusammenkommen – mit anderen zu unterhalten. Er verstand nicht mehr, was sie sagten. In diesen Situationen fühlte er sich dann immer schrecklich alt. Doch die Anschaffung des Hörgeräts brachte ihm die frühere Lebensqualität zurück. Es war wie ein Jungbrunnen für ihn. Also bitte keine falsche Scham! Gehen Sie zum Hals-Nasen-Ohren-Arzt!

OHRENTEST Schauen Sie sich einmal Ihre Ohrläppchen etwas genauer an: Wenn diagonal über Ihrem Ohrläppchen eine Art Knick verläuft, kann das ein Zeichen dafür sein, dass die arterielle Alterserscheinung bei Ihnen schon fortgeschritten ist. Dann sollten Sie unserem Hinweis in Kapitel 2 folgen, mit dem Sie Ihre Arterien wieder auf Vordermann bringen. Und wenn Sie jetzt schon mal dabei sind, Ihr Gesicht genauer zu betrachten, nehmen Sie auch die Region um die Augenlider unter die Lupe.

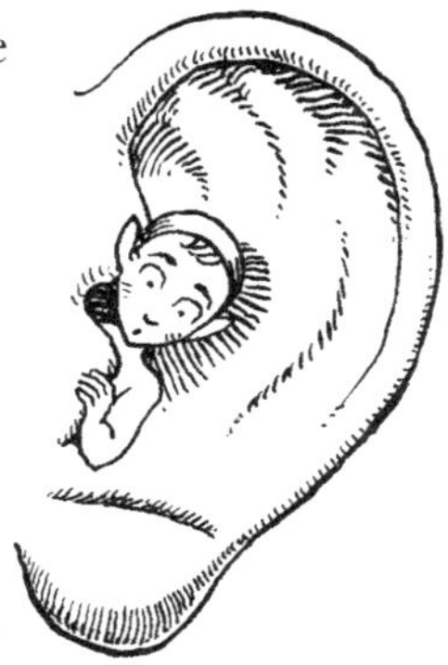

Wenn sich dort schon gelber Cholesterinbelag abgesetzt hat, ist das ein weiteres Warnsignal.

SCHMERZTEST Nehmen Sie eine Nadel zur Hand und schließen Sie die Augen. Nun wenden Sie die Nadel ein paar Mal zwischen den Fingern hin und her, bis Sie nicht mehr wissen, welches Ende spitz und welches stumpf ist. Piksen Sie sich mit der Nadel ganz leicht in die Fußsohle. Wenn Sie nicht eindeutig sagen können, ob es die spitze oder die stumpfe Seite war, sind möglicherweise bereits wesentliche sensorische Fasern in Ihrer Haut abgestorben. Dann sollten Sie auf jeden Fall zum Arzt gehen, damit die Gründe aufgedeckt werden können. Nur so kann ein weiterer Verlust an Sensitivität verhindert werden.

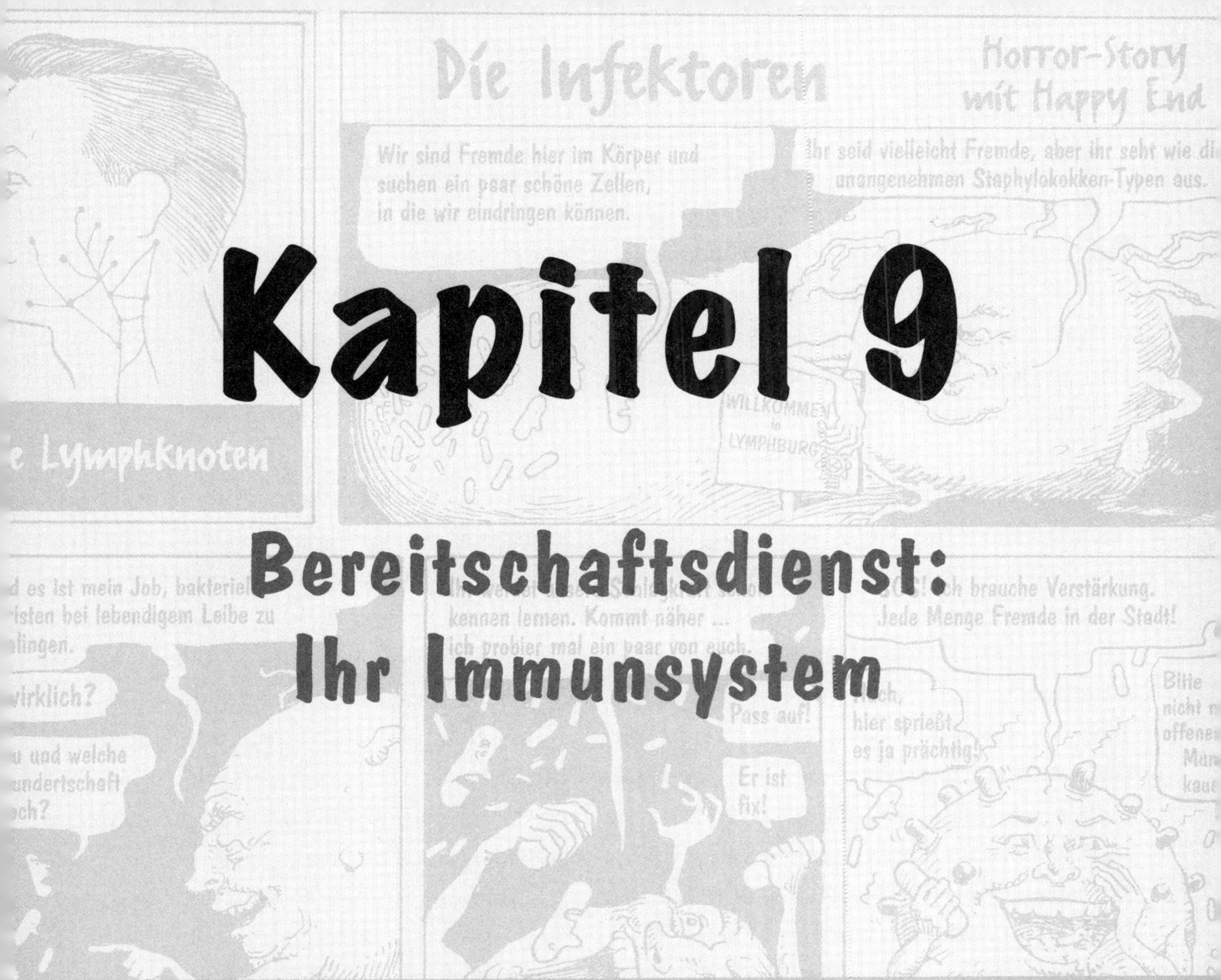
Die Infektoren
Horror-Story mit Happy End
Wir sind Fremde hier im Körper und suchen ein paar schöne Zellen, in die wir eindringen können.
Ihr seid vielleicht Fremde, aber ihr seht wie die unangenehmen Staphylokokken-Typen aus.
WILLKOMMEN in LYMPHBURG
Lymphknoten
kennen lernen. Kommt näher ...
ich probier mal ein paar von euch.
Jede Menge Fremde in der Stadt!
Pass auf!
Er ist fix!
hier sprießt es ja prächtig!
diese dämlichen Fremden Leid.
Super, die Kumpels

Kapitel 9

Bereitschaftsdienst: Ihr Immunsystem

Die populärsten Irrtümer über Ihr Immunsystem

Immunmythos Nr. 1:	Wo ein Bakterium ist, ist auch eine Krankheit.
Immunmythos Nr. 2:	Antibiotika können jede Infektion besiegen.
Immunmythos Nr. 3:	Ihr Immunsystem kann stets die körpereigenen Zellen von den feindlichen Eindringlingen unterscheiden.
Immunmythos Nr. 4:	Sobald die Symptome einer Infektion schwächer werden, sollten die Antibiotika abgesetzt werden, um Komplikationen zu vermeiden.

Je nachdem, wo Sie leben, ist es notwendig, dass Sie Ihr Haus besonders schützen. Es gibt große Mietshäuser, die haben einen Empfang, damit man kontrollieren kann, wer ein und aus geht. Manche Häuser sind von Mauern und Zäunen umgeben. Oder wohnen Sie in einem Schloss? Dann bitte mit einem Wassergraben nebst Pfeile schießender Armee. Vielleicht greifen Sie aber auch auf moderne Wachsysteme zurück, wie zum Beispiel eine Alarmanlage. Manchmal tut es aber auch ein scharfer Schäferhund namens Rex. Wie auch immer, es gibt einen guten Grund dafür, dass Sie ein Passwort benutzen, Ihre Tür mit einer Kette sichern und Rex nicht kastrieren. Sie brauchen ein optimales Sicherungssystem, um all die Werte, die Sie in Ihrem Haus aufheben, zu bewahren. Vom Fotoalbum über die Stereoanlage bis hin zu kostbaren Erbstücken und den Kindern.

Auch Ihr Körper verfügt über ein Alarmsystem, um sich vor ungebetenen Gästen zu schützen. Die Haut und die Knochen übernehmen dabei den Schutz der Organe – zum Beispiel bei einem Autounfall oder wenn Sie mit voller Wucht ein Golfball trifft. Ihre Haare schützen die Kopfhaut vor UV-Strahlen und die Augenlider schützen Ihre Augäpfel vor Freunden mit sehr lebhafter Gestik. Aber das Sicherungssystem mit der höchsten Wirksamkeit ist etwas, was verborgen ist, am wichtigsten ist, wenn es darum geht, Ihren Körper vor feindlichen Krankheitserregern zu schützen oder Sie dabei zu unterstützen, wenn Sie sich von einer Krankheit erholen müssen.

Ihr Immunsystem ist jeden Tag für Sie in Aktion, auch wenn Sie gar nicht merken, dass und wie es arbeitet. Es schaltet sich nämlich sofort ein, wenn ein Feind Ihren Körper umkreist und einzudringen versucht, etwa Bakterien oder Viren. Wenn Sie bedenken, dass sich allein auf Ihrer Hand 200 Millionen Keime aufhalten (mehr als zweimal so viele, wie die Bundesrepublik Einwohner hat), ist es sehr wahrscheinlich, dass in diesem Augenblick Ihr Körper von unendlich vielen Bakterien besetzt ist und die Zellen Ihres Immunsystems auf Hochtouren arbeiten, um sie auszuschalten.

Immunkrankheiten sind sehr komplex, weil es eine unglaublich große Zahl möglicher Auslöser gibt und es oft sehr schwierig ist, den entscheidenden herauszufinden und zu bekämpfen. Demgegenüber ist es ein leichtes Spiel, eine Schnittwunde mit einer Naht zu schließen oder eine Schiene anzubringen, um ein gebrochenes Bein zu stabilisieren. Bei Immunkrankheiten gibt es immer gleich eine riesige Bandbreite an Lösungsmöglichkeiten (Medikamente beispielsweise helfen bei der einen Krankheit, bei der anderen dagegen überhaupt nicht. Aus diesem Grund gehört Ihr Immunsystem zu den komplexesten Konstruktionen Ihres Körpers).

Um das anschaulich zu machen, betrachten wir doch einmal eine verbreitete Bakterienart – den Staphylokokkus, ein schnell wachsendes Bakterium, das Pickel verursacht (vgl. die Abbildungen auf den folgenden Seiten).

Ihre Körperzellen sind wie Ihre Geschmacksknospen konstruiert, sie wissen ganz genau, wen sie mögen und wen nicht. Wenn sie einen Staphylokokkus treffen, erkennt Ihr Körper dieses Bakterium sofort als körperfremde Substanz, genauso wie ein Wachmann über seine Überwachungskamera den Eindringling sofort bemerkt. Wenn Ihr Körper den Feind erspäht hat, macht sich ein weißes Blutkörperchen, Makrophage genannt, sofort auf den Weg, findet das Bakterium und verschlingt und verdaut es. Dann nimmt – im übertragenen Sinn – der Makrophage sein Walkie-Talkie und ruft die Kollegen zur Unterstützung. Die Botschaft – das chemische Äquivalent zu: „Hilfe! Hilfe! Eindringlinge! Pickel auf der Nasenspitze und morgen Abend ist Abschlussball!" – ist ein Hilferuf an die anderen Zellen. Sie sollen sofort zu der befallenen Stelle kommen, und zwar indem sie über die Blutbahn reisen (wegen des vermehrten Blutandrangs ist die Haut rund um die Entzündung auch rot). Zur selben Zeit zerlegt der Makrophage die Informationen über die fremde Zelle, so dass das Immunsystem sie erkennen kann. Diese Information katapultiert das Bakterium an die oberste Stelle des Steckbriefs gefährlicher Verbrecher und die anderen Zellen wissen genau, wen sie angreifen sollen. Wenn alle relevanten Informationen weitergegeben sind, betreten Helferzellen die Szene. Sie suchen den Code – das Kopfbild –, um das Bakterium zu identifizieren und zu zerstören. Dabei gehen die Immunzellen auf ganz unterschiedliche Weise vor (vgl. die Abbildungen auf Seite 279).

Abbildungen 9.1 **In Gesundheit und Krankheit** Die Körperfeinde werden von den Makrophagen aufgenommen und verarbeitet. Die Makrophagen senden chemische Botschaften an die Zytokine (das sind Botenstoffe des Immunsystems), die noch mehr weiße Blutkörperchen anziehen. (Die Zytokine können manchmal auch Fieber, Kopf- und Muskelschmerzen verursachen.) Die weißen Blutkörperchen heften sich an die Makrophagen, damit sie mehr über die Körperfeinde erfahren und spezifische Abwehrmechanismen entwickeln können. Zum Beispiel rufen sie T- und B-Zellen zu Hilfe. Die T-Zellen töten alles, was ihnen an feindlichen Objekten in den Weg kommt. Zudem helfen sie, die Immunreaktion zu koordinieren. Die B-Zellen bilden Antikörper, die wie Gewehrkugeln funktionieren und die Feinde zerstören. Nach erfolgreicher Erledigung des Auftrags kommt es zum Zelltod, die überflüssigen Blutkörperchen sterben ab (Apoptose), damit sie nicht versehentlich gesunde Zellen angreifen und eine Autoimmunerkrankung provozieren.

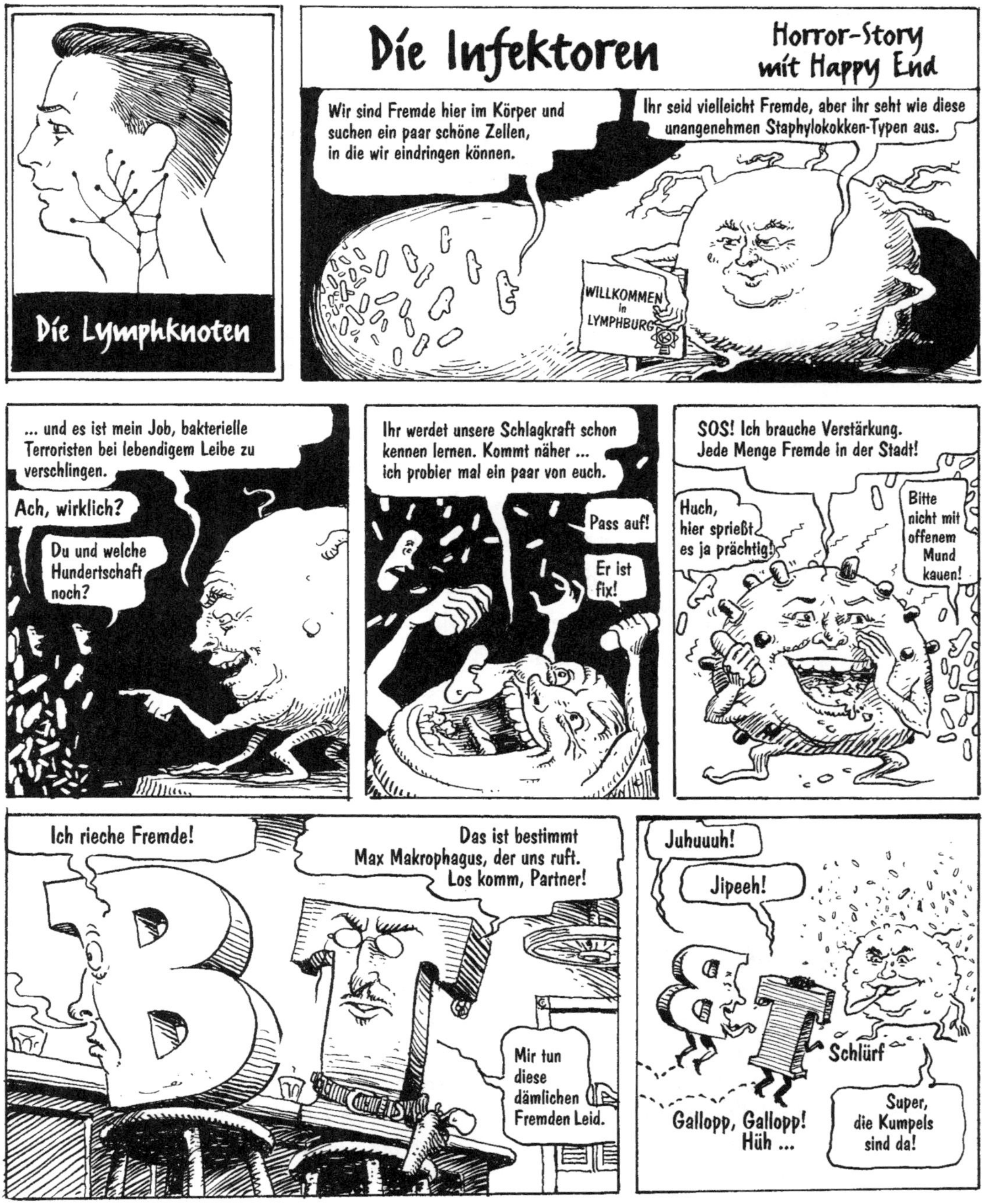
Die Lymphknoten
Die Infektoren
Horror-Story mit Happy End
Wir sind Fremde hier im Körper und suchen ein paar schöne Zellen, in die wir eindringen können.
Ihr seid vielleicht Fremde, aber ihr seht wie diese unangenehmen Staphylokokken-Typen aus.
WILLKOMMEN in LYMPHBURG
... und es ist mein Job, bakterielle Terroristen bei lebendigem Leibe zu verschlingen.
Ach, wirklich?
Du und welche Hundertschaft noch?
Ihr werdet unsere Schlagkraft schon kennen lernen. Kommt näher ... ich probier mal ein paar von euch.
Pass auf!
Er ist fix!
SOS! Ich brauche Verstärkung. Jede Menge Fremde in der Stadt!
Huch, hier sprießt es ja prächtig!
Bitte nicht mit offenem Mund kauen!
Ich rieche Fremde!
Das ist bestimmt Max Makrophagus, der uns ruft. Los komm, Partner!
Mir tun diese dämlichen Fremden Leid.
Juhuuuh!
Jipeeh!
Schlürf
Gallopp, Gallopp! Hüh ...
Super, die Kumpels sind da!

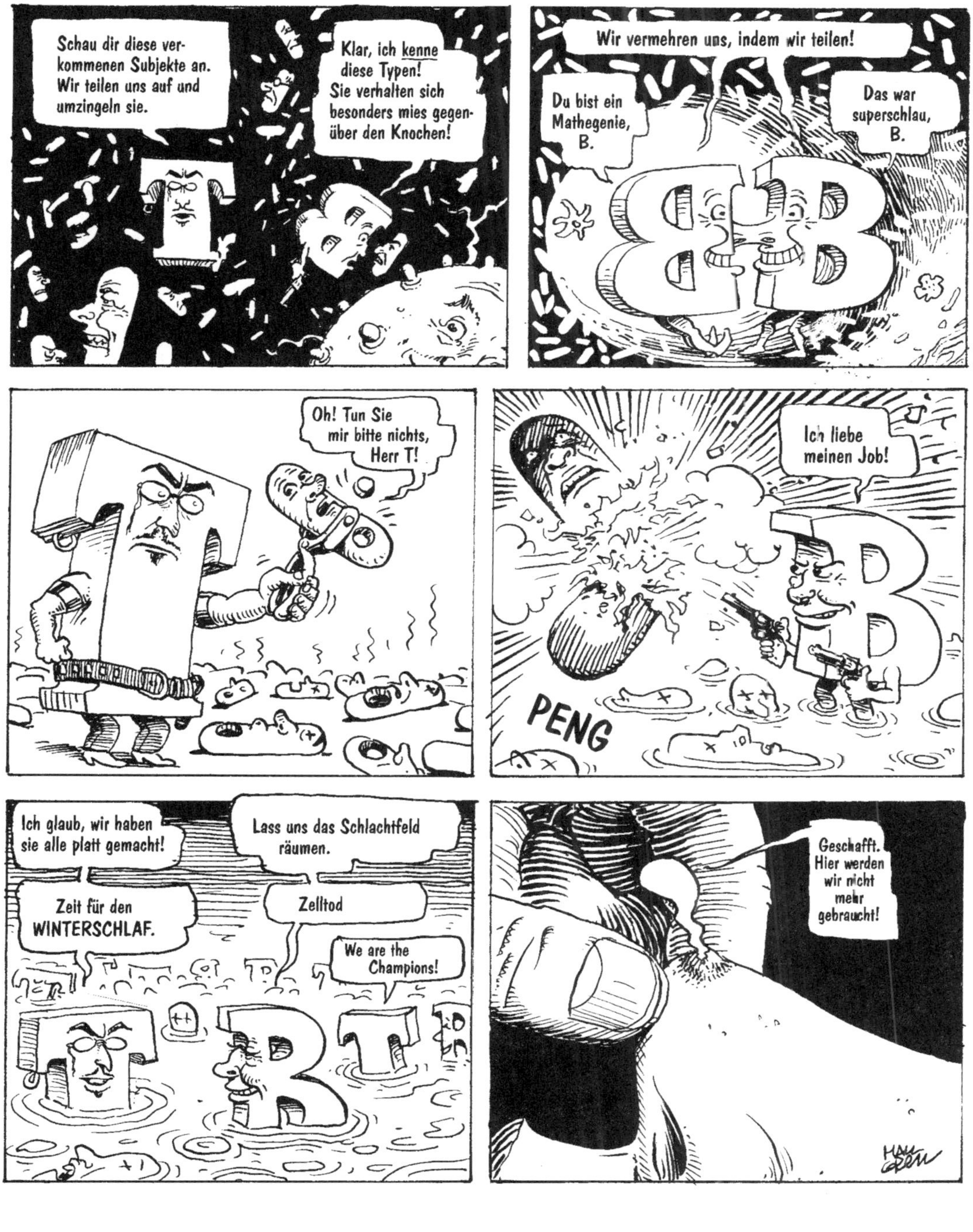
Schau dir diese verkommenen Subjekte an. Wir teilen uns auf und umzingeln sie.
Klar, ich kenne diese Typen! Sie verhalten sich besonders mies gegenüber den Knochen!
Wir vermehren uns, indem wir teilen!
Du bist ein Mathegenie, B.
Das war superschlau, B.
Oh! Tun Sie mir bitte nichts, Herr T!
Ich liebe meinen Job!
PENG
Ich glaub, wir haben sie alle platt gemacht!
Lass uns das Schlachtfeld räumen.
Zeit für den WINTERSCHLAF.
Zelltod
We are the Champions!
Geschafft. Hier werden wir nicht mehr gebraucht!

Wahr oder falsch?
Pickelausdrücken fördert die Heilung.

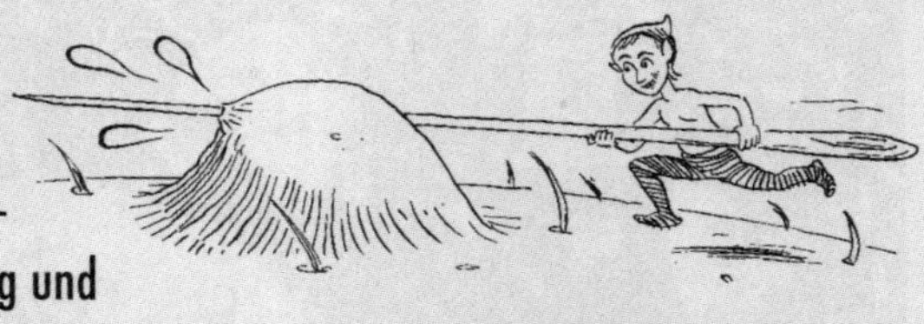

Pickelausdrücken kann gefährlich sein, aber wenn Sie es richtig machen, kann es Ihnen Schmerzen und Unannehmlichkeiten und auch Scham wegen Ihres Aussehens ersparen. Die Fellpflege ist unter Primaten gang und gäbe. Auch beim Menschen. Wenn Sie jedoch mit bloßen Fingern einen Pickel ausdrücken, verletzen Sie die Haut rund um die entzündete Stelle und verschlimmern die Situation. Sterilisieren Sie lieber eine Nadel mit Alkohol oder kochendem Wasser. Piksen Sie dann den weißen Eiterkopf auf der Spitze an, bis der Eiter austritt. Das ist wichtig: Stechen Sie den Pickel an der Spitze nur parallel zur Haut an. Gehen Sie an einer Stelle rein und an der anderen wieder heraus. Heben Sie den Eiter vorsichtig ab. So kann der Eiter rasch und ungehindert in die richtige Richtung abfließen, es tut nicht weh, weil es sich um totes Gewebe handelt. Aber Achtung: Tun Sie das auf keinen Fall, wenn Sie ein bisschen zittrig sind oder gerade mehr als ein Gläschen Wein getrunken haben. Und hören Sie sofort auf, wenn der Eiter raus ist. Drücken Sie auf keinen Fall mehr an der Stelle herum, dann wird alles nur noch schlimmer. Zudem sollten Sie auf keinen Fall die Pickel oberhalb der Nase bearbeiten. Hier befindet sich ein dichtes Venennetz und die Bakterien können unmittelbar bis ins Gehirn gelangen, wenn Sie diese tiefer in die Haut drücken. Sollten Sie in diesem Bereich ständig mit Pickeln zu tun haben, sprechen Sie mit einem Hautarzt über Ihr Problem. Er wird Ihnen sagen, was Sie tun können. Aber unterm Strich: Richtiges Pickeldrücken fördert die Heilung.

Die T-Zellen greifen sofort an, verschlingen die Übeltäter, während die B-Zellen Immunglobuline entwickeln, die wie Geschosse wirken und die äußere Hülle der Bakterien durchlöchern.

Das Bakterium verliert diesen Kampf, aber auch die T- und B-Zellen gehen zugrunde, sie sterben den Zelltod, damit sie keine gesunden Zellen angreifen. Eine Vorsichtsmaßnahme. Diese Verwüstung erzeugt großen Druck unter der Haut. Sie wird rot, weil immer mehr Blut heranfließt und die weißen Blutkörperchen die Eiterbildung anregen. Der ganze Müll türmt sich auf wie ein Vulkan – deshalb formt sich der Pickel wie ein Kegel.

So sollte das Immunsystem funktionieren, leider läuft nicht immer alles so reibungslos ab wie im Modell. Genauso wie verschiedene Gefahren Ihrem Haus drohen – vom Graffitisprüher bis zum Juwelendieb –, gibt es ganz verschiedene Formen von Bedrohungen für Ihr Immunsystem und natürlich auch ganz unterschiedliche Weisen, wie Ihr Körper darauf reagieren kann. Ihr Immunsystem wird schwächer, wenn Sie älter werden und nicht genügend vorgesorgt haben. Im Alter ist der Speicher Ihres Erkennungsdiensts voll, ältere Informationen werden einfach gelöscht, so dass feindliche Eindringlinge ihn infiltrieren. Ihre B-Zellen machen ebenfalls schlapp oder leisten sich Fehler, so dass Sie Bakterien nicht mehr so leicht abwehren können wie in jungen Jahren. Dazu kommt: Falsche Polizisten sind in Ihr Immunsystem eingedrungen, die eher die guten Zellen zerstören als die bösen.

So kann alles aus den Fugen geraten, wenn weitere Störfaktoren dazukommen – von einer einfachen Erkältung bis hin zu Aids –, und man muss schon eine Menge über den Körper wissen, um zu verstehen, wie man diese Krankheiten therapieren kann. Und so ein Virus kann das Leben eines Menschen schlagartig verändern. Das hat auch die Sängerin Naomi Judd erfahren, als bei ihr Hepatitis C diagnostiziert wurde. Das stellte ihr Leben auf den Kopf. Naomi Judd hat sich an einer infizierten Spritze mit dem Virus angesteckt. Bis dahin war sie immer gesund gewesen. Man sagte ihr damals, dass sie noch drei Jahre zu leben habe. Ein Schock. Naomi Judd atmete tief durch und beschloss, die Sicherheitsgurte festzuschnallen, um die harte Strecke, die sie erwartete, so gut wie möglich zu überstehen. Sie wusste, es gab nur zwei Möglichkeiten: Entweder igelte sie sich ein und akzeptierte, was man ihr vorhergesagt hatte, oder sie könnte anfangen, ein paar Fragen zu stellen. Sie machte sich bewusst, dass es ihr Körper war und sie die Kontrolle darüber haben sollte, wie sie sich fühlte. Sie betete, bewahrte die Ruhe, stellte eine Menge Fragen und nahm ein neues Medikament, das noch im Versuchsstadium war. Dieses Medikament wirkte wie der Marshall im Wilden Westen: Es brachte die Wende und half ihrem Immunsystem, sich gegen den Eindringling zu wehren. Heute, etliche Jahre später, ist Naomi Judd geheilt – das Virus ist weg. Hepatitis C kann tödlich enden, und Naomi Judds Geschichte ist ein gutes Beispiel dafür, dass man immer mehrere Möglichkeiten hat, auf eine Erkrankung zu reagieren. Und es ist ein Beweis dafür, dass es eine sehr starke Beziehung zwischen Körper und Geist gibt.

Das bedeutet natürlich nicht, dass Sie jede Erkältung und jeden Pickel mit Willensstärke verhindern können – auch wenn die Jugendlichen ihre lästigen, unschönen Pusteln so gern wegzaubern würden. Aber es wird sehr deutlich, dass viele verschiedene Faktoren Ihr Immunsystem beeinflussen. Und dazu gehört auch die positive Lebenseinstellung. Bevor wir Ihnen erklären, wie Sie Ihr Immunsystem von der zweiten in die erste Klasse befördern, lassen Sie uns nochmals kurz einen Blick auf die komplizierte Arbeitsweise dieser Körperabteilung werfen, um zu verstehen, wie die Abwehr funktioniert.

Das Immunsystem: die Anatomie

Neben fettem Käse und Zigaretten gibt es noch zahllose andere aggressive Invasoren, die die Gesundheit Ihrer Organe bedrohen können. Da Sie in den seltensten Fällen den Feind genau kennen, geben wir Ihnen hier die Hintergrundinformationen, damit Sie einerseits erfahren, wie Ihr Immunsystem arbeitet, und andererseits wissen, was schief laufen kann.

Die Reaktionszentren

Es gibt in der Regel in Ihrem Haus nur wenige Ein- und Ausgänge, das heißt Türen und Fenster. Dasselbe gilt für Ihren Körper. Mund, Nase, Genitalien und die Haut, das sind die Öffnungen, durch die Viren und Bakterien eindringen können. Und genauso wie die Einbrecher im Haus überall herumschnüffeln, können Viren und Bakterien überall ihr Unwesen treiben. Das Sicherheitssystem in Ihrem Haus ist jedoch nur an bestimmten Stellen installiert, alle Informationen laufen im Kontrollzentrum zusammen. In Ihrem Körper befinden sich die Sicherungsanlagen an verschiedenen wichtigen Stellen.

THYMUSDRÜSE Wenn Sie glauben, dass Thymus der Name einer römischen Gottheit sei, dann liegen Sie falsch. Der Thymus spielt eine extrem wichtige Rolle für Ihr Immunsystem. Denn hier werden die T-Zellen gebildet. T-Zellen sind die Helferzellen des Immunsystems, sie verstärken den ursprünglichen Notruf. Einige bringen die anderen Zellen dazu, sich ihrer Sache anzuschließen und die Nachricht der bevorstehenden Schlacht so schnell wie möglich zu übermitteln. Andere zerstören die Eindringlinge sofort, sie sind sozusagen Killerzellen. Bei Kindern hat die Thymusdrüse dieselbe Größe wie das Herz und liegt genau davor. (Muss bei Kindern ein herzchirurgischer Eingriff vorgenommen werden, ist das ein Problem. Für den Chirurgen ist es schwer, am Thymus vorbeizukommen.) Bei Erwachsenen ist die Thymusdrüse viel kleiner, je älter man wird, umso geringer wird ihr Umfang. Bei 80-Jährigen ist sie kaum noch erkennbar. Der Grund: Vermutlich ist bei Kindern eine stärkere Immunantwort nötig, da sie nur selten mit krankheitsverursachenden Viren und Bakterien in Kontakt gekommen sind. Der ältere Mensch war Krankheitserregern schon oft ausgesetzt und hat daher eine bessere Widerstandskraft. Man nimmt an, dass eine kleinere Thymusdrüse ein Zeichen für eine höhere Anfälligkeit des Körpers gegenüber Immunkrankheiten ist.

KNOCHENMARK Es wäre unklug, alle Helferzellen an einem Ort zu konzentrieren. Das Knochenmark, eine Substanz in Ihrem Knochen, produziert deshalb die nächste Generation von Immunzellen, die in den Kampf ziehen werden. Insbesondere die B-Zellen reagieren auf Infektionen, indem sie Antikörper bilden – das sind die kleinen Moleküle, die sich in die von Bakterien und Viren befallenen Zellen bohren. Sind einmal die Schutzschilde dieser Zellen zerstört, platzen sie wie Luftballons. Kleine Eiweißgeschosse, Immunglobuline genannt, heften sich unter Führung der weißen Blutkörperchen an infizierte Zellen und töten sie.

MILZ Vielleicht haben Sie das letzte Mal etwas von der Milz gehört, als George Clooney in der Serie ‚Emergency Room“ einem schwer verletzten Patienten eröffnete, dass seine gerissene Milz entfernt werden müsse. Die Milz ist ein wichtiges Immunorgan. Sie ist quasi die Cafeteria in Ihrem Körper, in der sich alle T-Zellen treffen, um miteinander zu kommunizieren. In diesem Sinne könnte man sie als die Drehscheibe des Immunsystems bezeichnen. Das Blut fließt aus allen Richtungen zusammen und alle Informationen über die Körperfeinde werden ausgetauscht. Wenn die Milz entfernt werden muss, wird die Kommunikation der T-Zellen entscheidend gestört. Dies hat zur Folge, dass der Betroffene wesentlich anfälliger für Infektionen ist.

LYMPHATISCHES SYSTEM Bei Ihrer ersten Halsentzündung haben Sie Bekanntschaft mit dem lymphatischen System gemacht – als Ihre Mutter oder Ihr Arzt Sie unter dem Kiefergelenk abgetastet haben, um zu prüfen, ob die Lymphknoten geschwollen waren. Im lymphatischen System finden sämtliche Immunaktivitäten statt. Wie die Polizisten in der grünen Minna sammelt es allen Abfall aus den Infektionen (die Verbrecher) auf und entfernt sie aus dem System. In den Lymphknoten wird ein Teil der Abwehrzellen gebildet. Sie sind im ganzen Körper verteilt: im Bereich des Unterkiefers, in den Achselhöhlen, in der Leiste und an etlichen anderen Stellen. Wenn sich zum Beispiel ein Fingernagel infiziert (hören Sie schon auf, an den Nägeln zu kauen), dann schwellen die nächstliegenden Lymphdrüsen, zum Beispiel im Ellbogen, an und weiße Blutkörperchen bilden sich. Eins nach dem anderen stellt den Ort der Infektion fest und schwärmt aus, um sie zu bekämpfen. Die Überreste aus der Infektion werden über die Lymphgefäße abtransportiert.

Die Körperfeinde

Es gibt vieles, was dem Körper gut tut: ausreichend Wasser trinken, vitaminreiches Essen und täglich eine Fußmassage. Sie kennen auch schon die Dinge, die Ihrem Körper schaden – Kokain, Sonnenbänke und dicke Leberwurstbrote. Aber es gibt auch eine ganze Reihe von unsichtbaren Feinden, die nichts anderes wollen, als Sie in einen elenden Zustand zu bringen.

BAKTERIEN Obwohl der Ruf von Bakterien ähnlich schlecht wie der von korrupten Politikern ist, sind sie notwendige Bestandteile unseres Organismus.

Tatsächlich: Wir können ohne sie nicht leben. Sie helfen uns bei der Verdauung. Sie reichern unsere Nahrungsmittel mit Nährstoffen an, schon bevor wir sie verspeisen. Und gute Bakterien halten uns die schlechten vom Hals. Die Pharmaindustrie hat den Bakterien viel Nützliches beigebracht, zum Beispiel beim Bierbrauen mitzuwirken oder als Medikament das menschliche Wachstumshormon zu unterstützen. Aber wie bei Ihren Frühstückscerealien: Es gibt gute und schlechte Sorten.

Wahrheit oder Mythos Nr. 1

Bakterien sind Einzeller. Sie sind weder Pflanzen noch Tiere. Es sind archaische Organismen, denen die komplexe Struktur der menschlichen Zellen sowie der Zellkern fehlen. 1.000 Bakterien zusammen sind ungefähr einen Millimeter groß. Sie pflanzen sich durch Teilung fort. Und diese Art der Vermehrung verursacht Infektionen, zum Beispiel Pickel oder eine Mandelentzündung. Diese kann mit Antibiotika behandelt werden, die die Bakterien abtöten. Durch einen

Rachenabstrich oder einen entsprechenden Schnelltest kann man feststellen, ob eine Halsentzündung durch Bakterien oder Viren verursacht ist. Bakterielle Infektionen können auch durch Geschlechtsverkehr übertragen werden. Eine der häufigsten Infektionen ist dabei die Chlamydieninfektion. 75 Prozent der Patienten aber weisen keine Symptome auf. Jede unbehandelte oder nicht ausgeheilte Infektion kann eine chronische Infektion auslösen. Der Körper antwortet aggressiv darauf, selbst wenn keine Symptome feststellbar sind. Die Folgen: vorzeitige Alterung der Arterien und Schwächung des Immunsystems. Ein anderes Problem: Viele dieser Infektionen verursachen, wenn sie nicht behandelt werden, eine nachhaltige Schädigung Ihres Immunsystems und Ihrer Organe. So kann eine Streptokokkeninfektion zu Abszessen an den Mandeln führen und Atemprobleme auslösen. Ebenso kann es aber auch zu Schädigungen von Herz und Nieren kommen.

VIREN Die meisten Leute glauben zu wissen, dass Bakterien mit Medikamenten wie Antibiotika behandelt werden können und Viren nicht. Diese Unterscheidung trifft aber nicht in jedem Fall zu. Es gibt zum Beispiel auch antivirale Medikamente gegen Aids. Die Hauptunterschiede zwischen den beiden Organismen bestehen in ihrer Struktur, Größe und Funktion. Bakterien sind komplexe Gebilde und haben die Fähigkeit, sich selbst zu vermehren. Viren sind ungefähr hundertmal kleiner, ihr Zellaufbau ist einfacher und sie können sich nicht selbst vermehren. Die Viren, die von Hand zu Hand, von Mund zu Mund oder auch durch Geschlechtsverkehr übertragen werden können, brauchen den menschlichen Körper, um sich zu vermehren. Ein Virus dringt in eine menschliche Zelle ein und kidnappt sie, indem es ihren genetischen Code übernimmt. Das Virus nutzt die Vervielfältigungseinrichtung der guten Zelle. Das geht genauso wie bei einem Virus in Ihrem E-Mail-Programm: Millionen von Nachrichtenkopien werden verschickt, ohne dass Sie etwas davon mitkriegen.

Die am häufigsten vorkommende Viruserkrankung ist die Erkältung. Sie wird durch unterschiedliche Viren hervorgerufen. Auch wenn Sie schon einmal eine durch Bakterien verursachte Erkältung der oberen Atemwege erlebt haben – in den meisten Fällen ist es keine bakterielle Infektion. Antibiotika helfen in diesem Fall also nicht. Will eine Krankheit nicht ausheilen,

Wahrheit oder Mythos Nr. 2

FAKTEN, FAKTEN, FAKTEN!

Wenn Sie etwas für die Stärkung Ihres Immunsystems tun wollen, nehmen Sie 400 I.E. Vitamin E und genehmigen Sie sich ausreichend Schlaf. Gesunder Schlaf und Vitamin E sind für Ihr Immunsystem Gold wert.

so kann es sein, dass das Virus den Organismus sehr geschwächt hat und es darum zu einer Sekundärinfektion durch Bakterien gekommen ist. Eine solche sekundäre bakterielle Infektion erkennt man daran, dass der Schleim aus Nase und Rachen dick und verfärbt ist.

Die meisten viralen Infekte heilen ganz von selbst und verlassen Ihren Körper durch Niesen, Husten und Naseschnäuzen. Wenn Sie Antibiotika gegen eine Virusinfektion nehmen, kann es passieren, dass nützliche Bakterien abgetötet werden und den gefährlichen Bakterien dann Tür und Tor offen stehen.

Das Influenzavirus ist wie ein alter Schulfreund, der sich bei Ihnen zu Hause einnistet und Ihnen auf die Nerven geht, aber doch nach ein paar Tagen verschwindet. Andere Virusinfektionen wie etwa das Pfeiffer'sche Drüsenfieber bleiben länger und äußern sich unter anderem mit einem Gefühl großer Müdigkeit. Wieder andere, wie das Herpesvirus, überleben im Körper – still und heimlich. Von Zeit zu Zeit aber machen sie sich mit Infekten bemerkbar (ständigen Erkältungen zum Beispiel). Schlimmer ist die Gürtelrose: Wenn Sie als Kind Windpocken gehabt haben, kann dieses Virus im Körper weiter existieren und Jahre später eine äußerst schmerzhafte Infektion der Nervenwurzeln verursachen.

Es gibt auch Infektionen, die Ihr Leben verändern. Das Epstein-Barr-Virus gehört dazu. Es befällt die Leber und verursacht dann das Pfeiffer'sche Drüsenfieber. Auch die Milz schwillt an, weil die Immunzellen immer aggressiver werden. Ein Schwachpunkt für die an sich starken Viren besteht darin, dass sie ein Transportsystem brauchen, um in eine Zelle eindringen zu können. Neue Virustherapien setzen an diesem Punkt an. Sie blockieren die Transporter. Das ist einer der Gründe, warum der berühmte amerikanische Basketballspieler Magic Johnson so lange Zeit mit HIV infiziert war, ohne dass die Aidskrankheit bei ihm ausbrach. Ihm fehlt von Geburt an ein Rezeptor, der für das Eindringen des Virus in die Zelle wichtig ist.

ANDERE IMMUNFEINDE Zwei weitere Organismen, die das Immunsystem schwächen können, sind Parasiten und Pilze. Parasiten sind auf andere Organismen angewie-

Was ist eine Streptokokkeninfektion?

Wenn eine Halsinfektion durch Viren entstanden ist, sollte sie nicht mit Antibiotika behandelt werden. Geht es dagegen um eine durch Streptokokken ausgelöste Mandelentzündung, sind sie doch notwendig. Man erkennt mit einem Blick in den Rachen, worum es sich handelt: Befindet sich weißer Eiter auf den Mandeln, so ist das das Zeichen für eine bakterielle Infektion. Allerdings gibt es auch ein paar Viren, die diesen Eiter produzieren können, und es gibt ein paar bakterielle Infektionen, bei denen die Eiterpusteln nicht auftreten. Ein Rachenabstrich bringt die sichere Diagnose, aber Sie wollen ja nicht jedes Mal, wenn's im Hals kratzt, zum Arzt! Als Faustregel gilt: Wenn sich die Halsschmerzen nicht innerhalb von 48 Stunden bessern, sollten Sie mit Ihrem Arzt darüber reden. Er wird einen Test vornehmen und prüfen, ob es eine virale oder bakterielle Infektion ist. Gurgeln Sie mit Salzwasser, das lindert die Symptome. Salz tötet die Bakterien ab und betäubt die Rachenschleimhaut ein wenig. Das vermindert den Schmerz deutlich.

sen, um zu überleben und sich zu vermehren. Der Bandwurm im Darm kann über 6 Meter lang werden. Das entspricht in etwa der Höhe eines zweistöckigen Hauses. Parasiten treten sehr häufig in verunreinigten Nahrungsmitteln und verschmutztem Wasser auf. Sie sind verantwortlich dafür, dass es jährlich weltweit zu vier Milliarden Durchfallerkrankungen kommt. Eine erschütternde Zahl, über die sich höchstens die Toilettenpapierhersteller freuen können.

Pilze sind hundertmal größer als Bakterien und einfach strukturierte Pflanzen. Sie weisen kein Chlorophyll auf und können die für sie notwendigen Nährstoffe nicht produzieren. Sie sind auf andere Nahrungsquellen angewiesen, zum Beispiel auf Ihre Fußnägel. Manche Pilze sind essbar, etwa Champignons oder Hefepilze, die als Treibmittel zum Brotbacken verwendet werden. Da die natürlichen Feinde der Pilze die Bakterien sind, produzieren sie von Natur aus Antibiotika, zum Beispiel Penicillin, das wir zu unserem Schutz einnehmen können. Einige Pilze können Krankheiten hervorrufen wie Fußpilz und vaginale Infektionen. Sie lassen sich mit Medikamenten behandeln, die den Pilz zurückdrängen oder abtöten.

Die Fehlfunktionen

Lassen Sie uns nochmals auf das Bild der Wachleute und der möglichen Eindringlinge zurückgreifen. In vielen Fällen erkennen die Profis sofort, wer etwas Schlechtes im Schilde führt (einen Nylonstrumpf über den Kopf zu ziehen ist ungünstig). Aber nehmen wir mal an, dass der Eindringling sich als Lieferant getarnt hat oder behauptet, er wolle seine Tante besuchen. Da muss man schon ziemlich schlau sein, um eine wahre Geschichte von einer Lüge zu unterscheiden. Das ist auch genau die Situation, in der Ihr Immunsystem durcheinander geraten kann und die drohende Gefahr nicht erkennt. Wenn Sie in der Kindheit an Mumps erkrankt waren, weiß Ihr Körper, wie das Mumpsvirus aussieht. Ihr Immunsystem speichert die Information in seiner Datenbank. Werden Sie dann nochmals mit Mumpsviren konfrontiert, ruft Ihr Körper die Mumpsdatei auf und weiß sofort: Das sind die Übeltäter von damals. Sofort können die schnellen Eingreiftruppen geholt werden, die den Angriff vereiteln – ohne dass Sie krank werden.

Weiß Ihr Immunsystem dagegen nicht, wie der Körperfeind aussieht, haben Sie ein Problem. Ohne Datei oder Steckbrief hat es keine Möglichkeit, gegen ihn vorzugehen. Wenn Sie älter werden, leidet auch das Immunsystem und Sie verlieren wertvolle Informationen. Beim typischen Grippevirus erkennt das System meist nur Teile (das Virus mutiert jedes Jahr und deshalb identifiziert das Immunsystem nur Teile der Molekülkette. Wenn Sie eine Grippeimpfung bekommen, ist Ihr Körper auf dem neuesten Stand und kann sich wehren.).

Ist ein Virus vollkommen unbekannt, so wie es bei SARS der Fall war, ist Ihr Immunsystem machtlos. Jedenfalls kann es nicht schnell genug handeln. Das Virus bleibt unbehelligt und kann machen, was es will: das Nervensystem, die Atmungs- oder andere Organe angreifen. Wir merken genau, wenn die Körperfeinde Toxine produzieren oder wenn Substanzen freigesetzt werden, die die Angreifer attackieren. Resultate sind Fieber, Schüttelfrost und Schmerzen. Das Fieber erweist sich oft als Vorteil, da es die Verteidigungszellen unterstützt und dazu beiträgt, die feindlichen Eindringlinge abzutöten.

Ganz übel wird die Sache, wenn sich die Bakterien oder Viren nur ein ganz kleines bisschen von etwas anderem in Ihrem Körper unterscheiden – sagen wir mal, sie sind den Herzzellen sehr, sehr ähnlich. Ihr Körper kann den Feind zwar killen, aber möglicherweise wird er gleichzeitig gesundes Gewebe

Wo kommen bloß all die Stammzellen her?

Eine der heftigsten Debatten der letzten Jahre betraf die Nutzung von Stammzellen. Stammzellen sind die Zellen, aus denen sich alle anderen Zellen entwickeln, egal welche Aufgabe sie später erfüllen sollen. Es können Herzzellen, Gehirnzellen oder Blutzellen daraus werden. Aber Stammzellen sind viel mehr als ein gesellschaftlich wichtiges Thema. Die Alterung des Körpers hängt ebenfalls mit ihnen zusammen. Sobald Sie Gewebe verlieren, versuchen adulte Stammzellen (das sind die Zellen, die neue Herz- oder Hautzellen hervorbringen, wenn Sie schon erwachsen sind), die zerstörten Bereiche wieder aufzubauen. Wenn diese Zellen verbraucht sind, verlieren Sie auch die Möglichkeit, erneut Gewebe herzustellen. Kurzum: Im Laufe der Zeit wird die Anzahl Ihrer adulten Stammzellen immer geringer (deswegen wird ja auch mit so viel Aufwand versucht, Stammzellen aus Embryonen zu gewinnen) und das Risiko, an altersbedingten Krankheiten zu erkranken, nimmt zu. Es ist nicht klar, warum wir diese Zellen abbauen, aber wir wissen, dass manche Behandlungen wie Chemotherapie oder auch Röntgenstrahlen die Stammzellen zerstören können. Wir hoffen (und glauben) jedoch, dass Sie, wenn Sie sich an all das halten, was wir hier im Buch vorschlagen, auch Ihren Stammzellen zu einem langen Leben verhelfen können.

Ist es schon zu Schädigungen gekommen, kann eine Stammzellentherapie die Situation verbessern. Aber es gibt ein moralisches Problem: Woher soll man die Zellen nehmen? Das beste Zellmaterial kommt heute aus nicht gebrauchten Eizellen aus der In-vitro-Fertilisation. Die Frage, wann Leben beginnt, muss die Gesellschaft beantworten, aber viele Wissenschaftler sind vom Nutzen, den die Forschung auf diesem Feld noch bringen kann, überzeugt.

zerstören, weil er Freund und Feind einfach verwechselt. Dann greift Ihr eigenes Immunsystem Sie an. Folge: Ihr Herz wird krank.

Dieses „Friendly Fire“ nennt man Autoimmunantwort. Es werden nicht nur die Schädlinge erledigt, sondern im schlimmsten Fall auch die eigenen Organe. Oder es führt zu Autoimmunerkrankungen wie Lupus vulgaris (eine tuberkulöse Erkrankung der Haut), entzündlichen Darmerkrankungen und rheumatischer Arthritis. (Übrigens: Auch eine Allergie ist eine Immunantwort, die Sie aber gar

Wahrheit oder Mythos Nr. 3

nicht gebrauchen können, zum Beispiel auf Staub oder Reinigungsmittel. Das ist genauso, als riefen Sie die Feuerwehr, wenn Ihr Toast ein bisschen qualmt.)

Noch etwas kann mit Ihrem Immunsystem schief gehen. Es kann zum Beispiel auf eine Infektion übertrieben reagieren. Für eine angemessene Immunantwort muss das System also manchmal runterschalten und ein anderes Mal richtig aufdrehen. Warum? Denken Sie nur an den Wachmann. Nehmen wir an, er sieht eine verdächtige Person am Eingang und er ruft nach Unterstützung. Alles rennt nach vorn! Und was haben wir jetzt? Ein Haus, in dem sich an einer Stelle alles drängt, sich aber keiner um Probleme an anderen Stellen kümmern kann.

Ihr Immunsystem: die Werd-jünger-alt-Strategie

Ohne Zweifel, jedes Mietshaus hat seine Hausordnung – keine Haustiere, keine laute Musik mehr nach 22 Uhr und, falls es ein Schwimmbad gibt, darf man nicht vom Rand reinspringen. Wenn Sie im Einfamilienhaus leben, heißt es vielleicht im Viertel: keine Prozesse, kein hoher Zaun, keine Plastikflamingos im Vorgarten. Natürlich – wir leben in einer Welt, in der Regeln absolut wichtig sind, um die Ordnung aufrechtzuerhalten. Das gilt sowohl für ganze Staaten als auch für Familien. Aber Bakterien und Viren, die Ihren Körper malträtieren, halten sich an keine Regeln. Ihr Gesetz ist die Anarchie. Sie wollen nichts als Chaos stiften und Ihren Körper in eine Ruine verwandeln.

Dieser Schurkenbande muss Einhalt geboten werden. Und Ihr Körper verfügt über ein ganz ausgezeichnetes System, um gegen solche Angreifer vorzugehen. Letztlich müssen Sie Ihrem Körper einfach vertrauen, dass er sich um Sie kümmert und in der Lage ist, immer wieder alles in Ordnung zu bringen. Das heißt aber nicht, dass Sie sich zurücklehnen und Däumchen drehen sollten. Es hängt mal wieder von Ihnen ab, dass Sie rechtzeitig das Körperparlament einberufen, damit eine immunologische Regierung gebildet werden kann. Wenn es zum Ernstfall kommt, haben Sie genug Kraft für einen wirkungsvollen Schlag gegen Bakterien und Viren, die glauben, sie könnten sich einfach so in Ihrem Vorgarten tummeln. Im Folgenden fünf Maßnahmen, mit denen Sie Ihr Immunsystem auf Vordermann bringen können.

Maßnahme 1: Vertrauen Sie Ihrer Mutter

Obwohl die fetten Bratenscheiben, die Ihnen Ihre Mutter serviert, es nicht sofort vermuten lassen, will sie doch, dass Sie gesund bleiben. Tatsache ist: Obwohl sie sich hinsichtlich der Rockmusik getäuscht hat, hat sie doch in vielem Recht behalten. Hier sind ihre guten Ratschläge, wie man sich vor Krankheitserregern schützt.

FAKTEN, FAKTEN, FAKTEN!

Menschen, die gegen Schellfisch allergisch sind, reagieren oftmals auch auf einige Färbemittel, die bei medizinischen Tests Verwendung finden. Der Grund: Jod, das sowohl im Fisch als auch in den Farben enthalten ist. Darum wird von Ihrem Arzt oft die Frage nach bekannten allergischen Reaktionen gestellt, bevor bestimmte Testreihen durchgeführt werden.

„JUNGE, WASCH DIR DIE HÄNDE!" Dieser Satz klingt Ihnen bestimmt noch in den Ohren. Denn Bestechungssummen, Liebesbriefchen und Trinkgeld sind nicht die einzigen Sachen, die von Hand zu Hand weitergegeben werden. Bazillen genauso. Sie gehen wie ein Ball von Hand zu Hand. Sie wandern ständig von einer Person zur anderen, beim Händeschütteln, beim Berühren von Türklinken oder einfach beim Anfassen von Dingen, die gerade zuvor jemand anderes in der Hand hatte. Das ist die übliche Art und Weise, wie sich Infektionen ausbreiten. Sie fassen eine Person oder eine Sache an, dann berühren Sie mit Ihren Fingern Mund, Nase oder Augen. Natürlich wollen wir an dieser Stelle nicht den Rat geben, dass Sie Ihre Hände tief in Ihren Taschen vergraben oder überhaupt nichts mehr anfassen sollen (ein hundertprozentiger Stimmungskiller auf Ihrer nächsten Geburtstagsfeier).

Denken Sie aber mal einen Moment darüber nach, womit Sie Tag für Tag in Kontakt kommen – mit dem Wasserhahn, dem Türgriff, dem Geldautomaten, dem Haltegriff im Bus, mit den Händen anderer Leute. Die beste Methode, mit der Sie die Verbreitung von Bazillen einschränken können (das betrifft sowohl die, die Sie bekommen, als auch die, die Sie selbst weitergeben), ist ganz einfach: Waschen Sie sich regelmäßig die Hände. Schon 1840 hat ein österreichischer Arzt feststellen können, dass bakterielle Infektionen durch regelmäßiges Händewaschen in den Griff zu bekommen sind. Händewaschen ist kein Reinlichkeitstick, sondern nachgewiesenermaßen eine sehr wirksame Methode, um sich vor Viren, Pilzen und Bakterien zu schützen. Wasser und Seife lösen die Bakterien von Ihren Händen und verhindern somit, dass sie in Ihren Körper eindringen, wenn Sie das nächste Mal Mund oder Nase berühren. Wenn Sie bei bestimmten Gelegenheiten nicht an ein Waschbecken kommen, hilft eine antibakterielle Salbe, die Sie immer in Ihrem Auto, in Ihrer Handtasche oder Ihrem Aktenkoffer haben sollten. Eine erbsengroße Menge davon, regelmäßig auf Ihre Hände verteilt, tötet die Bazillen ab. Natürlich möchten wir, dass Sie gesund bleiben und fürsorglich mit sich umgehen, aber wir wollen Sie nicht zum Neurotiker oder Einzelgänger machen, nur weil Sie ein paar Bakterien den Garaus bereiten wollen. Aber beschränken Sie das Händewaschen auch nicht auf die paar Mal vor dem Essen und nach dem Toilettengang. Wenn Sie saubere Hände haben, helfen Sie Ihrem Immunsystem dabei, sich ein bisschen Freizeit zu gönnen.

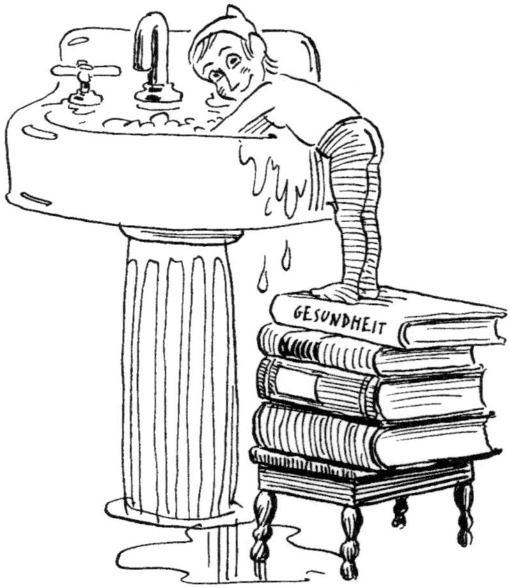

„MÄDCHEN, TRINK DAVON NICHTS!" Ihre Mutter mochte sicher nicht, dass Sie aus irgendeinem Bach Wasser schöpften, aus dem Wasserhahn tranken oder den Brunnen im Park zum Durstlöschen missbrauchten. Sie wollte, dass Sie nur garantiert kontrolliertes Trinkwasser zu sich nahmen. Sicherlich stimmen Sie schnell zu, wenn wir Ihnen raten, in den nächsten Ferien kein Wasser mehr aus dem See zu trinken. Sie sollten auch überlegen, ob es wirklich gut ist, das Wasser, das aus irgendeinem Wasserhahn kommt, zu trinken. Gerade, wenn Sie im Ausland sind. In Deutschland ist die Wasserqualität zwar unterschiedlich, aber Sie können davon ausgehen, dass bestimmte Standards eingehalten werden. Ist das Wasser schlecht, kann es zu Schwellungen, juckenden Augen, Magenkrämpfen oder Müdigkeit kommen. In den meisten Fällen ist Ihnen überhaupt nicht klar, woher diese Symptome rühren. Es ist nicht nötig, ausschließlich Mineralwasser zu sich zu nehmen, aber in vielen Fällen ist es sinnvoll, einen Wasserfilter einzusetzen. Diese Filter sollen dem Wasser Bakterien und andere Verunreinigungen entziehen. Es gibt viele Ausführungen solcher Filter. Die einfachste Form ist eine Kanne mit einem Aktivkohlefilter. Sie füllen einfach Leitungswasser ein und wenn das Wasser langsam durch den Filter gelaufen ist, ist es von vielen Verunreinigungen befreit. Andere Filter arbeiten nach dem Umkehrosmose-Prinzip. Es wird ein System unter Ihrem Waschbecken oder in Ihrem Keller installiert, das Wasser durch eine Membran drückt und somit das Wasser für Ihr ganzes Haus säubert. Dann gibt es auch noch Ultraviolett-Wasserfilter, bei denen das Wasser durch hohe UV-Bestrahlung keimfrei gemacht wird.

„KIND, NIMM DEINE MEDIZIN GANZ." Eine ganz typische Situation. Sie sind krank. Sie rufen den Doktor. Sie bekommen ein Antibiotikum. Schon nach zwei Tagen geht es Ihnen besser. Sie hören auf, die Medizin zu nehmen. Und das ist falsch! Denn Antibiotika sind nicht dazu da, damit Sie sich besser fühlen – das ist zwar eine schöne Begleiterscheinung –, Antibiotika wurden erfunden, um den Feind zu töten oder zumindest kampfunfähig zu machen. Darum ist es auch so wichtig, Antibiotika so lange weiter zu nehmen, bis die notwendige Dosis erreicht ist – was vielleicht zehn Tage oder zwei Wochen dauert, auch wenn Sie sich schon nach kurzer Zeit subjektiv wieder besser fühlen. Nehmen Sie nur die Hälfte der Antibiotika, sind die Bakterien nur geschwächt, nicht abgetötet.

Wahr oder falsch? Im Krankenhaus sind Sie am besten aufgehoben.

Das trifft in jedem Fall zu – wenn Sie schwer krank sind und eine stationäre Behandlung brauchen oder falls eine Operation bevorsteht. Denn eine Operation ist schon ein bisschen komplizierter, als mit Nadel und Faden eben mal eine Wunde zuzunähen. Was aber die Infektionsgefahr angeht, so ist ein Krankenhaus kein empfehlenswerter Ort. Sie treffen dort nicht nur auf viele andere Kranke, sondern auch auf Bakterien, gegen die kein Kraut mehr gewachsen ist und die überaus aggressiv sind. Bleiben Sie dort also immer nur so lange, wie unbedingt nötig, und waschen Sie sich so oft wie möglich die Hände, um das Risiko einer Infektion zu minimieren.

Wahr oder falsch? Echinacea hilft dabei, Sie vor Erkältungen zu bewahren.

Dieses bekannte Präparat der alternativen Medizin galt als gutes Erkältungsmittel. Es sollte sowohl das Infektionsrisiko senken als auch die Symptome lindern. Neueste Studien zeigen jedoch, dass es keinerlei positiven Effekt auf die Symptome oder die Dauer von Erkältungen hat.

Diese geschwächten Bakterien regenerieren sich wieder, verschlimmern die Infektion und führen sogar dazu, dass sie sich weiter in Ihrem Körper ausbreitet. Das ist sehr gefährlich für Ihr Herz und für andere Organe. Wenn Sie keinen Wert darauf legen, den neuen Superexperten für Infektionskrankheiten konsultieren zu müssen, dann sollten Sie die gesamte Menge des verschriebenen Medikaments nehmen. Wenn Sie diese widerlichen und hartnäckigen Bakterien und Viren unschädlich machen wollen, müssen Sie schon einen richtigen Treffer landen, denn ein schüchternes Antippen genügt nicht. Übrigens: Eines müssen wir Ihnen noch sagen. Antibiotika sind nicht nur in der Lage, böse Bakterien abzutöten, sie zerstören auch die guten.

Wahrheit oder Mythos Nr. 4

Maßnahme 2: Stärken Sie Ihr Immunsystem mit gesunden Nahrungsmitteln

Die T-Zellen, B-Zellen und die weißen Blutkörperchen kontrollieren die Körpervorgänge und sichern Ihr Körperhaus. Aber es schadet in keinem Fall, Verstärkung anzufordern – „gut trainierte“ Lebensmittel, die zu den besten Immunisierern zählen. Im Folgenden listen wir die besten Nahrungsmittel auf, die Ihr Immunsystem stärken und fit halten.

VITAMIN C Zweimal täglich 500 mg machen Ihr Immunsystem zur Festung (es kann dadurch noch mehr Geschosse produzieren, mit denen Angreifer zurückgeschlagen werden können). Sie können Vitamin C als Nahrungsergänzungsmittel zu sich nehmen, aber natürlich auch über Lebensmittel, insbesondere über Orangen und andere Zitrusfrüchte. Auch frisch gepresster Orangensaft, Tomaten und Paprikaschoten enthalten reichlich Vitamin C. Weil es Ihr Immunsystem stützt und

Ihre Arterien jung hält, kann Vitamin C Sie bis zu einem Jahr verjüngen.[11]

JOGURT Wenn Jogurt nicht pasteurisiert wird, enthält er den Lactobacillus acidophilus – ein Milchsäurebakterium, das Milch zu Jogurt macht und mit dem man Pilzinfektionen erfolgreich bekämpfen kann. Sie können genauso gut zweimal am Tag diesen Lactobacillus acidophilus als Nahrungsergänzungsmittel zu sich nehmen, 20 mg zweimal täglich. Pilzwuchs wird dadurch eingedämmt. Ein anderes großartiges Fungizid ist Knoblauch.

FLAVONOIDE Diese den Vitaminen ähnlichen Substanzen (Flavonoide wirken wie Vitamine, aber sie sind anders als jene nicht lebenswichtig) sind in der Lage, die arterielle Alterung zu verlangsamen und auch das Immunsystem jung zu halten. Sie scheinen das Erinnerungsvermögen zu verbessern, das die Informationen über alte Feinde, die Sie schon mal angegriffen haben, speichert. Wenn Sie besonders auf flavonoidreiche Kost achten – ungefähr 31 Gramm pro Tag sind perfekt –, dann können Sie Ihr Real-Age um 3,2 Jahre reduzieren. Hier eine kleine Liste, die aufzeigt, wo die meisten Flavonoide stecken:

Hafer (3 mg pro Tasse)
Zwiebeln (4 mg in einer kleinen Zwiebel)
Brokkoli (4,2 mg pro Tasse)
Tomaten (2,6 mg in einer kleinen Tomate)
Apfel (4,2 mg in einem mittelgroßen Apfel)
Preiselbeeren (8 mg in einer kleinen Tasse)
Erdbeeren (4,2 mg pro Tasse)
Preiselbeersaft (11,2 mg pro 230 ml)
Tomatensaft oder Tee (7,2 mg pro kleiner Tasse Tomatensaft oder frisch aufgebrühten schwarzem oder grünem Tee)
Grapefruitsaft (3 mg pro 140 ml)
Rotwein (3 mg pro 140 ml)

KÜRBISKERNE Kürbiskerne enthalten viel Zink – eine der Ingredienzen, die jede Erkältung verkürzen.

Maßnahme 3: Beherzigen Sie die großen Drei

Es ist einfach so: Jeder, der hier auf der Welt lebt, bekommt einmal eine Erkältung.

[11] Anmerkung der Übersetzerinnen: Die Deutsche Gesellschaft für Ernährung gibt als Richtwert für die empfohlene Menge an Vitamin C 100 mg pro Tag an. Der erhöhte Bedarf von Schwangeren, Alkoholikern und Rauchern wird mit 150 mg täglich angesetzt.

Wahr oder falsch? Wenn Sie sich verkühlen oder nass werden, bekommen Sie eine Erkältung.

Es ist ein Ammenmärchen, dass man sich erkältet, wenn man ohne Mütze im Regen herumrennt. Studien haben gezeigt, dass Kälte und Nässe keinen Einfluss darauf haben, ob Sie sich erkälten oder nicht.

Das ist der Preis, den man zahlt, wenn man mit anderen Kontakt aufnimmt: ins Gespräch kommen, Hände schütteln, mit der U-Bahn fahren. Die Bazillen verbreiten sich dadurch. Wenn Sie es sich also zur Lebensaufgabe machen, keine Erkältung mehr zu bekommen, dann packen Sie Ihre Koffer, verabschieden Sie sich von Ihrer Familie und ziehen Sie auf eine einsame Insel.

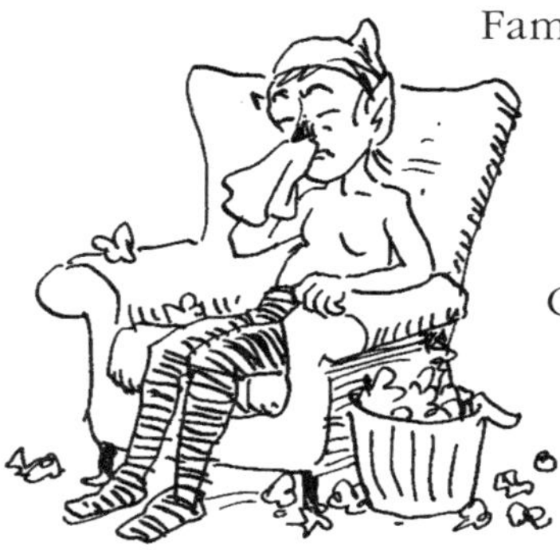

Wenn Sie in Gemeinschaft leben, gibt es Zeiten, in denen Sie husten, niesen, schniefen und prusten. Im Durchschnitt hat in den Industrieländern jeder Erwachsene zweimal im Jahr eine Erkältung. Mehr oder weniger schlimm. Trotzdem muss das keine schrecklichen Konsequenzen haben. Jeder hat so seine erprobten Mittelchen, die bei einer Erkältung helfen sollen. Aber in Wahrheit kann man nichts tun, um sie zu kurieren. Sie können nur den Verlauf beschleunigen, und zwar mit drei Dingen: Hühnersuppe, Zinktabletten und Vitamin C. Warum diese drei Sachen so hilfreich wirken, wissen wir nicht, aber Studien haben gezeigt, dass es so ist. Fangen Sie also an, sich mit diesen drei Zutaten zu behandeln, sobald Sie die ersten Symptome spüren: 500 mg Vitamin C viermal täglich mit viel Wasser, für zwei oder drei Tage; oder eine Zinktablette alle sechs Stunden, oder viermal täglich eine Tasse Hühnersuppe, wenn die Erkältung ausgebrochen ist. Mit diesen Maßnahmen können Sie die übliche Erkältungsdauer von fünf Tagen auf drei reduzieren.

Maßnahme 4: Suchen Sie sich Verbündete

Egal in was für einem Kampf Sie gerade stecken – in einer Auseinandersetzung in der Kneipe oder in einem Kampf mit Ihrem Automechaniker oder Ihrer Familie –, Sie möchten immer jemanden, der Partei für Sie ergreift. Eine einfache mathematische Gleichung: Je mehr Leute auf Ihrer Seite sind, desto besser stehen Ihre Chancen. Dasselbe gilt für Ihre Gesundheit: Ein starkes Netzwerk aufzubauen ist von größter Bedeutung und stärkt Ihr Immunsystem. Und wie?

Depressionen fördern Infektionserkrankungen, wahrscheinlich weil sie die Kampfkraft Ihrer T-Zellen schwächen. Das ist nicht so, als hätten Sie einfach vergessen, Ihre Alarmanlage im Haus anzustellen, der ist es ganz egal, ob sie an oder aus ist. Gute soziale Kontakte helfen – religiöse Gemeinschaften, gesellschaftliche Verbindungen und Ihre Arbeitskollegen haben eine positive Wirkung.

**Wahr oder falsch?
Eine Erkältung hungert man aus, ein Fieber füttert man.**

Letztlich ist es egal, was Sie machen. Ob Sie erkältet sind oder fiebrig – am besten ernähren Sie sich wie sonst auch, ganz normal (solange normal kein Büfett mit fetten Würsten oder Ähnlichem bedeutet). Das Wichtigste ist, dass Sie viel trinken – besonders wenn Sie hohes Fieber haben. Viel Flüssigkeit unterstützt Ihren Körper dabei, die Infektion auszuschwemmen. Und ruhen Sie sich aus, unbedingt. Sie helfen damit Ihren T- und B-Zellen, sich für den harten Kampf zu rüsten.

Maßnahme 5: Reduzieren Sie Ihren Stress

Obwohl es nicht viel Datenmaterial über die Korrelation von Stress und Altern gibt, sind wir in dem Glauben groß geworden, dass Stress und Infektionen miteinander zusammenhängen. Wahrscheinlich ist Stress der schlimmste Altersbeschleuniger überhaupt. Je mehr Sie unter Stress leiden, desto stärker steigt das Unfallrisiko und die Gefahr von Infektionen und Arterienalterung. Aber natürlich ist es nicht der Stress selbst, der uns Sorgen machen sollte – es sind vielmehr die Reaktionen auf Stress. Es scheint so, dass man auch mit viel Stress gut zurechtkommt. Aber sobald der Stressauslöser weg ist, gibt es eine Art Rückschlageffekt, der Sie für Infektionen empfänglich macht (die T- und B-Zellen gehen in Deckung, um dem Kampf auszuweichen, und kommen Ihnen erst mal nicht zu Hilfe).

Jeder reduziert Stress auf seine Weise, der eine lässt beim Handballspiel Dampf ab, der andere sitzt vielleicht gern darin und

FAKTEN, FAKTEN, FAKTEN!

Wenn Sie schon mal mit einem Skateboardfahrer zusammengestoßen sind oder eine eingerissene Nagelhaut hatten, dann kennen Sie bereits natürliche Pflaster. Eins ist die Kruste, die sich quasi sofort auf der Wunde bildet. Eine Kruste entsteht durch Eiweiße, die das Blut gerinnen lassen und die Wunde schützen – was den Heilungsprozess beschleunigt. Eiter hingegen ist eine Menge von weißen Blutkörperchen, die sich an der Stelle einer Infektion sammeln, an der die Bakterien sich vermehren. Wenn Eiter auftritt, bedeutet das, dass die weißen Blutkörperchen in Aktion sind und versuchen, die Infektion zu stoppen. Wenn sie das nicht schnell genug schaffen, zieht das immer mehr weiße Blutkörperchen an die Stelle, was den Eiterfluss verstärkt. Eiter ist somit das Zeichen, dass die Schlacht in vollem Gange ist und Sie noch nicht geheilt sind.

schwitzt. Einige hören Mozart, andere Metallica. Aber eins kann jeder gegen Stress unternehmen: Ziehen Sie sich sofort aus einer Stress verursachenden Situation zurück, sei es indem Sie eine Runde um den Block laufen oder einfach ins andere Zimmer gehen. Eine kurze Auszeit gibt Ihnen die Möglichkeit, durchzuatmen und sachlich zu reagieren. Egal was passiert, Sie brauchen eine abrufbare, erprobte Technik, um den Stress wegzudrücken. Ob Sie zehnmal tief atmen oder 15 Sekunden lang das Gesicht verziehen. Was Sie auch tun: Sie können sechs Jahre von Ihrem Real-Age-Konto abziehen, wenn Sie einen Notfallplan für die sofortige Stressreduktion anwenden können.

Sie sollten außerdem versuchen, eine andere Haltung dem Dauerstress gegenüber zu entwickeln – Stress, den ein permanent fordernder Chef, eine zerbrochene Haustürscheibe oder die Telefongesellschaft, die immer falsche Rechnungen schickt, verursachen. Manche Leute meinen, immer Gewehr bei Fuß stehen, alle Wünsche gleich erfüllen zu müssen. Was Stress verursacht, ist immer die Reaktion auf eine Situation oder einen Vorgang. Davon wird die Haustür nicht repariert und die Rechnung nicht bezahlt. Aber wenn Sie bedenken, dass der Stress nicht durch das Problem selbst, sondern durch Ihre Reaktion verursacht wird, dann sind Sie eher in der Lage, angemessen zu reagieren – und das ist auf jeden Fall gesünder!

Kapitel 10

Daniel Drüsentrieb & Co.: Ihre Hormone

Die populärsten Irrtümer über Hormone

Hormonmythos Nr. 1:	Hormone kontrollieren unsere Gefühle.
Hormonmythos Nr. 2:	Das Zusammenspiel zwischen Seele und Körper ist wissenschaftlich nicht erwiesen.
Hormonmythos Nr. 3:	Ein Blutdruck unter 140/90 ist akzeptabel.

Viele Menschen halten Häuser und Wohnungen für leblose Objekte. Sie bestehen ja schließlich aus kaum mehr als aus Zement, ein paar Nägeln, Trockenwänden und Dachpfannen. Hängt man noch ein Mobile hinein und drapiert außerdem ein hübsches Hirschgeweih an der Wand, ist man auch schon eingerichtet.

Früher diente die Behausung sicher in erster Linie dazu, seine Bewohner vor Regen, Wind und Sonne zu schützen. Doch wenn Sie an die Häuser von heute denken, wissen Sie, dass diese Objekte mehr sind, dass sie wirklich leben: Wie in einem lebendigen Organismus schlängeln sich auch hier lebenswichtige Adern durch – Wasser-, Luft- und Elektrizitätsleitungen. Diese Einrichtungen arbeiten aber nur, wenn Sie alles beständig regulieren: Dann sorgt das Thermostat für angenehme Temperaturen und der Warmwasserregler schafft es zuverlässig, dass Ihr Duschwasser schön warm und nicht glühend heiß ist. Bedenken Sie mal, wie viele Regler, Schalter und Hebel Ihnen die Möglichkeit geben, wirklich alles im Haus nach Ihren Wünschen einzustellen. Wenn Ihnen die Erhaltung Ihres Heims also am Herzen liegt, sollte es für Sie selbstverständlich sein, dass Sie ebenso viel Sorgfalt auf das Funktionieren aller technischen Einrichtungen verwenden wie auf die Dekoration des Wohnzimmers. An den meisten Tagen läuft alles wie am Schnürchen und Sie nehmen kaum Notiz davon, was die Haustechnik leistet. Doch was passiert, wenn die kleinen Rädchen einmal nicht mehr ineinander greifen – oder Sie die blinkenden Kontrolllampen nicht sehen? Dann kann es zu verschiedenen Problemen kommen: Im besten Fall müssen Sie während einer Hitzewelle im Juli nur ordentlich schwitzen, weil die Klimaanlage ausgefallen ist; vielleicht steigt Ihre Wasserrechnung um einige Prozent, weil Sie die Wasserhähne nicht mehr richtig zudrehen können, oder Sie verkokeln den Lachs, weil der Temperaturregler des Herds versagt.

Die Haustechnik sorgt in Ihrem Haus dafür, dass alles optimal funktioniert und Sie es als Hausbesitzer bequem haben. Genau das ist auch die Aufgabe Ihres endokrinen oder Hormonsystems: Dieses komplizierte Geflecht besteht aus verschiedenen Drüsen, die in Ihrem gesamten Körper Hormone freisetzen, damit er adäquat arbeiten kann. Die meisten dieser Hormone arbeiten wie Großmütter, die immer zur Stelle sind: Sie tun gute Dienste, ohne dass es bemerkt wird, ganz selbstverständlich. Die Drüsen regulieren sich von allein, so dass Sie sich als Körperbesitzer um nichts kümmern müssen. Das bedeutet

Wahr oder falsch?
Hormone drücken auf die Tränendrüse.

Genauso wie Schweiß überschüssiges Salz aus dem Körper leitet, Urin die Endprodukte des Eiweißstoffwechsels entsorgt und mit dem Nasenschleim Bakterien ausgespült werden, haben auch Tränen eine bestimmte Aufgabe. Um die Augen feucht zu halten, wird kontinuierlich Tränenflüssigkeit produziert, denn Feuchtigkeit schützt die Augen. Sie kennen das sicher: Immer wenn etwas in Ihr Auge gerät, fängt es an zu tränen. Dieses empfindliche Organ schützt sich so vor Wind, Sand oder Insekten und weint die Fremdkörper einfach hinaus. Dagegen sind Tränen, die wir aus Freude oder Trauer weinen, aus ganz anderem Stoff. Sie haben vor allem Stresshormone in der Flüssigkeit, die der Körper loswerden will.

Ein wichtiges Hormon, dessen Konzentration sich im Körper unter Stress erhöht, ist das Prolactin. Man hat festgestellt, dass der Prolactinspiegel im Körper steigt, wenn jemand weint, was darauf hindeutet, dass Weinen ein Ausdruck von Stress ist. Generell weinen Frauen häufiger als Männer, einer Studie zufolge viermal so oft. Vielleicht ist das deshalb so, weil sie in der Regel mehr Prolactin produzieren (etwa 60 Prozent mehr). Interessant ist, dass Tränen aus Trauer oder Rührung bei anderen Spezies weitgehend unbekannt sind. Zählt man die sentimentalen, aber nicht verifizierten Geschichten über schluchzende Gorillas und Elefanten nicht mit (aber Achtung: Vielleicht werden die sich eines Tages doch als wahr herausstellen), sieht es so aus, als wären Menschen tatsächlich die einzigen Wesen, die weinen. Wahrscheinlich spielen sich in uns komplizierte emotionale Prozesse ab, zu denen kein anderes Lebewesen fähig ist. Wenn Ihnen Ihre Tränen peinlich sein sollten, so denken Sie daran: Sie zeigen nur, dass Sie ein Stressniveau erreicht haben, das schlecht für Ihre Gesundheit ist. Für diesen Stress brauchen Sie einen Ausgleich. Keine falsche Scham: Es ist vollkommen in Ordnung, wenn Sie weinen!

allerdings nicht, dass Sie Ihren Hormonhaushalt unbeachtet lassen sollten. Sie können ihn mit den folgenden Maßnahmen unterstützen.

Den meisten von uns fallen beim Stichwort „Hormone“ nur pubertierende Teenager und Farrah-Fawcett-Poster ein. Unsere Hormone spielen aber tatsächlich bei allem, was wir tun, eine Rolle. Wie wir mit Stress umgehen, wie wir Fette abbauen und wie wir uns fortpflanzen – immer sind die Hormone

Wahr oder falsch?
Hormone kontrollieren unsere Gefühle.

Wahrheit oder Mythos Nr. 1

Tatsächlich ist es genau andersherum: Unsere Gefühle bestimmen, welches Hormon produziert und ausgeschüttet wird – und zwar mithilfe biochemischer Veränderungen im Gehirn. Angst zum Beispiel wird begleitet von der Produktion bestimmter chemischer Stoffe, die uns in Alarmbereitschaft versetzen und so eine schnelle Flucht ermöglichen. Freude hingegen veranlasst die Ausschüttung anderer Stoffe, die uns beruhigen. Hierbei können wir einiges aus dem Tierreich lernen: So haben stressgeplagte Affenmütter zum Beispiel Probleme, gesunden Nachwuchs hervorzubringen, wahrscheinlich weil der Stress eine anhaltende Produktion von Stresshormonen verursacht, die auf lange Sicht den Hippocampus schädigen. Das kann Lern- und Erinnerungsschwächen hervorrufen. Auch wenn Affen nicht im Berufsverkehr feststecken, keinen cholerischen Chef haben und nie mit ansehen müssen, wie ihre Fußballmannschaft das Spiel verliert, leiden sie doch unter derselben Geißel wie wir Menschen: unter Stress.

beteiligt. Letztlich sind unsere Hormone und die Drüsen, die sie produzieren, Teil eines ziemlich komplizierten Prozesses (wenn dies ein medizinisches Fachbuch wäre, könnten Sie im Kapitel „Hormone“ mit Sicherheit mehr Abkürzungen finden als im Adressbuch der EU-Kommission). Wenn diese Hormone einmal außer Kontrolle geraten und verrückt spielen, wird es ernst.

Nehmen Sie den Fall der Läuferin Gail Devers. Sie hatte mit gesundheitlichen Problemen aller Art zu kämpfen: Migräne, Sehstörungen, Haarausfall, Herzrasen und dauernde Müdigkeit. Ärzte taten ihr Problem zunächst ab, das sei schließlich der Preis, den eine Athletin für das harte Olympia-Training zu zahlen habe. Nach zwei Jahren – in denen die Symptome so heftig wurden, dass die Ärzte sogar wegen der schlechten Durchblutung die Amputation ihrer Füße in Erwägung zogen – wurde bei Devers die Diagnose Hyperthyreose gestellt – eine Autoimmunreaktion, die man landläufig „Schilddrüsenüberfunktion“ nennt. Sie wurde nun entsprechend behandelt, schaffte ein Comeback als Sportlerin und gewann schließlich die Goldmedaille im 100-Meter-Sprint der Frauen bei den Olympischen Spielen 1992. Gail Devers' Geschichte ist besonders interessant, weil sie auf ein häufiges Problem hindeutet: Hormonelle Störungen sind relativ schwer zu diagnostizieren, weil die Symptome unklar sind und auf den ersten Blick nichts miteinander zu tun haben. Aber die Geschichte zeigt auch, dass Probleme, die mit Hormonen zusammenhängen, oft sehr gut zu behandeln sind. So gut, dass Sie Ihr tägliches Pensum schnell wieder schaffen können – selbst wenn das Ziel lauten sollte, wieder die schnellste Frau der Welt zu werden.

Obwohl jedes Hormonproblem anders ist, haben viele Hormone gemeinsame Merkmale. Zum Beispiel gilt grundsätzlich: Sie beeinflussen Befindlichkeitsstörungen, für die es keine offensichtliche physiologische Erklärung gibt – Dinge wie Müdigkeit, eine sehr ausgeprägte Libido oder auch Wetterfühligkeit.

Eine weitere, jedoch oft übersehene Tatsache ist, dass bei einer Fehlfunktion der endokrinen Drüsen hoher Blutdruck fast immer eine bedeutende Rolle spielt bzw. die Dysfunktion der Drüse in vielen Fällen zu einem erhöhten Blutdruck führt. Die Verbindung liegt auf der Hand. Denn – und wir werden nicht müde, das zu betonen – der Alterungsprozess der Arterien (und der Effekt, den er auf den gesamten Organismus hat) beeinflusst Ihre Gesundheit und entscheidet darüber, wie schnell Sie alt werden. Um besser zu verstehen, welche Rolle der Blutdruck spielt, ist es von Vorteil, sich die Drüsen einmal genauer anzusehen.

Ihre Hormone: die Anatomie

Beim Wort „Sekret" denken die meisten an Eiter, Schleim und Blut. Flüssigkeiten, die sicher keine besonders schönen Assoziationen hervorrufen. Dabei gibt es keinen Grund, warum solche Sekrete nur mit Dingen in Verbindung gebracht werden sollten, die in Horrorvideos oder in ein Taschentuch gehören. Denn der Mensch ist voll von Organen und Drüsen, die Nährstoffe und Hormone „sekretieren". Jeder, der schon mal ein Vorstellungsgespräch oder ein Date hatte, weiß, dass sein Körper mit Schweißdrüsen übersät ist. Das Sekret, das von ihnen produziert wird, können Sie sehen, Sie fühlen auf der Stirn die Schweißtropfen und Sie können sie mit einem Taschentuch wegwischen. Die meisten anderen Drüsen erfüllen ihre Aufgabe im Innern des Körpers. Wir wissen, dass das endokrine System äußerst komplex und daher schwer zu verstehen ist, weswegen wir genau dort mit der Erklärung beginnen, wo das Verstehen einsetzen sollte: im Gehirn.

In Kapitel 3 haben wir das Gehirn bereits seziert, wobei wir absichtlich die Hirnanhangdrüse ausgelassen haben. Der Grund hierfür ist, dass sie weniger mit dem zu tun hat, was wir normalerweise mit Hirnfunktionen in Verbindung bringen (wie zum Beispiel das Erinnern), als vielmehr mit der Steuerung anderer endokriner Organe.

Wie Sie in Abbildung 10.1 sehen können, ist die Hirnanhangdrüse oder Hypophyse ein kirschgroßes, ovales Organ, bestehend aus dem Hypophysenvorder- und -hinterlappen. Der Vorderlappen entsteht aus dem Dach des Rachens. Der Hinterlappen stammt von der Gehirnbasis ab. Die Hypophyse befindet sich in Höhe der Nase mitten im Kopf und sitzt auf dem Knochenteil der Schädelbasis, der Türkensattel genannt wird. Obwohl auch der hintere Teil Hormone produziert, bekommt der vordere alle Ehre für die Ausscheidung einiger Hormone, die Sie – wenn auch nicht namentlich – so doch ihrer Funktion nach kennen:

★ Luteinisierendes Hormon: Es spielt eine bedeutende Rolle für den weiblichen Zyklus sowie für die Schwangerschaft und signalisiert den Männern, wann der beste Zeitpunkt ist, Testosteron freizusetzen.

★ Prolactin, das Milchhormon: Es veranlasst die weiblichen Brustdrüsen, Milch zu produzieren, und ist außerdem bei beiden Geschlechtern an der Funktionsfähigkeit des Immunsystems beteiligt (Frauen haben immer viel mehr Prolactin im Körper als Männer).

★ Das Schilddrüsenhormon TSH: Es veranlasst die Schilddrüse, mehr Hormone zu produzieren, die an der Stoffwechsel- und Blutdruckregulierung beteiligt sind.

★ Das Nebennierenhormon ACTH, das für die Produktion des körpereigenen Kortisons zuständig ist, spielt wiederum eine Rolle beim Stoffwechsel und Blutdruck sowie bei Stressreaktionen.

★ Aldosteron ist ebenfalls ein Hormon der Nebenniere, es reguliert den Wasserhaushalt und den Blutdruck.

★ Sexualhormone (siehe Kapitel 7).

★ Das Wachstumshormon sorgt (wen wundert's) für das Wachstum.

Abbildung 10.1 **Was Sie so alles im Kopf haben …** Die Hirnanhangdrüse liegt geschützt in einem Knochen an der Schädelbasis, chemische Botschaften des Gehirns können direkt zum Körper weitergeleitet werden. Der Hinterlappen der Hirnanhangdrüse schüttet Hormone aus, die Blutdruck und Milchproduktion beeinflussen, während der Vorderlappen alle schwierigen Unternehmungen kontrolliert, wie zum Beispiel die Produktion von Wachstums- und Schilddrüsenhormonen, die Ausschüttung von Adrenalin sowie der Sexualhormone.

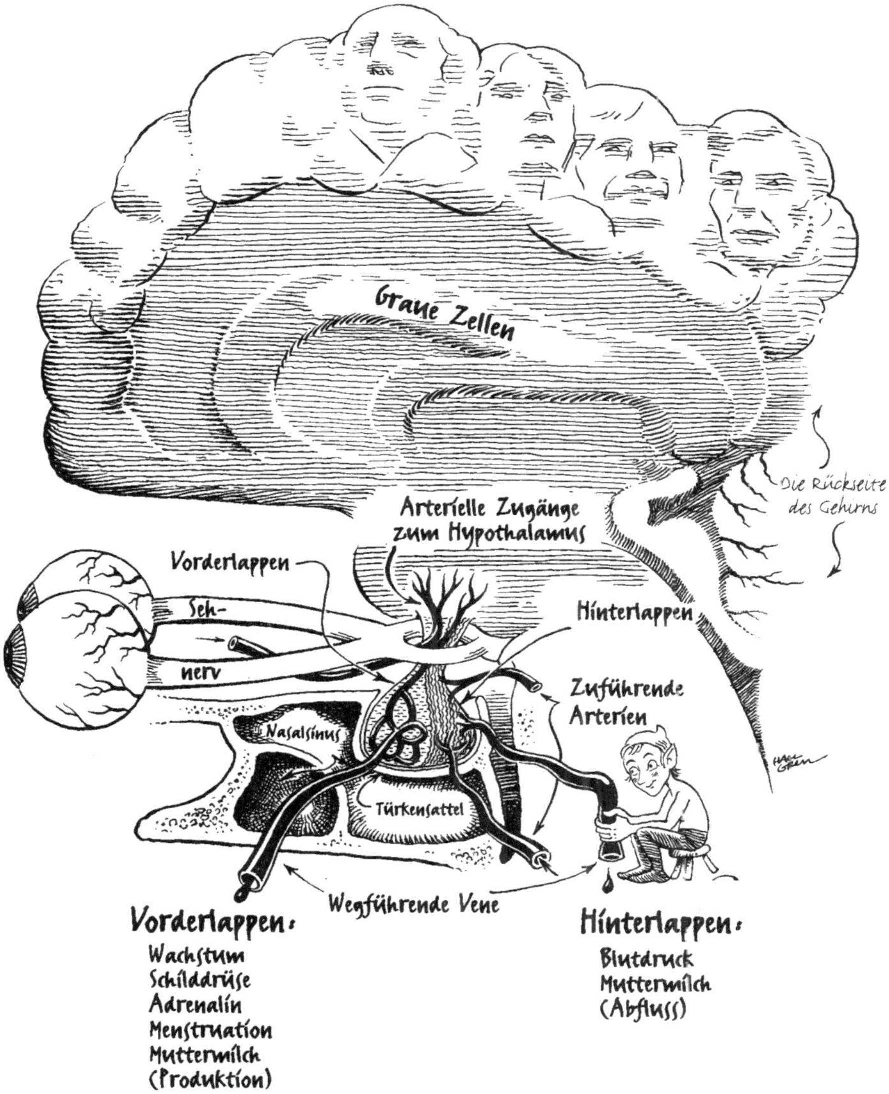

FAKTEN, FAKTEN, FAKTEN!

Das Wachstumshormon ist – Sie dachten es sich wohl schon – ein Hormon, das Kinder in die Höhe schießen lässt. Ein Kind, das zu wenig von diesem Hormon produziert, wird nicht zur normalen Größe heranwachsen können, während ein Kind, das zu viel davon hat, sich womöglich im „Guinness-Buch der Rekorde" wiederfindet.

Die Hirnanhangdrüse

Die Hirnanhangdrüse steht in enger Beziehung zu Ihrem gesamten Körper, nicht nur zum endokrinen System. Manche Menschen bekommen einen leicht spöttischen Ausdruck im Gesicht, wenn erwähnt wird, dass Körper und Seele in enger Verbindung stehen. Sie tun so, als wäre diese Vorstellung irgendeiner fernöstlichen Philosophie entsprungen, die nicht überzeugender wirkt als ein Placebo. Doch die Hirnanhangdrüse ist erwiesenermaßen die physiologische Verbindung zwischen dem Blutkreislauf des Körpers und unserem Gehirn.

Sie sitzt im unteren Bereich des Großhirns und dient dort als Befehlszentrum der endokrinen Funktionen – sie sendet Signale an alle Körperdrüsen, damit die unterschiedlichsten Hormone produziert und ausgeschüttet werden, die Ihnen diktieren, wie Sie sich gerade fühlen. Weil Ihre Gefühlswelt so eng mit Ihrem Körper verbunden ist, basieren die verschiedenen Gefühlszustände immer sowohl auf psychologischen und physiologischen als auch auf chemischen Reaktionen. Lassen Sie uns nun erforschen, welche Teile des endokrinen Systems unter das Kommando der Hirnanhangdrüse fallen.

Wahrheit oder Mythos Nr. 2

Die Schilddrüse

Die schmetterlingsartig geformte Schilddrüse befindet sich am unteren Ende des Halses vor der Luftröhre und produziert ... na, was wohl? Sie produziert Schilddrüsenhormone, nachdem sie entsprechende Signale der Hirnanhangdrüse erhalten hat. Die Hauptfunktion der Schilddrüsenhormone besteht darin, den Stoffwechsel Ihrer Zellen zu steuern, so dass in den Zellen chemische Veränderungen ablaufen, die sie leben, wachsen und sterben lassen. Sie können Ihren Stoffwechsel ein bisschen mit Ihrer Nebenkostenabrechnung vergleichen. Keiner Ihrer Nachbarn hat exakt die gleiche Neben-

Abbildung 10.2 **Halsschmerzen** Die Schilddrüse liegt vor der Luftröhre und reguliert Ihren Stoffwechsel. Bei einer Schilddrüsenüberfunktion schüttet die Schilddrüse zu viele Hormone aus und macht den Körper hyperaktiv, was sich durch Herzrasen, Zittern, brüchiges Haar, Schlafstörungen und Nervosität bemerkbar macht. Eine Schilddrüsenunterfunktion hingegen beschert dem Körper einen zu langsamen Stoffwechsel, welcher sich durch Symptome wie Gewichtszunahme, trockene Haut, Depression, Müdigkeit und Kälteempfindlichkeit äußert. An der Schilddrüse können sich auch kleine Knötchen oder ein größerer Kropf bilden, was dann detaillierte Untersuchungen nötig macht. Außerdem liegen hier vier linsengroße Nebenschilddrüsen und regulieren den Kalziumspiegel in Blut und Knochen.

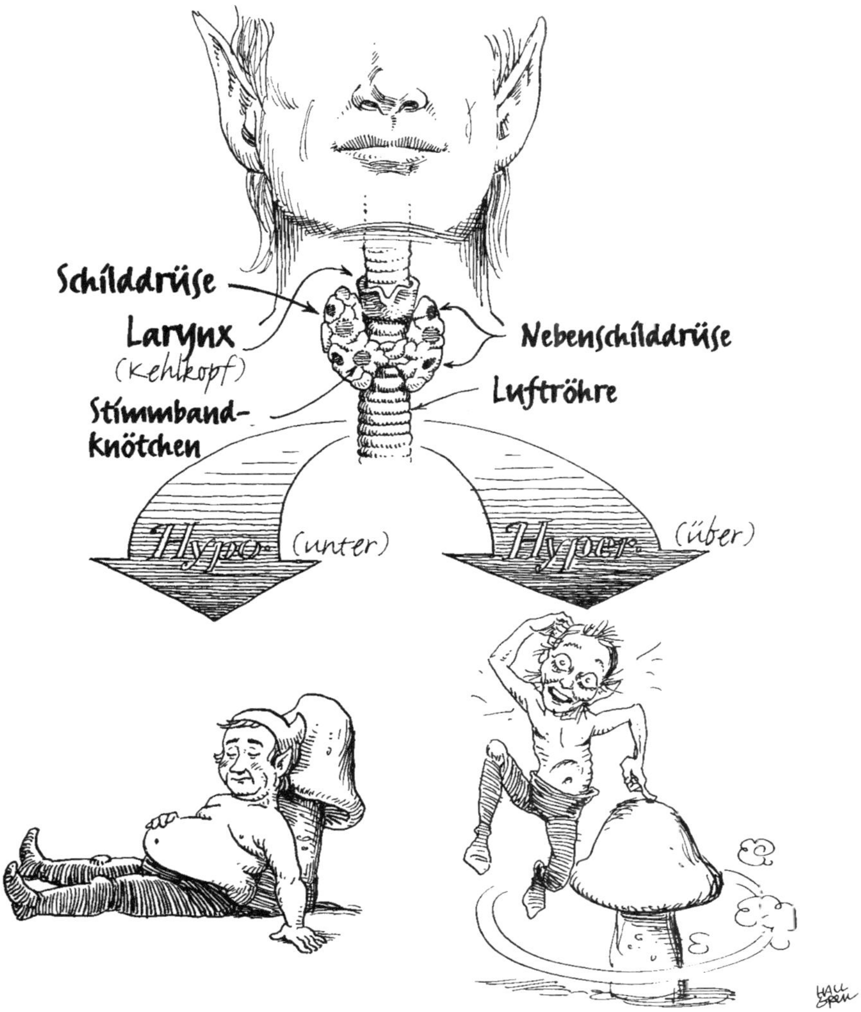

kostenabrechnung wie Sie. Denn manche Menschen stellen ihre Heizung immer auf 25, manche nur auf 20 Grad. Manche duschen 20 Minuten, andere springen schon nach 20 Sekunden wieder raus. Wir alle benutzen die zur Verfügung stehende Energie in unseren Häusern und Wohnungen auf unterschiedliche Weise und genauso unterschiedlich nutzen wir sie in unseren Körpern. Ebendiese Unterschiede spielen eine Schlüsselrolle, wenn es zum Beispiel um Ihr Gewicht geht. Ein Teil Ihres Stoffwechsels ist definitiv genetisch festgelegt – das heißt, dass Ihre Gene bestimmen, ob er schnell oder langsam arbeitet. Teilweise reguliert ihn die Schilddrüse.

Guillotinen und zu eng gebundene Krawatten sind nicht die einzigen Folterinstrumente, die sich auf Dauer nachteilig auf die Gesundheit auswirken. Eine Schilddrüse, die verrückt spielt, kann ähnlich schlimme Folgen haben, dann spricht man von Schilddrüsenüberfunktion. Eine solche Diagnose liegt vor, wenn die Schilddrüse zu viele Hormone ausschüttet. Dafür gibt es viele Ursachen, zum Beispiel Entzündungen, eine Schwangerschaft oder gutartige Tumoren an der Schilddrüse.

Stellen Sie sich eine Schilddrüsenüberfunktion so vor, als ob eine wilde Horde Ballermann-Touristen plötzlich das letzte ruhige Dorf am Meer überfällt. Das Dorf mit seinen wenigen Einwohnern kommt normalerweise mit einer ganz bestimmten Infrastruktur aus. Doch wenn dann auf einmal tausende von Partygästen in Hotpants und mit vollen Whiskeyflaschen einfallen, reicht die Infrastruktur nicht mehr, um mit dieser Hysterie und Hektik fertig zu werden. Kurzum: Die Dorfbewohner sind total aus dem Häuschen. Natürlich wird das Dorf die Saison überleben, aber es wird garantiert zu Festnahmen wegen nächtlicher Ruhestörung, übermäßigen Alkoholkonsums oder Schamlosigkeit kommen.

Wenn Ihre Schilddrüse zu viele Hormone produziert, gerät Ihr Körper sozusagen auch aus dem Häuschen. Er erträgt den Hormonschwall zwar bis zu einem gewissen Grad, doch es wird ein paar Probleme geben. Eine Schilddrüsenüberfunktion wird Ihren Stoffwechsel allerdings so auf Touren halten, als ob Sie dauerhaft unter Ecstasy stünden.

Die gesteigerte Hormonzufuhr führt – wenn der Zustand über längere Zeit andauert – zu rapider Gewichtsabnahme, gesteigertem Appetit, brüchigem Haar, Hitzeempfindlichkeit und Müdigkeit. Das sind keine lebensbedrohlichen Probleme, aber Sie fühlen sich krank und spüren ganz genau, dass etwas mit Ihnen nicht stimmt. Viele Leute klagen, dass ihnen schnell die Sicherungen durchbrennen, sie vor Anspannung zittern oder Schlafprobleme haben. Erschöpfungszustände sind warnende Hinweise auf eine Schilddrüsenüberfunktion. Übrigens: Denken Sie daran, dass das Herzrasen, das mit dieser Erkrankung oft einhergeht, durchaus lebensbedrohlich sein kann.

Betrachtet man all diese Symptome, stellt sich natürlich die Frage: Woher sollen Sie wissen, dass sie von Ihrer Schilddrüse ausgelöst werden? In 50 Prozent der Fälle kann bei einer Schilddrüsenüberfunktion eine Art Knoten oder Kropf am Hals ertastet werden; ein Knötchen der Schilddrüse hat sich verselbstständigt und produziert unkontrolliert Schilddrüsenhormone. Letztlich gibt eine Blutuntersuchung Aufschluss. Wenn die Diagnose dann feststeht, kann eine geeignete Behandlung erfolgen – entweder mit Medikamenten oder durch eine Operation –, in schwereren Fällen kann es zur Entfernung der Schilddrüse kommen.

Erinnern Sie sich an das kleine Dorf am Meer? Das mit den vielen Touristen? Daneben gibt es ein zweites Dorf, an dem das Leben vorbeigegangen ist. Es wohnen nur noch ein paar Menschen dort, und auch sie packen schließlich ihre Siebensachen und verlassen das Dorf. Die Geschäfte des Orts schließen nach und nach, die Infrastruktur verkommt immer mehr. So ähnlich geht es auch Ihrem Körper, wenn die Schilddrüse nicht genügend Hormone produziert, um den Stoffwechsel aufrechtzuerhalten. Alle Prozesse laufen ganz, ganz langsam ab. Unerklärliche Gewichtszunahme, Depressionen, trockene Haut, Kälteempfindlichkeit, Gelenk- und Muskelschmerzen und Müdigkeit sind nur einige der Folgen. Möglicherweise bilden sich kleinere Knoten an der Kehle (die oft aber weder zu sehen noch zu ertasten sind). Schilddrüsenunterfunktion gehört zu den häufigsten Erkrankungen der Schilddrüse. Damit hat im Durchschnitt einer von zehn Menschen zu tun; bei Personen über 60 Jahren steigt die Rate sogar auf mehr als 60 Prozent an. Schilddrüsenunterfunktion kann dadurch ausgelöst werden, dass die Hirnanhangdrüse ein bestimmtes Hormon nicht mehr ausscheidet, das die Schilddrüse zur Hormonproduktion anregt. Eine häufigere Ursache ist aber eine Erkrankung, bei der das Immunsystem die Schilddrüse angreift und die Hormonproduktion extrem gesenkt wird. In diesem Fall kann das fehlende Hormon durch eine entsprechende Medikation ersetzt werden, so dass der Stoffwechsel und andere betroffene Vorgänge wieder normal ablaufen.

Abbildung 10.3 **Narrenkappen auf den Nieren** Gewiss: Die Nieren holen die Gifte aus dem Blut, damit sie mit dem Urin ausgeschwemmt werden; doch obendrein regulieren die Nieren auch Ihren Blutdruck. Tatsächlich verursacht die Blockade der Nierenarterie einen stark erhöhten Blutdruck. Die Nebennieren sitzen wie Narrenkappen auf den Nieren und bekommen von der Hirnanhangdrüse das Signal, Steroide und Sexualhormone zu produzieren. Im Innern der Nebennieren befinden sich große Vorräte an Adrenalin, das in Krisensituationen freigesetzt wird.

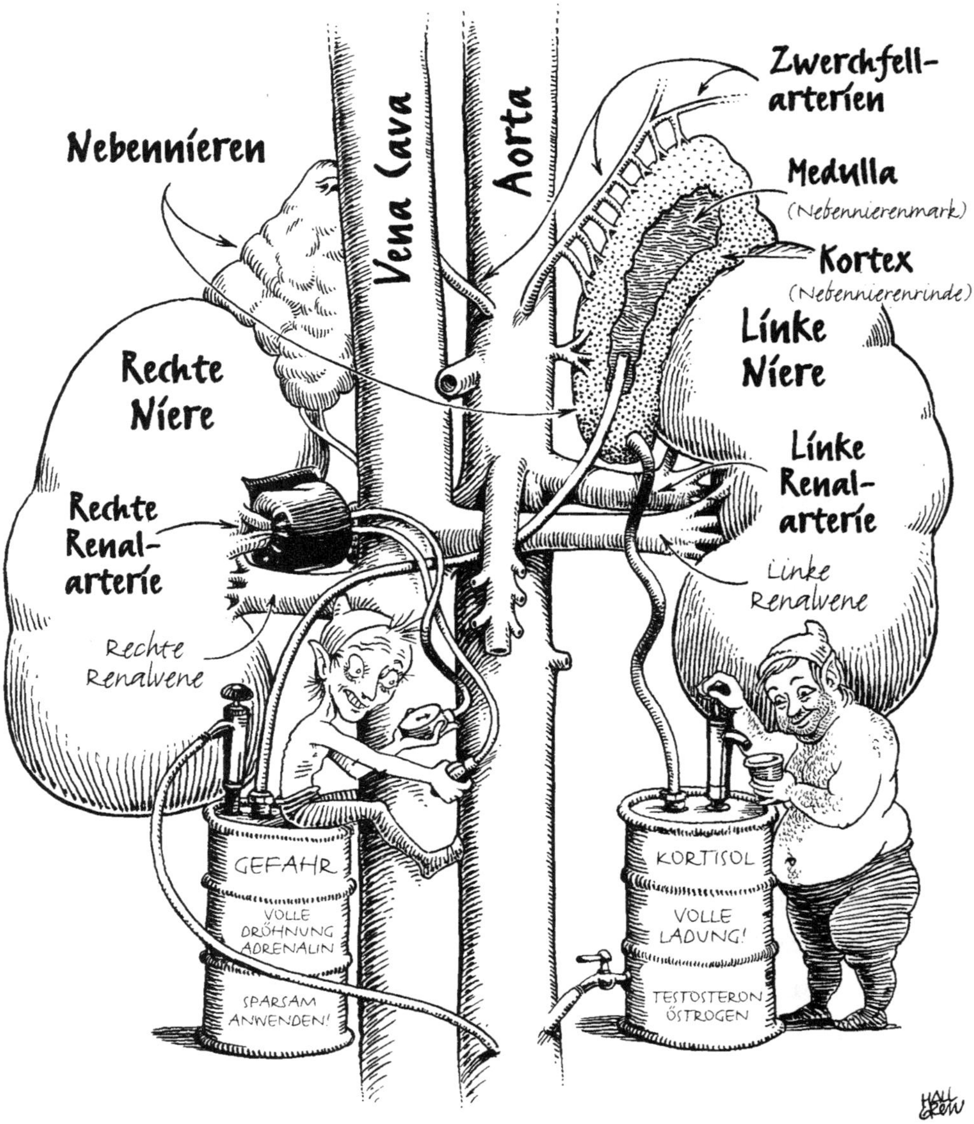

Die Nebennieren

Die Nebennieren sind Drüsen. Sie haben eine in etwa dreieckige Form und liegen oberhalb der Nieren. Sie sehen ein bisschen aus wie Baskenmützen (vgl. Abbildung 10.3). Aber lassen Sie sich von ihrem merkwürdigen Aussehen (und ihrem radiergummiartigen Gewebe) nicht täuschen, sie sind von zentraler Bedeutung, schon eine kleine Fehlfunktion würde zu einem hormonellen Chaos in Ihrem Körper führen. Die Nebennieren ähneln Hormonfabriken, in denen die Bänder niemals stillstehen. Sie produzieren unter anderem das Stresshormon Kortisol, die weiblichen Sexualhormone Östrogen und Progesteron sowie das männliche Sexualhormon Testosteron. (Übrigens: Besonders bei Frauen ist Testosteron zum großen Teil für die Libido verantwortlich.) Der innere Teil der Nebennieren (die Medulla oder das Nebennierenmark) produziert unter anderem Adrenalin, das Hormon, das Sie beim Tennismatch in Schwung bringt oder Sie befähigt, Bärenkräfte aufzubringen, wenn Sie in einer Krisensituation stecken.

Wenn die Drüsen des endokrinen Systems zu viele Hormone produzieren, wird es problematisch. Das gilt auch für die Nebennieren. Nehmen wir als Beispiel Kortisol: Die Hirnanhangdrüse sondert adrenocortiotrophe Hormone (sprechen Sie das Wort zehnmal hintereinander schnell aus) als Reaktion auf stressreiche Situationen ab, um die bekannte Kampf-oder-Flucht-Reaktion auszulösen. Wenn es nun zu einer übermäßigen Hormonausschüttung durch die Hirnanhangdrüse kommt, produzieren die Nebennieren ein Übermaß an Kortisol. (Das kann man mit einem Dominospiel vergleichen: Die Sekretion eines Hormons löst eine Kettenreaktion weiterer hormoneller Vorgänge aus.) Kortisol kontrolliert auch die Art und Weise, wie der Körper Kohlenhydrate, Fette und Eiweiße verarbeitet, und hilft dem Körper, mit Entzündungen fertig zu werden. Wenn zu viel Kortisol produziert wird, kann das zu den klassischen Anzeichen des Cushing-Syndroms führen, was Gewichtszunahme, Akne, einen so genannten Büffelnacken (Fettansammlung zwischen den Schultern), gesteigerten Harndrang und die Zunahme von Gesichtsbehaarung (schauen Sie sich Abbildung 10.3 an) bedeutet.

Es können Medikamente verschrieben werden, aber das Cushing-Syndrom wird oft durch einen gutartigen Tumor an der Hirnanhangdrüse verursacht. In diesem Fall ist eine Operation nötig. Wenn Ihr Körper zu wenig Kortisol produziert, sind Sie wahrscheinlich schneller müde und haben einen niedrigen

FAKTEN, FAKTEN, FAKTEN!

Ihre Nebennieren produzieren außer Kortisol noch Epinephrine und Norepinephrine. Und zwar umso mehr, je mehr Sie sich aufregen. An normalen Tagen schwankt Ihr Epinephrinspiegel vielleicht zwischen 200 und 800 Nanogramm pro ml. Sie kennen vielleicht das Gefühl, wenn Sie ganz knapp einem Autounfall entgangen sind. Ihr Gesicht ist rot, Ihr Herz rast und Sie verfluchen die Verkehrsidioten, die unterwegs sind. In so einem Fall ist Ihr Epinephrinspiegel auf 1.500 bis 2.500 Nanogramm pro ml hochgeschnellt. In Krisensituationen können bei Menschen mit einem Nebennierentumor 300.000 Nanogramm auftreten – was den Blutdruck in bedrohliche Höhen treibt. Stellen Sie sich vor, Sie hätten dieses Stressgefühl permanent. Menschen, die an Nebennierentumoren leiden, leben damit – mehr oder weniger. Erfahrungsgemäß vergehen bis zu acht Jahre, bevor Ärzte diese Tumoren entdecken und diagnostizieren. Interessant, aber nicht verwunderlich ist die Tatsache, dass 50 Prozent der Menschen, die an dieser Art Tumor erkranken, Alkoholiker sind. Höchstwahrscheinlich versuchen sie auch mithilfe des Alkohols diesen enormen Stresspegel herunterzubringen.

Blutdruck. Obwohl auch Infektionen diese Probleme auslösen können, sollten Sie bedenken, dass eine häufige Ursache auch eine Autoimmunerkrankung sein kann, bei der körpereigene Zellen die Nebennieren angreifen und zerstören. Wahrscheinlich verschreibt Ihnen Ihr Arzt ein entsprechendes Medikament, das die Symptome lindert. Allerdings: Sie müssen die Tabletten täglich nehmen.

Die Nieren

Einerseits ist es die Aufgabe der Nieren, Harn, in dem Abbauprodukte enthalten sind, aus Ihrem Körper auszuscheiden. Andererseits sind sie auch Produzenten wichtiger Hormone. Die Nieren schütten ein Hormon aus, das die Produktion der roten Blutkörperchen stimuliert. Dieses Hormon hilft auch dabei, andere Zellen – wie zum Beispiel Herz- oder Hirnzellen – zu erhalten, die durch die Unterversorgung mit Blut in Mitleidenschaft gezogen wurden. So wird klar, dass die Hormonsekretion der Nieren eine (wenn auch indirekte) Schlüsselrolle bei der Sauerstoffversorgung jeder einzelnen Körperzelle spielt. Diese lebenswichtigen Organe ähneln ein bisschen dem Mafiaboss im Krimi – die Zuschauer bekommen ihn nie zu Gesicht, aber trotzdem wissen sie ganz genau, dass er der Strippenzieher sein muss. Ihre Nieren spielen eine Schlüsselrolle bei der Regulation des Blutdrucks. Sie sind wie feine Stellschrauben, die schnell auf zu niedrigen oder zu hohen Blutdruck reagieren können. In der Nierenarterie sitzen empfindliche Sensoren, die entsprechende Signale senden, wenn der Blutdruck vom Normalniveau abweicht. Die meisten blutdrucksenkenden Mittel wirken über die Nieren.

Pankreas – die Bauchspeicheldrüse

Der Nachbar der Leber ist die Bauchspeicheldrüse. Sie liegt quer an der hinteren Bauchwand und erfüllt eine ganze Reihe von Aufgaben, einschließlich der, beim Verdauungsprozess zu helfen. Aber sie produziert vor allem Insulin – das Hormon, das den Körper dabei unterstützt, Glukose zu speichern und zu nutzen. Immer wenn Sie etwas essen, tritt Glukose in den Blutkreislauf ein. Stellen Sie sich Insulin als die Deutsche Post vor und Glukose als die Briefe und Pakete, die befördert werden sollen; Insulin ist dafür verantwortlich, dass Glukose (also Zucker) aus dem Blut in die Muskeln, das Fettgewebe, die Leber und auch in die meisten anderen Zellen Ihres Körpers gelangt. Glukose ist der Treibstoff Ihres Körpers. Manchmal wünscht man sich, die Post wäre so zuverlässig wie das Insulin, das weder Blut, DNA noch irgendwelche Fettsäuren davon abhalten können, Glukose durch den Körper zu befördern. Doch leider kann man sich auch auf dieses Hormon nicht immer 100-prozentig verlassen. Bei manchen Menschen führt ein Ausbleiben der Insulinproduktion zu Diabetes. Diabetiker haben einen hohen Blutzuckerspiegel, weil ihre Bauchspeicheldrüse nicht mehr genügend Insulin herstellt oder weil die Muskeln, das Fettgewebe, die Leber oder andere Zellen nicht mehr ausreichend Insulin aufnehmen können und damit die Glukose nicht mehr zu den Zellen transportiert wird.

Sie haben wahrscheinlich schon von den beiden Diabetesarten gehört: Diabetes Typ 1 wird für gewöhnlich bereits in der Kindheit diagnostiziert und tritt auf, wenn die Bauchspeicheldrüse zu wenig oder gar kein Insulin herstellt, so dass man die körpereigene Produktion mit Insulininjektionen ergänzen muss. Diabetes Typ 2 ist mittlerweile häufiger als Typ 1. Man geht davon aus, dass in Deutschland vier bis fünf Prozent der Bevölkerung an Diabetes erkrankt sind. Da wegen der anfangs beschwerdefreien Zeit die Dunkelziffer jedoch sehr hoch ist, können es auch bis zu acht Prozent sein. Typ 2 tritt immer dann auf, wenn der Organismus nicht mehr in der Lage ist, Glukose zu verwertbarem Brennstoff zu verarbeiten. Fettleibigkeit ist ein Hauptrisikofaktor und einer der Gründe, warum die Diabetesrate in letzter Zeit so in die Höhe geschnellt ist. Viele Probleme hängen mit Diabetes zusammen: ständiger Harndrang, Müdigkeit, Impotenz, nervöse Unruhe, beschleunigte Arterienalterung und sogar die Entstehung von Sehschwächen bis hin zur Blindheit. Die wirksamste Vorsorgemaßnahme gegen Diabetes besteht darin, Ihr Gewicht unter Kontrolle zu halten, sich zu bewegen (nur 30 Minuten mäßig schnelles Gehen am Tag kann schon kleine Wunder bewirken) und auf den Blutdruck zu achten. Denn ein hoher Blutdruck wird die Auswirkungen von Diabetes noch verschlimmern, weil Ihre Arterien viel schneller altern – beides (hoher Blutdruck und ein hoher Blutzuckerspiegel) verursacht Risse und Löcher in den Arterienwänden. Eingeschränkt funktionsfähige Arterien wiederum können die wichtigen Körperregionen wie Herz, Gehirn, Penis oder Klitoris nicht mehr richtig mit Blut versorgen. Die Folgen sind Herz- oder Schlaganfall, Impotenz und eine herabgesetzte Orgasmusfähigkeit. Doch schon ein kleines bisschen körperliche Ertüchtigung führt zu gesteigerter Insulinproduktion und letztendlich dazu, dass ausreichend Blut und Glukose in die Körperzellen gelangen.

Diabetes richtet langfristig und schleichend regelrechte Verwüstungen in Ihrem Körper an: Eine mangelhafte Blutversorgung der Nerven – hervorgerufen vom Anschwellen der Nervenstränge – kann zu nervösen Dysfunktionen wie Taubheit, Schmerzen oder sogar Lähmungen führen. Diabetes kann Ihnen so ein Drittel Ihres Lebens stehlen. Wenn Sie allerdings nur drei Dinge beachten – regelmäßige Blutdruckkontrolle, 30 Minuten Spazierengehen am Tag und eine regelmäßige Kontrolle Ihres Blutzuckerspiegels –, senkt das Ihr Risiko um 80 Prozent, an den Folgen dieser Erkrankung frühzeitig zu sterben.

Die Gonaden

Das Wort „Gonade“ haben Sie vielleicht noch nicht gehört oder wissen Sie, dass die Gonaden jene Drüsen sind, die Ihre Sexualhormone produzieren? Jedes Geschlecht hat seine eigene Form von Gonaden. Lassen Sie uns mit den männlichen beginnen, da sie ein bisschen einfacher aufgebaut sind: Die Hoden des Mannes sind zwei sehr produktive Organe, die im Hodensack stecken. Sie sind verantwortlich für die Fortpflanzung, denn sie produzieren die Spermien. Doch nebenbei sind sie auch für den Bartwuchs, die tiefe Stimme und jede wichtigtuerische Geste der Männer verantwortlich, nach dem Motto: Ich finde auch ohne Karte den Weg in einer fremden Stadt. Die Hoden produzieren (sobald sie einmal das Signal von der Hirnanhangdrüse bekommen haben) den Großteil des männlichen Sexualhormons Testosteron. Wenn sie jung sind, benötigen Männer Testosteron zum Aufbau ihrer Körperkraft (um die Eisen im Feuer zu schmieden) und zum Überleben (durch die Zeugung der Nachkommen). Wenn Männer älter werden, ändert sich das aber und sie benötigen Testosteron für andere Dinge – vor allem dafür, ihre Lebensqualität aufrechtzuerhalten. Ungeachtet der Tatsache, dass man manchmal meinen könnte, das männliche Gehirn leide unter Testosteronvergiftung, braucht der Mann dieses Hormon tatsächlich für die Libido, die Erektion und Muskelkraft. Ein leichtes Sinken des Testosteronspiegels ist unproblematisch, aber über einen echten Mangel muss man sich wirklich Sorgen machen (dieser liegt bei einer Konzentration von weniger als 300 Nanogramm pro Deziliter vor. Für die Supergenauen unter unseren Lesern: Normalerweise ist der Testosteronspiegel mit 900 bis 1.200 Nanogramm pro Deziliter im Alter von 20 am höchsten).[12] Die Auswirkungen eines niedrigen Testosteronspiegels beeinträchtigen in nicht unerheblichem Maße die Lebensqualität des Mannes, zudem kann ein Testosteronmangel zu koronaren Arterienerkrankungen führen, die zum Teil durch Hormoneinnahme behandelt werden können.

FAKTEN, FAKTEN, FAKTEN!

Hormonmangel ist nicht so eindeutig zu erkennen wie ein Bluterguss, ein Kropf oder das Küchenmesser, das in Ihrem Oberschenkel steckt. Deshalb kann vielleicht der folgende einfache Selbsttest Männern einen Hinweis darauf geben, ob bei ihnen ein hormonelles Defizit vorliegt. Denken Sie mal über folgende Tatsache nach: Das Ritual der Rasur ist sowohl kulturell als auch durch körperliche Notwendigkeiten zu erklären. Eine Veränderung der Rasierintervalle könnte also bedeuten, dass sich der Testosteronspiegel verändert hat. Wenn ein Mann, der sich früher einmal täglich rasiert hat, bemerkt, dass er sich nicht mehr so häufig rasieren muss, dann ist das ein Zeichen für einen sinkenden Testosteronspiegel. Kurzum: Solange ein Mann sein Schönheitsideal nicht wechselt oder die Ästhetik anderer Kulturen übernimmt, ist es wahrscheinlich ein Zeichen für Testosteronmangel, wenn er sich nicht mehr jeden Tag rasiert.

[12] Anmerkung der Übersetzerinnen: Der Testosteronspiegel schwankt im Laufe des Tages stark. Zwischen 6.00 und 10.00 Uhr ist er normalerweise am höchsten, im Verlauf des Tages können um bis zu 40 Prozent niedrigere Werte auftreten.

Wahr oder falsch? Sex heilt Depressionen, weil der Hormonspiegel steigt.

Spermaflüssigkeit beinhaltet wirkungsvolle – und potenziell süchtig machende – stimmungsverändernde Chemikalien wie Testosteron, Östrogen, Prolactin, luteinisierendes Hormon und Prostaglandine. Einige dieser Stoffe werden über die Scheidenwände aufgenommen und man weiß, dass sie die Stimmung zuverlässig heben. Obwohl Untersuchungen zeigen, dass Frauen, die beim Sex keine Kondome benutzen, weniger zu Niedergeschlagenheit neigen, wollen wir Ihnen hier nicht dazu raten, ungeschützt mit Ihrem Partner zu schlafen. Schließlich gibt es noch keine Studien, die einen engen Zusammenhang von hochriskantem Sexualverhalten und niedrigen Depressionsraten festgehalten hätten. Deshalb gibt es unserer Ansicht nach keinen besseren Stimmungsaufheller als guter Sex zwischen zwei Menschen, die einander treu sind – ungeschützter Sex hat deutlich weniger Vorteile.

Die Testosteronersatztherapie ist eine Option, um Libido, Erektionsfähigkeit und Muskelstärke wiederherzustellen, jedoch muss wissenschaftlich noch geklärt werden, ob die Hormongabe mit Prostatakrebs in Zusammenhang steht, was von einigen behauptet wird.

Bei Frauen sind die Gonaden die Eierstöcke. Im Alter hören die Eierstöcke langsam auf, Eier für die Befruchtung zu produzieren. Während dieser so genannten Menopause lässt allerdings nicht nur die Menstruation nach, sondern der gesamte Körper produziert immer weniger Östrogen und Progesteron – diese Hormone sind unter anderem für die Ausbildung der sekundären Geschlechtsmerkmale verantwortlich und werden vermehrt während der Schwangerschaft ausgeschüttet. Normalerweise sinkt die Hormonproduktion im Laufe der Jahre kontinuierlich, was meistens nur leichte Symptome verursacht. Aber die Beschwerden der Wechseljahre variieren von Frau zu Frau. Die Hormonschwankungen während der Menopause verursachen bei manchen Frauen Hitzewallungen, Nachtschweiß, Schlaflosigkeit, sexuelle Unlust, trockene Schleimhäute und starke Stimmungsschwankungen. Außerdem kann die Menopause auch die Knochendichte vermindern – weil den Knochen das stärkende Östrogen fehlt – und zur Osteoporose führen. Wir möchten an dieser Stelle unbedingt betonen, dass die Menopause keine Krankheit ist;

sie ist ein natürlicher Prozess, den der Körper durchläuft, wenn er älter wird. Daher müssen Frauen in den Wechseljahren auch nicht notwendigerweise behandelt werden. Es kommt immer auf das Ausmaß Ihrer Symptome an: Sind die Auswirkungen der hormonellen Umstellung erträglich oder beeinträchtigen sie ernsthaft Ihre Lebensqualität? Sobald Sie einen gewissen Leidensdruck empfinden, dürfen, ja müssen Sie über eine Therapie nachdenken.

Eine Behandlungsmethode ist die Hormonersatztherapie (HET), wodurch der Östrogen- und Progesteronhaushalt durch Medikamente ausgeglichen wird, was die Symptome der Menopause abmildern soll. Die HET wird derzeit sehr kontrovers diskutiert. Zunächst wurde sie für eine wunderbare Methode gehalten, die geringere Hormonproduktion auszugleichen. Doch mittlerweile haben die Ergebnisse der Women's Health Initiative (WHI) und anderer Studien viele Frauen verunsichert, weil es anscheinend einen Zusammenhang zwischen HET und Brustkrebs sowie einem erhöhten Schlaganfallrisiko gibt.[13] Wo aber stehen die Mediziner heute? Eine klare Antwort darauf gibt es nicht. Wir meinen, dass HET schon die richtige Antwort auf bestimmte Schwierigkeiten in der Menopause sein kann. Natürlich lassen sich derzeit immer noch viele Frauen mit HET behandeln. Diesen raten wir, zusätzlich zur HET täglich Acetylsalicylsäure (ASS) einzunehmen (etwa 160 mg mit einem halben Glas warmen Wasser vor und nach der Einnahme) – denn ASS reduziert das Risiko von Gerinnselbildungen im Blut.

Ihre Hormone: die Werd-jünger-alt-Strategie

Ihre Hormone regulieren Ihre Energie- und Wasserversorgung sowie die Temperatur. Außerdem verleihen sie Ihnen die Fähigkeit, mit Stress fertig zu werden, sorgen für Ihre Zeugungs- oder Empfängnisfähigkeit und halten – sowohl in Männern als auch in Frauen – den Wunsch nach Sex wach. Doch schon kleine Veränderungen im Hormonhaushalt führen dazu, dass Sie sich schwach, müde und überhaupt nicht in der Stimmung fühlen, mit Ihrem Partner einen horizontalen Tango zu tanzen. Die Hormone gehören zu den ganz besonderen Geheimnissen unseres Körpers. Denn sie kontrollieren einige der unsichtbaren physischen und psychischen Vorgänge unseres Körpers, die wir oft als

[13] Anmerkung der Übersetzerinnen: Die WHI-Studie ist umstritten, weil sie mit einer Hormonkombination arbeitete, die zum Beispiel in Deutschland ungebräuchlich ist. Informationen und Einschätzungen unter: www.menopause-gesellschaft.de

selbstverständlich betrachten. Natürlich ist die Medizin bemüht, Methoden zu finden, um Ihren Hormonspiegel künstlich auf einem Niveau zu halten, damit Sie sich wohl fühlen und glücklich sind. Diese Therapien haben sicher eine große Zukunft vor sich. Und bis dahin probieren Sie doch mal aus, ob sich Ihre Hormone nicht auch so ein bisschen beeinflussen lassen (und wir meinen damit nicht nur die Gonaden!).

Ein Hormonmangel ist ungünstig, damit dürfen Sie sich nicht abfinden. Müdigkeit, sexuelle Unlust und Gewichtszunahme schränken nicht nur Ihre Lebensqualität ein, sie wirken sich vor allem negativ auf Ihre Gesundheit aus. Denn alle diese Einschränkungen lassen Sie frühzeitig altern. Natürlich haben manche hormonellen Probleme (wie zum Beispiel Diabetes) stärkere Langzeitauswirkungen als andere, aber erinnern Sie sich daran: Was Ihr endokrines System zusammenhält, ist die Tatsache, dass Hormone die Verbindung des Körpers zum Gehirn sind. Daraus folgt, dass Ihr Gehirn nicht richtig funktioniert, wenn Ihr Hormonspiegel nicht in Ordnung ist. Ihr Hormonhaushalt ist schwieriger zu kontrollieren als die meisten anderen Funktionen Ihres Körpers, aber Sie können doch einiges tun, um ihn im Gleichgewicht zu halten.

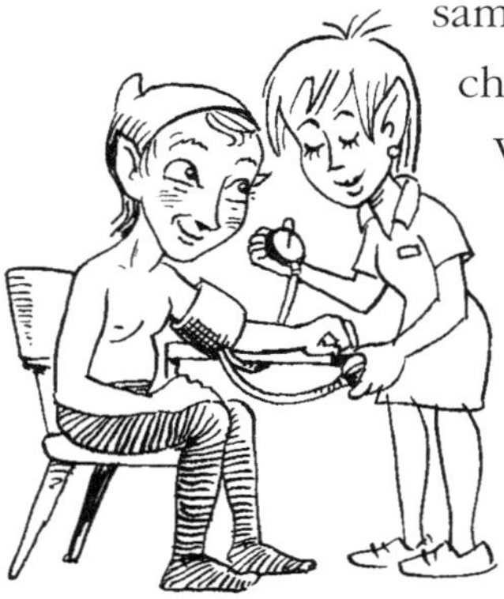

Maßnahme 1: Kontrollieren Sie Ihren Blutdruck

Sie denken bestimmt, dass eine Erörterung des Themas „Blutdruck“ ins Kapitel über Herz und Arterien gehört, und Sie haben Recht, denn der Blutdruck ist für die Fließgeschwindigkeit des Bluts zuständig. Doch wir dürfen den Blutdruck auch in diesem Kapitel nicht außer Acht lassen, weil er sich auch auf Ihr gesamtes endokrines System auswirkt. Sie wissen bereits, dass hoher Blutdruck den Alterungsprozess beschleunigt und Diabetes begünstigt, außerdem unter Umständen Nierenversagen verursacht und den gesamten Hormonhaushalt beeinflusst. Erhöhter Blutdruck ist oft aber auch Symptom verschiedener Schilddrüsen-, Nebennieren- oder Nierenerkrankungen.

Optimal ist Ihr Blutdruck bei 115/75. Das ist das Niveau, das den Körper am wenigsten schnell altern lässt. Wenn er bei Ihnen höher ist: Es gibt viele Wege, ihn zu senken. Medikamente, Sport und eine ausgewogene

Wahrheit oder Mythos Nr. 3

Ernährung gehören dazu. Eine Möglichkeit, Ihr gesamtes endokrines System wieder auf Vordermann zu bringen, ist die Gewichtsreduktion. Übergewicht erhöht nicht nur den Blutdruck, es erhöht ebenfalls das Risiko, an Diabetes zu erkranken. In früheren Zeiten schützte uns die Fettleibigkeit vor dem Verhungern in Notzeiten, denn der Körper konnte in Zeiten des Mangels von dem überschüssigen Fett zehren, das er in den „fetten Jahren" angesetzt hatte. Heute ist – zumindest in den Industrienationen – Hunger meist kein Problem, also bräuchte der Körper die Fähigkeit gar nicht mehr, große Fettreserven einzulagern (siehe Fakten, Fakten, Fakten!).

Wenn Sie dieses Buch bis hierher gelesen haben, wissen Sie schon, wie wichtig Bewegung für Ihr Herz, Ihre Knochen und Ihren gesamten Körper ist. Ebenso essenziell

FAKTEN, FAKTEN, FAKTEN!

Wenn Sie glauben, dass die Amerikaner oder Deutschen ein Gewichtsproblem haben, dann sollten Sie sich mal die armen Chinesen ansehen. Weil sie im Laufe ihrer Geschichte viele Hungersnöte durchleben mussten, hat dieses Volk Gene entwickelt, die das Verhungern so zuverlässig verhindern, dass bereits ein Bruchteil des Übergewichts, das bei einem Deutschen zu Diabetes führt, bei einem Chinesen ausreicht, um Diabetes auszulösen. Mit demselben Body Mass Index (BMI) von 27 – leicht übergewichtig – erkranken zum Beispiel die Chinesen um 60 Prozent häufiger an Diabetes Typ 2 als Amerikaner. Das wird einer Art „Hungersnot-Gen" zugeschrieben. Auch wenn Sie immer weniger essen, verlangsamt sich Ihr Stoffwechsel und Ihr Körper versucht, mit der verringerten Energiezufuhr zurechtzukommen. Das bedeutet, dass er auf Dauer weniger Kalorien benötigt, um alle wichtigen Funktionen aufrechtzuerhalten. Dieser verlangsamte Stoffwechsel schützt Sie davor, während einer langen Mangelperiode krank zu werden. (Unter normalen Umständen verliert Ihr Körper ein Pfund Körperfett, wenn er 3.500 Kalorien mehr verbrennt, als er aufnimmt. Doch während einer Hungerperiode verlangsamt sich der Stoffwechsel, so dass es viel länger dauert, bis er ein Pfund Fett loswird.) Heute erscheint uns dieser körperliche Mechanismus widersinnig, doch hätten wir die Fähigkeit, Fett zu speichern, nicht gehabt, dann hätten unsere Vorfahren nicht überlebt und wir wären nicht hier. Da können Sie nichts machen: Das „Hungersnot-Gen" gehört zu Ihrem Karma.

sind Sport und körperliche Ertüchtigung auch für Ihr endokrines System – besonders für Menschen, die zu Diabetes neigen. Sport wird Ihnen nicht nur helfen, Ihren Blutdruck zu senken, sondern außerdem dazu beitragen, dass sich die Fähigkeit Ihrer Muskeln, Glukose aufzunehmen, erhöht. Wenn Sie sich bewegen, setzt Ihr endokrines System Insulin frei, das Glukosetreibstoff in Ihre Muskeln bringt, wo dieser dann verbraucht werden kann. Bei Diabetes verbleibt Insulin in hoher Konzentration in Ihrem Blutkreislauf und Glukose reichert sich in Ihrem Blut an, wodurch der Blutzuckerspiegel steigt. Tatsächlich konnte man beobachten, dass der Blutzuckerspiegel fast immer sinkt, sobald Menschen regelmäßig Sport treiben.

Und das Beste dabei ist, dass Sie zu Beginn Ihres sportlichen neuen Lebens gar nicht viel tun müssen, um Wirkung zu erzielen. Wenn Sie nur 10 Prozent des Gewichts verlieren, das sie zugelegt haben, seit Sie 18 Jahre alt sind – das sind zum Beispiel nur 4 Pfund, wenn Sie seitdem 40 Pfund zugenommen haben –, können Sie sich um bis zu 5 Jahre verjüngen. Außerdem werden diese 10 Prozent Gewicht, die Sie weniger mit sich herumtragen müssen, Ihren Blutdruck um 7 mmHg vom systolischen Wert (das ist immer der erstgenannte) und 4 mmHg vom diastolischen Wert (das ist die zweite Ziffer) senken, was einen Real-Age-Effekt von mehr als 2 Jahren Verjüngung ausmacht.

Maßnahme 2: Sie sollten wissen, was Sie schlucken

In diesem Buch haben wir bisher genauso viel Zeit auf Hinweise zur Medikation verwendet, wie sich Männer gewöhnlich für das Vorspiel Zeit nehmen – ungefähr 23 Sekunden. Das soll keine Kritik an der Pharmaindustrie sein. Denn die Erfindung von Medikamenten ist eine der wichtigsten Errungenschaften in der Geschichte der Medizin. Wir jedoch möchten Ihnen hier Methoden der Prävention zeigen – Möglichkeiten, ein Problem zu bekämpfen, bevor Sie zur Pille greifen müssen. Bei hormonellen Störungen muss man das aber ein bisschen differenzierter sehen: Die meisten dieser Probleme können mit Medikamenten recht gut behandelt werden, doch bitte bedenken Sie, dass Hormone Teil eines fein justierten Systems in Ihrem Körper sind. Wie und wann Sie Hormonpräparate einnehmen, kann sich auch darauf auswirken, wie Sie darauf reagieren! Ein Beispiel: Bei Menschen, die Schilddrüsenhormone einnehmen müssen, bringt es Probleme, wenn sie weniger als vier Stunden vor der Medikamenteneinnahme Eisen, Kalzium oder Soja zu sich nehmen. Das Schilddrüsenmedikament kann nicht resorbiert werden und somit auch nicht wirken. Nicht nur deshalb ist es wichtig, die Grundzüge der Hormontherapie zu kennen und sich die Besonderheiten einmal genauer anzusehen.

ÖSTROGEN Die Hormonersatztherapie ist momentan sehr in der Diskussion. Doch man kann zumindest schon mal festhalten, dass transdermales Östrogen – solches, das als Salbe oder über ein Pflaster in die Haut eindringt – sicherer ist als orales Östrogen in Tablettenform. Es gilt als erwiesen, dass die Östrogentablette direkt in der Leber abgebaut

Wahr oder falsch? Ein hoher Hormonspiegel ist besser als ein niedriger.

Wenn man die Größe von Fast-Food-Mahlzeiten oder die Anzahl von nicht jugendfreien Internetseiten nimmt, scheint mehr immer auch besser zu sein. Eine Reihe dubioser Firmen versucht aus diesem Fehlschluss Kapital zu schlagen, indem sie Hormonersatzpräparate als Geheimwaffe für Gesundheitsprobleme aller Art – von der Gewichtszunahme bis hin zur Muskelschwäche – anpreisen. Doch da unser Hormonhaushalt komplizierter ist als ein Mathematiklehrbuch, geht diese Je-mehr-desto-besser-Philosophie nicht auf. Sie können auch nicht einfach alle Wasserhähne und Heizungsventile in Ihrem Haus aufdrehen und alle Schalter anknipsen – auf diese Weise würden Sie das System überlasten und zum Zusammenbruch bringen. Genauso verhält es sich mit Ihrem Körper: Wenn Sie versuchen, Ihren Hormonhaushalt mit Anabolika, Steroiden oder Appetitzüglern zu beschwindeln, wird er über kurz oder lang verrückt spielen. Sie kennen die Schlagzeilen über Athleten, die Anabolika oder andere Substanzen einnehmen. Die Inhaltsstoffe dieser leistungssteigernden Präparate werden im Körper zu Testosteron verstoffwechselt und können zum Beispiel zu übertrieben aggressivem Verhalten führen – so dass man dem Mann kein Argument und erst recht keine Waffe an die Hand geben sollte. Doch Nebenwirkungen wie diese sind noch nicht alles. Es kommen noch kardiovaskuläre Erkrankungen oder Nebennierenbeschwerden dazu. Wer der Je-mehr-desto-besser-Philosophie folgt, verliert im günstigsten Fall nur sein Geld.

Wahr oder falsch? Den Hormonspiegel kann man durch eine Blutuntersuchung feststellen.

Richtig, mit einer Blutuntersuchung kann der Hormonspiegel bestimmt werden. Will man zu besonders genauen Ergebnissen kommen, gestaltet sich das Ganze allerdings so, wie wenn man die Nadel im Heuhaufen sucht. Im Blut liegen Hormone meist in proteingebundener Form vor und haben dann häufig nicht mehr den gleichen physiologischen Wert. Für die Bestimmung ist ideal, wenn die freien Hormone in den jeweiligen Körpergeweben in einer ganz bestimmten Konzentration vorkommen. Genau diese Unterschiede aber sind im Labor nur schwer zu analysieren.

wird und zur Proteingerinnung beiträgt, was ein Risiko für Arterienverschleiß darstellt. Die transdermale Form hingegen wird nicht so schnell in der Leber abgebaut. Wenn Sie sich wegen Ihrer Wechseljahresbeschwerden für die Hormonersatztherapie entscheiden sollten, scheint es ratsam, auf menschliches Östrogen zurückzugreifen. Warum? In Pflanzenöstrogenen stecken 150 Isoflavone, die mit den Rezeptoren des Östrogens in Ihrem Körper interagieren; einige stimulieren das Östrogen, während andere es blockieren – das heißt, Sie wissen nicht wirklich, wann es wirkt, und wenn es wirkt, was da gerade wirkt. Menschliches Östrogen wird vom Körper einfach besser verarbeitet. Bitte vergessen Sie darüber hinaus nicht, während Ihrer Hormonersatztherapie täglich ausreichend Acetylsalicylsäure einzunehmen.

KORTISON Kortison – ein Steroid, das zur Behandlung aller möglichen entzündlichen Zustände wie Hautausschlag, Arthritis, Asthma sowie Rückenschmerzen verwendet wird – wirkt, indem es Entzündungen sowie entzündliche Reaktionen reduziert. Doch zu viel Kortison kann auch negative Nebenwirkungen haben, weil es den Blutdruck und die Infektionsgefahr erhöhen sowie gleichzeitig Ihre Knochen schwächen kann. Wenn Sie sich Sorgen um diese möglichen Nebenwirkungen des Kortisons machen, sollten Sie mit Ihrem Arzt absprechen, das Medikament nur jeden zweiten Tag zu nehmen (oder am ersten Tag eine geringere Dosis und am zweiten dann die normale). Wenn Sie die Dosierung von Tag zu Tag wechseln, verringern Sie die möglichen Nebenwirkungen um mehr als 80 Prozent. Indem Sie Entzündungen mit Steroiden behandeln, können Sie oft auch den Schmerz bekämpfen, den solche Entzündungen mit sich bringen.

BEHANDLUNGEN BEI ERHÖHTEM BLUTDRUCK – EINSCHLIESSLICH MEDIKATION Da der Blutdruck das endokrine System so sehr beeinflusst, erklären wir Ihnen, wie Sie das individuell beste Behandlungsprogramm finden können. Um den Blutdruck zu senken, muss entweder weniger Flüssigkeit durch die Arterien fließen oder sie muss weniger kraftvoll durch die Arterien oder durch größere Blutgefäße gepumpt werden. Eine erste Maßnahme besteht darin, das Salz in den Mahlzeiten zu reduzieren, da Salz Wasser bindet und im Körper einschließt. Allerdings sprechen nur wenige Menschen mit Bluthochdruck wirklich auf diese Maßnahme an, und allein mit einer salzarmen oder salzfreien Kost werden Sie hohen Blutdruck wohl nicht senken können. Anstatt das Salz so aus dem Körper zu bringen, können auch harntreibende Medikamente und Nahrungsmittel eingesetzt werden (Petersilie zum Beispiel ist stark harntreibend). Betablocker werden oft zusammen mit einem Diuretikum verabreicht, weil sie die Anzahl und die Stärke der Herzkontraktionen verringern. Beides bewirkt, dass weniger Flüssigkeit pro Minute durch die Arterien gepumpt wird. ACE (Angiotensin Converting Enzyme)-Hemmer verhindern die Umwandlung eines Hormons, das in den Nieren gebildet wird und zur Verengung der Blutgefäße führt. ACE-Hemmer bewirken, dass nicht so viel Angiotensin gebildet wird und sich die Arterien entspannen, so dass sie sich weiten können. Statine sind zwar keine blutdrucksenkenden Medikamente, dafür senken sie aber das schlechte und erhöhen das gesunde Cholesterin, wodurch die Arterienwände flexibel bleiben. So können sie in Stresssituationen mehr Blut aufnehmen.

Wahr oder falsch? Nur pflanzliche Hormone sind natürlich.

Natürliche Hormone wachsen nicht etwa in der Erde oder werden von Tieren produziert, sondern wir selbst stellen sie her. Viele Patienten denken, pflanzliche Hormone seien besser verträglich, doch es gibt keinen Beweis dafür, dass sie anderen physiologisch überlegen sind. Die Reaktionsmechanismen unseres Körpers sind äußerst komplex, deshalb müssen wir genau darauf achten, welche Signale wir unserem hormonellen System mit der Zufuhr „fremder" Hormone geben.

Viele dieser Medikamente haben leider auch Nebenwirkungen und nehmen Ihnen zum Beispiel die Lust auf Sex (weil sie Ihren Hormonhaushalt beeinflussen). Daher ist es besonders wichtig, die Medikation ganz genau auf Sie und Ihren Stoffwechsel abzustimmen. Es ist unserer Meinung nach durchaus wahrscheinlich, dass man 60-Jährigen in zehn Jahren routinemäßig blutdrucksenkende Mittel wie ACE-Hemmer oder Betablocker verschreibt. Den Schaden zu verhüten, den hoher Blutdruck anrichten kann, ist einfach essenziell – genauso sinnvoll ist die tägliche Einnahme von ASS und Statinen sowie einem Multivitaminpräparat zweimal täglich.[14]

Maßnahme 3: Essen und sich besser fühlen

Es gibt genauso viele Gründe zu essen, wie es Eiscremesorten gibt. Wir essen, weil wir hungrig sind, weil wir uns langweilen oder gestresst sind oder weil es schlicht keinen Grund gibt, das letzte Pizzastück auf dem Blech vertrocknen zu lassen. Letztendlich sollten wir essen, um uns zu ernähren und unserem Körper die notwendigen Stoffe zuzuführen, die er braucht, um wie eine gut geölte Maschine zu laufen (lesen Sie dazu auch in Kapitel 12 alles Wissenswerte in der Du-Diät). Wir können aber mittels der Nahrungsaufnahme auch Einfluss auf unsere Hormone nehmen und damit unser Wohlbefinden von Tag zu Tag steigern.

GINSENG, ZIMT UND TEE Sie können erwiesenermaßen die Aufnahmefähigkeit von Insulin erhöhen und damit das Risiko, an Diabetes Typ 2 zu erkranken, senken. Einige Studien haben gezeigt, dass eine Substanz in Ginsengbeeren (also nicht in der Wurzel) oder ein halber Teelöffel Zimt am Tag die Insulinaufnahmefähigkeit um mehr als 50 Prozent erhöhen kann.

SPA-SPEISEN Na gut, das ist streng genommen keine Lebensmittelkategorie, aber der selbst entworfene Begriff kann Ihnen einen Hinweis darauf geben, was Sie essen sollten. Denn in Kurbädern, so genannten Spas, die Wert auf gesundes Essen legen, werden Sie ausschließlich Speisen aus gesunden und wirkungsvollen Zutaten finden. Die Inhaltsstoffe mancher Lebensmittel können beispielsweise die Östrogenproduktion des Körpers unterstützen. Brokkoli, Weiß-, Blumen- und Rosenkohl zum Beispiel enthalten Komponenten, die östrogenähnliche Aktivität auslösen und so gegen Brustkrebs schützen.

[14] Anmerkung der Übersetzerinnen: Statine sind in Deutschland verschreibungspflichtig und nicht frei erhältlich.

Isoflavone wirken ähnlich. Zu den Lebensmitteln, die nützliche Isoflavone enthalten, gehören zum Beispiel Sojaprodukte (Tofu und Sojabohnen), genauso wie Knoblauch und Zwiebeln. In dieselbe Kategorie fallen übrigens die Speisen der mediterranen Küche – in der Olivenöl, Fisch, kalziumhaltige Lebensmittel und Obst die Hauptrolle spielen. Die Vorteile dieser Kost haben wir bereits eingehend in Kapitel 2 erörtert.

KALIUM UND MAGNESIUM Studien haben ergeben, dass eine vermehrte Einnahme von Kalium das Auftreten verschiedener Formen von Arterienalterung verringern kann. Kalium ist ein Elektrolyt – ein elektrisch geladener Partikel, der zur optimalen Zellfunktion benötigt wird. Genauer gesagt, trägt Kalium eine elektrische Ladung zum Nerv oder Muskel, damit dieser kontrahiert; außerdem hilft es bei der Regulation des Blutdrucks und fördert die Herz- und Nierenfunktion. Wenn Sie die Kaliummenge aus drei Bananen täglich zu sich nehmen, können Sie Ihr Real-Age um 0,6 Jahre senken. Die empfohlene Menge an Kalium beträgt etwa 3.000 mg am Tag – bei einer ausgewogenen Ernährung kommen Sie höchstwahrscheinlich gerade mal auf die Hälfte. Zum Vergleich: Eine Banane enthält etwa 450 mg Kalium und eine Avocado etwa 1.000.

Magnesium ist sehr wichtig für den Stoffwechsel und es wirkt blutdrucksenkend, indem es dafür sorgt, dass Ihre Arterien dehnbarer werden. Eine magnesiumreiche Kost – 400 mg für Frauen und 333 mg für Männer pro Tag – kann Sie um fast ein Jahr verjüngen. Magnesium ist in Vollkornprodukten enthalten. Sojabohnen und grüne Bohnen enthalten etwa 100 mg pro Portion und die meisten Nüsse 100 bis 300 mg pro Portion. Avocados, rote Beete, Rosinen und Datteln enthalten ebenfalls Magnesium.

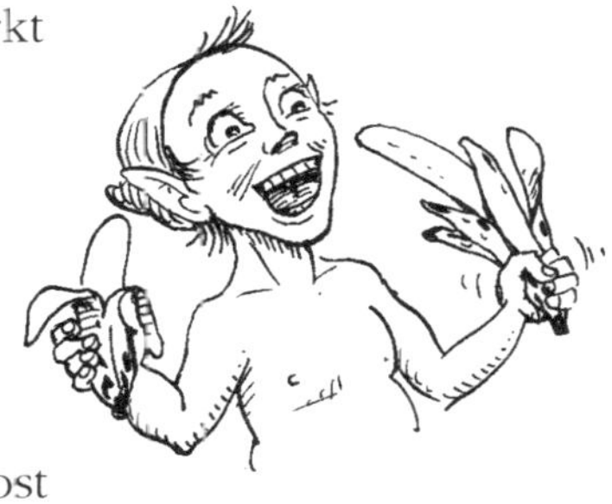

Maßnahme 4: Schweigen ist Silber – Reden ist Gold

Viele Ärzte arbeiten wie Detektive. Die Lösung Ihres Problems – die Aufklärung Ihres Verbrechens gegen die Gesundheit – liegt nicht immer gleich auf der Hand. Also muss Ihr Arzt alle Symptome wie bei einer Fahndung zusammensetzen, um eine Erkrankung zu erkennen. In einigen Fällen (zum Beispiel einem Beinbruch) ist das Problem schnell gelöst. In anderen Fällen (wie zum Beispiel bei Rückenschmerzen) ist es nicht ganz so einfach. Wenn es aber nötig ist, das endokrine System mit ins Spiel zu bringen, fischen viele Mediziner lange im Trüben. Es wundert allerdings nicht, denn das Hormonsystem arbeitet geradezu heimlich. Sie als Patient spüren wohl einige Symptome, aber Sie führen sie nicht notwendigerweise an, wenn Sie Ihren Gesundheitszustand beschreiben. Vielleicht sehen Sie ein Problem als selbstverschuldet an, schreiben es Ihrer allgemeinen Müdigkeit zu oder bewerten es als Ergebnis von zu viel Stress (und das ist medizinisch nicht mal falsch). Diese Einstellung führt allerdings meist dazu, dass Sie Ihrem medizinischen Detektiv wichtige Indizien vorenthalten. Deshalb ist es wichtig, alle Symptome, die Sie haben, auch zu benennen – auch wenn sie Ihnen noch so unwichtig erscheinen. Und Sie können sich ab und zu sogar die Freiheit nehmen und sagen: „Glauben Sie, es könnte meine Schilddrüse sein?" Sie haben genauso die Pflicht, im Untersuchungszimmer öfter mal den Mund aufzumachen, wie Sie Verantwortung dafür tragen, dass wichtige Werte regelmäßig überprüft werden. Wenn Sie zum Beispiel erleben, dass Ihr Verlangen nach Sex abnimmt und Impotenz oder andere Symptome auftreten, die etwas mit Ihrer Libido zu tun haben, sollten Sie Ihre Testosteron-, Östrogen- und Progesteronwerte überprüfen lassen. Ansonsten folgen Sie bitte einfach diesen Regeln:

- ★ Überprüfung des Blutdrucks: ab dem 16. Geburtstag jedes Jahr einmal.
- ★ Check-up der Schilddrüsenwerte: einmal im Alter von 55 und danach alle fünf Jahre (es sei denn, Sie bemerken schon vorher an sich Symptome, die mit einer Fehlfunktion der Schilddrüse zusammenhängen könnten).
- ★ Untersuchung des Blutzuckerspiegels: einmal im Alter von 20 Jahren, einmal mit 35 Jahren und danach alle 5 Jahre.

Kapitel 11

Die Teufelszellen: Krebs

Die populärsten Irrtümer über Krebs

Krebsmythos Nr. 1:	Einige Krebsarten haben eine Sterblichkeitsrate von 100 Prozent.
Krebsmythos Nr. 2:	Früherkennung ist genauso gut wie Vorsorge.
Krebsmythos Nr. 3:	Sonnenbaden verursacht Melanome.

Nur Sie entscheiden, wer in Ihrem Haus willkommen ist – Ihr Ehepartner, Ihre Kinder, die Haustiere, die Schwiegereltern. Und nur Sie allein haben das Sagen, wenn es darum geht, wer draußen bleiben muss – Fremde, Vertreter und der unmögliche Ex-Freund Ihrer Tochter. Eine einfache Konstruktion und ein guter Schlosser helfen Ihnen, unwillkommene Besucher mithilfe einer Sache fern zu halten: der Tür!

Ein Problem gibt es dabei allerdings: Wie jeder Teenager, der unbemerkt noch spät aus dem Haus gehen möchte, weiß, gibt es noch andere Wege, um hinaus- und wieder hereinzukommen. Für den Teenager mag das Fenster eine gute Möglichkeit bieten. Aber für Käfer, Ameisen, Fliegen, Spinnen, Termiten, Mäuse oder jedes andere winzige Tierchen gibt es eine Unzahl kleiner Öffnungen in Ihrem Haus, die – ohne dass Sie davon wissen – weit offen stehen: Ob sie durch einen Riss im Fundament, ein kleines Loch in der Wand oder den Schlitz zwischen Tür und Fußboden hereinhuschen, wenn sie rein wollen, schaffen sie das – und meist auch noch, ohne dass Sie es als Hausbesitzer überhaupt bemerken. Nun, wenn es eine einzige Ameise hier und eine Spinne dort ist, gibt es keinen Grund zur Aufregung. Sie schlagen sie platt, bringen sie mit der Fliegenklatsche zur Strecke oder spülen sie durch den Ausguss weg. Doch sagen wir mal, die eben erwähnte Ameise würde entscheiden, ihren Freunden und Verwandten zu erzählen, dass Familie Schmidt aus der Parkstraße 7 ein paar Esser ohne Tischmanieren hat. Ehe Sie sich versehen, würden bald dutzende, vielleicht sogar hunderte Ameisen Ihr Haus bevölkern. Vielleicht wäre das immer noch kein großes Problem für Sie: Weil Sie die ungebetenen Gäste einfach mit heißem Wasser unschädlich machen oder mit Insektenspray vergiften könnten.

Was aber würde passieren, wenn hunderte dieser Tiere in einer dunklen Ecke Ihres Hauses oder im Wandschrank zusammenliefen und Sie nicht einmal bemerkten, dass die Biester auf der Lauer liegen? Die Tierchen würden sich rapide vermehren und sie würden wachsen, wachsen und wachsen und neue zeugen, bis Ihr ganzes Haus aussieht, als hätte es Stephen King oder Alfred Hitchcock ersonnen. Da Sie mit so vielen Ameisen in Ihrem Haus nicht zusammenleben können und wollen, sind Sie gezwungen, einen Profi zu beauftragen, der Ihnen hilft, die Biester wieder loszuwerden.

In gewisser Hinsicht können Krebszellen Ihren Körper genauso überfallen wie Schädlinge Ihr Haus. Denn sie scheren sich einfach nicht um die Regeln, die in Ihrem Körper herrschen. Krebszellen sind schwer ausfindig zu machen und um es deutlich zu sagen: Ihre bloße Erwähnung erschreckt die meisten von uns zu Tode. Für sich genommen ist eine Krebszelle nicht wirklich gefährlich; doch wenn sie sich vermehren und ausbreiten, können Krebszellen tatsächlich zu den schlimmsten Feinden Ihres Körpers werden. Die meisten Menschen wissen jedoch wohl mehr über „Dallas“ und „Denver“ als über Krebs, seine Ursachen und Behandlungsmöglichkeiten. Beispielsweise wissen Sie wahrscheinlich nicht, dass Sie bereits Krebs haben. Sie staunen? Tatsächlich trägt jeder Mensch Krebszellen in sich, doch in den meisten Fällen macht der Körper diese Zellen ausfindig, er bemerkt, dass sie fremdartig sind, und macht sie sofort unschädlich – ohne dass Sie überhaupt mitkriegen, was passiert.

Krebszellen sind im Grunde normale Zellen, die aber etwas in sich haben, das sie bösartig werden lässt. Sie sind wie gewalttätige Hooligans, die in Ihren Körper eingedrungen sind. Zunächst scheinen sie harmlos, doch irgendetwas in ihnen legt plötzlich einen Hebel um, sie zeigen ihr wahres Gesicht und sie greifen alles an, was ihnen in die Finger kommt. Natürlich fungiert das Immunsystem als Ihre persönliche Polizeitruppe, die böse Zellen zur Strecke bringen soll. Doch Krebszellen sind schwer zu fassen, weil sie – wie die menschlichen Gauner, die Verbrechen begehen und ungeschoren davonkommen – überaus clever sind und das System immer wieder überlisten können.

Wahrheit oder Mythos Nr. 1

Doch Krebs ist kein Todesurteil! Tatsächlich gibt es keine einzige Krebsart, die mit 100-prozentiger Sicherheit zum Tode führt. Wissenschaftlich gesehen, kann man den Berichten über spektakuläre Krebstherapien keinen Glauben schenken, da meistens Fälle untersucht werden, in denen der Krebs bekämpft wurde und die Patienten überlebten. Die Onkologen versuchen anhand solcher Studien herauszufinden, welcher Mechanismus diesen Menschen geholfen hat, die Krankheit zu besiegen. Aus dieser Erkenntnis sollen systematische Behandlungsstrategien entwickelt werden.

Während Krebsarten wie der Dickdarmkrebs tatsächlich sehr oft tödlich enden, gibt es für viele andere sehr erfolgreiche Behandlungsmethoden und einigen kann man sogar mit einer entsprechenden Lebensweise weitgehend vorbeugen. In manchen Fällen (wie bei Prostatakrebs, der häufiger im Alter auftritt) ist es sogar möglich, mit dem Krebs zu leben – ohne die Zellen abzutöten oder von ihm getötet zu werden.

Traditionell betrachten wir Krebs als den Feind in unserem Körper; er ist ein Dämon, den man – koste es, was es wolle – austreiben muss. Man kommt dem Krebs aber sehr viel besser bei, wenn man versucht zu verstehen, welchen Gesetzen er folgt. Es gehört zu den größten Zielen und Hoffnungen der Onkologie, die Mechanismen zu entdecken, die Krebszellen töten oder ihr Wachstum wirksam verhindern. Indem Sie das Wunder des menschlichen Körpers entdecken und erfahren, was geschieht, wenn er krank wird, lernen Sie auch Wege kennen, ihn zu heilen. Krebs ist definitiv eine gefährliche und ernst zu nehmende Krankheit, aber sie ist nicht unbedingt das Todesurteil, denn Sie als Körperbesitzer können sich kluge Vorsorge- und Früherkennungsstrategien zu Nutze machen.

Der Manager der New York Yankees Joe Torre weiß, was das bedeutet. Die Diagnose Prostatakrebs löste panische Angst bei ihm aus. Er würde seine kleine Tochter nicht mehr aufwachsen sehen, das war sein einziger Gedanke. Torre entschied, nicht mit seinem Schicksal zu hadern, sondern sich um eine Erfolg versprechende Krebsbehandlung zu kümmern. „Ich gebe zu, dass es eine Zeit gegeben hat, in der ich meine Seele für den Gewinn eines Baseballspiels verkauft hätte“, sagte er kürzlich. „Doch wenn Sie den Wert von Baseball und den Ihres Lebens vergleichen, bemerken Sie recht schnell: Baseball ist eben doch nur ein Spiel.“

Viele Krebspatienten berichten wie Torre, dass sie gar keine so große Angst vor dem Tod hatten, sondern viel mehr davor, das Leben zu verpassen. Joe Torre hat gelernt, dass er der Krankheit ins Auge blicken muss, um sie zu besiegen. Heute ist er geheilt. Auf dem Weg zu diesem Ziel stellte er seinen Lebensstil komplett um und isst heute zum Beispiel nicht mehr so viel rotes Fleisch und gönnt sich jeden Morgen einen Sojashake. Er weiß jetzt, dass nur er selbst für seine Gesundheit verantwortlich ist. Wir glauben, dass es entscheidend zum Erreichen des Ziels beiträgt, sich Gewinner wie Joe Torre, Suzanne Somers (sie besiegte den Brustkrebs) und Lance Armstrong (er gewann nach einer Hodenkrebserkrankung, die bis in sein Gehirn gestreut hatte, siebenmal die Tour de France) vor Augen zu führen, denn sie zeigen uns, was der menschliche Wille alles bewirken kann. Wir möchten hier aber gleichzeitig klarstellen, dass dieses Buch Menschen nicht ausreichend Hilfestellung bieten kann, die bereits an Krebs leiden. Es gibt andere Literatur und vor allem gute

Ärzte, die diesen Betroffenen bei der Suche nach geeigneten Behandlungsmöglichkeiten helfen können. Dieses Buch kann nur dazu anleiten, die Krankheit „Krebs" zu verstehen – so dass Sie Maßnahmen ergreifen können, vorzubeugen und die Gefahren frühzeitig zu entdecken.

Krebs: die Anatomie

Ein Zeichen des Tierkreises, ein kleines Schalentier mit großen Scheren und schließlich einer der beängstigendsten Begriffe, den man überhaupt in die Runde werfen kann: KREBS. Krebs ängstigt uns nicht unbedingt nur darum so sehr, weil er uns und unseren Körpern Schreckliches antun kann, sondern vor allem, weil wir nicht genau wissen, was Krebs überhaupt ist. Erinnern Sie sich einmal daran, wie es war, als Sie noch ein Kind waren und nachts fremde Geräusche hörten. In der Dunkelheit Ihres Zimmers waren Sie davon überzeugt, dass ein einäugiges, fünfarmiges, behaartes Monster um Ihr Bett schleicht, das nur auf den richtigen Moment wartet, sich auf Sie zu stürzen. Es erschreckte Sie, weil Sie es nicht sehen konnten. Doch als Sie dann das Licht anschalteten und erkannten, dass es nur der Schatten Ihres Lieblingsteddys war – da war die ganze Situation ganz anders. Das soll natürlich nicht heißen, dass Krebs nur in Ihrer Einbildung existiert. Er existiert und er ist eine tückische Krankheit. Doch wir möchten, dass Ihr Licht eingeschaltet ist, wenn Sie über diese Krankheit reden. Lernen Sie, Krebs zu verstehen. Denn zu wissen, womit Sie es zu tun haben, ist der erste Schritt, es zu bekämpfen.

Krebs ist nur ein Wort, doch es beschreibt eine Vielzahl von Erkrankungen mit hunderten von unterschiedlichen Ausprägungen, was das Verständnis extrem erschwert. Es kann demnach nicht nur einen einzigen Weg geben, alle Krebsarten zu behandeln. Mancher Krebs muss operiert werden, während andere Arten am besten mit Bestrahlung, Chemotherapie oder einer Kombination aller Methoden bekämpft werden. Anders als ein Herzinfarkt, der mit einem Feuer oder einem Blitzeinschlag in Ihrem Haus zu vergleichen ist, ist Krebs ein langsam wachsendes Problem – so wie Termiten, Schimmel oder ein Riss im Fundament, der Ihr Haus schließlich zum Einsturz bringen kann. Es ist wichtig, die Art und Weise, wie der Krebs wächst, zu verstehen, weil man so schließlich die Krankheit selbst verstehen lernt. Nur mit diesem Wissen können Sie die Krankheit frühzeitig entdecken und erfolgreich behandeln – oder sie vielleicht sogar ganz vermeiden. Also, lassen Sie uns das Mikroskop auspacken und einen genauen Blick auf die stärksten Zellen Ihres Körpers werfen.

Die Geburt der Krebszellen

Krebs entsteht durch winzige Mutationen in Ihren Genen, die eifrig dabei sind, Zellen zu reproduzieren, die der Körper für seine täglichen Aktivitäten braucht. Die hoch entwickelte Maschinerie Ihres Körpers ist ausgestattet mit einem Beschleuniger, falls Sie gerade ein paar Zellen mehr benötigen, und einer Bremse, die die Produktion wieder drosselt. Leider unterlaufen der Maschine manchmal Fehler und ab und zu verliert sie ein gerade reproduziertes Gen-Stückchen. Die meisten sind zum Glück nicht so wichtig und da sie niemand braucht, bemerkt auch niemand ihren Verlust. Wenn eine Mutation allerdings aus einer normalen eine bösartige Zelle macht, wird es schon ein bisschen brenzlig. Nun sollte Ihr Immunsystem eigentlich die anormalen Zellen erkennen und vernichten. Bemerkt das Immunsystem diese veränderten Zellen jedoch nicht, ist es möglich, dass Krebs entsteht. Mutationen dieser Art treten allerdings nicht nur ab und zu in isolierter Umgebung auf, sondern andauernd! Bei jedem Menschen werden am Tag ca. 70 Millionen Zellen dupliziert (das entspricht ungefähr der Bevölkerungszahl der Türkei). Was passiert aber bei dieser Vervielfältigung genau? Ein DNA-Strang ist mit vier Buchstaben kodiert – A, G, C und T. Wenn eine Zelle durch Teilung verdoppelt wird, weisen einige Dubletten „typografische" Fehler in ihrer Codierung auf, was bedeutet, dass die Zelle den Code nicht entschlüsseln kann und so auch nicht weiß, welche Funktion sie ausführen soll. Stellen Sie sich vor, Sie tippen ein 100-Seiten-Dokument ab; es ist unvermeidbar, dass Sie dabei einige Fehler machen. Nur haben Ihre Zellen keine Korrekturtaste, mit der sie den Fehler wieder rückgängig machen können. Wenn also ein Buchstabe innerhalb der Zellduplikation verwechselt wurde (wenn statt eines T zum Beispiel ein U getippt wurde), wird sie zu einer anormalen, einer bösartigen Zelle, die Ihr Körper nicht mehr erkennen kann (genauso wie Ihr Rechtschreibprogramm das Wort „Fukniton" nicht erkennen würde, selbst wenn Sie ursprünglich „Funktion" eingeben wollten). Die Mehrheit dieser „typografischen" Fehler wird – dank Ihres Immunsystems – erledigt, doch einige Fehler tauchen auf dem Radarschirm einfach nicht auf, können somit nicht entdeckt werden und führen im ungünstigsten Fall zu Krebs.

Um Zellstrukturen richtig zu verstehen, kann es hilfreich sein, an die Struktur Ihres Viertels zu denken. Sie haben viele verschiedene Nachbarn – freundliche, ruhige, umsichtige, hilfsbereite (die den Schnee von Ihrem Bürgersteig schaufeln, lange bevor Sie überhaupt aufgewacht sind) und exzentrische (die den Rasen im Smoking mähen). Doch die meisten Ihrer Nachbarn sind irgendwie gleich strukturiert: Sie sind Wesen, die gesellschaftliche Verantwortung übernehmen. Das bedeutet, dass sie Ihr Eigentum respektieren und man gut mit ihnen auskommen kann. Genauso verhält es sich mit den gesunden Zellen des Körpers – sie sind „soziale" Zellen. Folglich kommen sie gut mit anderen klar, leben friedlich ihr eigenes Leben und helfen einander, wenn es notwendig wird. Und das Wichtigste ist: Sie kümmern sich um ihre eigenen Geschäfte und tun ihre Arbeit, ohne den Nachbarzellen ins Gehege zu kommen. Leberzellen lassen die Milzzellen in Ruhe arbeiten und Muskelzellen des Unterleibs würden höchstens davon träumen, sie könnten die Arbeit der Herzzellen übernehmen.

Nun denken Sie einmal an die unangenehmen Menschen in Ihrer Nachbarschaft – an diejenigen, die sich um nichts scheren. Diese Nachbarn zertrampeln rücksichtslos jeden Rasen, spielen laute Musik und lassen ihren Labrador in Ihrem Vorgarten sein großes Geschäft verrichten. Solche Typen zeigen überhaupt keinen Respekt vor anderen Menschen. Krebszellen sind wie diese unange-

Abbildungen 11.1 (Akt 1-5) Teufelszellen und Genesung Krebszellen sind „unsoziale" Zellen, die auf normale Nachrichten einfach nicht reagieren. Wenn man ihnen vorschreibt, nicht mehr zu wachsen, weil sowieso schon genug Zellen vorhanden sind, ignorieren sie das und breiten sich weiter aus. Damit verdrängen und vernichten sie die umliegenden gesunden Zellen. Manchmal wachsen Krebszellen so stark, dass sie nicht mehr ausreichend durchblutet werden und dadurch sozusagen den Hungertod sterben müssen. Doch die gefährlicheren Krebsvarianten setzen Chemikalien frei, die das Wachstum neuer Blutgefäße im Tumor stimulieren. Die auf diese Weise wohlgenährten Krebszellen suchen dann nach neuen fruchtbaren Gebieten und entkommen durch die Blutgefäße oder folgen den Lymphbahnen. Dementsprechend treten Metastasen in Geweben auf, die gut mit Blut gefüllt sind, wie zum Beispiel die Lungen, die Leber, das Gehirn und die Lymphknoten. Die meisten Chemotherapien töten die schnell wachsenden Krebszellen, wobei allerdings oft auch gesunde Zellen beschädigt werden. Neuartige Behandlungsmethoden regen dagegen das Immunsystem an, die Eindringlinge anzugreifen, oder sie verhindern, dass Tumoren neue Blutgefäße bilden. Eine positive Lebenseinstellung, viel Bewegung und die Du-Diät können dabei helfen, das Immunsystem zu stärken, die guten Zellen vital und die bösartigen Zellen weitestgehend fern zu halten.

Die Geburt des Krebses

oder Wie aus einer guten Zelle eine böse wird

ERSTER AKT

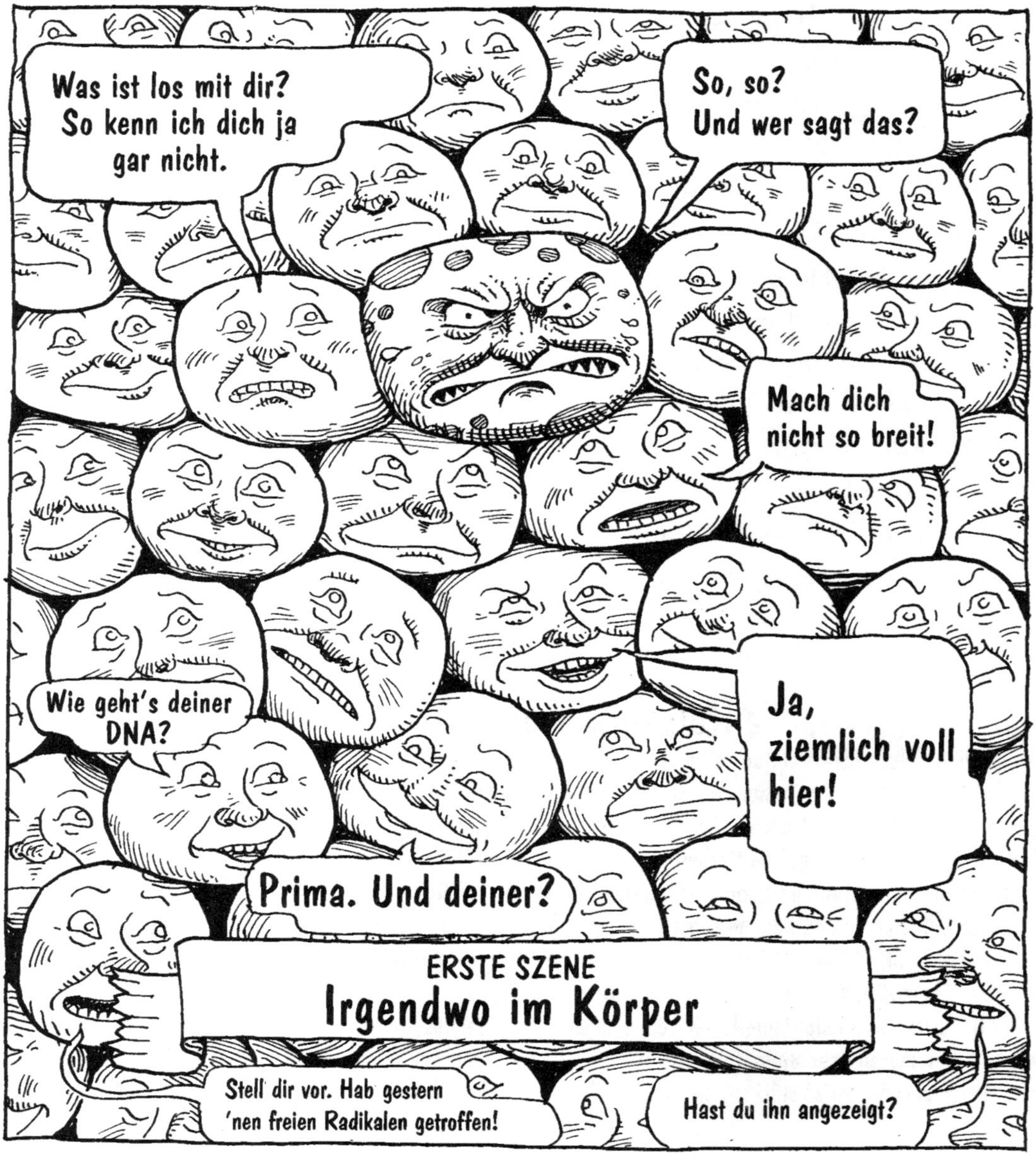
Was ist los mit dir? So kenn ich dich ja gar nicht.
So, so? Und wer sagt das?
Mach dich nicht so breit!
Wie geht's deiner DNA?
Ja, ziemlich voll hier!
Prima. Und deiner?
ERSTE SZENE
Irgendwo im Körper
Stell dir vor. Hab gestern 'nen freien Radikalen getroffen!
Hast du ihn angezeigt?

ZWEITER AKT

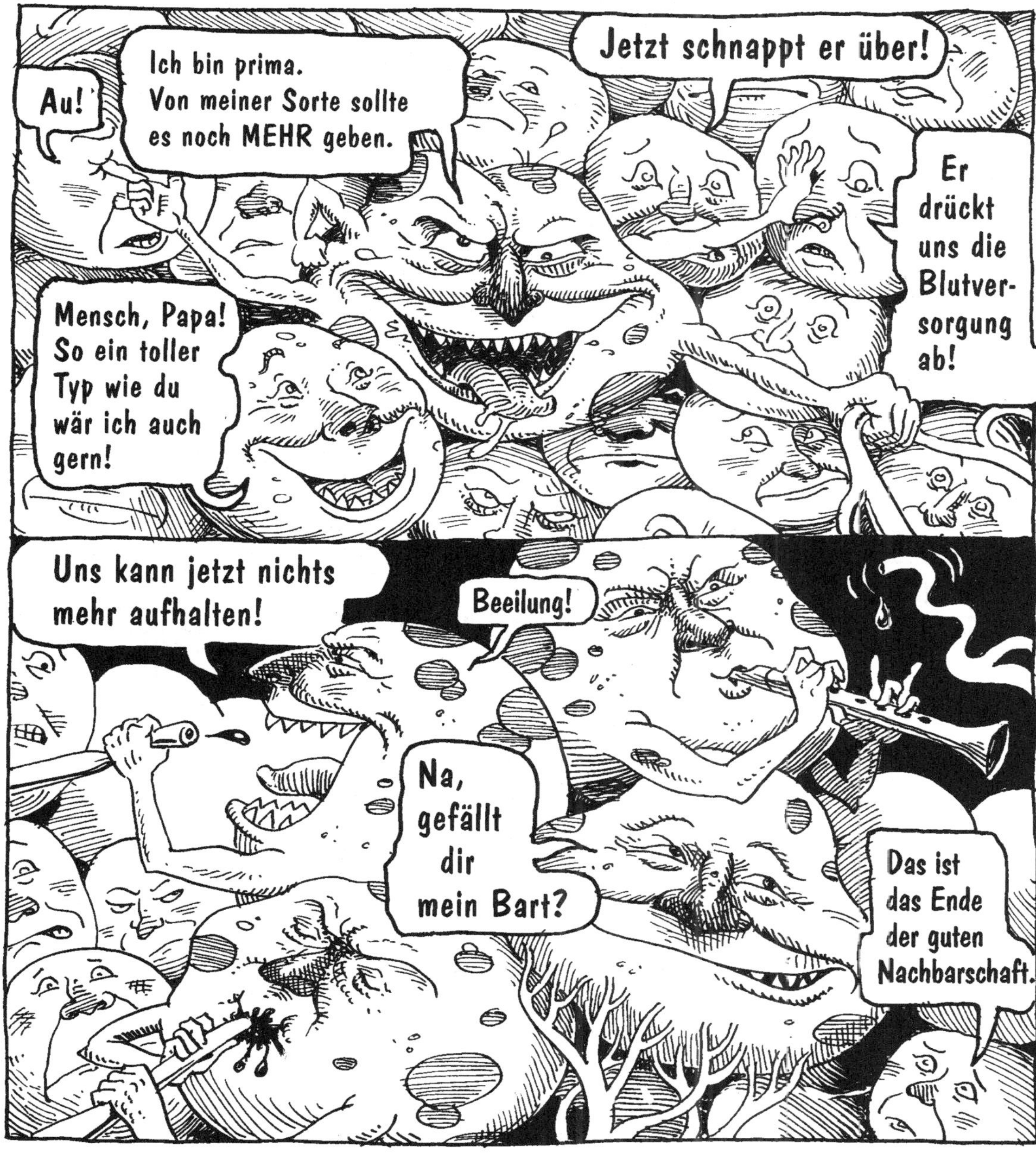
Au!
Ich bin prima. Von meiner Sorte sollte es noch MEHR geben.
Jetzt schnappt er über!
Er drückt uns die Blutversorgung ab!
Mensch, Papa! So ein toller Typ wie du wär ich auch gern!
Uns kann jetzt nichts mehr aufhalten!
Beeilung!
Na, gefällt dir mein Bart?
Das ist das Ende der guten Nachbarschaft.

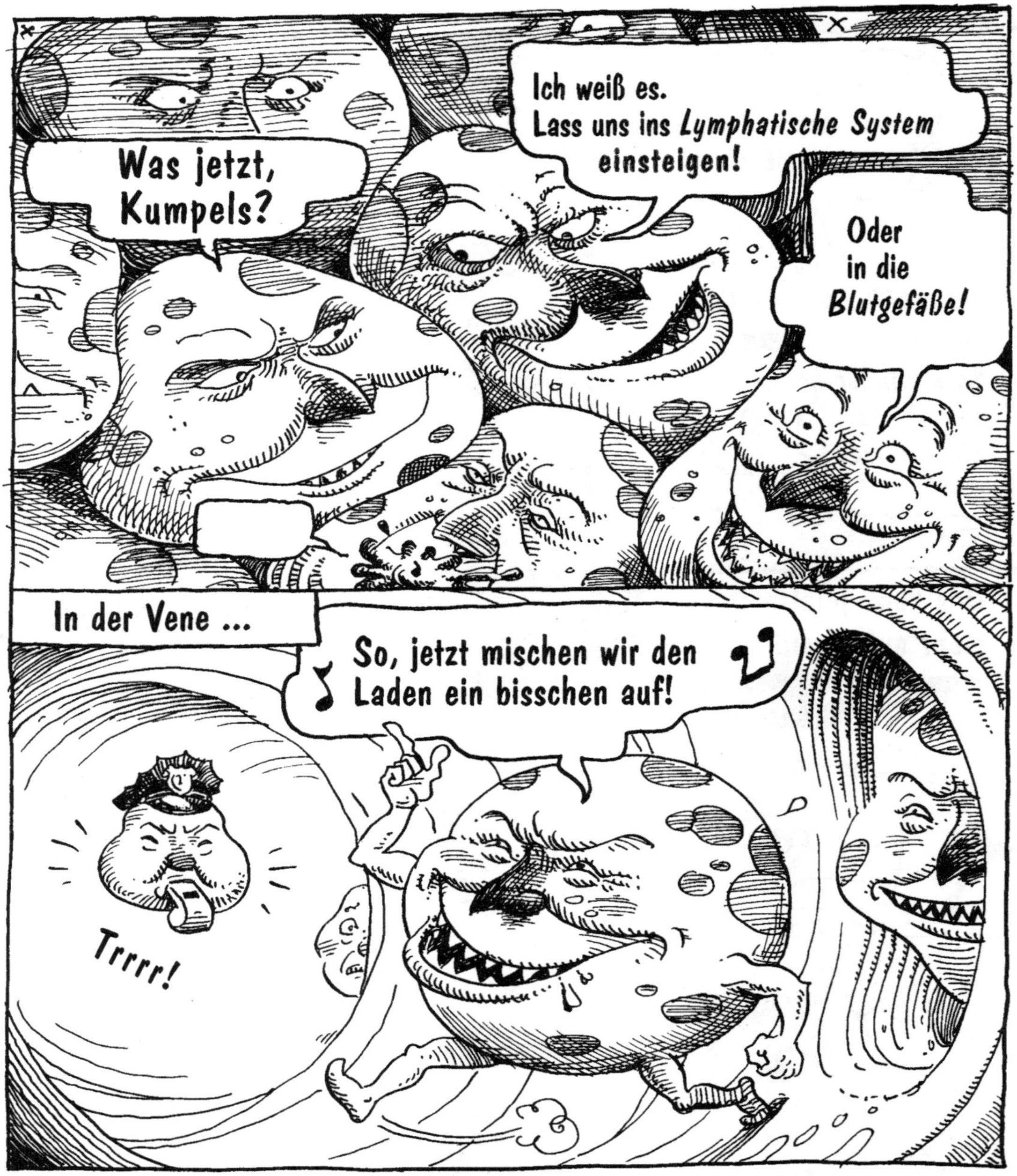
Was jetzt, Kumpels?
Ich weiß es. Lass uns ins *Lymphatische System* einsteigen!
Oder in die *Blutgefäße!*
In der Vene ...
So, jetzt mischen wir den Laden ein bisschen auf!
Trrrr!

VIERTER AKT

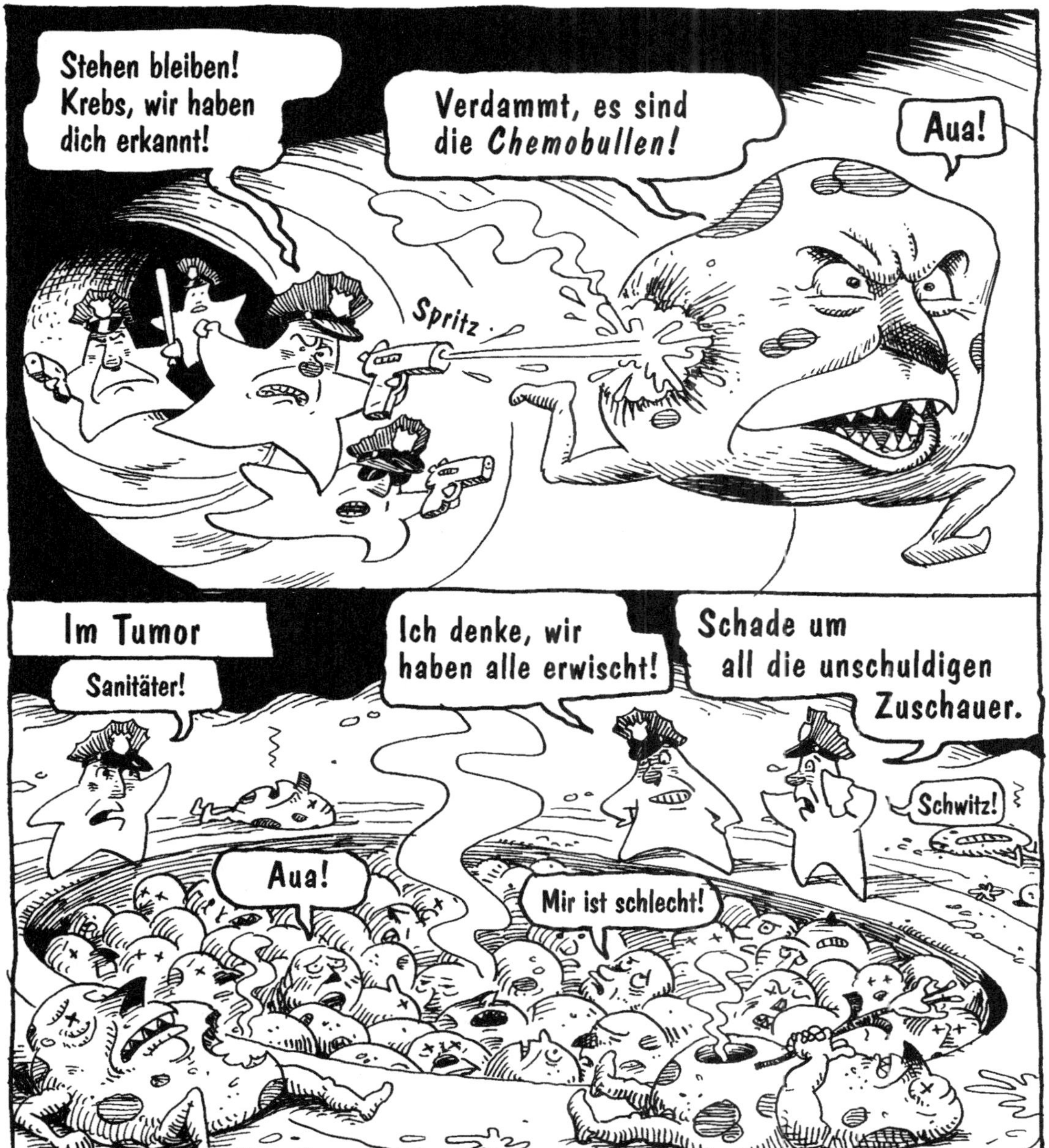

Stehen bleiben! Krebs, wir haben dich erkannt!
Verdammt, es sind die *Chemobullen!*
Aua!
Spritz
Im Tumor
Sanitäter!
Ich denke, wir haben alle erwischt!
Schade um all die unschuldigen Zuschauer.
Schwitz!
Aua!
Mir ist schlecht!

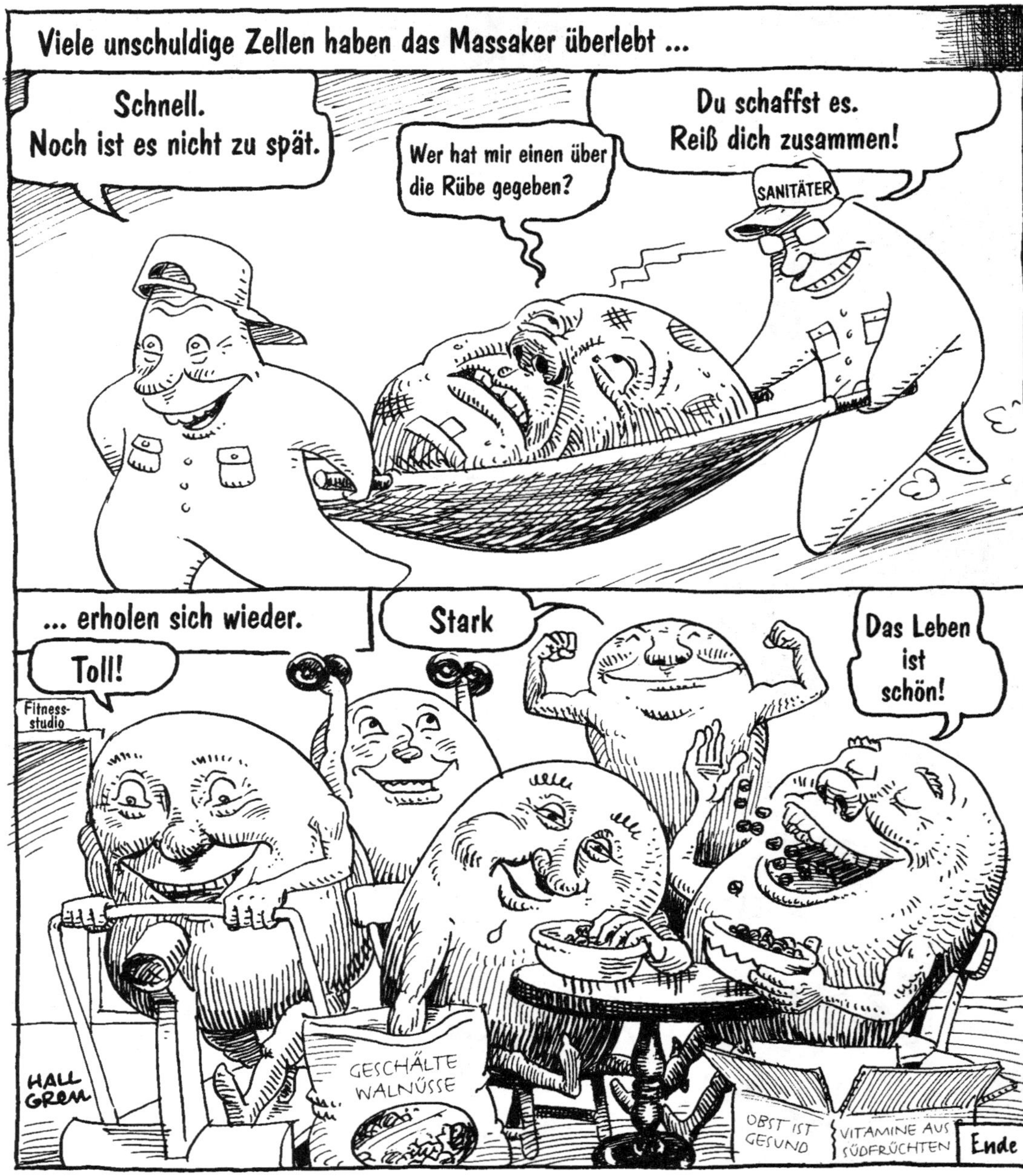
Viele unschuldige Zellen haben das Massaker überlebt ...
Schnell. Noch ist es nicht zu spät.
Wer hat mir einen über die Rübe gegeben?
Du schaffst es. Reiß dich zusammen!
SANITÄTER
... erholen sich wieder.
Toll!
Stark
Das Leben ist schön!
Fitness-studio
GESCHÄLTE WALNÜSSE
OBST IST GESUND
VITAMINE AUS SÜDFRÜCHTEN
HALL GREN
Ende

nehmen Nachbarn (siehe Abbildung 11.1, zweiter Akt). Sie sind unverantwortlich und unsozial, denn sie wachsen und teilen sich unkontrolliert, womit sie den anderen Zellen das Leben zur Hölle machen – sie verhalten sich wie besoffene Hooligans oder streitlustige Rowdys und schlagen alles um sich herum kurz und klein. Und in manchen Fällen breiten sie sich im ganzen Körper aus und versauen die gesamte Nachbarschaft.

Wir handeln uns diese Nachbarn – die bösartigen Mutationen – auf zwei Wegen ein: Erstens entstehen Mutationen durch fehlerhaftes Kopieren während der Zellteilung. Und zweitens können Mutationen auftreten, wenn die DNA einer Zelle durch Strahlung oder freie Radikale beschädigt wird (freie Radikale sind elektrisch aufgeladene Atome oder Atomgruppen, die Zellen schädigen, indem sie die chemische Struktur von Proteinen und DNA verändern). Der Schaden durch freie Radikale kann abgewendet werden, wenn sie mithilfe eines Antioxidans gebunden werden. Es scheint die Schlüsselfunktion von Antioxidanzien zu sein, freie Radikale aufzuspüren und so zu bündeln, dass sie durch die Nieren aus dem Körper geschwemmt werden können. In beiden Fällen werden Mutationen – wenn sie die Zelle nicht direkt töten oder vom Immunsystem gestoppt werden – weitergegeben, sobald sich die Zelle teilt.

FAKTEN, FAKTEN, FAKTEN!

Tumoren und Krebsgeschwüre wurden bereits in frühen medizinischen Schriften erwähnt; man hat mittlerweile sogar einige ägyptische Mumien gefunden, deren Knochen Krebsgeschwüre aufweisen.

Ihr Immunsystem hat die Aufgabe, Sie vor Krebserkrankungen zu schützen; und normalerweise verrichtet es diesen Job auch sehr gut. Im Idealfall ist es in der Lage, alle fehlerhaften Zellen zu jagen und die Todesstrafe über sie zu verhängen. Normalerweise entdecken Immunzellen die Eindringlinge mithilfe eines Gens, das in jeder Zelle, außer den roten Blutzellen, kodiert ist. Dieses Gen (das p53-Tumorsuppressor-Gen, also tumorunterdrückendes Gen, heißt – dies zur Information für alle, die Trivial Pursuit spielen) liest die Codes aller anderen Gene, um ihren Typ festzustellen. Nun wissen wir, dass Krebs ein böser, ja teuflischer Nachbar ist. Deshalb durchtrennt er alle Telefonleitungen, so dass Sie Ihre Immunsystempolizei erst gar nicht zu Hilfe rufen können (erinnern Sie sich? Diese Gauner sind überaus clever!). Bei Menschen,

Wahr oder falsch? Krebs ist nicht ansteckend.

Einige Krebsarten werden durch Viren verursacht, die sehr wohl ansteckend sind, wie zum Beispiel das HI-Virus. In gewisser Weise kann man sich Krebs also einfangen. Sie können Krebs zwar nicht durch Austausch von Blut, Speichel oder Sperma bekommen, aber es ist möglich, dass Sie einige Organismen weitergeben, die Krebs auslösen können. Dies trifft besonders auf Hals- und Leberkrebsarten zu, aber auch auf Lymphtumoren.

die Krebs haben, schalten die Krebszellen das wichtige p53-Gen aus. Während das p53-Gen normalerweise das Immunsystem anregen würde, die seltsamen Zellen zu eliminieren, funktioniert dieser Mechanismus bei Menschen nicht, die bestimmte Krebszellen in sich tragen. So hat die Krankheit freie Bahn, sich immer weiter auszubreiten. Sie sollten wissen, dass das p53-Gen Vitamin D benötigt, um richtig zu funktionieren, so dass eine angemessene Zufuhr von Vitamin D eine gute Krebsvorsorge darstellt (das werden wir später noch erklären). Nun folgt noch eine interessante Randnotiz mit möglicherweise großen Auswirkungen: In einer Studie mit Ratten, die mit einem besonders stark metastasierenden Krebs befallen waren, konnte das p53-Gen wieder aktiviert werden und damit wurden die Krebszellen überall eliminiert.

Es ist wichtig zu wissen, wie und warum Oxidationsprozesse auftreten und freie Radikale freisetzen. In vielerlei Hinsicht ist Oxidation ein ganz natürlicher Mechanismus, den Ihr Körper braucht, damit das Immunsystem arbeiten und Ihr Körper geschützt werden kann. Während des Oxidationsprozesses werden alte Zellen abgetötet und dadurch wird Platz für neue geschaffen. Oxidation ist also eine gute und notwendige Funktion; jedoch trägt sie das Potenzial in sich, den Körper zu schädigen. Die Bildung von Krebszellen ist auch ein Teil dieses normalen biologischen Prozesses; er ist lediglich ein bisschen außer Kontrolle geraten. Denn Oxidation schadet uns erst, wenn der Körper mit zu vielen Oxidationsprodukten konfrontiert wird (das ist dann wie Rosten für den Körper). Die Produkte der Oxidation sind freie Radikale, die die DNA schädigen und bösartige Zellveränderungen verursachen. Gleichzeitig hemmen sie Mechanismen, die Ihren Körper von Krebszellen befreien können.

Das Wachstum der Krebszellen

Im Normalfall tötet unser Körper die meisten Krebszellen ab. Darum stellt sich die Frage: Warum ruft er im Falle einer Krebserkrankung nicht auch einfach das Immunsystem, um die unerwünschten Zellen zu bekämpfen? Tatsächlich ist es so, dass Ihr Immunsystem auf den Plan tritt und sehr viele dieser anders aussehenden Zellen eliminiert. Deshalb sollte man krebsvorbeugende Maßnahmen einführen wie beispielsweise eine Kost, die reich an Antioxidanzien ist, sowie eine verstärkte Vitamin-D-Zufuhr. Diese einfachen Maßnahmen tragen dazu bei, ihre Immunreaktionen zu stärken. Doch leider kann dieses Sicherheitsnetzwerk überwunden bzw. ausgetrickst werden. Das Problem ist, dass wir noch nicht ganz genau wissen, wie unser Immunsystem arbeitet – warum es einige dieser Gauner bekämpfen kann und andere eben nicht. Ein boomender Forschungsbereich befasst sich mit dem Einsatz von Impfstoffen zur Vorbeugung gegen Krebsarten, die durch Virusinfektionen ausgelöst werden (zum Beispiel kann Hepatitis zu Leberkrebs führen). Man vermutet, dass Viren wohl eine größere Rolle bei der Entwicklung und Ausbreitung von Krebs spielen, als man sich bisher vorstellte.

FAKTEN, FAKTEN, FAKTEN!

Einige Tumoren bestehen nicht aus Krebszellen; sie sind gutartig, können aber dennoch gefährlich sein. Denn diese Geschwülste vermögen so groß zu werden, dass sie Transportwege für Nährstoffe blockieren oder zu viel Druck auf wichtige Organe ausüben. So werden zum Beispiel die meisten Hirntumoren entfernt, obwohl die Gefahr der Metastasenbildung meist sehr gering ist.

Die meisten Krebsmutationen tragen einen genetischen Code in sich, der die Immunreaktion abschaltet, damit sie schnell und unbemerkt wachsen können. Doch Krebszellen weisen auch einen Mechanismus auf, der ihre Vermehrung ungeheuer beschleunigt – sie werden stärker und größer als andere Zellen und können sie so verdrängen. Diese Teufelszellen wachsen zwar schnell, doch sie wachsen nicht von selbst. Genauso wie Pflanzen oder kleine Kinder benötigen sie bestimmte Nährstoffe, die das Wachstum fördern. Und das, was sie mehr brauchen als alles andere, ist Energie. Wenn die nicht zur Verfügung steht, sterben sie ab. Die erfolgreichsten Krebsarten – diejenigen, die groß genug werden, so dass man sie entdecken kann – finden Wege, Versorgungslei-

Wahr oder falsch? Sie können Herzkrebs bekommen.

Man hört so gut wie nie von Herzkrebs. Das ist so, weil Krebs fast nie im Herzen selbst beginnt. Doch Tatsache ist auch, dass sich bei Krebs im Endstadium Krebszellen tatsächlich recht häufig im Herzen einnisten. Und das ist auch nicht weiter verwunderlich, denn Krebszellen lieben nährstoffreiches Blut.

tungen zu bilden, zum Beispiel indem sie nahe gelegene Blutgefäße an sich binden und anzapfen. Wenn sie diese Versorgungsnetze erst einmal geschaffen haben, ist das wie die Sauerstoffflasche für einen Taucher – sie erhalten sie am Leben, und die Krebszellen blühen und gedeihen. Da Krebszellen streitlustig sind, begnügen sie sich aber nicht damit, friedlich neben Organen zu existieren. Sie suchen sich früher oder später ein Gewebe aus, kreisen es ein und erobern nach und nach weitere Gewebe und letztendlich ganze Organe. Da Krebszellen so genannte Cluster (Zusammenballungen) bilden können, wird aus vielen Krebszellen ein Tumor, der die Funktion des Organs blockiert.

Die Krebsarten

Die vielen verschiedenen Krebsarten unterscheiden sich in der Art und Weise, wie sie entstehen, wachsen und auf Behandlung reagieren. Doch viele Krebsarten sind einander auch sehr ähnlich. Bei einigen Krebsarten sind die Ursachen deutlich: Lungenkrebs – der sowohl bei Männern als auch bei Frauen in vielen Fällen tödlich endet – wird vor allem durch Zigarettenrauch verursacht (wenngleich nicht jeder Lungenkrebs daher rührt). Mehr als 95 Prozent der Menschen, die an Lungenkrebs leiden, haben geraucht oder waren großen Konzentrationen an Rauch, Radon oder Asbest ausgesetzt. Dabei werden gesunde Zellen wiederholt durch das Gift im Tabak beschädigt (es ist der Kohlenwasserstoff in der Tabakpflanze, der die Zellen vergiftet). Daher müssen Ihre Lungen immer mehr neue Zellen bilden, um die beschädigten zu reparieren und zu ersetzen. Je schneller die Zellen aber reproduziert werden müssen, desto größer ist die Wahrscheinlichkeit, dass „Schreibfehler" beim Kopieren auftreten, die normale Zellen zu schädlichen werden lassen.

Obwohl wir die Ursache für einige Krebsarten, wie im Falle des Brustkrebses, nicht kennen, wissen wir doch, dass erbliche Faktoren hierbei oft eine große Rolle spielen.

Außerdem können der übermäßige Verzehr gesättigter Fettsäuren und gehärteter Fette sowie Übergewicht das Wachstum von Krebszellen beeinflussen. Also muss der Fokus bei Krebsarten, deren Verursacher wir nicht vermeiden können, auf der Früherkennung liegen, und zwar sowohl durch Selbstkontrolle als auch durch medizinische Untersuchungen (trotzdem ist Prävention durch mehr körperliche Aktivität und die Einnahme von Folsäure und ASS auch hier Pflicht). Mammographie und Positronenemissionstomographie (PET) sind wertvolle Hilfsmittel, um kleine Tumoren aufzuspüren und sichtbar zu machen (obwohl sie Krebs nie einwandfrei nachweisen; das kann ausschließlich eine Biopsie leisten). Neue Methoden zur Entdeckung von Tumoren werden ständig entwickelt. In der Brustendoskopie zum Beispiel benutzt man mittlerweile ein Untersuchungsgerät, das das Brustgewebe sechzigmal vergrößern kann, so dass Tumoren entdeckt werden, die nur ein Hundertstel so groß sind wie Geschwüre, die man bei einer Mammographie entdecken würde. Wenn Brustkrebs früh genug erkannt wird, kann normalerweise eine Lumpektomie – die völlige Entfernung des Knotens – durchgeführt werden.

Doch nicht alle Krebsarten äußern sich in Tumor- oder Knotenbildung, und das macht die Diagnose so schwierig. Blutkrebsarten wie Leukämie bilden keine Tumoren im üblichen Sinne. Vielmehr sammeln sich anormale weiße Blutkörperchen im Knochenmark und saugen dort gesunde weiße und rote Blutkörperchen aus – was Ihren Körper unfähig macht, sich gegen Infektionen zu schützen und den notwendigen Sauerstoff durch den Körper zu transportieren. Diese Blutkrebsarten können das Knochenmark und die Lymphknoten sowie andere Zellen zerstören, die der Mensch zum Leben braucht. Das kann so weit gehen, dass das Knochenmark keine gesunden Zellen mehr enthält, sondern vollständig aus Krebszellen besteht. Eine radikale Lösung, die für manche, aber nicht alle Betroffenen gilt, ist, alle Zellen im Knochenmark abzutöten und das tote Gebiet mit transplantiertem Knochenmark eines passenden Spenders zu ersetzen.

Die Ausbreitung von Krebs

Krebszellen haben eine unangenehme Eigenschaft: Sie sind nicht so „klebrig" wie andere Zellen, so dass sie durch ihre selbst geschaffenen Blutgefäße schlüpfen und sich im ganzen Körper verstreuen können – sehr oft nisten sie sich dann in Lunge, Leber oder Gehirn ein, wo häufig Metastasen entstehen.

Typischerweise siedeln sich Krebszellen dort an, wo es viel Blut gibt. Deshalb kommt es auch häufig vor, dass der Krebs von einem Gewebe zum nächsten springt, um in einem anderen Organ weiterzuwachsen. Krebszellen lieben es, durch das Lymphsystem (das Abfall-Beseitigungsprogramm des Körpers) zu den nahe gelegenen Lymphknoten zu wandern, weswegen Ärzte diese Körperregionen stets besonders eingehend untersuchen.

Krebs: die Werd-jünger-alt-Strategie

In der Krebsforschung findet man mittlerweile bahnbrechende Untersuchungsergebnisse im Bereich der Genetik, mit denen man herausfinden kann, wer eine Veranlagung für Krebs haben könnte. Für Sie ist es wichtig herauszufinden, zu welcher Krebsart Sie neigen. Dazu wird Ihre familiäre Krankengeschichte eingehend unter die Lupe genommen: Wenn die genetischen Voraussetzungen geklärt sind, können Sie daraus Schlüsse für einen Lebensstil ziehen, mit dem Sie die Entstehung von Krebsarten, die genetisch wahrscheinlich sind, verhindern können. Andere Forschungsrichtungen zielen darauf ab, Impfungen oder Medikamente zu entwickeln, die den Krebs bekämpfen, indem sie unser Immunsystem unterstützen, wie beispielsweise mit dem p53-Gen. Noch ist das leider nicht gelungen und genau deshalb ist es von größter Wichtigkeit, die eigene Gesundheit selbst in die Hand zu nehmen und sich für eine Lebensweise zu entscheiden, die den Krebs verhindern hilft. So sollte zum Beispiel klar sein, dass es einer sehr herzlichen Einladung für den Krebs gleichkommt, wenn Sie stundenlang in der Sonne sitzen, ohne sich vorher eingecremt zu haben. Und natürlich das Rauchen. Es besteht ein so enger Zusammenhang zwischen Rauchen und Krebs, dass Sie genauso gut Krebszellen mithilfe einer Spritze in Ihre Lungen bringen könnten – es hätte den gleichen Effekt. Doch Tabak erhöht nicht nur die Lungenkrebsrate; es wurde festgestellt, dass sich bei Rauchern auch die Fälle von Blasen-, Prostata- und Brustkrebs häufen. Wir wissen heute auch, dass einige infektiöse Krankheiten Krebs auslösen können, wahrscheinlich weil das Immunsystem infolge der Infektion anderweitig beschäftigt ist. Was andere Krebsarten angeht, wissen wir zwar nicht genau, was sie verursacht, aber wir können sagen, durch welche Verhaltensweisen man das Risiko einer Erkrankung minimiert.

Am wichtigsten: Versuchen Sie so zu leben, dass Herz und Arterien gesund bleiben, dann sind Sie auf dem besten Wege, auch dem Krebs ein Schnippchen zu schlagen. Übergewicht und mangelnde Bewegung werden auch schon lange mit der Entstehung von Krebs in Verbindung gebracht. Es ist also vernünftig, sich kalorienarm und ausgewogen zu ernähren und regelmäßig ein geeignetes Sportprogramm zu absolvieren (zum Beispiel so eins, wie wir es in diesem Buch vorgestellt haben). Folgen Sie unseren einfachen Regeln, damit Sie in Ihrem Körper nur nette, Ihnen wohl gesonnene Nachbarn antreffen und die üblen Gesellen draußen bleiben.

Maßnahme 1: Kämpfen Sie mit Nährstoffen gegen Krebs

Heute weiß man ziemlich genau, dass viele Nährstoffe hervorragende Dienste bei der Krebsvorsorge leisten. Jeder Kammerjäger hat seine bewährte Ausrüstung – sie besteht aus Chemikalien, Tinkturen und Giften, die Sie brauchen, um Ungeziefer von Ihrem Haus fern zu halten, doch Ihr „Gift" gegen den Krebs finden Sie in einer Reihe von Nährstoffen und Vitaminen. Und für die ultimative Krebsvorsorge stellen Sie bitte unbedingt sicher, dass Ihre Ernährung die folgenden Zutaten enthält:

VITAMIN D Jeder Korrektor braucht ein gutes Wörterbuch und ausgezeichnete Augen. Sehen Sie Vitamin D einfach als das Haupthilfsmittel in Ihrer Korrekturausstattung an, mit dem Sie Immunschwäche und Krebs in den Griff bekommen, und zwar indem Sie die Fähigkeiten des Korrekturgens p53 stärken. Obwohl wir nicht genau wissen, wie es arbeitet, haben Studien ergeben, dass Vitamin D das Risiko, an Krebs zu erkranken, deutlich verringert. Eine Theorie besagt, dass eine Form des Vitamins tatsächlich Zellmutationen abtötet, was bedeuten würde, dass Vitamin D eventuell auch Gift für potenzielle Krebszellen ist. Die zweite Theorie lautet, dass Vitamin D die Fähigkeit des p53-Gens unterstützt, so dass die Krebszellen früh entdeckt und eliminiert werden können – es verhält sich dabei wie ein Vergrößerungsglas für das Korrekturgen. Vitamin D_3 hilft dem p53-Gen, gesund und normal zu funktionieren, so dass es krebsauslösende, mutierte Proteine unter Kontrolle bringen kann.

Die meisten Amerikaner nehmen nicht genügend Vitamin D über ihre Nahrung auf. Wir empfehlen 400 I.E. Vitamin D am Tag, wenn Sie jünger als 60 Jahre sind und etwa 600, wenn Sie das 60. Lebensjahr bereits überschritten haben. Sie können sich Vitamin D in Form von Ergänzungspräparaten zuführen oder jeden Tag vier Gläser Magermilch oder konzentrierten Orangensaft trinken. (Zusätzlich können Sie etwas Vitamin D durch das Sonnenlicht aufnehmen, was wir bereits in Kapitel 8 angesprochen haben. 10 bis 20 Minuten an der frischen Luft sollten allerdings schon ausreichen, um anständige Werte zu erreichen. Aber wir raten Ihnen sehr, den Großteil Ihres Vitamin D über Nahrungsmittel aufzunehmen und immer, wenn Sie nach draußen gehen, ein Sonnenschutzpräparat mit einem Faktor von mindestens 30 aufzutragen – auch wenn die Sonne nicht scheinen sollte.)

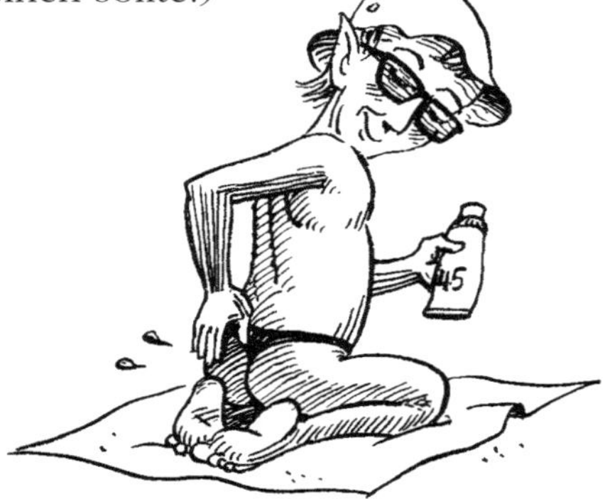

FOLSÄURE Folsäure, die ein Bestandteil des Vitamin-B-Komplexes ist, wird oft schwangeren Frauen verschrieben, weil sie wichtig für die normale Entwicklung von Gehirn und Rückenmark des Fötus ist. Gleichzeitig wurden aber auch rückläufige Krebsraten bei Neugeborenen feststellt, deren Mütter Folsäure während der Schwangerschaft eingenommen hatten, um das Risiko von Spina bifida, einem angeborenen Spalt in den Wirbelbögen, zu senken. Der berühmte amerikanische Wissenschaftler Bruce Ames stellte als Erster die Hypothese auf, dass Folsäure Fehler bei der Zellteilung verhindert. Man kann sich das eventuell so vorstellen: Wenn Sie genug Folsäure zuführen, verwechselt Ihr Körper bei der Duplikation der Zellen das T nicht mit einem U. Folsäure ist demnach für Erwachsene genauso wichtig wie für ungeborene Kinder. In vier umfassenden Studien in Amerika wurde nachgewiesen, dass Folsäure als Nahrungsergänzungsmittel die Darmkrebsrate um 20 bis 50 Prozent reduzierte. Doch mehr als 50 Prozent aller Amerikaner nehmen nicht einmal die empfohlene Dosis zu sich und 90 Prozent – also fast alle – bekommen nicht die Dosis, die zur Reduktion von Darmkrebs notwendig erscheint (800 µg pro Tag).

Viele Nahrungsmittel – wie zum Beispiel Spinat, Tomaten, Orangensaft, Brot und andere Getreideprodukte – enthalten Folsäure. Jedoch kann Folsäure aus Nahrungsmitteln vom Körper nicht so gut aufgenommen werden wie Folsäure aus Ergänzungsprodukten. Wenn Sie bedenken, dass ein Glas Orangensaft nur 43 µg Folsäure enthält, würde das bedeuten, dass Sie 25 solcher Gläser trinken müssten, um den empfohlenen Wert zu erreichen. Und wenn Sie ferner bedenken, dass eine Scheibe Brot nur 6 µg Folsäure enthält, wird deutlich, dass Sie Ergänzungsprodukte benötigen. Die durchschnittliche Zufuhr an Folsäure durch die Ernährung liegt zwischen 275 und 375 µg, so dass Sie 535 µg ergänzen müssen, um sich wirksam gegen Krebs zu schützen.[15]

TOMATENPRODUKTE Studien haben ergeben, dass das Risiko, bestimmte Krebsarten zu entwickeln, sinkt, wenn Sie zehn oder mehr Esslöffel Tomaten- oder Spaghettisauce in der Woche zu sich nehmen. Das Prostatakrebsrisiko bei Männern, die regelmäßig tomatenhaltige Speisen verzehren, ist um ein Drittel niedriger als bei jenen, die dies nicht tun. Andere Studien haben ebenfalls erwiesen, dass das Risiko, an Brustkrebs zu erkranken, um 30 bis 50 Prozent sinkt, wenn Frauen regelmäßig diese Art Speisen zu sich nehmen. Viele glauben, dass der Wirkstoff, der für diese verblüffenden Zahlen verantwortlich ist, Lycopen heißt, ein Carotinoid, das für seine antioxidativen Eigenschaften bekannt ist. Carotinoide heften sich an freie Radikale und binden sie, damit sie aus dem Körper transportiert werden können. Es ist allerdings auch möglich, dass Carotinoide auf andere Weise wirken. Sicher ist jedenfalls, dass sie wirksam sind, auch wenn es wie Magie erscheint. Tomatenprodukte enthalten viel Lycopen, allerdings kann es der Körper besser aufnehmen, wenn es gekocht ist und mit ein wenig Fett verzehrt wird, etwa mit Olivenöl oder Nüssen. Wenn Sie lycopenreiche Produkte in Ihren Speiseplan einbauen und mehr als zehn Portionen in der Woche davon essen, kann das Ihr Real-Age um mehr als ein

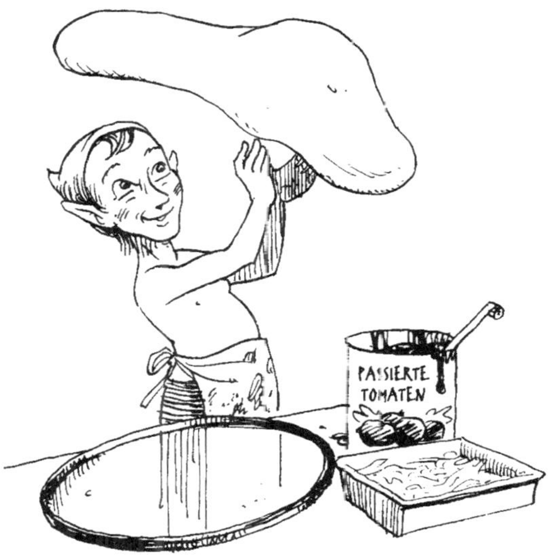

[15] Anmerkung der Übersetzerinnen: Die Deutsche Gesellschaft für Ernährung empfiehlt für Jugendliche und Erwachsene eine tägliche Zufuhr von 400 µg. Bei Schwangerschaft, Einnahme bestimmter Medikamente, hohem Alkoholgenuss oder erhöhtem Stress kann der Bedarf steigen. In den USA und anderen Ländern werden Lebensmittel wie Mehl und Cerealien mit Folsäure angereichert. In Deutschland ist das bis jetzt nicht der Fall. Hier sind nur etwa manche Multivitamingetränke, Milchprodukte, Brotbackmischungen und Salz mit Folsäure angereichert.

Jahr senken. Ein Hinweis: Wir wissen nicht genau, ob es das Lycopen ist, das gekochten Tomatenprodukten ihre krebsvorbeugende Wirkung verleiht, nur dass Tomaten das Krebsrisiko reduzieren. Es könnte also auch eine andere Substanz in der Tomate sein.

SELEN Ein besonders wertvolles Spurenelement ist Selen. Ihr Körper erhält es größtenteils aus Nahrungsmitteln wie Knoblauch, die das Halbmetall aus der Erde aufnehmen. (Doch auch viele Fische wie zum Beispiel Kabeljau, Hering, Makrele und Sardine und auch Nussarten wie die Paranuss enthalten viel Selen.) Eine Studie hat gezeigt, dass Krebspatienten, die ca. 100 µg Selen zweimal täglich zu sich nahmen, eine um 50 Prozent erhöhte Überlebenschance haben. Obwohl noch weiter geforscht werden muss, scheint es tatsächlich so, als würde die Einnahme von zusätzlichem Selen das Auftreten von Krebs verringern (doch überschreiten Sie bitte nicht eine Selenzufuhr von 1.000 µg am Tag, damit Sie sich dem Risiko einer Selenvergiftung nicht aussetzen). Es wäre schön, wenn wir ganz genau wüssten, wie es wirkt, aber wir gehen davon aus, dass Selen dem Körper hilft, schlechte chemische Stoffe zu entfernen oder unschädlich zu machen.[16]

GEMÜSE VON KREUZBLÜTLERN WIE ZUM BEISPIEL BROKKOLI, ROSENKOHL, WEISSKOHL UND BLUMENKOHL Dieses Grünzeug enthält Chemikalien, die vorbeugend gegen Krebs wirken. Es ist unklar, ob sie die Krebsraten senken, indem sie das Immunsystem stärken, Krebszellen angreifen oder sie daran hindern, spezielle Nährstoffe aufzunehmen. Doch die Erfolgsquote scheint definitiv mit zwei Inhaltsstoffen dieser Gemüsearten zusammenzuhängen (für diejenigen, die süchtig nach Arztserien à la „Emergency Room" sind: Die Komponenten heißen Indol-3-Carbinol und Sulforaphane). Wie auch immer es funktioniert: Studien mit Patienten, die an Blasen- und Darmkrebs litten, haben gezeigt, dass diejenigen, die wöchentlich sieben oder mehr Portionen dieser Gemüsesorten aßen, dem Krebswachstum um 50 Prozent vorbeugen konnten.

ANDERE VITAMINE Vitamine mit antioxidativer Wirkung unterdrücken generell die Bildung freier Radikale, die zu fehlerhaften DNA-Kopien und frühzeitigem Zelltod führen können. Wenn Zellen zu früh absterben, müssen schnell neue gebildet werden, die dann häufiger Fehler aufweisen, was wiederum Krebs provozieren kann. 100 bis 500 mg

[16] Anmerkung der Übersetzerinnen: In Deutschland gilt das Wissen über dieses Spurenelement als noch nicht ausreichend. Die Einnahme und Dosierung von Selen sollte deshalb unbedingt mit dem Arzt besprochen werden.

zweimal am Tag stärkt Ihr Immunsystem. Außer in Zitrusfrüchten findet sich Vitamin C auch in Beeren, grünem Gemüse und Tomaten. Zudem sollten Sie um die 400 I.E. Vitamin E täglich zu sich nehmen (am besten zusammen mit Vitamin C), denn auch Vitamin E hilft dabei, das Risiko einiger Krebsarten zu senken. Sie finden dieses wertvolle Vitamin besonders in Weizenkeimen, Nüssen und Pflanzenölen.

Maßnahme 2: Gehen Sie zur Vorsorge

Spätestens jetzt sollten Sie wissen: Ärzte, das Gesundheitswesen und die Politik sind nicht für Ihre Gesundheit verantwortlich. Nur Sie allein sind es! Sie müssen Verantwortung für sich und Ihren Körper übernehmen, denn Sie treffen jeden Tag Entscheidungen, die Ihre Gesundheit beeinflussen (frittiert oder gedünstet? Treppe oder Aufzug?), und nur Sie können beeinflussen, wie lange und wie gut Sie leben.

Wahrheit oder Mythos Nr. 2

Doch auch wenn wir Ihnen diese Weisheit nun mehr als einmal eingetrichtert haben, sollten Sie die Vorteile der modernen Medizin und die Notwendigkeit, Ihren Körper von Profis untersuchen zu lassen, nicht vernachlässigen. Denn Krebsvorsorge ist nicht dasselbe wie Krebsdiagnose. Unser oberstes Ziel ist es, den Krebs ganz zu verhüten, doch leider gibt es keine Garantie, dass das auch klappt. Schlechte Gene beeinflussen unser Leben und unseren Körper und manchmal haben wir einfach auch Pech. Deshalb sollten Sie sich auf keinen Fall schuldig fühlen, wenn Sie krank werden, sondern sich lieber daranmachen, das Problem zu lösen. Die beste Strategie nach der Prävention ist die Früherkennung. Es ist klar, dass die Früherkennung Ihre Chancen, den Krebs zu überleben, exponenziell nach oben treibt. Wir erwarten nicht, dass Sie einen Kernspintomographen, Spritzen und Plastikhandschuhe in Ihrer Garage lagern (es sei denn, Sie haben ein ernsthaftes Ebay-Problem), aber es ist dennoch wichtig, die besten und wirksamsten Methoden zur Früherkennung der verschiedenen Krebsarten zu kennen. Übrigens: Unsere Untersuchungsrichtlinien sind bestimmt für Menschen mit mittlerem Risikofaktor. Wenn Sie familiär vorbelastet sind – insbesondere wenn zwei Ihrer Verwandten ersten Grades Krebs haben oder hatten –, ist es unumgänglich, dass Sie sich häufiger und früher eingehend untersuchen lassen (in manchen Fällen bereits mit 25 Jahren).

Wahr oder falsch? Bei der Diagnose „Krebs" müssen Sie sofort behandelt werden.

Obwohl einige Krebsarten schnell streuen, ist es immer sinnvoll, eine zweite Meinung einzuholen. Gute Ärzte werden Sie sogar dazu ermuntern, denn es ist auch für sie wichtig, dass ihre Diagnose bestätigt wird. Die beste zweite Meinung kommt von einem unabhängigen Arzt, der an einer anderen Klinik tätig ist als der erste und der sich mit Krebs und Krebsbehandlungen aller Art gut auskennt. Danach sollten Sie aber unbedingt einen Spezialisten aufsuchen, denn er oder sie wird noch besser mit den verschiedenen Behandlungsformen vertraut sein.

HAUTKREBS Die drei Arten des Hautkrebs – Basalzellkarzinome (Basaliome), spinozelluläre Karzinome (Spinaliome) und maligne Melanome – haben ihren Ursprung in verschiedenen Zelltypen und genau deshalb verhalten sie sich auch ganz unterschiedlich. Die Art, die zuzunehmen scheint und von der man immer häufiger hört, sind die Melanome, die aus „umherwandernden" Zellen bestehen. Die Basaliome und Spinaliome treten in den äußeren Hautschichten auf. Ihre Entstehung wird mit ungeschützter Sonneneinstrahlung in Verbindung gebracht, während Melanome damit nichts zu tun haben. Diese Hautkrebsart ist allerdings viel gefährlicher als die anderen beiden. Basaliome und Spinaliome sind heilbare Krebsarten, die normalerweise chirurgisch behandelt werden können.

Jede dieser Krebsarten hat andere Erscheinungsformen, weswegen es von Vorteil sein kann, so etwas wie ein Hauttagebuch zu führen, in dem Sie alle Veränderungen auf Ihrer Haut vermerken (der Partner kann dabei die von Ihnen schlecht überprüfbaren Stellen übernehmen). Sobald Sie irgendwelche Veränderungen entdecken, sollten Sie sie untersuchen lassen. Wir empfehlen eine jährliche Kontrolluntersuchung beim Dermatologen für jeden jenseits der 30. Auch mit der Digitalkamera kann man Veränderungen der Haut gut dokumentieren. Außerdem ist es nie schlecht, mit ein bisschen unterstützendem Material zu Ihrem Arzt zu gehen. So sieht er, was sich tatsächlich verändert hat, und muss nicht jede neue Hautunebenheit herausschneiden.

Wahrheit oder Mythos Nr. 3

BRUSTKREBS Bei Brustkrebs ist die familiäre Vorgeschichte sehr wichtig. Wenn Sie zwei nahe Verwandte mit Brust- oder Eierstockkrebs haben, sollten Sie sich ab Ihrem 25. Lebensjahr regelmäßig auf diesen Krebs hin untersuchen lassen – besonders wenn Ihre Verwandten vor dem 40. Lebensjahr erkrankt sind. Wenn Sie dagegen familiär nicht vorbelastet sind, wird empfohlen, ab dem 40. Lebensjahr mit regelmäßigen Mammographien zu beginnen. Im Rhythmus von zwei Jahren sollten Sie danach mit dieser Untersuchung fortfahren. Die Mammographie verhindert Krebs zwar nicht, doch wenn er früh genug entdeckt wird, kann Brustkrebs mit einer konservativen Lumpektomie sehr gut behandelt werden. Das Selbstabtasten ist ein erster Schritt zur Früherkennung und kann ganz leicht erlernt werden, ist allerdings nicht sehr verlässlich. Es werden ständig neue Technologien entwickelt, die eine Früherkennung immer sicherer gewährleisten.

PROSTATAKREBS Es gibt einen Grund, warum viele Männer es vermeiden, zum Arzt – speziell zum Urologen – zu gehen. Und das hat nichts damit zu tun, dass sie sich vor Krankenschwestern nur ungern entkleiden. Es geht dabei vielmehr um die Furcht vor dem Gummihandschuh. Die Ärzte führen nämlich zur Untersuchung einen gut eingecremten und mit der Gummischicht überzogenen Finger ins Rektum ein, um anormales Zellwachstum an der Prostata zu ertasten. Die Prostata ist die Drüse, die das Urinieren sowie die Ejakulation regelt. Leider gibt es ein Problem bei der Fingeruntersuchung: Ärzte können von diesem Winkel aus nicht die gesamte Prostata abtasten, so dass ihnen ein Prostatatumor auch leicht entgehen kann. Deswegen ist es so wichtig, zusätzlich einen PSA-Test (Prostataspezifisches-Antigen-Test) durchführen zu lassen. Jedoch bedeutet ein erhöhter PSA-Wert nicht automatisch, dass Sie tatsächlich Prostatakrebs haben; denn ein erhöhtes Niveau kann auch mit anderen Umständen wie harmlosen Entzündungen der Prostata zu tun haben. Allein eine Biopsie kann nach dem Test mit Sicherheit bestimmen, ob es Krebs ist oder nicht. Dabei sind es die von Ihrem normalen Level abweichenden Veränderungen, die die Ärzte interessieren, nicht so sehr die absoluten Zahlen. Ergebnisse aus diesen Untersuchungen können für eine frühzeitige Erkennung des Krebses hilfreich sein und je früher Krebs erkannt wird, desto besser spricht er auf die Behandlung an. Sie sollten Ihren ersten PSA-Test im Alter von 50 Jahren

Lieber Pillen schlucken oder Gemüse essen?

Es ist nicht nur schwierig, sich zu merken, wo die Autoschlüssel liegen oder wie alle Ihre Nichten und Neffen heißen. Auch Haushaltsmittelchen vergisst man gerne. Wir haben Ihnen bereits viele Informationen über Speisen und ihre Nährstoffe gegeben – jetzt bleibt noch festzustellen, ob Sie die nötigen Stoffe aus der normalen Ernährung bekommen oder Sie sich in entsprechende Geschäfte bzw. Apotheken bemühen müssen. Heißt das: Orangensaft oder Vitamin-C-Tablette? Am einfachsten ist es, die Pille zu schlucken, nicht wahr? In manchen Fällen ist es tatsächlich auch das Beste, denn es wurde nachgewiesen, dass die Nahrungsergänzung oft besser wirkt und vom Körper einfacher aufgenommen werden kann als der Nährstoff aus dem Lebensmittel. Doch denken Sie bitte nicht, dass es immer besser ist, Pillen zu schlucken anstatt Gemüse zu essen! Orangensaft zum Beispiel enthält natürlich sehr viel mehr als nur Vitamin C. Außerdem sind Lebensmittel nicht allein in biochemischer Hinsicht wichtig, sie setzen auch noch ganz andere Energien in Ihrem Körper frei. So ist es durchaus wahrscheinlich, dass nicht nur ein einziger Inhaltsstoff (eines Gemüses) hilft, Krebs zu verhüten oder Herzkrankheiten zu reduzieren, sondern dass es vielmehr eine bestimmte Kombination ganz verschiedener Inhalts- und Nährstoffe ist – genau diese Nährstoffpower finden Sie aber allein in den Früchten der Natur. Tatsächlich steht fest, dass Lebensmittel in der Medizin eine immer wichtigere Rolle spielen werden, da man mit ihrer Hilfe Krankheiten vorbeugen und sogar heilen kann.

machen und dann jedes Jahr einmal wiederholen.[17]

DICKDARMKREBS Die meisten Männer und Frauen sollten mit dem Hämocculttest ab dem 40. Lebensjahr beginnen. Mit diesem Test wird nach verstecktem Blut im Stuhl gesucht. Er ist auch in Apotheken erhältlich. Ab dem 50. Lebensjahr sollten Sie alle drei bis fünf Jahre eine Darmspiegelung vornehmen

[17] Anmerkung der Übersetzerinnen: In Deutschland gibt es eine Debatte über die routinemäßigen PSA-Tests, die ohne konkreten Verdacht oder Vorliegen von relevanten Risikofaktoren durchgeführt werden sollen. Die Einwände hängen mit dem langsamen Wachstum des Prostatakarzinoms zusammen. Etwa die Hälfte aller Tumoren, die bei jährlichen PSA-Bestimmungen von Männern im Alter von 55 bis 67 Jahren festgestellt werden, würde unentdeckt nicht zum Tod führen. In vielen Fällen ist eine abwartende Strategie empfehlenswert. Das Verhalten eines individuellen Tumors lässt sich aber nicht vorhersagen. Die psychische Belastung bei einer Diagnose ist hoch. Die Kosten müssen, wenn keine zu klärenden Befunde vorliegen, vom Patienten selbst getragen werden.

lassen, da Sie damit Dickdarmkrebs ausschließen und mögliche Polypen entdecken können, die oft zu Krebs führen. Wir wissen, dass eine solche Darmspiegelung eine unangenehme Prozedur ist, doch die neuen Darmspiegelungsmethoden werden immer besser und schonender – und bedenken Sie, wenn die US-Amerikanerin Katie Couris so etwas vor Fernsehpublikum machen lässt, können Sie es auch schaffen.

Maßnahme 3: Nutzen Sie die Kraft des allmächtigen ASS

Inzwischen wissen Sie, dass wir der Ansicht sind, man solle einen Flughafen oder zumindest ein sehr großes Gebäude nach ASS benennen. Betrachten Sie einmal nur die Statistik: Wenn Sie 160 mg am Tag nehmen, kann das Risiko, Dickdarmkrebs zu bekommen, um 40 Prozent gesenkt werden, das Brustkrebsrisiko auch um 40 Prozent und das Risiko für Prostatakrebs ebenfalls um 40 Prozent.[18] Und es wurde lediglich eine Zunahme von Bauchspeicheldrüsenkrebs von zwei Fällen auf vier Fälle pro Hunderttausend festgestellt. Obwohl wir nicht wissen, wie ASS vor Krebs schützt, so wissen wir doch, dass es das kann. Außerdem – danach sieht es aus – schützt es unsere Arterien. Sie altern langsamer. Mit nur 160 mg täglich kann das RealAge eines 55-Jährigen um 2,2 Jahre gesenkt werden. Nehmen Sie die Tablette mit etwas lauwarmem Wasser ein, denn so löst sich der Wirkstoff schneller auf und Sie vermeiden Magenprobleme.

---

[18] Anmerkung der Übersetzerinnen: Wie schon vorn angemerkt, wird diese hohe Dosis in Deutschland nicht empfohlen. Hier geht man von positiven Effekten bei einer Dosis von 100 mg täglich aus. Zur Abklärung von Risiken sollten Sie auf jeden Fall mit Ihrem Arzt darüber sprechen.

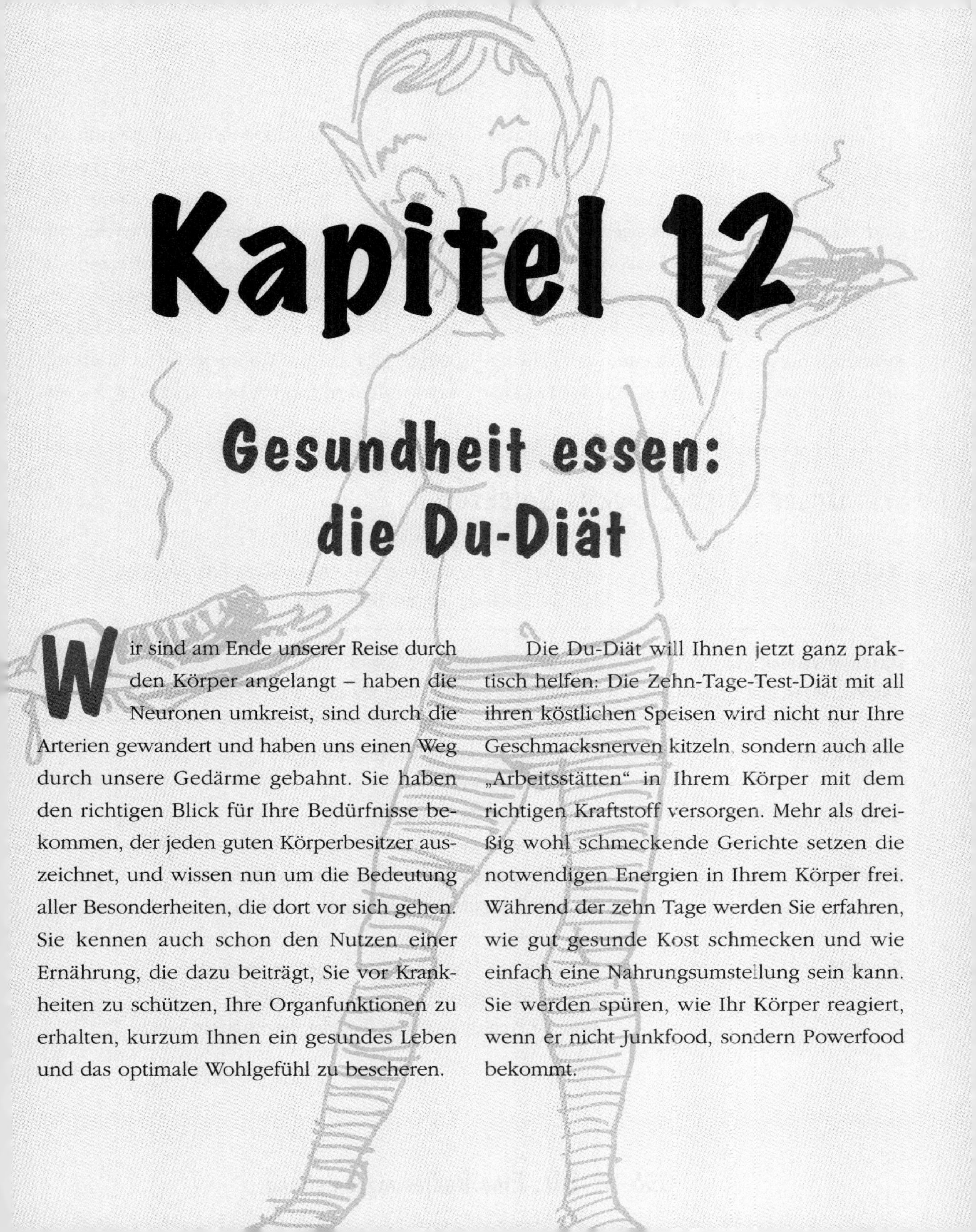

Kapitel 12

Gesundheit essen: die Du-Diät

Wir sind am Ende unserer Reise durch den Körper angelangt – haben die Neuronen umkreist, sind durch die Arterien gewandert und haben uns einen Weg durch unsere Gedärme gebahnt. Sie haben den richtigen Blick für Ihre Bedürfnisse bekommen, der jeden guten Körperbesitzer auszeichnet, und wissen nun um die Bedeutung aller Besonderheiten, die dort vor sich gehen. Sie kennen auch schon den Nutzen einer Ernährung, die dazu beiträgt, Sie vor Krankheiten zu schützen, Ihre Organfunktionen zu erhalten, kurzum Ihnen ein gesundes Leben und das optimale Wohlgefühl zu bescheren.

Die Du-Diät will Ihnen jetzt ganz praktisch helfen: Die Zehn-Tage-Test-Diät mit all ihren köstlichen Speisen wird nicht nur Ihre Geschmacksnerven kitzeln, sondern auch alle „Arbeitsstätten“ in Ihrem Körper mit dem richtigen Kraftstoff versorgen. Mehr als dreißig wohl schmeckende Gerichte setzen die notwendigen Energien in Ihrem Körper frei. Während der zehn Tage werden Sie erfahren, wie gut gesunde Kost schmecken und wie einfach eine Nahrungsumstellung sein kann. Sie werden spüren, wie Ihr Körper reagiert, wenn er nicht Junkfood, sondern Powerfood bekommt.

Die meisten Diäten haben eines zum Ziel: Die Pfunde sollen purzeln. Warum? Weil viele Leute einer fixen Idee verfallen sind und immerzu denken, sie wögen zu viel, und täglich aufs Neue fürchten, sie passten nicht mehr in ihre Jeans. Denken Sie nur an die jungen hübschen Mädchen, die einen bleibenden Eindruck bei den Leuten der Castingagentur hinterlassen wollen! Bei der Du-Diät geht es nicht um die Anzahl der Pfunde, die Sie verlieren. Es geht um mehr. Wir wollen, dass Sie sich besser fühlen, länger jung bleiben, gesünder alt werden und dass Sie alle möglichen Instrumente gezielt einsetzen, die Ihnen helfen, die Alterungsprozesse zu verlangsamen. Wir glauben, dass es wichtigere Dinge gibt als abzunehmen: Ihren Blutdruck zu regulieren, Ihren Cholesterinwert zu sen-

12.1 Unser Seien-Sie-aktiv-Spickzettel

Walking	jeden Tag 30 Minuten (oder eine andere körperliche Aktivität, falls Sie Probleme mit dem Gehen haben).
Ausdauertraining wie Fahrradfahren und Schwimmen	dreimal in der Woche, so intensiv, dass Sie 20 Minuten lang ins Schwitzen kommen oder am Ende aus der Puste sind.
Krafttraining	dreimal die Woche, jeweils zehn Minuten.
Stretching oder Yoga	jedes Mal nach dem Walking.
Atemübungen	jeden Morgen und Abend zehnmal tief Luft holen und die Technik benutzen, die in Kapitel 5 erklärt wird.
Schlafen	sieben bis acht Stunden täglich. Versuchen Sie es mit unserer Schnelleinschlaf-Strategie aus Kapitel 5, wenn Sie Probleme mit dem Ein- oder Durchschlafen haben.

ken, Ihren Stoffwechsel zu verbessern, die Zahl der Entzündungen unter Kontrolle zu halten und Ihre Lebenskraft zu stärken. Denn es ist durchaus möglich, auch mit Übergewicht fit zu sein. Sie müssen sich nur dafür entscheiden, Verantwortung zu übernehmen und all diese Dinge im Auge zu behalten. Um Ihnen zu zeigen, wie wichtig Bewegung ist, haben wir an dieser Stelle einen Übungsplan (vgl. Tabelle 12.1) eingefügt, der genauso einfach wie die Diät zu befolgen ist.

Ein großartiger Nebeneffekt all der Veränderungen besteht darin, dass Sie wie von selbst Pfunde verlieren. Denn all die hier empfohlenen Gerichte enthalten die Bestandteile, die wichtig sind, damit Sie Ihr Gewicht in den Griff bekommen. Natürlich raten wir dazu, dass Sie eine eventuell vorhandene Neigung zu Übergewicht im Auge behalten und anfangen, ein gesundes und aktives Leben zu führen. Aber Sie sollten nicht in Panik geraten, wenn Sie innerhalb der nächsten sechs Stunden nicht gleich 53 Pfund an Gewicht verlieren. Im Gegenteil: 10 Pfund innerhalb kürzester Zeit abzuspecken hat dramatische Folgen für Ihre Gesundheit. Für Ihr Herz und Ihren Blutdruck zum Beispiel, Ihre Knochen, Geschlechtsorgane sowie jeden anderen Teil Ihres Körpers. Mit unserer Du-Diät lässt sich sinnvoll abnehmen, denn das ist eine Ernährungsweise, die man auf Dauer durchhalten kann. Einige Fachleute behaupten sogar, dass die Fixierung auf Gewichtabnahme, Wunderdiäten und die Minimierung des Taillenumfangs negative Auswirkungen auf die körperliche und seelische Gesundheit habe. Vor allem dann, wenn Sie in einen Teufelskreis aus Hungern und Schlemmen, Abnehmen und Zunehmen geraten. Das ist dann maximaler Stress!

Wir wünschen uns, dass Sie sich vollkommen entspannen und Ihr Gewicht vergessen. Genießen und zelebrieren Sie die leckeren und gesunden Gerichte unserer Diät. Dass Sie wie besessen Pfunde zählen und dann frustriert wegen unerfüllter Erwartungen sind, gehört ab jetzt der Vergangenheit an. Essen Sie einfach, um sich besser zu fühlen. Essen Sie, um jünger alt zu werden.

Versuchen Sie es also erst mal zehn Tage lang mit der Du-Diät. Schauen Sie, wie Sie sich damit fühlen. Spüren Sie, wie Ihr Körper reagiert, wenn sein Motor durch ausgewogene Gerichte mit dem richtigen Kraftstoff betankt wird. Dann erst sollten Sie entscheiden und überlegen, wie Ihre Essgewohnheiten auf Dauer aussehen können. Eine Anleitung fürs Erste und für den Dauergebrauch, an die Sie sich problemlos halten können, haben wir hier zusammengestellt.

Wir würden uns wünschen, dass Sie zukünftig mehr darauf achten, was Sie sich unter der Nase hineinschieben, und sich der Wirkung von Essen bewusst werden. Beobachtet man, wie und was die meisten von uns essen, könnte man glauben, dass sich die Nahrungsmittelhersteller all diese wertlosen Speisen ausgedacht haben, weil sie unsere Krankenhäuser immer schön voll und unsere Mediziner auf Trab halten wollen. Wir haben uns etwas anderes auf die Fahnen geschrieben. Für uns ist die Umstellung auf gesunde Ernährung wie eine Runderneuerung Ihres Zuhauses: wie das Modernisieren einer Küche, das Abdichten des Dachs oder das Umstellen der Schlafzimmermöbel. Wir wollen Ihnen helfen, alles aufzubessern, zu erhalten, zu verschönern. Und Sie sollten all das auch tun, weil Sie wissen, dass Ihr Haus dann länger hält, alles reibungslos funktioniert und Sie sich darin rundum wohl fühlen können. Dieses Ziel gefällt Ihnen doch sicher auch?

Die Du-Diät stellt sich vor

Falls Sie gar nichts von unserem Ernährungskonzept mitnehmen sollten, eines sollten Sie behalten: Die Du-Diät lässt sich nicht in verlorenen Pfunden, sondern in gewonnener Lebensenergie und zusätzlichen Lebensjahren messen. Sie ist so konzipiert, dass Sie nie Hunger haben werden – und dass Sie garantiert alle notwendigen Nährstoffe bekommen. Die Übersicht über die Basics der Du-Diät (vgl. Tabelle 12.2) zeigt Ihnen darüber hinaus, wie einfach es ist, die Regeln zu befolgen (stellen Sie sich vor, alles Wichtige passt auf eine einzige Seite!). Die Du-Diät ist einfach köstlich und sieht täglich 1.600 Kalorien vor, sofern Sie bei zwei Frühstücken, einem Mittagessen, einem Abendessen und zwei kleinen Snacks für zwischendurch bleiben. Auch Wein dürfen Sie jeden Tag trinken. Merken Sie sich einfach die ideale Kalorienzahl für Ihren Körper: Etwa 8 x Ihr Idealgewicht in Pfund + die Kalorien, die Sie durch körperliche Aktivität verbrauchen = ein Pfund weniger pro Monat.

Das Idealgewicht für eine Person, die 1,52 Meter groß ist, ist bei etwa 45 Kilogramm anzusetzen. Wenn Sie größer sind, können Sie nochmals rund 1 Kilogramm pro Zentimeter hinzuzählen, um Ihr Idealgewicht zu bestimmen, so dass zum Beispiel eine 1,83 Meter große Person auf ein Idealkörpergewicht von rund 76 Kilogramm kommt. Also, wenn sich Ihr Gewicht unter dieser Marke befindet, dann können Sie eine Kost wählen, die Ihnen täglich rund 1.600 Kalorien liefert. Der Wert ergibt sich aus der oben genannten Formel. Sie können sogar zusätzlich ab und zu ein Dessert genießen. Sollte Ihr Idealgewicht zwischen 68 und 100 Kilogramm liegen, können Sie ein Extrafrühstück einplanen und/oder etwas mehr zu Mittag. Das hängt dann ganz von Ihrer körperlichen Aktivität ab.

Bei der Du-Diät können Sie sich Frühstück, Mittagessen, Abendessen und die Zwischenmahlzeiten nach den verschiedenen Rezepten zusammenstellen, so wie es am besten in Ihren Alltag passt. Alles hängt natürlich auch davon ab, wie viel Zeit Sie wann zur Zubereitung eines Gerichts haben. Was Frühstück und Mittagessen angeht, benötigt jeweils ein Gericht weniger als 3 Minuten Zubereitungszeit. Falls Ihnen aber eine genaue Anleitung lieber ist, so haben wir ein Modell zusammengestellt, das Ihnen über zehn Tage hinweg zeigt, was Sie wann essen können. Bei jedem der folgenden Rezepte können Sie gleich sehen, welchen Nutzen Ihnen die jeweiligen Speisen für bestimmte Körperfunktionen oder Organe bringen. Aber es gibt natürlich eine ganze Menge Überschneidungen: Was gut für Ihr Herz ist, ist zum Beispiel auch oft gut fürs Gehirn oder die Sinnesorgane oder es hilft, Krebs vorzubeugen. Alle Rezepte folgen dem Prinzip: wenig Salz und Zucker, wenig gesättigte Fettsäuren und gehärtete Fette. Trotzdem bieten alle Rezepte ein Höchstmaß an Genuss.

12.2 Die Basics der Du-Diät: Spickzettel

Speiseplan	Essen Sie schon, wenn Sie ein bisschen hungrig sind, und nicht erst, wenn Sie richtig Kohldampf haben. Die letzte Mahlzeit sollten Sie drei Stunden vor dem Zubettgehen einnehmen.
Tellergröße	Nehmen Sie lieber einen Dessertteller als einen Essteller.

Lebensmittel, die Sie täglich zu sich nehmen sollten	neunmal eine Hand voll Obst und Gemüse; außerdem 30 Gramm Nüsse sowie Vollkornbrot und Cerealien, die reichlich Ballaststoffe enthalten.
Lebensmittel, die Sie dreimal pro Woche essen sollten	Fisch wie Wildlachs, Makrele, Tilapia, Wels und Scholle.
Lebensmittel, die Sie einmal wöchentlich essen sollten	zehn Esslöffel gedünstete Tomaten bzw. Tomatenprodukte.
Lebensmittel, die Sie links liegen lassen sollten	1. alles, was gehärtete Fette und gesättigte Fettsäuren enthält; 2. Weißes wie Sahnesoßen, Weißbrot, Reis und raffinierten weißen Zucker; 3. alles, was das Süßungsmittel HFCS enthält.
Was Sie täglich trinken sollten	2 Liter Wasser, 2 Gläser entrahmte oder fettarme Milch; 1 Glas Wein (rot oder weiß, was Sie am liebsten mögen).
Was Sie täglich einnehmen sollten	1. Multivitamine (eingenommen mit etwas Fettem), die mindestens 800 µg Folsäure, 400 I.E. Vitamin D, 1 200 mg Kalzium, 400 mg Magnesium und die Tagesration aller anderen wichtigen Mineralien enthält. Für optimale Körperwerte und bessere Aufnahmefähigkeit ist es übrigens am besten, zweimal am Tag eine halbe Tablette zu nehmen. (Reduzieren Sie die Dosis an Vitamin C und E, wenn Sie Statine einnehmen.)[19] 2. ASS (mit einem halben Glas warmem Wasser vorher und nachher). 3. Omega-3-Fettsäuren (2 Gramm). Diese können Sie auch über die oben genannten Nüsse und den Fisch bekommen.

[19] Anmerkung der Übersetzerinnen: Zu den Dosierungsempfehlungen lesen Sie bitte die Fußnoten auf den Seiten 295 und 347.

Frühstück (wählen Sie ein oder zwei aus)

- ★ ***Ahorn-Haferschleim mit Pflaumen*** (Seite 373)
- ★ ***Apfel-Zimt-Jogurt-Smoothie*** (Seite 378)
- ★ ***Tunesisches Rührei*** (Seite 379)
- ★ ***Ricotta-Crêpes mit Blaubeer-Limetten-Sauce*** (Seite 374)
- ★ ***Ziegenkäse-Omelett mit Schnittlauch und Mais*** (Seite 377)
- ★ ***Burritos mit Farmerrührei und Bohnen*** (Seite 380)
- ★ ***Frittata von Shiitake-Pilzen und Spargel mit geräuchertem Lachs*** (Seite 376)
- ★ ***Himbeer-Orangen-Smoothie*** (Seite 375)
- ★ ***Cremiger Erdbeershake*** (Seite 372)
- ★ ***Ananas-Bananen-Frappé*** (Seite 371)
- ★ 1 Scheibe getoastetes Vollkornbrot mit 1 Teelöffel Erdnussbutter
- ★ 1 Scheibe getoastetes Vollkornbrot mit 1 Teelöffel Apfel- oder Walnussbutter
- ★ 2 bis 3 hart gekochte Eier, ohne Eigelb
- ★ 2 Stücke mageren Truthahn, magere Truthahnwürstchen, Tofuwürstchen oder Gemüseburger
- ★ 1 Tasse Vollkorn-Cornflakes oder Haferflocken oder 1 Tasse gekochte Haferflocken mit 110 ml fettarmer oder magerer Sojamilch
- ★ 1 Eiweiß-Omelett (3 Eiweiß) mit $\frac{1}{2}$ Tasse gedünstetem Gemüse
- ★ 200 Gramm fettreduzierter Smoothie mit $\frac{1}{4}$ Tasse frischer oder gefrorener Beeren Ihrer Wahl oder Orangensaft (100 Prozent Fruchtgehalt) mit Fruchtfleisch

Snacks
(einer als zweites Frühstück, einer am späten Nachmittag)

- ★ ***Tzatziki*** (Seite 399)
- ★ Apfel, Pflaume, Banane oder Birne
- ★ Vollkorncerealien (ohne Milch, maximal 100 Kalorien)
- ★ Rohkost

- ★ Gedünstetes Gemüse. Tipp: Dünsten Sie Gemüse, das für eine ganze Woche reicht, in Olivenöl und würzen Sie es mit Salz, Pfeffer oder Knoblauch. Sie können es im Kühlschrank aufbewahren. Das ist der richtige Snack für zwischendurch. Sie können es aber auch in anderen Rezepten verwenden.
- ★ Fettarmer Jogurt mit ½ Tasse ungesüßter Tangerinen oder Mandarinen aus der Dose und ein paar Rosinen
- ★ Nüsse: 6 Walnüsse oder 12 Mandeln oder 12 Cashewkerne oder 12 Pekannüsse oder 20 Erdnüsse. Oder 15 Gramm ungesalzene, geröstete Nüsse. Möglich sind auch 15 Gramm Schokolade mit mindestens 70 Prozent Kakaoanteil (vor dem Mittagessen oder kombinierbar mit einem der anderen Snacks).
- ★ 15 Gramm Nüsse oder Schokolade mit mindestens 70 Prozent Kakaoanteil (vor dem Abendessen)

Und zu allen oben genannten Speisen: eine Tasse Kaffee oder Tee und/oder Wasser.

Getränke

- ★ Eine Tasse Kaffee, Tee oder Magermilch
- ★ Ein Glas Wasser oder Orangensaft (100 Prozent Fruchtgehalt) mit Fruchtfleisch zum Frühstück
- ★ Ein Glas Wein zum Abendessen

Mittagessen (wählen Sie eins aus)

- ★ ***Tomaten-Bruschetta*** (Seite 393)
- ★ ***Sandwich mit gegrilltem Gemüse und frischem Ziegenkäse*** (Seite 382)
- ★ ***Persische Kidneybohnen*** (Seite 396)
- ★ ***Pasta e Fagiole-Suppe*** (Seite 386)
- ★ ***Portugiesische Bohnensuppe*** (Seite 389)
- ★ ***Die ultimative Hühnersuppe*** (Seite 384)
- ★ ***Caesar's Salad spezial (ohne Ei)*** (Seite 388)

- ★ ***Gegrilltes Tilapia-Filet mit asiatischen roten Linsen und Grünkohl*** (Seite 397)
- ★ ***Möhren-Orangen-Cappuccino*** (Seite 390)
- ★ ***Edamame mit Asia-Salat*** (Seite 383)
- ★ ***Rindfleisch mit Erbsensprossen*** (Seite 391)
- ★ ***Salat nach sizilianischer Art mit eingelegter roter Paprika und Kalamata-Oliven*** (Seite 387)
- ★ ***Dijon-Hähnchen*** (Seite 398)
- ★ ***Guacamole*** (Seite 392) und entweder ***Tomaten-Basilikum-Suppe*** (Seite 395) oder ***½ gefüllte Avocado mit Lachs*** (Seite 381)
- ★ ***Brokkoli-Sandwich*** (Seite 394) – auch mit Rucola und frischem Parmesan als Salatbeilage; Olivenöl, Zitrone, Pfeffer und Salz.
- ★ ***Tofu-Kichererbsen-Sandwich*** (Seite 385). Sie können auch je Sandwich 3 Esslöffel gekauften Kichererbsenaufstrich verwenden, wenn Sie ihn nicht selbst machen wollen.
- ★ Der Bagel, der keiner ist: 1 Scheibe Vollkorntoast, 30 Gramm fettarmer Schmelzkäse, 60 Gramm Lachs in Scheiben geschnitten, 1 Scheibe Zwiebel, 1 Tomatenscheibe, Kapern
- ★ 3 Tassen gerupfter gemischter Salat (kein Eisbergsalat), vermengt mit ½ Tasse gewaschener und abgetropfter Kichererbsen oder 4-Bohnen-Salat mit 1 oder 2 Esslöffeln Balsamicoessig-Olivenöl-Mischung (2 Teile Balsamico und 1 Teil Öl)
- ★ 3 Tassen gerupfter gemischter Salat (kein Eisbergsalat) mit ½ Tasse Lachs oder ½ Tasse geschnetzeltem, gebratenem Hähnchenfleisch
- ★ Gemüseburger aus einem getoasteten Vollkornmuffin mit Tomatenscheiben, roter Zwiebel, Ketchup und Römischem Salat

Abendessen (wählen Sie eins aus)

- ★ ***Lachs mit Spinat und Senf*** (Seite 401)
- ★ ***Gegrilltes Hähnchen oder Fisch mit Wasabi-Kartoffelbrei und karamellisierten süßen Zwiebeln*** (Seite 402)
- ★ ***Warmer Spinatsalat mit Hähnchen, Äpfeln und gerösteten Mandeln*** (Seite 400)
- ★ ***Gegrillter Red Snapper mit roten Bohnen und Reis*** (Seite 403)

★ ***Gegrillter Thunfisch auf kleinem Salat Niçoise*** (Seite 404)
★ ***Gemüsepizza mit geräuchertem Mozzarella*** (Seite 405)
★ ***Hähnchen Mandarin*** (Seite 406)
★ ***Gebratenes Hähnchen mit Pestonudeln*** (Seite 407)
★ ***Toskanischer Thunfisch mit Grilltomate*** (Seite 408)
★ ***Teriyaki-Tofu mit roter Paprika, Shiitake-Pilzen auf Vollkorn-Jasminreis*** (Seite 409)
★ ***Moo-Shu-Röllchen mit Schrimps*** (Seite 410)
★ Grillen Sie 120 Gramm von Ihrem Lieblingsfisch oder Hähnchenbrust. Geben Sie 1 Tasse gedünstetes Gemüse hinzu. Servieren Sie den Salat am Abend mit 2 Esslöffeln Balsamicoessig-Olivenöl-Dressing (2 Teile Balsamico und 1 Teil Öl)

Dessert (alle drei Tage)

★ ***Schokoladen-Soja-Smoothie*** (Seite 411)
★ ***Schokoladen-Erdbeer-Eisbecher*** (Seite 412)
★ ***Gefrorener Ahornsirup-Jogurt mit Cranberries*** (Seite 413)

10-Tage-Plan

Achtung! Sie dürfen zum Frühstück und Mittagessen eventuell sogar zwei Gerichte aus dem hier vorgestellten Plan essen. Das hängt von Ihrem Idealgewicht und den Kalorien, die Sie durch körperliche Bewegung verbrauchen, ab. Werfen Sie deshalb einen Blick auf die nächsten Seiten.

	Tag 1	Tag 2
Frühstück	1 Scheibe getoastetes Vollkornbrot mit 1 Teelöffel Erdnussbutter **Ananas-Bananen-Frappé** (Seite 371)	2 Stücke magerer Truthahn, Truthahnwürstchen, Tofuwürstchen oder Gemüseburger 1 Tasse Vollkorn-Cornflakes oder Haferflocken, 1 Tasse gekochte Haferflocken mit 110 ml fettarmer oder magerer Sojamilch
Zweites Frühstück	6 Walnüsse	Apfel, Pflaume, Birne oder Banane
Mittagessen	**Sandwich mit gegrilltem Gemüse und frischem Ziegenkäse** (Seite 382) 3 Tassen gerupfter gemischter Salat (kein Eisbergsalat) mit ½ Tasse Lachs oder ½ Tasse gebratenem Hähnchen	**Gegrilltes Tilapia-Filet mit asiatischen roten Linsen und Grünkohl** (Seite 397) Der Bagel, der keiner ist (Seite 363)
Nachmittagssnack	Apfel, Pflaume, Banane oder Birne	**Tzatziki** (Seite 399) mit Rohkost
Abendessen	**Lachs mit Spinat und Senf** (Seite 401) **Schokoladen-Soja-Smoothie** (Seite 411)	**Warmer Spinatsalat mit Hähnchen, Äpfeln und gerösteten Mandeln** (Seite 400)

	Tag 3	Tag 4
Frühstück	**Ahorn-Haferschleim mit Pflaumen** (Seite 373) 2 bis 3 hart gekochte Eier, ohne Eigelb	**Ricotta-Crêpes mit Blaubeer-Limetten-Sauce** (Seite 374) 200 Gramm fettreduzierter Smoothie mit 1/4 Tasse frischer oder gefrorener Beeren Ihrer Wahl oder Orangensaft (100 Prozent Fruchtgehalt) mit Fruchtfleisch
Zweites Frühstück	Banane	Orange
Mittagessen	**Tofu-Kichererbsen-Sandwich** (Seite 385) 3 Tassen gerupfter gemischter Salat (kein Eisbergsalat), vermengt mit 1/2 Tasse gewaschener und abgetropfter Kichererbsen oder 4-Bohnen-Salat mit 1 oder 2 Esslöffeln Balsamicoessig-Olivenöl-Mischung (2 Teile Balsamico und 1 Teil Öl)	**Pasta e Fagiole-Suppe** (Seite 386) 3 Tassen gerupfter gemischter Salat (kein Eisbergsalat) mit 1/2 Tasse Lachs oder 1/2 Tasse geschnetzeltem, gebratenem Hähnchenfleisch
Nachmittagssnack	Vollkorncerealien ohne alles, nicht mehr als 100 Kalorien	Birne, Pfirsich, Apfel oder Banane
Abendessen	**Gegrillter Red Snapper mit roten Bohnen und Reis** (Seite 403)	**Gegrillter Thunfisch auf kleinem Salat Niçoise** (Seite 404) **Schokoladen-Erdbeer-Eisbecher** (Seite 412)

	Tag 5	Tag 6
Frühstück	1 Scheibe getoastetes Vollkornbrot mit 1 Teelöffel Apfel- oder Walnussbutter **Himbeer-Orangen-Smoothie** (Seite 375)	2 Stücke magerer Truthahn, magere Truthahnwürstchen, Tofuwürstchen oder Gemüseburger **Frittata von Shiitake-Pilzen und Spargel mit geräuchertem Lachs** (Seite 376)
Zweites Frühstück	6 Walnüsse	**Tzatziki** (Seite 399) mit Rohkost
Mittagessen	**Salat nach sizilianischer Art mit eingelegter roter Paprika und Kalamata-Oliven** (Seite 387) **Dijon-Hähnchen** (Seite 398)	**Caesar's Salad spezial (ohne Ei)** (Seite 388) oder **Portugiesische Bohnensuppe** (Seite 389) Der Bagel, der keiner ist (Seite 363)
Nachmittagssnack	Apfel oder Rohkost	6 Walnüsse oder 12 Mandeln oder 12 Cashewkerne oder Pekannüsse oder 20 Erdnüsse. Oder 15 Gramm ungesalzene, geröstete Nüsse. Möglich sind auch 15 Gramm Schokolade mit mindestens 70 Prozent Kakaoanteil.
Abendessen	**Gemüsepizza mit geräuchertem Mozzarella** (Seite 405) oder grillen Sie 120 Gramm von Ihrem Lieblingsfisch oder Hähnchenbrust. Geben Sie 1 Tasse gedünstetes Gemüse hinzu. (Seite 362)	**Hähnchen Mandarin** (Seite 406)

	Tag 7	Tag 8
Frühstück	**Burritos mit Farmerrührei und Bohnen** (Seite 380) oder 2 bis 3 hart gekochte Eier, ohne Eigelb	**Ziegenkäse-Omelett mit Schnittlauch und Mais** (Seite 377) 1 Tasse Vollkorn-Cornflakes oder Haferflocken oder 1 Tasse gekochte Haferflocken mit 110 ml fettarmer oder magerer Sojamilch
Zweites Frühstück	6 Walnüsse	Fettarmer Jogurt mit einer ½ Tasse ungesüßter Tangerinen oder Mandarinen aus der Dose und ein paar Rosinen
Mittagessen	**Edamame mit Asia-Salat** (Seite 383) oder **Rindfleisch mit Erbsensprossen** (Seite 391)	**Guacamole** (Seite 392) Gemüseburger aus einem getoasteten Vollkornmuffin mit Tomatenscheiben, roter Zwiebel, Ketchup und Römischem Salat
Nachmittagssnack	1 Tasse Vollkorncerealien	Apfel, Pflaume, Birne oder Banane
Abendessen	**Gebratenes Hähnchen mit Pestonudeln** (Seite 407) oder grillen Sie 120 Gramm von Ihrem Lieblingsfisch oder Hähnchenbrust. Geben Sie 1 Tasse gedünstetes Gemüse hinzu. (Seite 362)	**Toskanischer Thunfisch mit Grilltomate** (Seite 408) oder grillen Sie 120 Gramm von Ihrem Lieblingsfisch oder Hähnchenbrust. Geben Sie 1 Tasse gedünstetes Gemüse hinzu. (Seite 362)

	Tag 9	Tag 10
Frühstück	2 Stücke mageren Truthahn, magere Truthahnwürstchen, Tofuwürstchen oder Gemüseburger **Apfel-Zimt-Jogurt-Smoothie** (Seite 378)	**Tunesisches Rührei** (Seite 379) 1 Eiweiß-Omelett (3 Eiweiß) mit 1/2 Tasse gedünstetem Gemüse
Zweites Frühstück	Gedünstetes Gemüse	6 Walnüsse oder 12 Mandeln oder 12 Cashewkerne oder Pekannüsse oder 20 Erdnüsse. Oder 15 Gramm ungesalzene, geröstete Nüsse
Mittagessen	**Tomaten-Bruschetta** (Seite 393) **Brokkoli-Sandwich** (Seite 393) – auch mit Rucola und frischem Parmesan als Salatbeilage; Olivenöl, Zitrone, Pfeffer und Salz.	Entweder **Tomaten-Basilikum-Suppe** (Seite 395) oder 1/2 **gefüllte Avocado mit Lachs** (Seite 381) **Persische Kidneybohnen** (Seite 396)
Nachmittagssnack	**Tzatziki** (Seite 399) mit Rohkost	6 Walnüsse oder 12 Mandeln oder 12 Cashewkerne oder Pekannüsse oder 20 Erdnüsse. Oder 15 Gramm ungesalzene, geröstete Nüsse
Abendessen	**Teriyaki-Tofu mit roter Paprika, Shiitake-Pilzen auf Vollkorn-Jasminreis** (Seite 409) oder grillen Sie 120 Gramm von Ihrem Lieblingsfisch oder Hähnchenbrust. Geben Sie 1 Tasse gedünstetes Gemüse hinzu. (Seite 362)	**Moo-Shu-Röllchen mit Schrimps** (Seite 410) oder grillen Sie 120 Gramm von Ihrem Lieblingsfisch oder Hähnchenbrust. Geben Sie 1 Tasse gedünstetes Gemüse hinzu. (Seite 362) **Gefrorener Ahornsirup-Jogurt mit Cranberries** (Seite 413)

Du-Diät: die Rezepte

Ein paar Worte zu unserer Auswahl. Jedes Rezept, das wir ausgewählt haben, erfüllt zwei Bedingungen: Es schmeckt und ist leicht zuzubereiten, und zwar in weniger als 30 Minuten – sogar von total kochunerfahrenen Medizinstudenten. Alle Rezepte wurden wiederholt von Anfängern und professionellen Küchenchefs ausprobiert – in mindestens fünf Gruppen mit jeweils acht bis zwölf Personen. Jedes Rezept hat auf der Bewertungsskala (siehe unten) mindestens 8 Punkte erhalten. Die Rezeptauswahl zeigt also die Vorliebe von mehr als 350 Testpersonen. Alle Gerichte bestehen nur aus Zutaten, die Ihr Real-Age senken. Besonderer Dank gebührt Dr. John La Puma und den Küchenchefs, mit denen er im „Frontera Grill" und im Kendall College of Nutrition in Chicago zusammengearbeitet hat.

Bewertungsskala

Nach den Kriterien: Geschmack, Farbe und Konsistenz:	Bewertung
Ich würde das nicht mal an den Nachbarshund verfüttern – nicht mal an den, der mich die ganze Nacht wachgehalten hat.	0
Ich würde es im Restaurant nicht zurückgehen lassen, aber auch nicht noch mal bestellen.	6
Ich würde es noch mal bestellen.	8
Fast so gut wie Sex. Wir sagten: fast!	10

ANANAS-BANANEN-FRAPPÉ

1 große reife Banane
½ Tasse fettarme Sojamilch oder Magermilch mit einer Prise Vanillezucker bzw. dem Mark einer Viertel Vanilleschote
½ Dose (ca. 120 g) Ananasstückchen mit etwas Saft
½ Tasse Ananassorbet

ZUBEREITUNG 1. Banane schälen und in große Stücke teilen. 2. Alle Zutaten in den Behälter eines Mixers geben. 3. Mixer abdecken und alles zu einer glatten Masse verquirlen.

VARIATIONSMÖGLICHKEITEN Man kann das Frappé etwas abwandeln und somit den Gehalt der einfachen Kohlenhydrate reduzieren. Hierzu gibt man einen Teelöffel Sojaeiweißpulver und einen Esslöffel Leinsamenöl hinzu. Außerdem kann man auch eine weitere Tasse Ananasstücke beifügen oder eine Tasse gefrorener Mangostücke statt Sorbet verwenden.

FÜR 2 PERSONEN

HORMONE Es ist erwiesen, dass Kalium aus Bananen hilft, den Blutdruck zu regulieren, was sich auch auf den Hormonhaushalt positiv auswirkt.

Ihr Plus für die Gesundheit

NÄHRWERT PRO PORTION

Kalorien:	175	
Fett gesamt:	0,8	g
Fette, die alt machen:	0,5	g
Cholesterin:	3,5	mg
Ballaststoffe:	12,1	g
Kohlenhydrate:	38	g
Eiweiss:	3	g
Natrium:	31	mg
Kalium:	428	mg

CREMIGER ERDBEERSHAKE

1½ Tassen (170 g) frische halbierte Erdbeeren
½ Tasse fettfreie oder fettreduzierte Sojamilch oder Magermilch
Das Mark einer halben Vanilleschote oder ein Teelöffel Vanillezucker
½ Tasse (90 g) Erdbeersorbet

ZUBEREITUNG 1. Erdbeeren und die Milch in den Mixer geben. 2. Gefäß abdecken und Inhalt durchmixen. 3. Sorbet hinzufügen und zu einer glatten dickflüssigen Masse verquirlen.

VARIATIONSMÖGLICHKEITEN Man kann die einfachen Kohlenhydrate reduzieren, indem man einen Esslöffel Sojaeiweißpulver und einen Esslöffel Leinsamenöl hinzugibt. Es kann auch eine Tasse Ananas- oder Mangostücke statt Sorbet verwendet werden.

FÜR 2 PERSONEN

HORMONE Kalium und die Antioxidanzien in den Erdbeeren helfen nachweislich, den Blutdruck zu regulieren, was wichtig für viele hormonelle Abläufe ist.

Ihr Plus für die Gesundheit

NÄHRWERT PRO PORTION

Kalorien:	103	
Fett gesamt:	0,5	g
Fette, die alt machen:	0,2	g
Cholesterin:	3,5	mg
Ballaststoffe:	3,5	g
Kohlenhydrate:	35,3	g
Eiweiss:	5,4	g
Natrium:	18	mg
Kalium:	374	mg

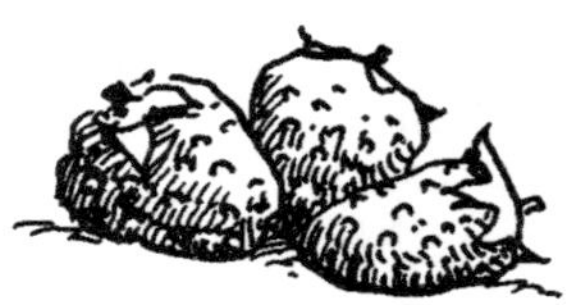

AHORN-HAFERSCHLEIM MIT PFLAUMEN

1½ Tassen fettarme Milch
1½ Tassen Haferflocken
¼ Tasse Apfelsaft
2 kleine Pflaumen, entkernt und in Würfel geschnitten
½ Tasse Trockenpflaumen, in Würfel geschnitten
3 g gehobelte Mandeln
1½ Esslöffel reiner Ahornsirup
1 Messerspitze gemahlener Zimt

ZUBEREITUNG 1. Milch in einem Kochtopf zum Kochen bringen. 2. Haferflocken dazugeben. 5 bis 8 Minuten köcheln lassen, bis ein dicklicher Brei entsteht. Zwischendurch umrühren. 3. Apfelsaft hinzugeben, dann Pflaumen, Trockenpflaumen, Mandeln und Sirup zufügen; alles erneut erhitzen. 4. In einem tiefen Teller servieren.

FÜR 2 PERSONEN

Ihr Plus für die Gesundheit

VERDAUUNGSAPPARAT Haferflocken und Früchte enthalten Ballaststoffe, die für eine geregelte Verdauung sorgen.

NÄHRWERT PRO PORTION

Kalorien:	519	
Fett gesamt:	9,1	g
Fette, die alt machen:	2,4	g
Cholesterin:	3,3	mg
Ballaststoffe:	10,5	g
Kohlenhydrate:	96,9	g
Eiweiss:	18,3	g
Natrium:	1,011	mg
Kalium:	1,069	mg

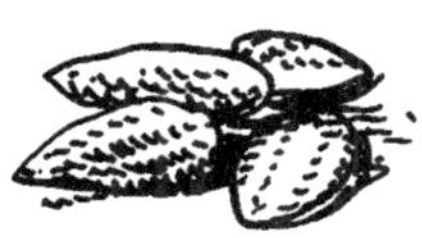

RICOTTA-CRÊPES MIT BLAUBEER-LIMETTEN-SAUCE

¾ Tasse fettreduzierter Ricotta
150 g Seidentofu
1 Messerspitze Salz
180 g frische Blaubeeren
1 Esslöffel Blaubeermarmelade
4 Crêpes, schon zubereitet oder fertig gekauft
Öl
½ Limette

ZUBEREITUNG 1. Ofen auf 200 Grad Celsius vorheizen. 2. Ricotta, Tofu und Salz in einer Schüssel vermengen. ¾ Tasse Blaubeeren in die Käsemasse einrühren – den Rest für die Blaubeersauce beiseite stellen. 3. Je 1 Teelöffel Blaubeermarmelade auf jeweils die Hälfte eines Crêpes verteilen. 4. Dann die Käsemasse gleichmäßig darüber geben. 5. Seiten der Crêpes leicht einklappen und Crêpes vorsichtig zusammenrollen. 6. Eine etwa 25 x 35 cm große Backform oder Kasserolle mit Öl einsprühen. 7. Crêpes mit der Nahtstelle nach unten legen. 8. Form mit Folie bedecken und 10 Minuten backen. 9. In der Zwischenzeit 1 Teelöffel Limettenschale mit einer feinen Reibe abreiben. 10. 1 Esslöffel Limettensaft auspressen, beiseite stellen. 11. Jetzt die übrigen Blaubeeren, den Limettensaft und 1 Esslöffel Blaubeermarmelade in einen Kochtopf geben und zum Sieden bringen. 3 bis 4 Minuten köcheln lassen. Dabei gelegentlich umrühren. 12. Crêpes auf zwei Tellern anrichten. Mit Blaubeersauce und Limettenschalen garnieren.

FÜR 2 PERSONEN

KNOCHEN Das Kalzium im Ricotta unterstützt den Knochenaufbau.

Ihr Plus für die Gesundheit

NÄHRWERT PRO PORTION

Kalorien:	352	
Fett gesamt:	5,6	g
Fette, die alt machen:	2,9	g
Cholesterin:	26	mg
Ballaststoffe:	4,7	g
Kohlenhydrate:	63,3	g
Eiweiss:	26,6	g
Natrium:	401	mg
Kalium:	446	mg

HIMBEER-ORANGEN-SMOOTHIE

1 Tasse fettfreie oder -reduzierte Sojavanillemilch
1 mittelreife Banane
1 Tasse gefrorene Himbeeren
½ Tasse Orangensaft (100 % Fruchtgehalt) mit 1 Eiswürfel

ZUBEREITUNG Alle Zutaten in den Mixer geben und gut verquirlen.

FÜR 2 PERSONEN

IMMUNSYSTEM Vitamin C, Antioxidanzien und Flavonoide stärken das Immunsystem.

Ihr Plus für die Gesundheit

NÄHRWERT PRO PORTION

Kalorien:	253	
Fett gesamt:	0,2	g
Fette, die alt machen:	0,1	g
Cholesterin:	0	
Ballaststoffe:	5,3	g
Kohlenhydrate:	28	g
Eiweiss:	4,8	g
Natrium:	15	mg
Kalium:	584	mg

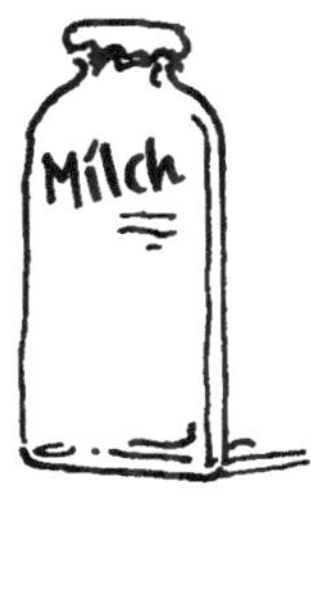

FRITTATA VON SHIITAKE-PILZEN UND SPARGEL MIT GERÄUCHERTEM LACHS

Olivenöl oder ein anderes hochwertiges Öl
90 g Shiitake-Pilze, ohne Stiele und in Scheiben geschnitten
90 g Spargelspitzen, in 2,5 cm große Stücke geschnitten
2 große Eiweiß
½ großes Ei
1½ Esslöffel fettfreie Sojamilch oder Magermilch
1½ Esslöffel plus 1 Teelöffel gehackter frischer Dill
1 Messerspitze Salz
1 Messerspitze frisch gemahlener Pfeffer
60 g Räucherlachs, grob gehackt
1 Esslöffel fettreduzierter Sauerrahm

ZUBEREITUNG 1. Eine ofenfeste Bratpfanne mit dem Öl besprühen oder einpinseln und bei mittlerer Hitze heiß werden lassen. 2. Pilze und Spargel hineingeben, 5 Minuten braten, dabei gelegentlich wenden. 3. Ofen vorheizen. 4. In einer Schüssel Eiweiß und Ei zusammen mit der Milch, 1 Esslöffel Dill, Salz und Pfeffer schaumig schlagen. Den geräucherten Lachs einrühren. 5. Mischung über das Gemüse in der Pfanne gießen. 6. Ohne Umrühren etwa 4 Minuten backen, bis die Eimasse am Rand fest wird. 7. In den Backofen geben und auf mittlerer Schiene backen, bis die Masse fest ist und leicht braun wird. 8. In Streifen schneiden. 9. Mit dem Löffel etwas Sauerrahm darüber verteilen und den restlichen Dill vor dem Servieren über die Frittata streuen.

FÜR 2 PERSONEN

GEHIRN Die im Lachs enthaltenen Omega-3-Fettsäuren steigern nachweislich die Gehirnfunktion.

Ihr Plus für die Gesundheit

NÄHRWERT PRO PORTION

Kalorien:	108	
Fett gesamt:	3,9	g
Fette, die alt machen:	1,8	g
Cholesterin:	63	mg
Ballaststoffe:	1,3	g
Kohlenhydrate:	5	g
Eiweiss:	13,7	g
Natrium:	805	mg
Kalium:	439	mg

ZIEGENKÄSE-OMELETT MIT SCHNITTLAUCH UND MAIS

Olivenöl
¼ Tasse frische oder schon angetaute tiefgefrorene Maiskörner
3 große Eiweiß
1 großes Ei
2 Esslöffel fettfreie Sojamilch oder Magermilch
1 Messerspitze Salz
1 Messerspitze frisch gemahlener Pfeffer
4 Esslöffel (30 g) Ziegenfrischkäse, zerbröselt
1 Esslöffel plus 1 Teelöffel gehackter, frischer Schnittlauch

ZUBEREITUNG 1. Eine große antihaftbeschichtete Pfanne mit Öl einsprühen oder einpinseln, bei mittlerer Hitze heiß werden lassen. 2. Maiskörner in die Pfanne geben und 2 bis 3 Minuten garen, bis sie braun werden. Dabei gelegentlich umrühren. 3. Die Eiweiß und das Ei in einer Schüssel zusammen mit der Milch, dem Salz und Pfeffer schaumig schlagen. 4. Mischung in die Pfanne geben und 2 Minuten bei geringer Hitze langsam braten lassen. 5. Dann vorsichtig mit dem Pfannenwender lösen, damit die Flüssigkeit an die Ränder fließen und dort besser garen kann. 6. Weitere 2 Minuten braten lassen, bis die Unterseite kross ist. 7. 3 Esslöffel Käse zerbröseln und mit 1 Esslöffel Schnittlauch über die Eiermischung streuen. Etwas Käse und Schnittlauch für die Garnierung übrig behalten. 8. Mit dem Pfannenwender eine Hälfte des Omeletts über die Füllung klappen. 1 Minute bzw. bis der Käse geschmolzen ist, weitergaren. 9. Omelett halbieren, auf Tellern anrichten und mit dem restlichen Käse und Schnittlauch garnieren.

FÜR 2 PERSONEN

KNOCHEN Kalzium im Käse und in der Milch, die auch Vitamin D und Magnesium enthält, unterstützt den Knochenaufbau.

Ihr Plus für die Gesundheit

NÄHRWERT PRO PORTION

KALORIEN:	140	
FETT GESAMT:	5,6	g
FETTE, DIE ALT MACHEN:	3,6	g
CHOLESTERIN:	119,2	mg
BALLASTSTOFFE:	0,9	g
KOHLENHYDRATE:	10,6	g
EIWEISS:	12,2	g
NATRIUM:	462	mg
KALIUM:	198	mg

APFEL-ZIMT-JOGURT-SMOOTHIE

1 Esslöffel gefrorenes Apfelsaftkonzentrat, nicht aufgetaut
½ Tasse Zimt-Apfelmus
¾ Tasse fettfreie oder -arme Sojamilch, nach Wunsch mit Vanillegeschmack
¾ Tasse fettarmer Vanillejogurt, gefroren
1 Messerspitze Zimt

ZUBEREITUNG 1. Alle Zutaten in den Behälter des Mixers geben. 2. Abdecken und auf hoher Stufe 1 Minute lang alles verquirlen. 3. Im Sommer in gut gekühlte Gefäße gießen, dann ist der Smoothie besonders erfrischend.

FÜR **2** PERSONEN

HORMONE Zimt steigert die Aufnahmefähigkeit von Insulin.

Ihr Plus für die Gesundheit

NÄHRWERT PRO PORTION

Kalorien:	204	
Fett gesamt:	3,4	g
Fette, die alt machen:	1,3	g
Cholesterin:	5,6	mg
Ballaststoffe:	2,7	g
Kohlenhydrate:	34,9	g
Eiweiss:	9,1	g
Natrium:	266	mg
Kalium:	566	mg

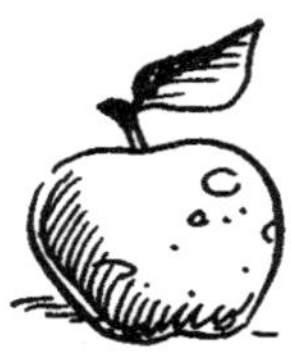

TUNESISCHES RÜHREI

- 1 mittelgroße rote Paprika, am besten süß-scharf
- 1 Teelöffel Olivenöl
- $^{1}/_{4}$ Chilischote, ohne Kerne
- $^{1}/_{4}$ Tasse gehackte Zwiebeln
- $2^{1}/_{2}$ große Eiweiß
- 1 großes Ei
- $^{1}/_{4}$ Teelöffel Salz
- $^{1}/_{4}$ Teelöffel gemahlener Kreuzkümmel
- 1 Messerspitze Paprika
- $^{1}/_{8}$ Tasse entsteinte, gehackte Kalamata-Oliven
- $^{1}/_{8}$ Tasse Rosinen
- $^{1}/_{8}$ Tasse gehackte glatte Petersilie
- 2 Vollkorn-Pitabrote

ZUBEREITUNG 1. Ofen erhitzen. 2. Die Paprika halbieren und Stängel und Kerne entfernen. Mit der Schale nach oben auf ein mit Aluminiumfolie ausgelegtes Backblech legen. 3. Ungefähr 8 Minuten auf der mittleren Schiene backen, bis die Haut schwarz wird. 4. Paprika in Folie einwickeln und 5 Minuten abkühlen lassen. 5. Schote auspacken, die Haut entfernen und das Gemüse in Streifen schneiden. 6. In der Zwischenzeit eine antihaftbeschichtete Pfanne bei mittlerer Hitze heiß werden lassen. 7. Erst Öl, dann die Zwiebeln und die gehackte Chilischote hineingeben und 4 Minuten schmoren lassen. Gelegentlich umrühren. 8. Eiweiß, Ei, Salz, Kreuzkümmel und Paprikapulver schaumig rühren und in die Pfanne gießen und 1 Minute braten lassen. Dabei ständig rühren. 9. Paprikastreifen, Oliven, Rosinen und Petersilie hinzugeben. 10. Die Eiermasse so lange braten, bis sie fest und der Rand knusprig braun ist. 11. Auf Pitabrot servieren.

FÜR 2 PERSONEN

HERZ UND ARTERIEN Vitamin B trägt dazu bei, den Homocysteinspiegel zu senken. Das Olivenöl sorgt für durchlässige Arterien.

Ihr Plus für die Gesundheit

NÄHRWERT PRO PORTION

Kalorien:	246
Fett gesamt:	8,1 g
Fette, die alt machen:	3 g
Cholesterin:	106 mg
Ballaststoffe:	2,1 g
Kohlenhydrate:	32 g
Eiweiss:	13,5 g
Natrium:	752 mg
Kalium:	286 mg

BURRITOS MIT FARMERRÜHREI UND BOHNEN

230 g Chilibohnen in würziger Sauce, nicht abgegossen
½ Tasse Maiskörner
⅛ Tasse Salsa-Sauce (Fertigprodukt)
1½ große Eiweiß
1 großes Ei
1 Esslöffel fettarmer Sauerrahm
Öl
2 große (25 cm) Weizenmehltortillas, Fertigprodukt
⅛ Tasse frischer, gehackter Koriander

ZUBEREITUNG 1. Bohnen, Mais und Salsa-Sauce in einen Kochtopf geben und bei starker Hitze zum Kochen bringen. Dann Hitze reduzieren und ohne Deckel 5 Minuten köcheln lassen. 2. Eiweiß, Ei und Sauerrahm vermengen. 3. Eine große antihaftbeschichtete Pfanne mit Öl einsprühen und bei mittlerer Hitze heiß werden lassen. 4. Eimischung hinzufügen, braten, dabei hin und wieder umrühren, bis die Eier fest werden. 5. In große Stücke teilen und zu den Bohnen und dem Mais geben. 6. Die Tortillas auf saubere Küchenhandtücher schichten und jeweils mit ein paar Tropfen Wasser besprenkeln. 7. Die Tortillas in der Mitte zusammenklappen und in der Mikrowelle 20 Sekunden erhitzen. 8. Anschließend auf 2 Teller legen und die Eiermasse darüber verteilen. Mit Koriander garnieren und zu einem Burrito rollen.

FÜR 2 PERSONEN

VERDAUUNGSAPPARAT Bohnen haben Ballaststoffe und fördern damit die Verdauung.

Ihr Plus für die Gesundheit

NÄHRWERT PRO PORTION

Kalorien:	446	
Fett gesamt:	11,3	g
Fette, die alt machen:	3,5	g
Cholesterin:	113	mg
Ballaststoffe:	8,6	g
Kohlenhydrate:	68,3	g
Eiweiss:	19,1	g
Natrium:	928	mg
Kalium:	279	mg

Mittagessen

GEFÜLLTE AVOCADO MIT LACHS

1 mittelgroße reife Avocado
1/2 Tasse geräucherter Lachs
1 Esslöffel Majonäse oder 1/2 Esslöffel Majonäse und 1/2 Esslöffel Jogurt
1 Messerspitze getrockneter Oregano
1/4 Zwiebel, fein gehackt
1 Spritzer Weinessig
Salz und Pfeffer zum Abschmecken

ZUBEREITUNG 1. Lachs hacken und mit der Majonäse bzw. der Majonäse-Jogurt-Mischung vermengen. 2. Kräuter und Gewürze hinzufügen und leicht vermischen. 3. Avocado aufschneiden und Stein entfernen. Die Hälfte des Fruchtfleischs für die Guacamole auslöffeln und die Lachsmischung in die ausgehöhlte Avocado füllen.

FÜR 2 PERSONEN

IMMUNSYSTEM Avocados liefern gesundes Fett, das entzündungshemmend wirkt.

Ihr Plus für die Gesundheit

NÄHRWERT PRO PORTION

Kalorien:	210	
Fett gesamt:	17,2	g
Fette, die alt machen:	1,8	g
Cholesterin:	55	mg
Ballaststoffe:	3,4	g
Zucker:	0,8	g
Kohlenhydrate:	4,3	g
Eiweiss:	10,9	g
Natrium:	280	mg
Kalium:	407	mg

SANDWICH MIT GEGRILLTEM GEMÜSE UND FRISCHEM ZIEGENKÄSE

- ½ gelber Kürbis
- ½ große Zucchini
- ½ kleine Aubergine
- ½ rote Paprika
- ¼ Esslöffel Olivenöl mit Knoblaucharoma
- ½ Teelöffel getrockneter Thymian
- 1 Messerspitze Salz
- 1 Messerspitze frisch gemahlener schwarzer Pfeffer
- 4 Scheiben Schwarzbrot oder Pumpernickel
- Olivenöl
- ½ Tasse zerkrümelter Ziegenfrischkäse oder Feta
- 1 Teelöffel gehackter frischer Thymian

ZUBEREITUNG 1. Kürbis und Zucchini in der Mitte teilen und in ½ Zentimeter dicke Scheiben schneiden. 2. Die Enden der Aubergine an beiden Seiten abschneiden und der Länge nach in 1 Zentimeter dicke Scheiben schneiden. Den Rest beiseite legen. 3. Stängel und Kerne der Paprika entfernen, vierteln. 4. Öl und Thymian verrühren und mit der Mischung beide Seiten des Gemüses bestreichen, dann Salz und Pfeffer darüber streuen. 5. Gemüsescheiben in einer gusseisernen oder Grillpfanne in mehreren Portionen nacheinander bei mittelgroßer Hitze auf jeder Seite 4 bis 5 Minuten braten, bis das Gemüse weich ist. 6. In den letzten 2 Minuten, bevor das Gemüse fertig ist, das Brot zum Toasten leicht mit dem Öl besprühen und dazulegen. 7. 2 Brotscheiben mit dem Gemüse belegen, mit Käse und Thymian bestreuen. Zwei weitere oben drauflegen.

FÜR 2 PERSONEN

HERZ UND ARTERIEN Knoblauch, Folsäure und einfach ungesättigte Fette im Olivenöl sorgen dafür, dass die Arterien frei bleiben; das Gemüse enthält viele lebenswichtige Vitamine.

Ihr Plus für die Gesundheit

NÄHRWERT PRO PORTION

Kalorien:	245	
Fett gesamt:	9	g
Fette, die alt machen:	4,3	g
Cholesterin:	6,2	mg
Ballaststoffe:	5,3	g
Kohlenhydrate:	35	g
Eiweiss:	7,7	g
Natrium:	427	mg
Kalium:	464	mg

EDAMAME MIT ASIA-SALAT

- 1 Tasse tiefgefrorene Edamame (grüne Sojabohnen in Hülsen)
- 1 Tasse Kopfsalat, in Streifen geschnitten
- 1 Tasse Kohl, gehackt
- 1 Esslöffel Sesamkörner
- 1 große Karotte, gehobelt
- 1 Schalotte, gehackt

und für das Dressing:

- 2 Esslöffel Reisessig
- 1/4 Teelöffel Sesamöl
- 1 Teelöffel Sojasauce
- 1 Esslöffel Rapsöl
- 1 Teelöffel geriebener frischer Ingwer
- 1/2 Teelöffel Zucker

ZUBEREITUNG 1. Edamame kochen, bis sie weich sind. Mit Salz abschmecken. 2. Die Salatzutaten vermengen und Dressing darüber geben.

FÜR 2 PERSONEN

Ihr Plus für die Gesundheit

VERDAUUNGSAPPARAT Die Sojabohnen und die Ballaststoffe im Salat sind lebenswichtig für alle Darmfunktionen.

NÄHRWERT PRO PORTION

Kalorien:	275	
Fett gesamt:	16,7	g
Fette, die alt machen:	1,8	g
Cholesterin:	0	
Ballaststoffe:	7,3	g
Kohlenhydrate:	22,7	g
Eiweiss:	14	g
Natrium:	24	mg
Kalium:	807	mg

DIE ULTIMATIVE HÜHNERSUPPE

1 ganze Poularde (2 ½ bis 3 Pfund), von sichtbarem Fett befreit
Meersalz zum Abschmecken
Frischer schwarzer Pfeffer, im Mörser zerkleinert
1 große Karotte, geschält
1½ Stangensellerie
1½ kleine Zwiebeln, geschält
2 oder 3 mehlig kochende Kartoffeln
½ mittelgroße Stange Lauch
1 Stückchen Petersilienwurzel
½ Bund frischen Thymian

ZUBEREITUNG 1. Die Poularde in einen großen Suppentopf geben, mit reichlich Wasser bedecken. (Der Topf sollte so groß sein, dass Sie später die Poularde und das Gemüse mit 10 Zentimeter Wasser bedecken können.) 2. Bei mittlerer Hitze zum Kochen bringen. Dann die Temperatur reduzieren, bis die Flüssigkeit schwach köchelt. 3. 1 Stunde kochen lassen – dabei gelegentlich das Eiweiß abschöpfen –, bis das Hühnerfleisch weich genug ist, damit man es leicht vom Knochen lösen kann. 4. Um die Poularde aus dem Topf zu holen, am besten einen Kochlöffel oder zwei große Schöpflöffel verwenden. Das Huhn ein paar Sekunden über dem Topf abtropfen lassen. 5. Enthäuten und Fleisch vom Knochen lösen, alles in Würfel schneiden, dann zur Seite stellen. 6. Die Hühnerbrühe mit Salz und Pfeffer würzen, Hühnerfleisch zusammen mit dem klein geschnittenen Gemüse zurück in den Topf geben. 7. Brühe zum Sieden bringen und 1 Stunde lang weiter köcheln lassen, dabei Eiweiß gelegentlich abschöpfen. 8. 10 Minuten bevor alles gar ist, den frischen Thymian in die Suppe geben.

FÜR 2 PERSONEN

IMMUNSYSTEM Hühnersuppe ist eins der drei Dinge, die bei Erkältung Wunder bewirken. Die Wärme tut gut und wertvolle Salze, die durch das Schwitzen ausgeschieden werden, können dem Körper wieder zugeführt werden.

Ihr Plus für die Gesundheit

NÄHRWERT PRO PORTION

Kalorien:	343	
Fett gesamt:	3,4	g
Fette, die alt machen:	1,3	g
Cholesterin:	22	mg
Ballaststoffe:	6,4	g
Kohlenhydrate:	48	g
Eiweiss:	29,9	g
Natrium:	80	mg
Kalium:	1 500	mg

TOFU-KICHERERBSEN-SANDWICH

½ große Knoblauchzehe, geschält
250 g Kichererbsen aus dem Glas oder der Dose, abgespült und abgetropft
1 Esslöffel Zitronensaft
½ Esslöffel Olivenöl extra vergine
½ Teelöffel dunkles Sesamöl
¼ Teelöffel gemahlener Kreuzkümmel
1 Messerspitze Salz
¼ Tasse (60 g) fettarmer Seidentofu
1½ Esslöffel gehackte frische Minze
2 Vollkorn-Pitabrote oder Vollkorn-Baguettes
1 Esslöffel fettreduzierter Frischkäse
¼ Tasse Radieschen, in dünne Scheiben geschnitten

ZUBEREITUNG 1. Die Kichererbsen mit dem Pürierstab zerkleinern. 2. Knoblauchzehe dazugeben und alles nochmals pürieren. 3. Zitronensaft, Oliven- und Sesamöl, Kreuzkümmel sowie Salz hinzufügen und verquirlen. 4. Tofu hinzufügen und so lange pürieren, bis eine weiche Masse entsteht, Minze unterheben. 5. Brote durchschneiden und aufklappen. Mit der Hälfte des Frischkäses bestreichen, die Hälfte der Radieschen darauf verteilen. Die Kichererbsen-Tofumischung, den restlichen Frischkäse und die restlichen Radieschen dazugeben.

FÜR 2 PERSONEN

Ihr Plus für die Gesundheit

KNOCHEN Tofu enthält Kalzium, das die Knochen festigt.

NÄHRWERT PRO PORTION

Kalorien:	353	
Fett gesamt:	8,6	g
Fette, die alt machen:	2,3	g
Cholesterin:	0	
Ballaststoffe:	3,9	g
Kohlenhydrate:	82,4	g
Eiweiss:	30,6	g
Natrium:	526	mg
Kalium:	1 093	mg

PASTA E FAGIOLE-SUPPE

- ½ Teelöffel Olivenöl
- 1 Karotte, in dünne Scheiben geschnitten
- 2 Knoblauchzehen, gehackt
- 1 Messerspitze zerstoßener roter Pfeffer
- 1½ Tasse salzarme Gemüse- oder Hühnerbrühe
- ¼ Tasse eingekochte Vollkorn-Gemelli (kleine gedrehte Nudeln)
- ½ Dose (240 g) gewürzte, in Würfel geschnittene Tomaten, nicht abgetropft
- ½ Dose (240 g) Kidney- oder Rote Bohnen, abgespült und abgetropft
- ½ Tasse tiefgefrorene junge Erbsen; aufgetaut
- ⅛ Tasse gehacktes, frisches Basilikum
- ⅛ Tasse frisch geriebener Parmesan

ZUBEREITUNG 1. Einen großen Kochtopf bei mittlerer Hitze erhitzen. 2. Olivenöl hineingeben, Karottenscheiben 2 Minuten anbraten. 3. Knoblauch und den roten Pfeffer dazugeben und 1 Minute garen lassen. 4. Brühe und Nudeln hinzugeben und alles unter starker Hitze zum Sieden bringen. 5. Hitze reduzieren und 10 Minuten köcheln lassen. 6. Tomaten und Bohnen unterrühren. 5 Minuten leise köcheln lassen oder so lange, bis die Nudeln gar sind. Dann Erbsen hinzufügen und kurz garen lassen. 7. Suppe mit dem Schöpflöffel auf die Suppenteller verteilen und mit Basilikum und Käse garnieren.

FÜR 2 PERSONEN

GESCHLECHTSORGANE Lycopen, Folsäure und wahrscheinlich auch Selen, die in Tomatenprodukten vorkommen, schützen die Geschlechtsorgane.

Ihr Plus für die Gesundheit

NÄHRWERT PRO PORTION

Kalorien:	268	
Fett gesamt:	3,5	g
Fette, die alt machen:	0,7	g
Cholesterin:	27,1	mg
Ballaststoffe:	8,9	g
Kohlenhydrate:	40,9	g
Eiweiss:	19,3	g
Natrium:	684	mg
Kalium:	888	mg

SALAT NACH SIZILIANISCHER ART MIT EINGELEGTER ROTER PAPRIKA UND KALAMATA-OLIVEN

- 1½ Tassen Römischer Salat
- 1½ Tassen Endiviensalat
- ½ Glas (100 g) eingelegte rote Paprika, abgetropft, in kurze, dünne Streifen geschnitten
- ½ Tasse gelbe Tomaten
- 4 entsteinte Kalamata-Oliven, halbiert
- ⅛ Tasse helle Rosinen
- 1½ Esslöffel weißer Balsamicoessig
- ¾ Esslöffel Olivenöl extra vergine
- Salz und frisch gemahlener schwarzer Pfeffer zum Abschmecken
- 1 Esslöffel zerkrümelter Feta- oder Ziegenkäse (nach Geschmack)

ZUBEREITUNG 1. Salat, Paprika, Tomaten, Oliven und Rosinen in eine große Schüssel geben. 2. Essig und Öl vermengen und über die Salatmischung gießen. 3. Alles gut vermischen und nach Geschmack würzen. 4. Auf zwei Tellern anrichten. 5. Wenn gewünscht, Käse darüber geben.

FÜR 2 PERSONEN

HERZ UND ARTERIEN Oliven enthalten große Mengen an einfach ungesättigten Fetten, die die Arterien frei halten. Die Flavonoide in einigen der Zutaten tragen ebenfalls dazu bei.

Ihr Plus für die Gesundheit

NÄHRWERT PRO PORTION

Kalorien:	140	
Fett gesamt:	7,6	g
Fette, die alt machen:	2	g
Cholesterin:	6,2	mg
Ballaststoffe:	2,6	g
Kohlenhydrate:	14,9	g
Eiweiss:	3,1	g
Natrium:	322	mg
Kalium:	424	mg

CAESAR'S SALAD SPEZIAL (OHNE EI)

1 Tasse Römischer Salat, in Streifen geschnitten
Saft von ½ Zitrone (Zitrone vor dem Pressen auf einer festen Unterlage hin und her rollen!)
2 Esslöffel Olivenöl
½ Teelöffel Dijon-Senf oder anderer mittelscharfer Senf
1 Schuss Worcester-Sauce
1 Knoblauchzehe (gepresst)
1 Prise Zucker
Salz und Pfeffer zum Abschmecken
Sardellen (nach Geschmack)

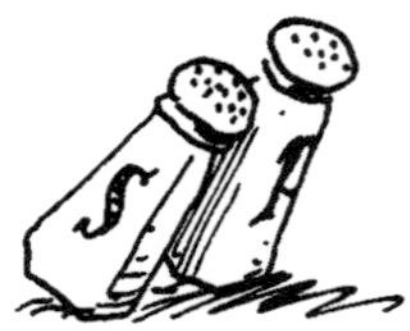

ZUBEREITUNG 1. Salat in einer Schüssel anrichten. 2. In einer Tasse Zitronensaft, Olivenöl, Senf, Knoblauch und Zucker verquirlen und über den Salat gießen. 3. Gut unterheben und mit Salz und Pfeffer abschmecken. 4. Dann auf zwei Tellern verteilen und mit Sardellenfilets garnieren.

FÜR 2 PERSONEN

IMMUNSYSTEM Olivenöl enthält viele entzündungshemmende, einfach ungesättigte Fette.

Ihr Plus für die Gesundheit

NÄHRWERT PRO PORTION

Kalorien:	130	
Fett gesamt:	13,6	g
Fette, die alt machen:	1,8	g
Cholesterin:	0	
Ballaststoffe:	0,5	g
Kohlenhydrate:	20	g
Eiweiss:	1,1	g
Natrium:	3	mg
Kalium:	87	mg

PORTUGIESISCHE BOHNENSUPPE

½ Teelöffel Olivenöl

½ Tasse grob gehackte Zwiebeln

1½ Tassen salzarme Hühnerbrühe

½ Tasse in Würfel geschnittene, ungeschälte Süßkartoffeln

1½ bis 2 Teelöffel Chili-Knoblauch-Sauce

210 g gewürfelte Tomaten, nicht abgetropft

240 g weiße Bohnen aus der Dose, abgespült und abgetropft

1 Tasse gewürfelte Möhren

1 Tasse gehackter Mangold oder Spinat

2 Teelöffel Balsamicoessig (falls gewünscht)

ZUBEREITUNG 1. Öl in einen Topf geben, Zwiebeln hinzufügen und 3 Minuten andünsten. Dabei ab und zu umrühren. 2. Jetzt Brühe, Süßkartoffeln und die Chili-Knoblauch-Sauce dazugeben und alles bei großer Hitze dünsten. 3. Hitze reduzieren und 5 Minuten ohne Deckel köcheln lassen. 4. Tomaten und Bohnen einrühren, dann weiter köcheln. 5. Möhren und Mangold bzw. Spinat dazugeben und weitere 5 Minuten leicht köcheln lassen, bis die Süßkartoffeln und das Gemüse weich sind. Essig dazugeben. 6. Auf Suppentellern verteilen.

FÜR 2 PERSONEN

LUNGEN Gewürze wie Chili und Knoblauch machen die Atemwege frei.

Ihr Plus für die Gesundheit

NÄHRWERT PRO PORTION

Kalorien:	270	
Fett gesamt:	3,7	g
Fette, die alt machen:	1,3	g
Cholesterin:	2,4	mg
Ballaststoffe:	8,2	g
Kohlenhydrate:	30	g
Zucker:	7,3	g
Eiweiss:	9,9	g
Natrium:	899	mg
Kalium:	801	mg

MÖHREN-ORANGEN-CAPPUCCINO

Öl

1/4 Tasse in dünne Scheiben geschnittene Zwiebeln

1/2 Tasse Staudensellerie, in dünne Scheiben geschnitten

110 g Karotten, in sehr dünne Scheibchen geschnitten

1 1/2 Tassen salzarme Gemüsebrühe oder -fond

3/4 Teelöffel fein geraspelter frischer Ingwer

1/4 Tasse Orangensaft

1 Messerspitze Salz

1 Teelöffel Olivenöl extra vergine

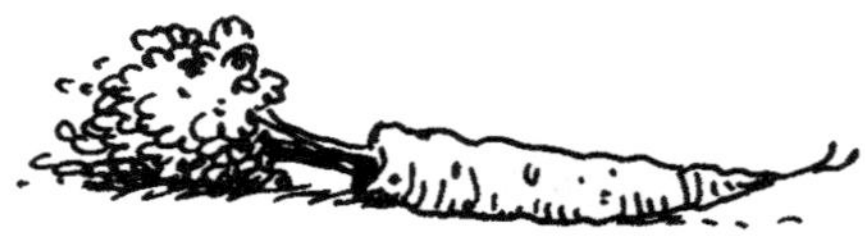

ZUBEREITUNG 1. Einen Kochtopf oder eine Sauteuse mit dem Öl einsprühen oder einpinseln und bei mittlerer Hitze erwärmen. 2. Die Zwiebeln und den Sellerie hineingeben und 5 Minuten andünsten. Dabei gelegentlich umrühren. 3. Die Karotten dazugeben und weitere 5 Minuten dünsten lassen. 4. Jetzt Brühe dazugießen und den Ingwer beigeben. Zum Sieden bringen. 5. Orangensaft und Salz hinzufügen und die Hitze reduzieren. Alles abgedeckt köcheln lassen, bis das Gemüse weich ist, etwa 20 Minuten. 6. Alles mit einem Pürierstab zu einer sämigen Flüssigkeit pürieren und aufschäumen. Bei Bedarf nochmals erwärmen. 7. Auf Suppentellern verteilen und Öl darüber versprühen.

FÜR 2 PERSONEN

SINNE Die Vitamine und die wertvollen Nährstoffe in Orangensaft, Sellerie, Zwiebeln und Karotten verbessern Ihre Sehkraft und unterstützen auch die Funktion anderer Sinnesorgane.

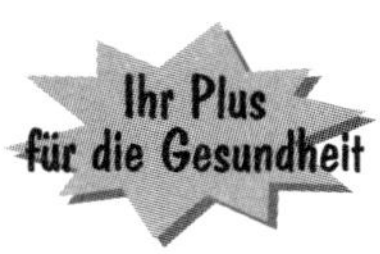

NÄHRWERT PRO PORTION

Kalorien:	83	
Fett gesamt:	2,5	g
Fette, die alt machen:	0,4	g
Cholesterin:	0,8	mg
Ballaststoffe:	3,5	g
Kohlenhydrate:	14,9	g
Eiweiss:	5,2	g
Natrium:	568	mg
Kalium:	573	mg

RINDFLEISCH MIT ERBSENSPROSSEN

1/6 Tasse Teriyaki-Sauce (in Asia- oder japanischen Geschäften zu bekommen)
1 Teelöffel dunkles Sesamöl
220 g Filetsteak, 1 cm dick geschnitten
1/2 Esslöffel Reiswein oder Apfelessig
3 Tassen verschiedene Blattsalate, geputzt und in mundgerechte Stücke zerteilt
1/2 Tasse Erbensprossen
120 g junges Maisgemüse
1/4 Tasse Zuckerschoten

ZUBEREITUNG 1. Teriyaki-Sauce und Sesamöl verrühren. Mit 1 Esslöffel der Mischung beide Seiten des Steaks einpinseln und 5 Minuten einziehen lassen. 2. Die restliche Mixtur mit Essig würzen. Zur Seite stellen. 3. Einen Grill oder eine große Pfanne mit etwas Öl erhitzen. 4. Steak auf den Grill oder in die Pfanne legen und jede Seite 2 bis 3 Minuten (je nach Wunsch auch länger) grillen. 5. Das Fleisch auf ein Tranchierbrett legen und 5 Minuten abkühlen lassen. 6. Salat und Zuckerschoten mit 1 1/2 Esslöffeln von der übrigen Teriyaki-Mischung vermengen. Auf Teller geben und darüber die Erbsensprossen verteilen. 7. Das Steak in 3 Millimeter dicke Scheiben schneiden und auf dem Salat arrangieren. Den Mais drum herum legen, so dass er einen schönen Rand formt. Die restlichen Maiskörner über das Rindfleisch verteilen und die übrige Teriyaki-Mixtur darüber träufeln.

FÜR 2 PERSONEN

HORMONE Kalium harmonisiert den Blutdruck und unterstützt die Funktion der Drüsen.

Ihr Plus für die Gesundheit

NÄHRWERT PRO PORTION

Kalorien:	452	
Fett gesamt:	21,4	g
Fette, die alt machen:	5,6	g
Cholesterin:	100,7	mg
Ballaststoffe:	4,4	g
Kohlenhydrate:	25,5	g
Eiweiss:	42,4	g
Natrium:	1169	mg
Kalium:	1025	mg

GUACAMOLE

1 mittlere reife Avocado
½ große Eiertomate, in Würfel geschnitten
½ Esslöffel gehackte Zwiebeln oder Schalotten
½ Esslöffel Limetten- oder Zitronensaft
1 Teelöffel entkernte, gehackte Chilischoten
½ kleine Knoblauchzehe, gehackt
1 Messerspitze Salz

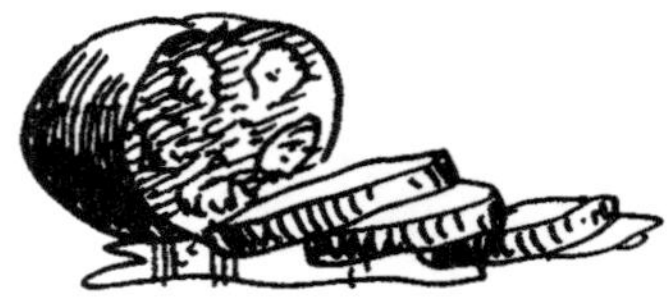

ZUBEREITUNG 1. Die Avocado schälen, den Stein entfernen. 2. Das Fleisch der Avocado in einer Schüssel grob mit der Gabel zu einem Brei quetschen. 3. Die restlichen Zutaten hinzufügen und gut miteinander vermischen. 4. Sofort als Dip mit frischem Gemüse und Tortillachips servieren.

FÜR 2 PERSONEN

LUNGEN Die Inhaltsstoffe der Gewürze, wie zum Beispiel im Chilipfeffer, machen die Atemwege frei. Avocados versorgen Sie mit gesundem Fett, das zudem entzündungshemmend wirkt.

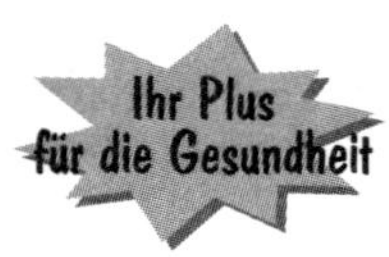

NÄHRWERT PRO PORTION

Kalorien:	178	
Fett gesamt:	13,6	g
Fette, die alt machen:	3,9	g
Cholesterin:	0	
Ballaststoffe:	4,5	g
Kohlenhydrate:	15,5	g
Eiweiss:	2,7	g
Natrium:	10	mg
Kalium:	805	mg

TOMATEN-BRUSCHETTA

½ Vollkorn- oder Weizenbaguette
Olivenöl
½ Esslöffel Olivenöl extra vergine
1½ große Knoblauchzehen, ungeschält
1 mittelgroße Tomate (rund 350 g oder 1 Tasse), in kleine Würfel geschnitten
½ Esslöffel gehacktes Basilikum
1 Messerspitze Salz
frisch gemahlener schwarzer Pfeffer

ZUBEREITUNG 1. Ofen auf 230 Grad Celsius erhitzen. 2. Brot in 16 ca. 1½ Zentimeter dicke Scheiben schneiden. 3. Jede Scheibe hauchdünn mit dem Öl besprühen und auf ein Backblech legen. Diese 6 bis 8 Minuten – bis sie leicht kross sind – backen. Danach bei Raumtemperatur auskühlen lassen. 4. In der Zwischenzeit das Olivenöl in einer kleinen Bratpfanne bei mittlerer Hitze heiß werden lassen. 5. Knoblauchzehen hineingeben, leicht rösten. Das dauert etwa 5 Minuten. Zwischendurch wenden! 6. Den Knoblauch abkühlen lassen, schälen und mit einer Gabel fein pürieren. 7. Tomaten, Knoblauch, Basilikum, Salz und Pfeffer vermengen und mit einem Löffel auf dem getoasteten Brot verteilen.

FÜR 2 PERSONEN

KREBSVORBEUGUNG Lycopen, Folsäure und wahrscheinlich auch Selen, die in Tomaten und Knoblauch vorhanden sind, wirken krebsvorbeugend.

Ihr Plus für die Gesundheit

NÄHRWERT PRO PORTION

Kalorien:	210	
Fett gesamt:	5,9	g
Fette, die alt machen:	1,6	g
Cholesterin:	0	
Ballaststoffe:	2,5	g
Kohlenhydrate:	33	g
Eiweiss:	6,3	g
Natrium:	321	mg
Kalium:	247	mg

BROKKOLI-SANDWICH

½ Tasse (90 g) sehr fester, fettarmer Seidentofu
1 Esslöffel gehackte glatte Petersilie
¾ Esslöffel Zitronensaft
½ Esslöffel Wasser
2 x ¼ Teelöffel Salz
½ Esslöffel Olivenöl
½ Tasse rote Zwiebel, in dünne Ringe geschnittene
1½ Tassen gehackte Brokkoliröschen
1 Messerspitze frisch gemahlener schwarzer Pfeffer
2 Esslöffel Barbecuesauce
2 Vollkorn-Muffins, in Scheiben geschnitten und getoastet

ZUBEREITUNG 1. Tofu, Petersilie, Zitronensaft, Wasser und ¼ Teelöffel Salz in einen Mixer geben oder mit einem Pürierstab zu einen glatten Masse verrühren. Zur Seite stellen. 2. Eine große antihaftbeschichtete Bratpfanne bei mittlerer Temperatur erhitzen. Öl und Zwiebelscheiben hineingeben, 4 Minuten braten. Hin und wieder umrühren. 3. Brokkoli, das restliche Salz und den Pfeffer dazugeben und garen lassen. Umrühren nicht vergessen! 4. Die Barbecuesauce einrühren und 2 Minuten weiterkochen lassen – oder bis alles fest wird. 5. Mit einem Löffel die Brokkolimischung auf einen Muffin geben. Dann das Tofudressing darüber gießen und den Muffindeckel draufsetzen.

FÜR 2 PERSONEN

NÄHRWERT PRO PORTION

Kalorien:	224	
Fett gesamt:	5,6	g
Fette, die alt machen:	0,9	g
Cholesterin:	0	
Ballaststoffe:	10,1	g
Kohlenhydrate:	37	g
Eiweiss:	9	g
Natrium:	902	mg
Kalium:	500	mg

Ihr Plus für die Gesundheit

KREBSVORBEUGUNG Die Nährstoffe im Brokkoli schützen vor Krebserkrankungen.

TOMATEN-BASILIKUM-SUPPE

1 Zwiebel, in Würfel geschnitten
2 große Knoblauchzehen, fein gehackt
1 Esslöffel Olivenöl
1 Lorbeerblatt
1 Messerspitze Thymian
½ Esslöffel Zucker
1 Prise Salz
1 Messerspitze frisch gemahlener Pfeffer
2 Tassen Dosentomaten, gewürfelt
Gehackte frische Basilikumblätter

ZUBEREITUNG 1. Zwiebel, gehackten Knoblauch, Olivenöl, Lorbeerblatt, Thymian, Zucker, Salz und frisch gemahlenen Pfeffer in einer tiefen Pfanne bei mittlerer Hitze 15 Minuten schmoren, bis das Gemüse weich ist, dabei hin und wieder umrühren. 2. Tomaten und die Hälfte der gehackten Basilikumblätter hinzufügen. Wenn Sie es lieber cremig mögen, dann die Suppe mit einem Pürierstab pürieren – nicht vergessen, das Lorbeerblatt vorher zu entfernen. 3. Suppe abschmecken, bei Bedarf noch etwas Basilikum hinzufügen.

FÜR 2 PERSONEN

KREBSVORBEUGUNG Die Tomate ist ein wahres Wundergemüse. Es hilft zum Beispiel, Brust- oder Prostatakrebszellen am Wachsen zu hindern.

Ihr Plus für die Gesundheit

NÄHRWERT PRO PORTION

Kalorien:	140	
Fett gesamt:	7,1	g
Fette, die alt machen:	1	g
Cholesterin:	0	
Ballaststoffe:	2,8	g
Kohlenhydrate:	18,6	g
Eiweiss:	3	g
Natrium:	393	mg
Kalium:	624	mg

PERSISCHE KIDNEYBOHNEN

- Einige Tropfen Olivenöl
- ½ Tasse Zwiebeln oder Schalotten, fein gehackt
- 1½ Knoblauchzehen, gehackt
- ½ Teelöffel Salz
- ½ Teelöffel gemahlener Kreuzkümmel
- 1 Messerspitze Zimt
- ½ Tasse frischer Orangensaft
- 1 Esslöffel frischer Limettensaft
- 1 Esslöffel Tomatenmark
- ½ Teelöffel gehackte rote Chilischote, ohne Kerne
- 1½ Dosen (680 g Abtropfgewicht) rote Kidneybohnen, abgespült und abgetropft
- ¼ Teelöffel Limettenschale, fein gerieben
- ¼ Teelöffel Orangenschale, fein gerieben
- 2 Esslöffel frisch geriebener Parmesan (nach Geschmack)

ZUBEREITUNG 1. Öl und Zwiebeln in einem großen Kochtopf bei mittlerer Hitze 5 Minuten anbraten. Gelegentlich hin und her bewegen. 2. Knoblauch, Salz, Kreuzkümmel und Zimt hinzugeben und weitere 3 Minuten schmoren lassen. 3. Orangen- und Limettensaft sowie Tomatenmark und Chilischote hinzugeben und ohne Deckel 5 Minuten köcheln lassen. 4. Bohnen zugeben und noch einmal kurz aufkochen lassen. Dann Hitze reduzieren und weitere 5 Minuten köcheln lassen. 5. Auf die Teller verteilen und mit Limetten-, Orangenschale und dem Käse bestreuen.

FÜR 2 PERSONEN

VERDAUUNGSAPPARAT Bohnen sind reich an Ballaststoffen und somit gut für die Verdauung.

Ihr Plus für die Gesundheit

NÄHRWERT PRO PORTION

Kalorien:	311	
Fett gesamt:	2,4	g
Fette, die alt machen:	0,6	g
Cholesterin:	0	
Ballaststoffe:	7,1	g
Kohlenhydrate:	31,6	g
Eiweiss:	8,1	g
Natrium:	1098	mg
Kalium:	582	mg

GEGRILLTES TILAPIA-FILET MIT ASIATISCHEN ROTEN LINSEN UND GRÜNKOHL

220 g frisches Tilapia-Fischfilet, in 1 cm dicke Stücke geschnitten
1 Esslöffel Sojasauce
½ Esslöffel Mirin (süßer Reiswein) oder süßer Sherry
1 Knoblauchzehe, gehackt
½ Teelöffel frischer Ingwer, fein gerieben
½ Teelöffel dunkles Sesamöl
½ Tasse rote Linsen
1 Tasse salzarme Hühnerbrühe
2 Tassen (120 g) kochfertiger Grünkohl (eventuell auch Spinat) oder Grünkohl aus dem Glas, in Streifen geschnitten
1 Esslöffel Wasser
1 Teelöffel Sesamkörner, geröstet (nach Wunsch)

ZUBEREITUNG 1. Fisch auf einen Teller legen. 2. Sojasoße, Mirin bzw. süßen Sherry, Knoblauch, Ingwer und Sesamöl gut miteinander vermengen. 3. Marinade über den Fisch gießen. Dann wenden und die andere Seite damit bestreichen. 10 Minuten ziehen lassen. 4. In der Zwischenzeit Linsen und Brühe in einer Bratpfanne zum Kochen bringen. Hitze reduzieren und alles ohne Deckel 10 Minuten köcheln lassen. Hin und wieder umrühren. 5. Kohl hinzufügen, abdecken und weitere 5 Minuten köcheln lassen, bis das Gemüse weich ist. Das Ganze einmal umrühren. 6. Fisch abtropfen lassen. Die Marinade beiseite stellen. 7. Den Fisch bei mittlerer Hitze auf jeder Seite 3 bis 4 Minuten in der Pfanne braten oder im Backofen grillen, bis der Fisch innen nicht mehr glasig ist. 8. Die Marinade mit 1 Teelöffel Wasser in einen kleinen Kochtopf geben. Zum Sieden bringen und 30 Sekunden sanft köcheln lassen. 9. Linsenmischung auf 2 erwärmte Teller verteilen und den Fisch darüber legen. 10. Nach Geschmack die Sesamkörner darüber streuen. 11. Die Marinade über den Fisch und die Linsen gießen.

FÜR 2 PERSONEN

NÄHRWERT PRO PORTION

Kalorien:	294	
Fett gesamt:	36	g
Fette, die alt machen:	1	g
Cholesterin:	60,5	mg
Ballaststoffe:	8,9	g
Kohlenhydrate:	25	g
Eiweiss:	36,7	g
Natrium:	657	mg
Kalium:	908	mg

VERDAUUNGSAPPARAT Die Linsen haben viele gesunde Ballaststoffe, die die Verdauung unterstützen.

Ihr Plus für die Gesundheit

DIJON-HÄHNCHEN

2 x 1 Esslöffel Dijon-Senf

1 Esslöffel Weißwein (zum Beispiel Chardonnay oder Sauvignon blanc)

1 Schuss Worcester-Sauce

Frisch gemahlener schwarzer Pfeffer zum Abschmecken

2 x $\frac{1}{2}$ Esslöffel fein gehackte Schalotten

2 x $1\frac{1}{2}$ Esslöffel Ahornsirup

2 (120 g) Hähnchenbrustfilets, ohne Fett

ZUBEREITUNG 1. Für die Marinade 1 Esslöffel Senf, Wein, Worcester-Sauce, Pfeffer, $\frac{1}{2}$ Esslöffel Schalotten und 1 Teelöffel Ahornsirup auf einem Teller vermischen. 2. Hähnchen von allen Seiten gründlich damit bestreichen, dann 5 Minuten in der Marinade ziehen lassen. 3. Grill oder eine geriffelte Grillpfanne vorheizen. 4. Hähnchen aus der Marinade nehmen und abtropfen lassen. Der Rest der Marinade wird nicht mehr gebraucht. 5. Hähnchen auf jeder Seite 3 bis 5 Minuten grillen oder braten, bis das Hähnchenfleisch in der Mitte gar ist. Das Fleisch darf innen nicht mehr rosa sein. 6. In der Zwischenzeit den restlichen Senf, die Schalotten und den Ahornsirup in einer kleinen Schüssel gut miteinander verrühren und als Dip dazu servieren.

FÜR 2 PERSONEN

Ihr Plus für die Gesundheit

IMMUNSYSTEM Hähnchen und Zwiebeln enthalten Nährstoffe, die das Immunsystem stärken, so dass der Körper sich gegen Krankheitserreger besser wehren kann.

NÄHRWERT PRO PORTION

Kalorien:	174	
Fett gesamt:	3,2	g
Fette, die alt machen:	0,5	g
Cholesterin:	65,8	mg
Ballaststoffe:	0,2	g
Kohlenhydrate:	6,9	g
Eiweiss:	35	g
Natrium:	582	mg
Kalium:	314	mg

TZATZIKI

½ Gurke, fein gehackt oder gerieben
250 g fettarmer Naturjogurt
1 Knoblauchzehe
Salz und Pfeffer zum Abschmecken
4 Tassen roher Blumenkohl, in Röschen geteilt

ZUBEREITUNG 1. Alle Zutaten für den Dip miteinander vermischen. 2. Blumenkohl in die Mischung dippen und genießen.

FÜR 2 PERSONEN

Ihr Plus für die Gesundheit

IMMUNSYSTEM Jogurt verbessert die Darmflora.

NÄHRWERT PRO PORTION

Kalorien:	130	
Fett gesamt:	2	g
Fette, die alt machen:	1,2	g
Cholesterin:	7	mg
Ballaststoffe:	5,7	g
Kohlenhydrate:	20,5	g
Eiweiss:	10,5	g
Natrium:	141	mg
Kalium:	933	mg

WARMER SPINATSALAT MIT HÄHNCHEN, ÄPFELN UND GERÖSTETEN MANDELN

- 2 Esslöffel gehobelte Mandeln
- 1 Tasse plus 3 Esslöffel Apfelsaft, am besten naturtrüb
- 180 g (ungefähr 1½ Tassen) geschnetzelte, gebratene Hähnchenbrust ohne Haut
- ½ Teelöffel Sonnenblumen- oder Olivenöl
- 2 Esslöffel Schalotten in Scheiben oder Zwiebelwürfel
- ½ Teelöffel brauner Zucker
- 1 Messerspitze Zimt
- 1 Messerspitze Salz
- 3 Tassen (130 g) frischer Blattspinat, in Stücke gezupft
- ½ Apfel, am besten Boskop oder Gala, ungeschält und in 1 Zentimeter große Würfel geschnitten

ZUBEREITUNG 1. Mandeln auf ein Backblech legen und bei 180 Grad Celsius 6 bis 8 Minuten rösten, bis sie leicht gebräunt sind und köstlich duften. Dann zur Seite stellen. 2. In einer großen Schüssel 3 Esslöffel Apfelsaft und die Hähnchenstücke gut vermengen. Beiseite stellen. 3. Eine große Pfanne erhitzen, Öl hinzugeben. Die Schalotten oder Zwiebeln für 5 Minuten darin braten, bis sie glasig sind. 4. Die Tasse Apfelsaft, den braunen Zucker, Zimt und das Salz hinzufügen, 5 Minuten köcheln lassen und gelegentlich umrühren. 5. Spinat, Apfelstücke und Mandeln unter die Hähnchenmischung geben. 6. Die heißen Schalotten oder Zwiebeln hinzufügen, gut umrühren. 7. Auf 2 Tellern verteilen und mit frisch gemahlenem Pfeffer noch etwas würzen.

FÜR 2 PERSONEN

HERZ UND ARTERIEN Mandeln und Nüsse schmecken nicht nur lecker, sondern enthalten auch noch jede Menge gesundes Eiweiß sowie ungesättigte Fettsäuren.

TIPP Mandeln schmecken nach dem Rösten doppelt so gut – das macht es leichter, nur die Hälfte der Menge zu essen, die Sie sonst davon verspeisen würden. Mandelblättchen sind noch besser, weil die große Oberfläche mehr Geschmack bringt als bei ganzen Mandeln oder Mandelsplittern.

Ihr Plus für die Gesundheit

NÄHRWERT PRO PORTION

Kalorien:	327	
Fett gesamt:	12	g
Fette, die alt machen:	2,5	g
Cholesterin:	72	mg
Ballaststoffe:	3,8	g
Kohlenhydrate:	26,7	g
Zucker:	19,6	g
Eiweiss:	29,7	g
Natrium:	136	mg
Kalium:	926	mg

LACHS MIT SPINAT UND SENF

2 (120 bis 150 g) Lachsfilets, von der Haut befreit
1 Esslöffel Sojasauce
½ Esslöffel trockener Weißwein
½ Esslöffel Zitronensaft
½ Esslöffel Dijon-Senf
½ Esslöffel Olivenöl
½ Päckchen (150 g) frischer Spinat, grob gehackt
1 Teelöffel abgeriebene Zitronenschale (je nach Geschmack)

ZUBEREITUNG 1. Den Lachs unter kaltem Wasser abwaschen. Mit Küchentuch trockentupfen. 2. Fisch auf einen flachen Teller legen und die Sojasauce darüber gießen. Marinade 10 Minuten einziehen lassen. 3. Wein, Zitronensaft, Senf und Öl vermischen und beiseite stellen. 4. Den Spinat in einem Topf mit etwas Gemüsebrühe dämpfen, bis er zusammenfällt. 5. Lachs im Ofen bei 230 Grad Celsius 16 Minuten lang garen lassen. Er sollte innen noch dunkelrosa sein. Fisch auf einen Teller geben. 6. Spinat und Sauce über dem Lachs verteilen.

FÜR 2 PERSONEN

Ihr Plus für die Gesundheit

KNOCHEN Omega-3-Fettsäuren schmieren die Gelenke. Der Spinat enthält viel Kalzium, das für den Knochenaufbau wichtig ist.

NÄHRWERT PRO PORTION

Kalorien:	409	
Fett gesamt:	12,4	g
Fette, die alt machen:	3	g
Cholesterin:	82	mg
Ballaststoffe:	3,2	g
Kohlenhydrate:	24,2	g
Eiweiss:	22,7	g
Natrium:	667	mg
Kalium:	538	mg

GEGRILLTES HÄHNCHEN ODER FISCH MIT WASABI-KARTOFFELBREI UND KARAMELLISIERTEN SÜSSEN ZWIEBELN

450 g rote oder blaue Kartoffeln
(zum Beispiel die Sorte Vitelotte, Linzer Blaue oder Blauer Schwede)
knapp 1 Esslöffel Olivenöl extra vergine
1 Tasse gehackte Zwiebeln
½ Tasse Buttermilch (1% Fett)
½ Esslöffel Wasabi-Pulver

ZUBEREITUNG 1. Einen großen Topf mit Wasser zum Kochen bringen. 2. Karfoffeln in 2 bis 3 Zentimeter große Stücke schneiden. 3. Kartoffelstücke ins Salzwasser geben. 4. Ohne Deckel etwa 14 Minuten kochen lassen, bis die Kartoffeln so weich sind, dass man eine Messerspitze leicht hineinstecken kann. 5. In der Zwischenzeit einen Kochtopf mit dem Öl bei mittlerer Hitze erhitzen und Zwiebeln hineingeben. Zwiebeln 8 bis 10 Minuten anbraten und stetig wenden, bis sie braun werden. Vom Herd nehmen. 6. Kartoffeln gut abgießen und einen Moment den Dampf entweichen lassen. 7. Buttermilch und Wasabi-Pulver dazugeben. Herdplatte ausschalten. 8. Mit einem Stampfer die Kartoffeln zu einem Brei verarbeiten, Zwiebeln einrühren. 9. Den Brei mit gegrilltem Hähnchen oder Fisch und einem Gemüse der Wahl servieren.

FÜR 2 PERSONEN

Ihr Plus für die Gesundheit

LUNGEN Wasabi, Zwiebeln und Olivenöl öffnen die Atemwege und Sie können freier atmen.

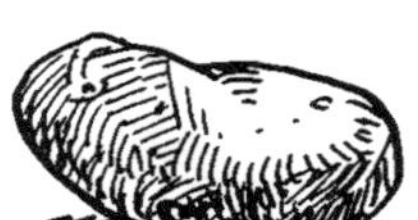

NÄHRWERT PRO PORTION

Kalorien:	305	
Fett gesamt:	6,4	g
Fette, die alt machen:	1,6	g
Cholesterin:	2,7	mg
Ballaststoffe:	4,7	g
Kohlenhydrate:	56,1	g
Eiweiss:	9,5	g
Natrium:	822	mg
Kalium:	1005	mg

GEGRILLTER RED SNAPPER MIT ROTEN BOHNEN UND REIS

2 Esslöffel Barbecuesauce
1 Teelöffel karibische Gewürzmischung
2 (120–150 g) Red-Snapper-Filets ohne Haut
$^3/_4$ Tasse Gemüsesaft
1 Tasse Wasser
1 Tasse schnell kochender Naturreis
$1^1/_2$ Tassen in Streifen geschnittener Kohl oder Mangold
$^1/_2$ Dose (230 g) rote Bohnen, abgewaschen und abgetropft
1 Esslöffel Sauerrahm

ZUBEREITUNG 1. Barbecuesauce und Gewürzmischung gut vermengen. 2. 3 Esslöffel von der Mischung über die Filets streichen. Filets und restliche Sauce für später beiseite stellen. 3. In eine Schüssel 1 Esslöffel Gemüsesaft geben. Übrige Barbecuesauce und restlichen Gemüsesaft mit 1 Tasse Wasser in einer großen Pfanne erhitzen. 4. Reis einrühren, Pfanne abdecken und alles 8 Minuten köcheln lassen. 5. In der Zwischenzeit den Fisch bei mittlerer Hitze auf jeder Seite 3 bis 4 Minuten grillen, bis das Fischfleisch nicht mehr glasig ist und sich nicht mehr so leicht eindrücken lässt. 6. Kohl oder Mangold und Bohnen in die Reismischung einrühren. Abgedeckt 3 bis 4 Minuten köcheln lassen, bis der Kohl zusammengefallen und die Flüssigkeit verdampft ist. 7. Sauerrahm in die Schüssel mit dem Gemüsesaft geben und gut miteinander verrühren. 8. Den Fisch auf Reis servieren und etwas von der Sauerrahmsauce über das Filet träufeln.

FÜR 2 PERSONEN

GEHIRN Omega-3-Fettsäuren, gesundes Eiweiß, Kalium und Folsäuren, die in Fisch und grünem Gemüse enthalten sind, verbessern die Gehirnleistung.

Ihr Plus für die Gesundheit

NÄHRWERT PRO PORTION

Kalorien:	642	
Fett gesamt:	6,5	g
Fette, die alt machen:	1,1	g
Cholesterin:	49,5	mg
Ballaststoffe:	15	g
Kohlenhydrate:	101,4	g
Zucker:	9,5	g
Eiweiss:	42,4	g
Natrium:	921	mg
Kalium:	1475	mg

GEGRILLTER THUNFISCH AUF KLEINEM SALAT NIÇOISE

1 Esslöffel Olivenöl
½ Esslöffel grobkörniger Senf
1½ Esslöffel Weißweinessig mit Estragon gewürzt
½ Teelöffel Estragon, getrocknet
1 Messerspitze Salz
1 Prise frisch gemahlener schwarzer Pfeffer
1 Tasse Gemüsebrühe
2 frische Thunfischsteaks à 100 g, in 1–2 cm dicke Scheiben geschnitten
225 g kleine gekochte rote Kartoffeln
120 g frische grüne Bohnen, ganz
4 Tassen (150 g) klein gezupfte gemischte grüne Salate
8 Kirschtomaten

ZUBEREITUNG 1. Öl, Senf, Essig, Estragon, Salz und Pfeffer in einer kleinen Schüssel gut vermischen. 2. 1½ Esslöffel von der Mischung über den Thunfisch streichen, dann Fisch und Dressing beiseite stellen. 3. Kartoffeln und grüne Bohnen waschen, aber nicht trocknen. 4. Kartoffeln in der Gemüsebrühe in eine Backform oder mikrowellengeeignete Kasserolle geben. Zugedeckt für 3 Minuten auf höchster Stufe garen. 5. Grüne Bohnen hinzufügen und abgedeckt weitere 4 Minuten kochen, bis das Gemüse gar ist. 6. Alles in einem Sieb mit kaltem Wasser abschrecken. 7. In der Zwischenzeit eine Grillpfanne erhitzen. 8. Thunfisch darin 2 Minuten auf jeder Seite bei mittlerer Hitze anbraten, bis er schön rosa in der Mitte ist. 9. Das Gemüse auf 2 Tellern verteilen, Kartoffeln vierteln und die grünen Bohnen halbieren. Beides auf den Tellern arrangieren. Thunfisch mit Dressing darauf anrichten. 10. Zum Schluss mit Tomaten garnieren.

FÜR 2 PERSONEN

HERZ UND ARTERIEN Das Oliven- und das Fischöl helfen, die Arterien frei zu halten.

Ihr Plus für die Gesundheit

NÄHRWERT PRO PORTION

Kalorien:	291	
Fett gesamt:	8,1	g
Fette, die alt machen:	1,6	g
Cholesterin:	41,7	mg
Ballaststoffe:	5,3	g
Kohlenhydrate:	32,5	g
Eiweiss:	30,6	g
Natrium:	556	mg
Kalium:	1268	mg

GEMÜSEPIZZA MIT GERÄUCHERTEM MOZZARELLA

Öl
450 g frisches Gemüse wie Brokkoli, Zucchini, Pilze, Paprika und rote Zwiebeln
Salz und frisch gemahlener Pfeffer zum Abschmecken
¼ Tasse Tomatenmark
2 Esslöffel in Scheibchen geschnittene Oliven
2 Esslöffel getrocknete Tomaten, in Stücke geschnitten
1 (30 cm oder 300 g) fertiger Pizzateig
¼ Tasse gehackte gemischte Kräuter wie Schnittlauch, Thymian, Petersilie und Basilikum
½ Tasse (60 g) fein geschnittener geräucherter Mozzarella

ZUBEREITUNG 1. Ofen auf 220 Grad Celsius vorheizen. 2. Eine antihaftbeschichtete und mit Öl ausgesprühte Pfanne bei mittlerer Hitze erwärmen. Gemüse hineingeben. 3. Unter Wenden 3 bis 4 Minuten anbraten, bis das Gemüse bissfest gegart ist. 4. Mit Salz und Pfeffer abschmecken. 5. Tomatenmark, Olivenscheibchen und getrocknete Tomaten vermengen und auf dem Pizzateig verteilen. 6. Pizzaboden zuerst mit dem gekochten Gemüse, dann mit Kräutern und zuletzt mit Käse belegen. 7. Dann die Pizza sofort in den Ofen schieben und etwa 10 bis 15 Minuten backen, bis der Boden goldbraun und der Käse zerlaufen ist.

FÜR 2 PERSONEN

KREBSVORBEUGUNG Die Antioxidanzien und pflanzlichen Nährstoffe im Gemüse wirken krebsvorbeugend.

Ihr Plus für die Gesundheit

NÄHRWERT PRO PORTION

KALORIEN:	297	
FETT GESAMT:	9,5	g
FETTE, DIE ALT MACHEN:	4,1	g
CHOLESTERIN:	8	mg
BALLASTSTOFFE:	5,3	g
KOHLENHYDRATE:	42,7	g
EIWEISS:	12,2	g
NATRIUM:	682	mg
KALIUM:	481	mg

HÄHNCHEN MANDARIN

2 Esslöffel Reisweinessig
1 Teelöffel dunkles Sesamöl
½ Esslöffel Knoblauch, gehackt
½ Esslöffel frischer oder eingelegter Ingwer
1 Esslöffel natriumarme Sojasauce
120 g Hähnchenbrust, ohne Haut, in Streifen geschnitten
¾ Tasse abgetropfte Mandarinen aus der Dose
¼ Tasse Zuckerschoten
¼ Tasse abgetropfte Bambussprossen aus dem Glas oder der Dose
¼ Tasse Wasserkastanien aus der Dose
2 Tassen klein gerupfter Salat
1 Teelöffel geröstete Sesamsamen

ZUBEREITUNG 1. Essig, Sesamöl, Knoblauch, Ingwer und Sojasauce gut vermischen. 2. Hähnchen- und Mandarinenstücke darin 10 Minuten marinieren und kurz mit etwas Öl in der Pfanne braten. Stetig wenden. 3. Zuckerschoten, Bambussprossen und Wasserkastanien dazugeben. 4. Salat auf 2 Tellern verteilen. Dann die Hähnchenmischung darüber geben, mit Sesamsamen bestreuen und servieren.

FÜR 2 PERSONEN

KREBSVORBEUGUNG Die Flavonoide und Vitamine in dem Gemüse haben krebsvorbeugende Eigenschaften.

Ihr Plus für die Gesundheit

NÄHRWERT PRO PORTION

Kalorien:	184	
Fett gesamt:	5,7	g
Fette, die alt machen:	1,6	g
Cholesterin:	49,9	mg
Ballaststoffe:	4,1	g
Kohlenhydrate:	26,3	g
Eiweiss:	23	g
Natrium:	485	mg
Kalium:	850	mg

GEBRATENES HÄHNCHEN MIT PESTONUDELN

120 g Vollkornnudeln, am besten Gemelli (kleine, gedrehte Nudeln)
180 g Hähnchenschenkel, ohne Knochen und Haut
½ Esslöffel Olivenöl
1 Teelöffel getrocknete Kräuter der Provence
200 g Spargelspitzen in 2 cm dicke Stücke geschnitten
½ Tasse salzarme Hühnerbrühe
2 Esslöffel fettreduziertes Basilikumpesto (Fertigprodukt)
½ Teelöffel Salz
1 Messerspitze frisch gemahlener Pfeffer
dazu nach Geschmack frische Kräuter: Basilikum, Petersilie; frisch geriebener Parmesan; geröstete Pinienkerne

ZUBEREITUNG 1. Backofen auf 200 Grad Celsius vorheizen. Nudeln nach Packungsanweisung kochen. 2. Hähnchen in 2 cm große Stücke schneiden und mit Öl und getrockneten Kräutern in eine antihaftbeschichtete Pfanne geben. 3. In 6 Minuten rundum kross braten. 4. Spargel zum Hähnchen geben, vorsichtig umrühren und leicht mit Öl beträufeln. 5. Weitere 4 Minuten braten, bis das Hähnchen gar, der Spargel aber noch bissfest ist. 6. Gekochte Nudeln in einem Sieb abgießen. 7. Hühnerbrühe, Pesto, Salz und Pfeffer mit Kräutern vermengen und zum Hähnchen geben. Nudeln auf Teller verteilen, Fleisch darauf legen und mit Parmesan bestreuen. Eventuell nochmals kurz im Ofen überbacken.

NÄHRWERT PRO PORTION

Kalorien:	439	
Fett gesamt:	12,5	g
Fette, die alt machen:	4,9	g
Cholesterin:	98,8	mg
Ballaststoffe:	1,8	g
Kohlenhydrate:	18,7	g
Eiweiss:	29	g
Natrium:	808	mg
Kalium:	84	mg

FÜR 2 PERSONEN

Ihr Plus für die Gesundheit

HERZ UND ARTERIEN Olivenöl, Vollkornnudeln und Spargel halten die Arterien jung.

TOSKANISCHER THUNFISCH MIT GRILLTOMATE

1½ Esslöffel alter Balsamico
¾ Esslöffel Olivenöl extra vergine
1 Teelöffel frischer Rosmarin, gehackt
1 Messerspitze Salz und frisch gemahlener Pfeffer
2 Thunfischsteaks à 120 g (1–2 cm dick)
2 Eiertomaten, der Länge nach halbiert
2 Ringe rote Zwiebeln
½ Dose (240 g) weiße Bohnen
½ Tasse Rucola, grob gehackt

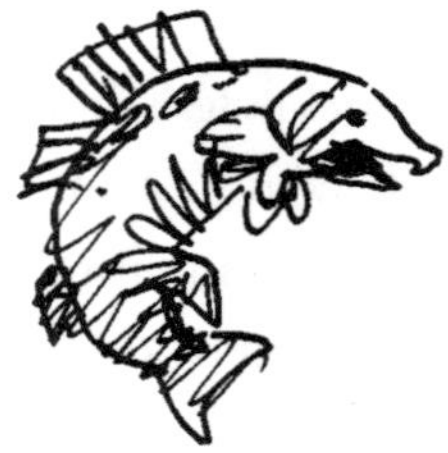

ZUBEREITUNG 1. Ofen vorheizen. 2. In einer kleinen Schüssel Essig, Öl, Rosmarin, Salz und Pfeffer gut miteinander vermengen. 3. 1 Esslöffel der Mischung beiseite stellen. 4. Beide Seiten des Thunfischs, die Tomaten und Zwiebeln mit der restlichen Mischung bestreichen. 5. Tomaten und Zwiebeln auf jeder Seite 4 Minuten grillen. 6. Thunfisch auf jeder Seite 2 bis 3 Minuten grillen. 7. Bohnen und Rucola in eine Schüssel geben. 8. Die gegrillten Tomaten in Stücke schneiden und mit den Zwiebelringen der Bohnenmischung beifügen. 9. Den restlichen Essig hinzufügen und alles gut vermengen. 10. Den Rucola auf 2 Tellern verteilen und den Thunfisch darauf anrichten. Zum Schluss mit Pfeffer würzen.

FÜR 2 PERSONEN

GESCHLECHTSORGANE Fischöl sorgt für freie Arterien und gekochte Tomatenprodukte sind gut für die Prostata und die weibliche Brust.

Ihr Plus für die Gesundheit

NÄHRWERT PRO PORTION

Kalorien:	314	
Fett gesamt:	7,2	g
Fette, die alt machen:	1,2	g
Cholesterin:	56	mg
Ballaststoffe:	8,8	g
Kohlenhydrate:	46,6	g
Eiweiss:	44,7	g
Natrium:	347	mg
Kalium:	142	mg

TERIYAKI-TOFU MIT ROTER PAPRIKA, SHIITAKE-PILZEN AUF VOLLKORN-JASMINREIS

1½ Esslöffel dunkles Sesamöl
1 Esslöffel helle Teriyaki-Sauce
2 Knoblauchzehen, gehackt
1 Messerspitze 5-Gewürze-Pulver (Asialaden)
180 g geräucherter Teriyaki-Tofu, in 1–2 cm große Würfel geschnitten
2 Tassen Brokkoliröschen, ca. 5 cm große Stücke
2 Tassen Spargelspitzen, 5 cm lange Stücke
1 Tasse Shiitake-Pilze, in Scheiben geschnitten
1 Tasse rote Paprika, in Würfel geschnitten
½ Tasse Gemüsebrühe oder -fond
1 Teelöffel scharfe Chilisauce (je nach Geschmack)
1½ Tassen gekochter Vollkorn-Jasminreis

ZUBEREITUNG 1. 1 Esslöffel Öl, Teriyaki-Sauce, Knoblauch und 5-Gewürze-Pulver in einer Schüssel gut vermischen. 2. Tofu hinzugeben und mit der Mischung bedecken. 3. Schmortopf bei mittlerer Hitze erhitzen. ½ Esslöffel Öl hineingeben, danach die Tofumischung. 4. Unter stetigem Wenden 1 Minute anbraten. 5. Brokkoli, Spargel, Pilze und Paprika hinzugeben und weitere 2 Minuten unter Rühren braten lassen. Schließlich mit Brühe ablöschen und 2 Minuten kochen. Dann nach Wunsch die Chilisauce unterrühren. 6. Auf 2 Tellern zusammen mit dem Reis servieren.

FÜR 2 PERSONEN

IMMUNSYSTEM Knoblauch schützt vor Pilzbefall verschiedenster Art. Die gesunden Fette und die Folsäuren stärken das Immunsystem.

Ihr Plus für die Gesundheit

NÄHRWERT PRO PORTION

Kalorien:	514	
Fett gesamt:	14,9	g
Fette, die alt machen:	1,7	g
Cholesterin:	0,3	mg
Ballaststoffe:	6,1	g
Kohlenhydrate:	127	g
Eiweiss:	29,1	g
Natrium:	1087	mg
Kalium:	952	mg

MOO-SHU-RÖLLCHEN MIT SCHRIMPS

180 g Schrimps, roh und gepult, vom Darm befreit, oder halbe große Schrimps, aufgetaut
1 Esslöffel Chilipaste
Öl mit Knoblauch gewürzt
½ rote Paprika, in kurze, dünne Streifen geschnitten
½ gelbe Paprika, in kurze, dünne Streifen geschnitten
2 Tassen gemischter Weißkohl (in Streifen geschnittener Kohl und Karotten)
4 Frühlingszwiebeln, in Ringe geschnitten
⅛ Tasse Austernsauce
½ Esslöffel Maisstärke
4 (25 cm große) fertige Vollkorn-Tortillas, warm
1 Teelöffel Koriandersamen (nach Geschmack)

ZUBEREITUNG 1. Schrimps und Chilipaste vermengen. 2. Schmortopf bei mittlerer Hitze erwärmen und mit Öl besprühen. 3. Schrimps 1 Minute unter ständigem Wenden darin anbraten. 4. Paprika, gemischten Weißkohl und Frühlingszwiebeln hinzugeben und 1 weitere Minute unter Wenden braten. 5. Austernsauce hinzufügen, 2 Minuten braten oder so lange, bis die Schrimps nicht mehr glasig sind und das Gemüse bissfest ist. 6. In einer kleinen Schüssel die Maisstärke und 1 Esslöffel kaltes Wasser gut miteinander verrühren. Zur Schrimpsmischung hinzufügen und unter ständigem Rühren 1 Minute einkochen, bis eine dickliche Masse entsteht. 7. Mit einem Löffel die Mischung mitten auf die Tortillas geben und nach Geschmack Koriander darüber streuen. 8. Ein Ende der Tortillas über die Füllung klappen und wie ein Burrito zusammenrollen.

FÜR 2 PERSONEN

NÄHRWERT PRO PORTION

Kalorien:	270	
Fett gesamt:	1,9	g
Fette, die alt machen:	0,3	g
Cholesterin:	183	mg
Ballaststoffe:	7,2	g
Kohlenhydrate:	57,4	g
Eiweiss:	25,3	g
Natrium:	968	mg
Kalium:	569	mg

HORMONE Gute Kohlenhydrate zusammen mit wenig Zucker senken das Risiko, an Diabetes zu erkranken.

Ihr Plus für die Gesundheit

SCHOKOLADEN-SOJA-SMOOTHIE

1 Tasse fettarme (1%) Schokoladensojamilch
½ Tasse gefrorenes Schokoladensojadessert
12 gefrorene mittelgroße Erdbeeren
½ mittelgroße Banane, in Stücke gebrochen
⅛ Tasse Schokoladensauce
Schokoraspel (nach Geschmack)

ZUBEREITUNG 1. Alle Zutaten außer Schokoraspel in den Mixer geben. 2. Abdecken und auf hoher Stufe zu einer glatten Creme verquirlen. 3. In Gläser, die im Gefrierfach standen, füllen. Nach Wunsch mit Schokoraspeln garnieren.

FÜR 2 PERSONEN

Ihr Plus für die Gesundheit

GEHIRN Schokolade regt die Produktion des Wohlfühl- und Glücksbotenstoffs Dopamin im Gehirn an.

NÄHRWERT PRO PORTION

Kalorien:	145	
Fett gesamt:	4	g
Fette, die alt machen:	1,7	g
Cholesterin:	0	
Ballaststoffe:	4,5	g
Kohlenhydrate:	25	g
Eiweiss:	6	g
Natrium:	32	mg
Kalium:	523	mg

SCHOKOLADEN-ERDBEER-EISBECHER

2 Kugeln (oder ½ Tasse) fettarmer oder -freier gefrorener Schokoladenjogurt

¾ Tasse Erdbeeren in Scheibchen geschnitten

½ Tasse Vollkorn-Cornflakes

1 Teelöffel Puderzucker

ZUBEREITUNG 1. Jogurt in zwei Schälchen füllen. Darüber Erdbeeren und Cornflakes geben. 2. Den Puderzucker durch ein Sieb über die Eisbecher streuen.

FÜR 2 PERSONEN

KREBSVORBEUGUNG Erdbeeren enthalten Antioxidanzien, die krebsvorbeugend wirken.

Ihr Plus für die Gesundheit

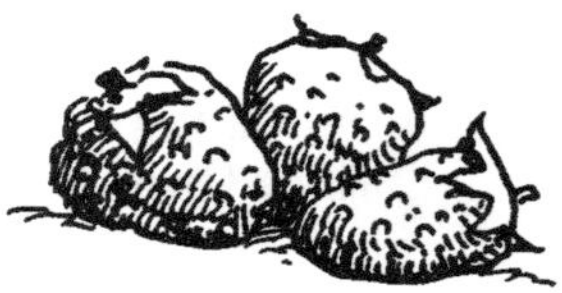

NÄHRWERT PRO PORTION

Kalorien:	216	
Fett gesamt:	2	g
Fette, die alt machen:	1	g
Cholesterin:	1,4	mg
Ballaststoffe:	8,4	g
Kohlenhydrate:	12,8	g
Eiweiss:	15,7	g
Natrium:	107	mg
Kalium:	588	mg

GEFRORENER AHORNSIRUP-JOGURT MIT CRANBERRIES

1 Tasse frische oder tiefgekühlte Cranberries
½ Tasse Orangensaft
¼ Tasse getrocknete Cranberries
1½ Esslöffel Ahornsirup
¾ Tasse fettarmer Vanillejogurt, gefroren
½ Teelöffel abgeriebene Orangenschale
(Falls Sie keine Cranberries bekommen, nehmen Sie Preiselbeeren.)

ZUBEREITUNG 1. Die frischen und getrockneten Beeren und den Orangensaft zum Kochen bringen. 2. Hitze reduzieren und 7 bis 8 Minuten unbedeckt köcheln lassen, bis die Sauce langsam eindickt. 3. Topf von der Herdplatte nehmen, Sirup einrühren. 4. Entweder warm genießen oder gekühlt über den gefrorenen Jogurt geben. 5. Mit der abgeriebenen Orangenschale garnieren.

FÜR 2 PERSONEN

IMMUNSYSTEM Beeren und Orangensaft enthalten Vitamin C, Folsäure und Flavonoide, die Ihr Immunsystem stärken.

Ihr Plus für die Gesundheit

NÄHRWERT PRO PORTION

Kalorien:	193	
Fett gesamt:	1,1	g
Fette, die alt machen:	0,7	g
Cholesterin:	4,2	mg
Ballaststoffe:	1,7	g
Kohlenhydrate:	30,1	g
Eiweiss:	4,4	g
Kalium:	332	mg

Dank

Lisa, Gary und Ted machten dieses Buch erst möglich – und sorgten für mehr Spaß an der Sache. Vielleicht ist es ungewöhnlich, wenn wir behaupten, dass uns die zahllosen Stunden der Recherche für dieses Buch oft mehr Spaß bereiteten als so manche Party – aber es stimmt wirklich. Jeder trug zum Buch das bei, was er zugesagt hatte. Lisa erinnerte uns immer an die Qualitäten des stärkeren Geschlechts, half uns, ein optimistisches, frisches Buch zu verfassen, und motivierte Ted dazu, mitzuarbeiten. Ted hat eine bemerkenswerte Fähigkeit, sich in besonderer Weise komplexer medizinischer Themen anzunehmen und sie witzig rüberzubringen; wenn er versprach, etwas zu tun, passierte es auch. Wir sind die größten Fans seiner bemerkenswerten Talente. Garys Sinn für das Ein-klein-wenig-Abseitige wurde in seinen umwerfenden Zeichnungen lebendig, die uns motivierten, noch härter zu arbeiten, um seiner Kreativität ebenbürtig zu sein. Unsere Agentin, Candice Fuhrman, bewahrte immer einen kühlen Kopf und ihre klugen Kommentare sowie ihr Verhandlungsgeschick machten es möglich, dass dieses Buch das Licht der Welt erblickte.

Wir möchten uns auch bei unserem Team bei HarperCollins bedanken, das an uns geglaubt hat und mit dem die Zusammenarbeit Freude gemacht hat: Steve Hanselman, Joe Tessitore, Shelby Meizlik und im Besonderen Kathyrn Huck – sie war jederzeit ansprechbar und ist ohne Zweifel ein aufgehender Stern am Verlagshimmel (bitte nicht stehlen).

Wir wollen uns auch bei den vielen Patienten und bei tausenden von Menschen bedanken, die uns ihre Fragen, Notizen, Karten und E-Mails geschickt haben und so viele Gedanken, die in diesem Buch stecken, ermöglicht haben. Sie haben uns dazu gebracht, mit Leidenschaft bei der Sache zu sein.

Und nicht zuletzt möchten wir einem großartigen Freund danken, der für unser Projekt viele Stunden geopfert und uns darüber hinaus zusammengebracht hat – Craig Wynett. Er ist nicht nur der schlagfertigste Mensch der Welt, sondern hat auch immer ein Händchen dafür, genau das herauszufischen, was die Welt braucht – für viele Projekte hat er sich als Mentor bewährt. Er nahm sich die Zeit, auch die Aspekte zu verknüpfen, die uns weit voneinander entfernt schienen. Durch seinen vorausschauenden Rat konnten wir die Zielsetzung unseres Buchs noch genauer definieren. Sollten Sie also mit dem Kauf nicht zufrieden sein, wenden Sie sich bitte an ihn.

Mikes Dank

Ich bin den vielen Menschen dankbar, die die E-Mails, in denen wir sie um Mithilfe gebeten haben, nicht einfach weggeklickt haben. Der Mediziner Dr. Jon Walters nahm sich trotz seiner Doppelfunktion als Arzt und Renovierungsexperte Zeit, das Skript zu lesen, während er von Pittsburgh nach Cleveland und zurück pendelte. Er zeigte uns, wie wir Bilder und Metaphern entstehen lassen können, die ihm sowohl als Fachmann für Hausrenovierung wie auch als Gesundheitsexperten plausibel erschienen. (Sollten Sie auf der Straße zwischen Pittsburgh und Cleveland mal abgedrängt worden sein, dann können Sie uns dafür die Schuld geben.) Er leistete auch einen beachtlichen Beitrag für die Wissenschaft, besonders beim Kapitel über Sex. Das Familientrio Goetz, bestehend aus Dr. Axel Goetz, Anka Goetz und Margarthe Goetz, verdient besonderen Dank für die kritische Überprüfung der wissenschaftlichen Zusammenhänge, die Kunstfertigkeit in der Darstellung und den Beitrag zum Stil des Buchs, der sich Kapitel für Kapitel niederschlägt. Ich möchte mich auch bei Debbie Schwinn, MD, PhD, von der Duke-Universität bedanken; bei Jeff Watson, DDS; John Hoepner, MD; John Vasselli; John Campodonico; Sydney Unobskey; Jim Graham; Chas Brendler, MD; Roz Wattell; Marcie Anthone; Kandi Amelon; Jennifer Plant; Linda DeFrancisco und Irwin Davis – die alle mehr als ein Kapitel korrigierten.

Ruth Klein half, das Diät-Kapitel so umzuformulieren, dass es leichter verständlich wurde. Auch gebührt mein Dank Tracy Hafen, die mir sehr viel über

Bewegung erklärte; Sukie Miller und Anita Shreve für die Aussage, dass die ersten Kapitel so seien, wie sie sie gerne lesen wollten; den zahlreichen Gerontologen und Internisten, die bestimmte Abschnitte des Buchs prüften; weiteren Mitgliedern des RealAge-Teams, die den Inhalt verifizierten und ihr Expertenwissen einbrachten; dazu gehören auch alle, die ihre Rezepte beitrugen, so wie Rich Tramonte und Gale Gand vom Restaurant „Tru“ in Chicago; John La Puma, der mir eine Menge erstaunlicher Dinge über Kochen und Ernährung und über gute Zusammenarbeit erklärte; dem Team des Restaurants von Rick Bayless, Dan Zakri und den Küchenchefs des Kendall College of Nutrition in Chicago, die viele Rezepte entwickelt haben; Shivani Chadha und Kate Poneta, unserer wissenschaftlichen Unterstützung, die unermüdlich Nahrungsmittel analysiert und den Real-Age-Effekt für jedes Rezept errechnet haben; besonders Donna Szymanski (sie muss eine unendliche Geduld haben – sie brachte mir das Kochen bei und bereitete jedes Rezept zu, das ins Auge gefasst wurde; über 350 Rezepte waren es insgesamt, einige bereitete sie bis zu drei Mal zu) und unseren Vorkostern, besonders die Wattels vom Restaurant „Lettuce Entertain You“.

Ich möchte auch meine Anerkennung für die Leidenschaft und Zuneigung ausdrücken, die uns das Team von RealAge Comprehensive Care Program des Northwestern Medical Center in Chicago entgegenbrachte. Sie fördern die Ziele der Real-Age-Strategie und auch die unseres Buchs; besonderen Dank an Dan Dermann, MD, Drew Palumbo und Dean Harrison. Und auch meinen Partnern, die mir Zeit gaben, die Arbeit am Buch zu beenden: Aaron Gerber, MD, Mike Kessel und Jane Spinner und andere, die uns unterstützten, einschließlich Enrico Camporesi, Chris Fey, Laura Hand, Joel Delmonico, Jessie Dylan, Peter Uva und Donna Gould.

Anne-Marie Ruthrauff und Michelle Lewis verdienen beide besonderen Dank, genauso wie einige andere Partner von RealAge: Martin Rom und Charlie Silver, Arline McDonald, Tate Erlinger, Linda Van Horne, Carl Peck, Sally Kim, Mark Rudberg, Mike Parzen und besonders Keith Roach und Harriet Imrey, die wissenschaftlichen Partner (die Axel Goetz zur Seite standen), die die Evaluation der

Daten vornahmen und die wissenschaftlichen Sachverhalte in Bezug auf Real-Age-Angaben überprüften. Wüsste ich es durch Diane Reverand nicht besser, hätte ich den Eindruck, dass ich täglich 48 Minuten länger auf meinem Fahrrad zu Hause strampeln müsste. Sie riet mir nämlich: „Mach dir nichts daraus, wenn du manchen Kollegen auf die Füße trittst – solange die Sache wissenschaftlich solide ist, verstehen sie, dass es auf das Ziel ankommt, die Leser zu motivieren, die Kontrolle über ihre Gesundheit zu erlangen und die Verantwortung für sich zu übernehmen, so dass sie mehr Energie und Vitalität gewinnen."

Auch möchte ich meiner Frau Nancy für ihre treue Liebe und ihre Unterstützung danken, auch meinen Kindern Jeffrey und Jennifer für ihre Ermutigung und ihre Geduld. Sie haben dieses Buch gelesen und nutzten ihre wissenschaftlichen Kenntnisse, um den Inhalt kritisch zu prüfen und festzustellen, ob die Zusammenhänge richtig dargestellt waren. Das war genauso eine große Leistung wie sie Huntington für Caltech oder Forrest Park für Barnes und Wash U gelang.

Ich hoffe und glaube daran, dass dieses Buch IHNEN helfen wird, Ihren Körper in den Griff zu bekommen. Das ist die größte Anerkennung, die ein Arzt erfahren kann.

Mehmets Dank

Einige der Konzepte für dieses Buch wurden der Sendung „Second Opinion with Dr. Oz" entlehnt, eine neue Serie im „Discovery Channel", die den Zuschauern helfen will, zu wahren Körperexperten zu werden. Die Idee und die Umsetzung für diese Sendung stammen von meinem langjährigen Freund Billy Campbell. Zusammen mit seinem tollen Team (Clark Bunting, Tomi Landis, Jim Berger, Janice Jensen, Lisa Tucker) und natürlich meiner Frau und Produzentin Lisa entwickelten wir die Inhalte, die ins Buch kamen. Viele der speziellen Konzepte wurden durch das Discovery-Health-Team zur Reife gebracht. Dabei halfen Eileen O'Neil, Donald Thoms, John Grassie, Erica Green und John Greco. Oscar Wilde scherzte einmal: „Wenn ich mehr Zeit gehabt hätte, hätte ich mich kürzer gefasst." Meine Kollegen vom New York Presbyterian Columbia University Medical Center ermöglichten es mir, so viel Zeit abzuzwacken, dass ich an diesem Buch effizient arbeiten konnte. Besonderen Dank dafür an Eric Rose, Craig Smith, Yoshifuma Naka, Mike Argenziano, Henry Spotnitz, Barry Esrig, Alan Stewart und die anderen ausgezeichneten Chirurgen in unserem Team. Die Assistenzärzte, besonders Laura Baer und die Schwestern im OP unter der Leitung von Flora Wang, die Intensivstation mit seiner Leiterin Majella Venturanza und die Leiterin der Station, Eumne Shim zeigten mir, was Medizin an der Front täglich bedeutet. Lidia Nieves, Michelle Washburn und Diane Amato organisierten meinen Zeitplan, so dass es keinen Moment gab, der ungenutzt blieb, und sie berieten mich so gut, dass ich mich dem Buch widmen konnte.

Dank gilt auch all meinen Ärztekolleginnen und -kollegen aus den anderen Abteilungen, die mich durch ihre Haltung oder durch ihre Rückmeldung unterstützten: Herb Pardes, Paul Simonelli, Silviu Itescu, Jay Lombard, Scott Forman, Bill Levine, Ian Storper, Joel Fuhrman, Stephen Halpert, Jonathan LaPook, Rob Abel, Benjamin Lewis, Eric Seamon, Hilda Hutcherson, Mitch Gaynor, Pam Peeke, Dean Ornish, Nancy Snyderman, Ridwan Shapsig, McHenry Lee, Ernie April, Linda Vahdat, Christy Mack, Jane Buckle, Jeffrey Ahn, Alan und Vincent Chow, Joel Ernst, Lisa Saiman und Jim Garza.

Danke auch für die Unterstützung des Bereichs Öffentlichkeitsarbeit im New Yorker Presbyterianer-Krankenhaus, besonders an Bryan Dotson, Alicia Park und Myna Manners, die mich gelehrt haben, mein Anliegen konsequent zu verfolgen. Ivan Kronenfeld stand uns mit weisem Rat zur Seite und lenkte unsere Anstrengungen in die richtige Richtung.

Meine Schwiegereltern, Gerald und Emily Jane Lemole, bereichern unseren Alltag mit ihrer Klugheit und sind mir ein Vorbild. Ihre Einsichten in die Medizin und in die Kunst des Heilens, besonders ihre Empfehlungen zu Mikronährstoffen und Diäten, bereicherten dieses Buch. Und zum Schluss: Vielen Dank, Mustafa und Suna Oz, dass ihr mich geschaffen und inspiriert habt.

Register

Die kursiven Ziffern verweisen auf Begriffe in den Abbildungen.

Die Originalausgabe erschien 2005 unter dem Titel
»YOU, The Owner's Manual: An Insider's Guide to the Body That Will Make You Healthier and Younger«
bei HarperCollins Publishers Inc., New York.

Haftungsausschluss: Die Ratschläge in diesem Buch sind von den Autoren und dem Verlag sorgfältig erwogen und geprüft worden, dennoch kann eine Garantie nicht übernommen werden. Eine Haftung ist ausgeschlossen. Bitte konsultieren Sie vor Einnahme von Medikamenten Ihren Arzt bzw. Ihre Ärztin.

1. Auflage 2006

Umschlaggestaltung: HildenDesign, München
nach einer Vorlage von Jean-Marc Troadec
Gesetzt aus Garamond, Futura, Dom Casual, MarkerFelt Wide
Satz: Petra Soeltzer Kommunikationsdesign, Düsseldorf
Druck und Bindung: Memminger MedienCentrum

Printed in Germany

ISBN 3-86612-084-2

»Verena Steiners Buch ist ein Augenöffner.« *Bilanz*

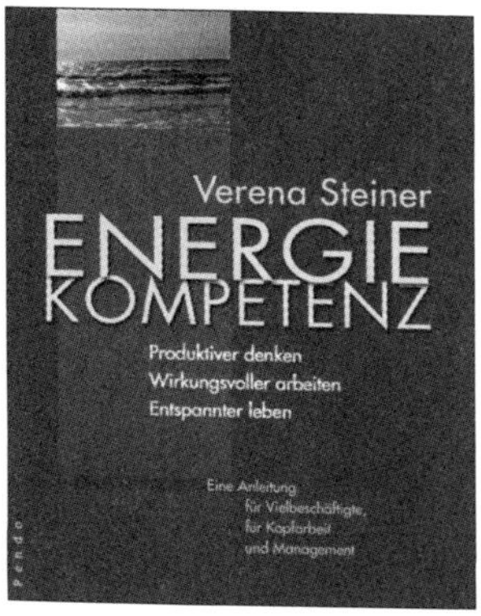

Verena Steiner

Energiekompetenz
Eine Anleitung für Vielbeschäftigte,
für Kopfarbeit und Management

288 Seiten. Broschiert.
€ 19,90 / sFr 38,-
ISBN 3-86612-030-3

Die Anforderungen im Beruf und im Privaten steigen ständig, die allgemeine Hektik nimmt zu, der moderne Mensch verzettelt sich und verschleißt seine Kräfte. Das nötige Wissen um einen kompetenten Umgang mit unserer Energie fehlt. Was zehrt an unserer Energie? Wie beeinflusst der Wochenrhythmus die Leistungsfähigkeit? Und: Wo kann man Energie einsparen und wie neue Energie gewinnen? Verena Steiner zeigt in ihrem Buch, wie es durch einen bewussten Umgang mit der eigenen Energie gelingt, produktiver und kreativer zu arbeiten und so Anspannung und Stress wirkungsvoll zu reduzieren.

»Ein in dieser Kompaktheit bisher nicht existentes Arbeitsbuch.«
Neue Zürcher Zeitung

Pendo Verlag GmbH & Co. KG
Postfach 401540 | D-80715 München
Fon +49 (0)89 - 7 00 76 88-0
Fax +49 (0)89 - 7 00 76 88-9
www.pendo.de | www.pendo.ch